河南省"十二五"普通高等教育规划教材
中国轻工业优秀教材二等奖

# 食品营养与卫生

## （第二版）

任顺成　主编

中国轻工业出版社

**图书在版编目（CIP）数据**

食品营养与卫生 / 任顺成主编 . —2 版 . —北京：中国轻工业出版社，2024.1

普通高等教育"十三五"规划教材

河南省"十二五"普通高等教育规划教材

ISBN 978 – 7 – 5184 – 2122 – 0

Ⅰ．①食…　Ⅱ．①任…　Ⅲ．①食品营养—高等学校—教材 ②食品卫生—高等学校—教材　Ⅳ．①R15

中国版本图书馆 CIP 数据核字（2018）第 222082 号

责任编辑：马　妍　　责任终审：张乃东　　整体设计：锋尚设计
策划编辑：马　妍　　责任校对：吴大鹏　　责任监印：张　可

出版发行：中国轻工业出版社（北京鲁谷东街 5 号，邮编：100040）

印　　刷：河北鑫兆源印刷有限公司

经　　销：各地新华书店

版　　次：2024 年 1 月第 2 版第 7 次印刷

开　　本：787 × 1092　1/16　印张：25

字　　数：570 千字

书　　号：ISBN 978 – 7 – 5184 – 2122 – 0　定价：55.00 元

邮购电话：010 – 85119873

发行电话：010 – 85119832　010 – 85119912

网　　址：http://www.chlip.com.cn

Email：club@ chlip.com.cn

如发现图书残缺请与我社邮购联系调换

232027J1C207ZBQ

# 本书编委会

主　　编　　任顺成（河南工业大学）

副 主 编　　王金水（河南工业大学）

　　　　　　王素雅（南京财经大学）

　　　　　　谢岩黎（河南工业大学）

参编人员　　金华丽（河南工业大学）

　　　　　　李雪琴（河南工业大学）

　　　　　　李志建（河南工业大学）

　　　　　　苗笑亮（河南省产品质量监督检验院）

　　　　　　赵文红（河南工业大学）

　　　　　　陈竞男（河南工业大学）

# 第二版前言 | Preface

本书是河南省"十二五"普通高等教育规划教材，承蒙广大读者厚爱，自2011年出版以来已重印数次。8年来有关食品营养与卫生的内容不断发展，新的政策和法规也相继颁布，有必要对原有内容进行更新。为此，在充分调研基础上，结合食品类专业人才培养目标，并参考国内外有关资料，对其进行了较全面的修订和更新，并适当增加了应用方面的内容。

本教材主要修订内容如下。

每个章节增加了内容提要，并更新了思考题。绪论完善了维生素发现史、营养学的未来发展及展望，更新了2011年后发生的食品营养与卫生事件和文件资料等内容。第一章（营养素与能量）增加了营养素的食物来源、维生素的化学结构以及维生素类似物等内容；根据《中国居民膳食营养素参考摄入量（2013）》，对居民各种矿物质需求量进行了修订；删除了常量元素钠和钾以及不同概念的水与健康关系等内容；完善了其他相关内容。第二章（食物的消化与吸收）完善了内吞吸收形式和消化腺的有关内容；增加了人体内营养物质的运输过程和示意图等内容。第三章（膳食营养与健康）增加了动脉粥样硬化的进程、植物化学物质与动脉粥样硬化的内容；更新介绍了《中国高血压防治指南（2017年修订版）》、高血压的诊断，以及脂肪、蛋白质、碳水化合物与高血压发病的关系；更新介绍了过去10年间糖尿病状况、《中国居民营养与慢性病状况报告（2015年）》和糖尿病患者代谢中糖代谢和脂肪代谢状况以及《中国糖尿病膳食指南（2017）》，增加了2型糖尿病发病的机制；增加了膳食营养与痛风；更新介绍了肿瘤的发病机制、碳水化合物和脂肪与肿瘤发病的关系以及植物多糖和黄酮类化合物与肿瘤的关系；更新介绍了衰老的自由基学说；增加了基因个体特异性和营养基因组学等内容。第四章（特定人群的营养）根据《中国居民膳食营养素参考摄入量（2013）》对特定人群能量和各类营养素摄入量进行了修订；根据《中国居民膳食指南（2016）》对特定人群的膳食原则进行了修订；将婴幼儿、儿童和青少年三个年龄段修订为婴幼儿（0~2岁）、学龄前儿童（2~5岁）和学龄儿童少年（6~18岁）三个年龄段，同时修订相关内容；补充了学龄前儿童和学龄儿童少年合理膳食要求等内容。第五章（公共营养）根据《中国居民膳食指南（2016）》《中国居民营养与慢性病状况报告（2015年）》和《中国居民膳食营养素参考摄入量（2013）》修订相关内容，在膳食营养素参考摄入量中增加了与非传染性慢性病（NCD）有关的三个参数，即宏量营养素可接受范围（Acceptable Macronutrient Distribution Ranges，AMDR）、预防非传染性慢性病的建议摄入量（Proposed Intake for Preventing Non-communicable Chronic Diseases，PI-NCD，简称建议摄入量，PI）和特定建议值（Specific Proposed Level，SPL），增加了膳食营养素参考摄入量的应用部分；根据《中国居民膳食指南（2016）》更新了膳食指南的内容；增加了不同人群对蔬果、乳、豆类的建议摄入量；修订了中国居民平衡膳食模式图，增加了中国居民平衡膳食餐盘和中国儿童平衡膳食算盘；新增了营养食谱的编制和营养标签；增加了中国城乡主要膳食能量构成等内容。第六章（各类食物的营养保健特性）主要完善了譬如食糖分类、燕窝概念、蛋黄颜色、酱油营养价值、大米淘洗营养损失等相关内容，对其他内容重新进行了梳理和完善。第七章（食品的营养强化）依据 GB 14880—2012《食品安全国家标准 食品营养强化剂使用标准》更新了相关内容；补充了各营养强化物质的添加量范围，添加了新的脂肪酸营养强化剂 1，3 − 二油酸 −2 − 棕榈酸甘油三酯（1，3 − Olein − 2 − Palmitin，OPO）相关内容；在强化方法分类中，把物理化学方法从生物化学方法中独立出来介绍；在强化食品的种类中，将强化米的制作方法从两种增加为三种（内持营养素强化米）；在强化副食品中，增加强化植物油、饮料、果汁和水果罐头等内容；补充了其他强化食品、特殊需要的强化食品等内容。第八章［功能（保健）食品］增加了保健食品的"蓝帽子"标志、特膳食品、营养素补充剂以及拟调整的保健食品的功能等内容；完善了 EPA 和 DHA 相关内容，补充了模拟脂肪的组成介绍；增加了金属蛋白、叶绿素等内容；更新了我国保健品生产和审批的最新数据；删除了陈旧的保健食品的注册申请与审批内容，依据 2016 年国家食品药品监督管理局颁布的《保健食品注册与备案管理办法》更新了相关内容；新增了保健食品安全性毒理学评价程序等内容。第九章（食品污染及其预防）将食品的微生物污染及其预防改为食品的生物性污染及其预防，新增病毒、寄生虫等对食品的污染及其预防；在食品的物理性污染及其预防中，新增人为因素对食品的污染及其预防等内容。第十章（食物中毒及其预防）在概述中，基于 2015 版《中华人民共和国食品安全法》修改了食物中毒的定义，完善了其分类和特点；基于近几年食物中毒事件的统计分析，在第一版基础上，对四类食物中毒增加了部分内容，删除了黄变米和黄粒米毒素中毒；对"食物中毒的调查及其处理原则"以及其他内容重新进行了梳理和完善。第十一章（食品安全与卫生管理）把概述调整为我国的食品安全监管体制；在食品安全法律法规中，重点阐述 2015 年新修订的食品安全法的内容；删除第一版中的第三节（食品安全评价体系）和第四节（食品安全监督管理）；新增卫生标准操作程序（SSOP）、危害分析与关键控制点（HACCP）等内容。根据《中国居民膳食营养素参考摄入量（2013）》对附录一［中国居民膳食营养素参考摄入量（DRIs）］进行了修订。附录一［中国居民膳食营养素参考摄入量（DRIs）］和附录二（常见食物成分表）可通过扫描二维码进行查阅。

此次修订，由河南工业大学、南京财经大学和河南省产品质量监督检验院联合完成。全书共 11 章。编写分工如下：任顺成（博士/教授）编写绪论，第一章第五、六节，第六章，第八章；王金水（博士/教授）编写第一章第一、二、三、四节，第二章；王素雅（博士/副教授）编写第一章第七、八节，第四章，第五章第一、二、三、四节，附录；谢岩黎（博士/教授）编写第三章第一、二、三、四、六、七、八节；陈竞男（博士）编写第三章第五节；赵文红（博士）编写第五章第五节；李志建（博士/副教授）编写第七章；李雪琴（博士/教授）编写第九章；金华丽（教授）编写第十章；苗笑亮（高工）编写第十一章。全书由任顺成统稿。

由于某些原因，第一版编写人员中的渠琛玲、韩小贤、鲍宇茹未能参加第二版的修订。在此对三位老师在第一版编写中的辛勤付出表示感谢！

感谢大力支持本书出版的河南工业大学、南京财经大学、河南省产品质量监督检验院。

由于编者水平有限，不妥之处敬请读者批评指正。

任顺成

2018 年 12 月

于河南郑州

## 第一版前言 | Preface

当今世界，食品营养与安全问题已对人类的生存和发展产生了重大影响，与饮食不当的相关疾病逐年攀升，食品安全事故频繁发生，大众对食品营养与安全知识的渴求已空前高涨。因此，食品营养与安全已成为全人类共同关注的话题。

近年来，食品营养与卫生工作取得了长足进步，特别是在最新的《中国居民膳食指南》(2007)、《中华人民共和国食品安全法》(2009) 和《中华人民共和国食品安全法实施条例》(2009) 等颁布后，急需将最新成果纳入到教学中，为了适应食品营养与卫生领域的快速发展，根据教学需要，在编者们多年从事该课程教学和科研基础上，并查阅大量文献后，促成了本书的出版。

本书共十一章，分营养学基础、食品营养学和食品卫生学三篇，内容涵盖食品中的基本营养成分、特殊活性成分和有毒有害成分，具体包括营养素与能量、食品的消化与吸收、膳食营养与健康、不同人群的营养、公共营养、各类食物的营养保健特性、食品的营养强化、功能（保健）食品、食品污染及其预防、食物中毒及其预防、食品安全与卫生管理等，并将我国新颁布的《中华人民共和国食品安全法》(2009)、《中华人民共和国食品安全法实施条例》(2009) 和新发布的《中国居民膳食指南》(2007) 等最新内容写入书中。此外，本书还附有中国居民膳食营养素参考摄入量（DRIs）和常见食物成分表，以便于读者查阅。

本书力求体现知识新颖、内容丰富、条理清晰、论述简练、重点突出、科学实用等特点。

本书可作为高等院校食品科学与工程、食品质量与安全及相关专业的教材，也可作为食品生产企业、食品科研机构、公共营养师等有关人员的参考书。

本书编写分工如下：任顺成（副教授，博士）编写绪论，第一章第五、六节，第六章，第八章；王金水（教授，博士）与渠琛玲（讲师，博士）共同编写第一章第一、二、三、四节，第二章；王素雅（副教授，博士）编写第一章第七、八节，第四章，第五章；谢岩黎（副教授，博士）编写第三章，第十章；鲍宇茹（讲师，硕士）编写第七章，第九章；韩小贤（副教授，博士）编写第十一章。全书由任顺成进行完善和统稿。

感谢大力支持该书出版的河南工业大学、南京财经大学和中国轻工业出版社。由于编者水平有限，不妥之处敬请读者批评指正。

任顺成
于河南郑州

# 目录 Contents

# 中篇　食品营养学

## 下篇 食品卫生学

# 绪　论

[内容提要]

主要介绍食品营养与卫生的基本概念、研究内容、发展历史及展望等内容。

人类为了生存、生活、劳动和繁衍，必须不断从外界以膳食的形式获取各种营养物质。以前，人们对食品和营养的认识仅仅是为了生存，更多强调的是提供足够营养，随着生活水平的不断提高，人类对食品和营养的认识已发生了重大变化，即在饮食过程中，更多强调的是营养的均衡性、食品的安全性和食品的保健性。只有科学、合理的膳食才能有利于保持人体健康。因此，食品营养与卫生关系到国计民生，在增强国民体质、降低疾病风险、提高健康水平、促进民族兴旺等方面发挥着重要作用。

## 一、　食品营养与卫生的概念及研究内容

食品营养与卫生（food nutrition and hygiene）包括食品营养学与食品卫生学两门既有区别，又有密切联系的学科。

### （一）食品营养学的概念及研究内容

1. 食物与食品（food）

食物指供人类食用的物质，包括天然的、半天然的或加工制作的可食物质，而食品通常是经过加工制作的食物的统称。我国《食品安全法》规定：食品指各种供人食用或者饮用的成品和原料以及按照传统既是食品又是药品的物品，但是不包括以治疗为目的的物品。从以上定义可以看出，食物与食品没有本质的区别。

2. 营养与营养素（nutrition and nutrients）

从字面上讲，营养就是谋求养生。从营养学上讲，营养就是指人体获得必需营养素并利用它们合成所需物质的过程，主要包括摄食、消化、吸收、代谢和利用等过程。人类为了维持正常的生理、生活和劳动需要，必须不断从外界摄入必要的物质，用以供给能量、构成机体组织、调节生理活动等，这种所摄取的必要物质被称为营养素。营养素主要包括水、碳水化合物、脂类、蛋白质、维生素、矿物质等六大营养素（有学者把膳食纤维列为第七大营养素），

其中碳水化合物、脂类和蛋白质被称为宏量营养素（macronutrients），维生素和矿物质被称为微量营养素（micronutrients），水（和膳食纤维）常被称为其他营养素。

3. 营养学（nutriology）

营养学是研究人体营养规律以及改善措施的科学，即研究食物中对人体有益的成分及人体摄取和利用这些成分以维持、促进健康的规律和机制。从微观上，它可以指导人们合理地安排膳食，达到防病保健的目的。从宏观上，它可以指导国家的食物生产、加工和产业结构调整，达到增强国民体质、促进社会经济蓬勃发展的目的。营养学主要涉及食品营养、人体营养和公共营养三大领域。这三大领域相互交叉、互相渗透和共同促进，三者密不可分。

（1）食品营养（food nutrition）　食品营养主要研究食品的物质组成、功能特性以及为保持、改善和弥补食物的营养缺陷所采取的各种措施。近年来，植物化学和新资源食品是这一领域的研究热点。

（2）人体营养（human nutrition）　人体营养主要研究营养素与人体之间的相互作用。即人类对食物的消化、吸收、代谢和利用的全过程，还包括人类的合理营养、营养不足、营养过剩以及特殊生理条件和特殊环境条件下的营养需求等。

（3）公共营养（public nutrition）　公共营养主要研究人群或社区的营养问题，以及造成和决定这些营养问题的条件和因素，包括膳食营养素参考摄入量、营养调查与营养监测、人群营养的改善措施等。

### （二）食品卫生学的概念及研究内容

1. 食品卫生学概念

食品卫生学涉及两个重要概念，即食品安全与食品卫生。

食品安全的概念是 1974 年联合国粮农组织（FAO）在罗马召开的世界粮食大会上正式提出的，是指人类一种基本生存权利，应当"保证任何人在任何地方都能得到为了生存与健康所需要的足够食品"。世界卫生组织（WHO）在《全球食品安全战略草案》中也指出，"食用安全的食品可增进健康，同时也是一个基本的人权问题。安全食品有益于身体健康和生产力，并能为促进社会发展和缓解贫困提供一个有效的平台"。

食品安全在我国有两方面的含义，分别来源于两个英语单词："food security"和"food safety"。前者指一个国家或地区的食品保障，即是否具有足够的食物供应，或称食品量的安全（food security），与"粮食安全"具有等同的含义；后者指食品中有毒、有害物质对人体健康影响的公共卫生问题，即我们通常说的食品安全，或称食品质的安全（food safety），特别强调针对一些偶然的、食品本身的意外污染对消费者的安全性影响。

在"9·11"事件以后，美国认为食品业也有可能成为恐怖组织的"理想目标"。基于这样的形势，美国 2002 年赋予 food security 新的含义，并将 food security 的范围扩大，不仅包含了 food safety 的内容，也包括了通过"采取措施来保障食品安全"，又译为"食品安全保障"，并且逐步用 food security 取代了 food safety，人们看到更多的是 food security，而 food safety 出现的频率在逐渐减少。英国、加拿大等国家也都采用了美国食品安全管理的做法，逐步用 food security 取代了 food safety。因此，国外将食品安全称为 food security，包括食品量的安全、食品质的安全与食品安全的保障。

1996 年以前，包括世界卫生组织在内的国际社会几乎把食品安全（food safety）与食品卫生（food hygiene）认定为同义词。1984 年，WHO 在其文件《食品安全在卫生和发展中的作用》中，将"食品安全"和"食品卫生"视为同义语，定义为"生产、加工、贮存、分配和制作食品过程中确保食品安全、可靠，有益于健康并且适合人消费的种种必要条件和措施"。直到1996年，WHO在其《加强国家级食品安全计划指南》中则将"食品安全"和"食品卫生"作为两个不同概念加以区别，将"食品卫生"定义为"确保食品安全性和适用性在食物链的所有阶段必须采取的一切条件和措施"。将"食品安全"定义为"对食品按其原定用途进行制作和/或食用时不会使消费者健康受到损害的一种担保"。从中可知，食品安全包括食品的种植、养殖、加工、包装、贮藏、运输、销售、消费等环节的安全，而食品卫生通常主要指食品的生产加工过程的安全，并不包含种植、养殖环节的安全，即"食品卫生"所指的范围比"食品安全"要窄一些。在2015年4月24日修订的《中华人民共和国食品安全法》中规定：食品安全是指食品无毒、无害，符合应当有的营养要求，对人体健康不造成任何急性、亚急性或者慢性危害。尽管不同国家对"食品安全"和"食品卫生"定义的文字表述存在差异，但本质上是一致的，我们可以理解为：食品卫生是食品安全的一个重要组成部分，食品安全是以食品卫生为基础。因此，食品卫生学就是研究食品中存在的可能威胁人体健康的有害因素及其预防措施，保证食品卫生质量，保证食用者安全的科学。

食品安全又是一个相对和动态的概念。随着时间的推移和科学技术水平的提高，对食品安全性的认识可能会发生变化。有学者如美国Jones曾建议将食品安全分为绝对安全性和相对安全性两种不同的概念。绝对安全性是指不会因为食用某一食品而发生危及健康或造成伤害的情况，即食品绝对没有风险。相对安全性是指一种食品或成分在合理食用方式和在进食正常食量情况下不会导致对健康的损害。实际上食品绝对安全性或称之为零风险是很难达到的，因为任何食品或食用成分，尽管对人体有益或其毒性很低，但如果食用过量或食用方法不当，都可能危及健康，造成对人体的伤害；另一方面，某些食品的安全性又因人而异。所以，食品安全不仅取决于食品本身，还在于食品制作以及食用方式的合理性，以及食用者的内在因素。

食品安全也是一个政治概念。无论是发达国家，还是发展中国家，食品安全都是企业和政府对社会最基本的责任和必须做出的承诺。食品安全与生存权紧密相连，具有惟一性和强制性。而食品质量等往往与发展权有关，具有层次性和选择性，通常属于商业选择或者政府倡导的范畴。近年来，国际社会逐步以食品安全的概念替代食品卫生、食品质量的概念，更加突显了食品安全的政治责任。

2. 食品卫生学主要研究内容

食品污染及其预防，包括污染物的种类、来源、性质、含量水平、监测管理以及预防措施等；食物中毒及其预防，包括有毒物的种类、来源、性质、含量水平、监测管理以及预防措施等；各类食品及添加剂的卫生问题；食品卫生监督管理等。

### （三）食品营养与卫生的联系及区别

食品营养与食品卫生的联系在于：二者有共同的研究对象——食品和人体，即研究食品与人体健康的关系；二者在研究内容、理论体系、工作和研究方法等方面各不相同。食品营养学是研究食物中的有益成分与健康的关系，其中，有益成分主要包括基本营养成分和特殊活性成分两个方面，基本营养成分是普通食物所强调的，特殊活性成分是功能食品所强调的。食品卫生学则是研究食物中有毒有害成分与人体健康的关系。基本营养成分、特殊活性成分和有毒有害成分常常共存于同一食物中。所以说，食品营养学与食品卫生学虽在研究内容、理论体系、工作和研究方法等方面有别，但都以食品和人体为研究对象，以增进人类健康为目的。

## 二、　食品营养学的发展历史及展望

营养学的形成和发展与国民经济和科学技术水平密切相关。中医古籍中并无"营养学"一词，但有"食养"之称。"药食同源""食疗"等一系列保健理论源远流长，极大丰富了中医"食养"的内容，此理论已发展成为中医营养学，为人类健康作出了突出贡献。

早在 2000 多年前，《神农本草经》记载的 365 种上、中、下品药中，上品者大多为药食兼用的日常食物。南北朝的《黄帝内经·素问》一书中的配膳原则，即"五谷为养，五果为助，五畜为益，五菜为充"，深刻阐述了不同食物对人体的不同作用，成为了古代朴素的营养学说，与现代平衡膳食的思想极为吻合，具有很强的现实意义。唐朝的《千金方》食治篇，分水果、蔬菜、谷类、鸟兽四门，提出用谷皮汤熬粥防治脚气病等良方，与现代营养学理论也极其吻合。元朝忽思慧于 1330 年撰写的《饮膳正要》一书，成为我国医学史上第一部营养学专著。明朝李时珍于 1578 年撰写的《本草纲目》一书，记载了 1982 种药物，其中植物性食物 300 多种，动物性食物 400 多种。这些专著为现代营养学的发展奠定了基础。

现代营养学起源于 18 世纪中叶，其标志为：氮、氧、二氧化碳的发现；氧化燃烧呼吸理论的发现；能量守恒定律的发现等。由此，将营养学引入了近代科学发展的轨道。整个 19 世纪到 20 世纪初是发现和研究各种营养素的鼎盛时期，主要成果有：1778—1785 年，法国化学家 Lavoisier 和 Berthollet 先后发现了氧、氢和氮。1780 年，Lavoisier 首次提出"呼吸是氧化燃烧"的理论。1810 年，Wollastor 发现第一个氨基酸——亮氨酸；1839 年，荷兰科学家 Mulder 首次提出"蛋白质"概念；1935 年，Rose 鉴定出最后一种天然存在的氨基酸——苏氨酸，弄清了必需氨基酸和非必需氨基酸的差异，并于 1938 年证明了人类需要 8 种必需氨基酸，从此，揭开了蛋白质的奥秘。1842 年，德国科学家 Liebig 等发现机体营养过程是对蛋白质、脂肪和碳水化合物的氧化过程，指出了碳水化合物可在体内转化为脂肪，建立了碳、氢、氮的定量方法。1844 年，Schmidt 发现碳水化合物含有一定比例的碳、氢、氧，其中氢和氧的比例为 2∶1；1900 年，德国化学家 Fischer 确定了碳水化合物的化学结构，至此，神秘的碳水化合物也逐渐为人所知。1860 年，德国生理学家 Viot 建立了氮平衡学说。1894 年，Rubner 建立了测定食物代谢产生热量的方法，提出了热能代谢体表面积计算法、等热价法则及 Rubner 生热系数；1899 年，美国科学家 Atwater 提出了 Atwater 生热系数。1898 年，出现"营养"名词。1907 年发现维生素 C，但直到 1926—1933 年才分离、鉴定并合成。1911 年，波兰科学家 Funk 从米糠中提取出了维生素 $B_1$，并首次提出了"维生素"名词，从此掀开了人类历史上维生素研究的全新一页。1913—1948 年相继发现了维生素 A（1913 年）、维生素 D（1919 年）、维生素 E（1922 年）、生物素（1926 年）、烟酸（1926 年）、维生素 $B_{12}$（1926 年）、维生素 K（1929 年）、泛酸（1931 年）、叶酸（1931 年）、维生素 $B_2$（1933 年）和维生素 $B_6$（1934 年）。1931 年，发现人患斑釉牙与饮用水中氟含量过多有关；1937 年，发现仔猪营养性软骨障碍是因锰的缺乏所致，从此揭开了微量元素研究的热潮，许多微量元素被相继发现。1943 年，美国营养学会成立，营养学正式成为一门科学。

当代营养学的发展得益于实验技术的不断提高。二次世界大战后，先后出现了电子显微镜、超速离心机、微量化学技术、同位素等新事物，营养学进入了快速发展的鼎盛时期。分子生物学的划时代进展，为营养学向微观发展提供了理论基础。至 20 世纪 50 年代，40 多种营养素先后被发现，并对其功能进行了深入探讨。营养与疾病的关系、营养素缺乏引起的疾病及其机制得到进一步阐明。1985 年，A. P. Simpopoulos 博士在西雅图举行的"海洋食物与健康"的学术会议上，首次提出分子营养学这个名词，标志着营养学的研究进入分子时代。

近年来对基础营养的研究又有许多新的进展，譬如膳食纤维的生理作用与疾病防治的关系、多不饱和脂肪酸特别是 $\omega-3$ 系列的 $\alpha-$ 亚麻酸的重要性、膳食营养与慢性病的预防、营养因素与遗传基因的相互作用以及食物中的特殊生物活性成分对降低疾病风险的作用、食品新资源的开发等已成为现代营养学研究的新领域。

在营养学的发展进程中，各国都采取了一系列行动，形成了一系列具有法律效力的文件，有力地促进了人类的营养和健康，同时也推动了营养学的快速发展。其主要成果有：1943 年，美国国家研究院（National Research Council，NRC）制定了美国第一个推荐的膳食营养素供给量（Recommended Dietary Allowance，RDA）。2000 年，美国颁布了部分营养素的参考摄入量（Dietary Reference Intakes，DRIs）。我国在 1952 年出版了第一版《食物成分表》，其中提出了"我国的膳食营养素需要量推荐标准"，又在 1981 年、1988 年对该标准进行了两次修订，经过修订和补充，以后又出版了《中国食物成分表（2002）》（第一册）和《中国食物成分表（2004）》（第二册），2009 年又出版了第一册的第 2 版。1956 年，《营养学报》创刊。1989 年，我国制定了第一个膳食指南（dietary guideline），并于 1997 年对其进行了修订，同时公布了《中国居民平衡膳食宝塔》。2007 年和 2016 年我国又两次对膳食指南和平衡膳食宝塔进行了修订。1992 年，在罗马召开了有 159 个国家政府领导人参加的全球性部长级营养会议，会议通过了《世界营养宣言》和《世界营养行动计划》，号召各国政府保障食品供应、控制营养缺乏病、加强宣传教育，并制订国家营养改善行动计划。同年中国签署了《世界营养宣言》和《世界营养行动计划》，承诺要尽一切努力在 2015 年以前消除饥饿和营养不良。1993 年国务院发布了《九十年代食物结构改革与发展纲要》，提出在中、小学生中实施营养午餐和学生饮用奶计划的建议。配合这个纲要，国务院同年底颁布了《中国儿童营养改善行动计划（1996—2000 年）》。该计划提倡有计划、有步骤地普及学生营养午餐，改善学龄儿童的营养状况。1994 年，国务院总理签发了《食盐加碘消除碘缺乏危害管理条例》。1997 年，我国国务院办公厅颁布了《中国营养改善行动计划》，其总目标为："通过保障食品供给，落实适宜的干预措施，减少饥饿和食物不足，降低蛋白质－能量营养不良症（protein－energy malnutrition，PEM）的发生率，预防、控制和消除微量营养素缺乏症；通过正确引导食物消费，优化膳食模式，促进健康的生活方式，全面改善居民的营养状况，预防与营养有关的慢性病。"2000 年，中国营养学会公布了我国第一部《中国居民膳食营养素参考摄入量（dietary reference intakes，DRIs）》。至今，在中国历史上已进行了四次全国营养普查（1959、1982、1992、2002 年）；2001 年，国务院办公厅又颁布了《中国食物与营养发展纲要（2001—2010 年）》。2011 年，我国启动实施农村义务教育学生营养改善计划，中央财政先后拨款 160 亿元用于解决 2600 万贫困地区学生吃饭经费不足。2017 年 6 月，国务院办公厅公布了国民营养计划（2017—2030 年），该计划部署了七项实施策略，提出了六项重大行动。

今后一个阶段营养工作者面临的营养问题，一方面是营养不良和营养缺乏的问题还没有得到根本解决，微量营养素以及钙的缺乏也还普遍存在，营养强化有待于进一步加强。另一方面已经出现了由于营养不平衡和体力活动不足所致的肥胖和一些与生活方式有关的主要慢性病发病率的上升，营养与健康的关系有待于深入研究。这是我国现阶段在营养工作中面临着的双重挑战。

　　未来营养学发展要进一步加强营养学的基础研究，不断完善膳食营养参考摄入量（DRIs）的修订，重点研究我国人群和亚人群的精准营养需求以及动植物食品对有关慢性病发病的影响。重视植物化学研究，特别是重视传统中药材和药食兼用资源中功能成分的研究，最大限度地降低相关疾病的发病风险。深入开展分子营养学（如营养与基因表达、营养与遗传、营养与基因组的稳定性等）、营养与相关疾病等方向的研究，从微观与宏观上探讨预防疾病的有效措施。积极开展现代营养学与祖国传统医学的融合研究，从整体上把握营养与健康的关系。大力普及营养学知识，努力实现全民合理膳食、平衡营养。

## 三、　食品卫生学的发展历史及展望

　　食品卫生学经历了较长的历史发展过程。人类的食品卫生知识源于对食品与自身健康关系的观察和思考。人类用火对食物烹调加热标志着古代食品卫生学的建立。3000 年前我国周朝已设置了"凌人"专门负责食品的冷藏与防腐。《唐律》规定了处理腐败食品的法律准则。在古医籍中，对于鱼类引起的组胺中毒，就有很深刻而准确的描述。以上内容均具有预防食物腐败和中毒的思想，为现代食品卫生学的发展奠定了基础。

　　现代食品卫生学起源于 19 世纪，其主要成果是微生物引起食品腐败变质的观点和巴氏消毒的理论及应用，可谓是现代食品卫生学发展的里程碑。食品中的化学污染物逐步得到了认识，并建立了相应的分析检测和鉴定方法。随着商品经济的发展，食品掺假伪造的现象相当严重，法国、英国和美国先后颁布了《取缔食品伪造法》（1851 年）、《防止饮食掺伪法》（1860 年）和《食品、药品、化妆品法》（1906 年），均为食品卫生法规管理奠定了基础。

　　20 世纪中叶，由于现代食品的出现和环境污染的日趋严重，发生或发现了各种来源不同、种类各异的食品污染因素，譬如，工业"三废"；霉菌毒素；多环芳烃化合物、$N$ - 亚硝基化合物；化学农药、除草剂、植物生长调节剂等的污染、残留；兽药、激素的过量残留；食品容器包装材料等高分子物质的单体及加工中所用的助剂、食品添加剂毒性等。由于核试验、冶炼、医疗等放射性物质的作用，食品放射性污染也于 20 世纪 50 年代被提出并纳入食品卫生学的管理。

　　20 世纪 90 年代以来，食品卫生又出现了一些亟待解决的新问题和新挑战，其表现主要有三个方面：①新的生物性污染物的出现，譬如疯牛病、$O_{157}$：$H_7$ 大肠埃希菌中毒、隐孢子虫中毒等；②新的化学性污染物的出现，譬如二噁英、氯丙醇、丙烯酰胺以及农药和兽药的滥用等；③新型食品的出现，譬如转基因食品、酶工程食品、辐照食品、超高压食品等。这些利用新技术加工的新型食品是否存在卫生安全问题仍需密切关注。近些年来，有关食品安全的事故频繁发生，譬如"瘦肉精"事件（2001 年）、"阜阳劣质奶粉"事件（2004 年）、"皮革奶"事件（2005、2009）、"苏丹红鸭蛋"事件（2006 年）、"福寿螺致病"事件（2006 年）、"三聚氰胺奶粉"事件（2008 年）、"地沟油"事件（2010 年）、"塑化剂"事件（2011 年）、"工业明胶"事件（2012 年）、"毒生姜"事件（2013 年）等。

　　基于以上众多问题的出现，食品毒理学理论与方法研究得到了快速发展，保健食品的安全性以及功能的评价和研发已成为食品卫生学中的一个新兴领域。随着科学的进步、社会的发展和人们生活水平的不断提高与丰富，食品的安全和卫生显得越来越重要。1963 年，FAO/WHO 成立了食品法典委员会（Codex Alimentarius Commission，CAC），主要负责制定推荐的食品卫生标准及食品加工规范，协调各国的食品卫生标准并指导各国和全球食品安全体系的建立。世界各国都制定了本国的食品卫生法及相关法律、法规。1990 年，英国颁布了《食品安全法》；1997 年，美国颁布了《食品安全行动计划》；2000 年，世界卫生大会通过了《食品安全决议》，同年，欧盟发表了《食品安全白皮书》；2003 年，日本制定了《食品安全基本法》。我国于 1995 年正式制定和颁布了《中华人民共和国食品卫生法》，经过修订，2009 年又正式颁布了《中华人民共和国食品安全法》，2015 年对该法又进行了修订；1996 年，卫生部颁布了《保健食品管理办法》；2005 年，国家食品药品监督管理局颁布了《保健食品注册管理办法》（试行）；2016 年，国家食品药品监督管理总局颁布了《保健食品注册与备案管理办法》，原办法同时废止。进一步形成了较完善的食品卫生法律体系和食品卫生监督管理体系，从而使我国的食品卫生监督管理工作进入了一个依法行政的新的历史发展时期。

食品安全和卫生不仅关系到各国居民健康，而且还会影响各国社会经济发展、国际贸易、国家声誉及政治的稳定。由于全球经济的一体化，食品卫生学科的另一个新的和十分重要的动向是它在日益频繁的国际食品贸易中显示出重要的作用。特别是我国加入世界贸易组织，食品安全和卫生已成为世界贸易组织的重要文件。在 FAO/WHO 的积极支持和推动下，由危险性评估、危险管理和危险性交流组成的危险性分析技术在解决重大食品问题和制定食品卫生标准中得到了越来越多的应用。

食品卫生今后的重要任务有：依据现代食品卫生监督管理最新理论和成就，不断制定和修订各项食品卫生技术规范；不断完善法律法规；加强食品新技术卫生学问题的研究；不断发现、认识和研究食品中新出现的生物性污染物和化学性污染物，建立高效、灵敏、特异、快速、高通量的检测方法；研究食物中毒的新病原物质，提高食物中毒的科学管理水平；进一步以危害性分析理论与方法和质量控制体系完善各种食品污染物安全性评价和标准制定；进一步扩大研究新的食品污染因素，采用良好生产工艺和危害分析关键控制点管理体系，提高各种监测分析方法水平；大力普及食品安全科学知识的教育。

🔍 思考题

1. 什么是食品营养学？什么是食品卫生学？二者有何联系与区别？
2. 食品营养、人体营养和公共营养有何联系与区别？
3. 食品营养学是如何发展的？今后其研究的重点有哪些？
4. 如何认识食品安全与食品卫生的关系？
5. 食品卫生今后的重要任务有哪些？

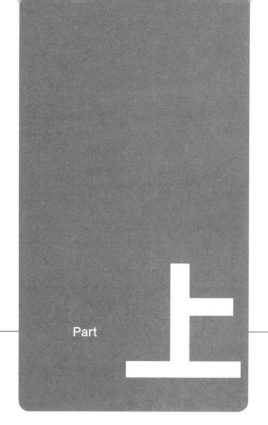

Part 上

上篇
**营养学基础**

第一章 CHAPTER

# 营养素与能量

**1**

[内容提要]

　　本章主要介绍六大营养素的基本概念、分子组成和分类、生理功能、吸收和代谢、参考摄入量和食物来源、营养与人体健康、营养评价以及人体能量的来源、转化和消耗等内容。

## 第一节 概　　述

　　生物从低级到高级，从单细胞生物到高等动植物，从水中生活到陆地生活，所处的环境不同，生态各异。而每种生物为了维持自身的新陈代谢，必须吸收养料，不同的生物所需要的养料和摄取养料的方式虽不相同，但所需养料中含有类似的元素，即含有大量的碳、氢、氧和氮等元素，它们是组成生物体的蛋白质和体内储存能量物质的主要元素。此外，还有少量的硫、磷、钙、镁、钾、钠、氯和多种微量元素，有些微量元素在生物体内虽仅有痕量，但对生物的健康发挥着重要作用。

　　人类为了生存必须摄取食物，以维持机体正常的生理、生化与免疫功能，以及生长发育、新陈代谢等生命活动。食物在体内经过消化、吸收、代谢，促进机体生长发育、益智抗衰、延年益寿的综合过程称为营养。营养过程就是提供营养素与能量、促进人体健康的过程。

　　目前已知人体必需的营养素多达 40 余种，主要包括六大类，即碳水化合物（糖类）、脂类、蛋白质、维生素、矿物质和水，它们被称为人体所需的六大营养素（有学者把膳食纤维称为第七大营养素）。其中，糖类、脂类和蛋白质在食品中含量和人体需要量较大，被称为宏量营养素或常量营养素。而维生素和矿物质因需要量相对较少，在膳食中所占比重也较少，故被称为微量营养素。水或者膳食纤维被称为其他营养素。

# 第二节　蛋　白　质

## 一、概　述

蛋白质（protein）是生命活动的最基本物质，是构成细胞内原生质的主要成分，在生物体内占有特殊的地位。生命的产生、存在和消亡，无一不与蛋白质有关，从生长发育到受损组织的修复，从新陈代谢到酶、免疫系统及激素的构成，从保持人的生命力到延缓衰老、延年益寿等都离不开蛋白质。正如恩格斯所说："蛋白质是生命的物质基础，生命是蛋白质存在的一种形式。"如果人体内缺少蛋白质，轻者体质下降、发育迟缓、抵抗力减弱、贫血乏力，重者形成水肿，甚至危及生命。一旦失去了蛋白质，生命也就不复存在，故有人称蛋白质为"生命的载体"。可以说，蛋白质是生命的第一要素。

细胞是人体的基本结构和功能单位，蛋白质是组成人体一切细胞的主要成分，约占人体总重量的17%，仅次于水（75% ~ 80%）。蛋白质占细胞内固体成分的80%以上，在生物体系中起着核心作用，是生命活动的主要承担者。譬如，人体从头发到指甲，从皮肤到骨骼，从血液到每一个细胞都是由蛋白质所构成的。由此可见，蛋白质在人类生活中是不可替代的，其营养价值也自然受到广泛的关注。

## 二、蛋白质组成

### （一）元素组成

蛋白质是由20种 $\alpha$ – 氨基酸按一定顺序通过肽键连接而成的长链分子，即肽链，再由一条或一条以上的肽链按照其特定方式结合而成的高分子化合物，是生物体中的主要含氮物质。根据蛋白质的元素分析，蛋白质除了含碳、氢、氧、氮之外，还有少量的硫。有些蛋白质还含有其他一些元素，主要有磷、铁、铜、碘、锌和钼等（表1 – 1）。

表1 – 1　　　　　　　　　　　　　元素在蛋白质中的含量

| 元素 | 含量/% | 元素 | 含量/% |
|---|---|---|---|
| 碳 | 50 | 氮 | 16 |
| 氢 | 7 | 硫 | 0 ~ 3 |
| 氧 | 23 | 其他 | 微量 |

经过大量试验证明，蛋白质的平均含氮量为16%，这是蛋白质组成的一个特点。运用蛋白质这个特性，可以测定蛋白质的含量，即凯氏定氮法，其公式如式（1 – 1）所示。

$$蛋白质含量 = 蛋白质含氮量 \times 6.25 \qquad\qquad (1-1)$$

注：公式中的6.25（蛋白质系数）为16%的倒数。

### （二）氨基酸组成

氨基酸（amino acid）是构成生物体蛋白质并同生命活动有关的最基本的物质，是构成蛋白质分子的基本单位，与生物的生命活动有着密切的关系。它在机体内具有特殊的生理功能，是生物体内不可缺少的营养成分之一。

构成蛋白质的氨基酸有 20 种，它们存在于自然界中，在植物体内被合成，而在人体内则不能全部被合成。按其在体内的代谢途径，氨基酸可分为成酮氨基酸和成糖氨基酸；按其化学性质又可分为中性氨基酸、酸性氨基酸和碱性氨基酸，大多数氨基酸属于中性氨基酸（表1 - 2）。

表 1 - 2            20 种氨基酸的介绍

| 中文名称 | 英文名称 | 符号与缩写 | 分子质量/u | 类型 |
|---|---|---|---|---|
| 丙氨酸 | alanine | A 或 Ala | 89.079 | 脂肪族类 |
| 精氨酸 | arginine | R 或 Arg | 174.188 | 碱性氨基酸类 |
| 天冬酰胺 | asparagine | N 或 Asn | 132.104 | 酰胺类 |
| 天冬氨酸 | aspartic acid | D 或 Asp | 133.089 | 酸性氨基酸类 |
| 半胱氨酸 | cysteine | C 或 Cys | 121.145 | 含硫类 |
| 谷氨酰胺 | glutamine | Q 或 Gln | 146.131 | 酰胺类 |
| 谷氨酸 | glutamic acid | E 或 Glu | 147.116 | 酸性氨基酸类 |
| 甘氨酸 | glycine | G 或 Gly | 75.052 | 脂肪族类 |
| 组氨酸 | histidine | H 或 His | 155.141 | 碱性氨基酸类 |
| 异亮氨酸 | isoleucine | I 或 Ile | 131.16 | 脂肪族类 |
| 亮氨酸 | leucine | L 或 Leu | 131.16 | 脂肪族类 |
| 赖氨酸 | lysine | K 或 Lys | 146.17 | 碱性氨基酸类 |
| 甲硫氨酸 | methionine | M 或 Met | 149.199 | 含硫类 |
| 苯丙氨酸 | phenylalanine | F 或 Phe | 165.177 | 芳香族类 |
| 脯氨酸 | proline | P 或 Pro | 115.117 | 亚氨基酸 |
| 丝氨酸 | serine | S 或 Ser | 105.078 | 羟基类 |
| 苏氨酸 | threonine | T 或 Thr | 119.105 | 羟基类 |
| 色氨酸 | tryptophan | W 或 Trp | 204.213 | 芳香族类 |
| 酪氨酸 | tyrosine | Y 或 Tyr | 181.176 | 芳香族类 |
| 缬氨酸 | valine | V 或 Val | 117.133 | 脂肪族类 |

从营养学角度，氨基酸可划分为必需氨基酸、半必需氨基酸和非必需氨基酸三类。①必需氨基酸（essential amino acid，EAA）是指人体不能合成或合成速度不能满足机体需要而必须从食物中直接获得的氨基酸。必需氨基酸包括色氨酸、苏氨酸、甲硫氨酸、缬氨酸、赖氨酸、亮氨酸、异亮氨酸和苯丙氨酸8 种。此外，婴儿体内的组氨酸合成量不能满足机体生长需要，所以组氨酸也被认为是婴儿的必需氨基酸（即 9 种必需氨基酸），但对于成人来讲，该氨基酸在

肌肉和血红蛋白中贮存量较大，而人体对其需要量又相对较少，一般认为它不是成人的必需氨基酸。精氨酸和甘氨酸还是禽类的必需氨基酸（即 10 种必需氨基酸）。②半必需氨基酸（semiessential amino acid）是指人体虽能够合成，但其合成原料是必需氨基酸的一类氨基酸，主要指半胱氨酸和酪氨酸，它们在人体内可分别由甲硫氨酸和苯丙氨酸转变而成，因此，不完全依赖食物供给，但如果膳食中能直接提供半胱氨酸和酪氨酸，则人体对甲硫氨酸和苯丙氨酸的需要量可分别减少 30% 和 50%。因此，半必需氨基酸也可以理解为可以减少人体对某些必需氨基酸需要的氨基酸，在氨基酸模式中和计算食物必需氨基酸组成时，往往将半胱氨酸和甲硫氨酸，酪氨酸和苯丙氨酸合并计算。③非必需氨基酸（nonessential amino acid）是指人体可以自身合成，不依赖食物直接供给的氨基酸。非必需氨基酸也是人体健康需要的氨基酸，只是相对来说，不必完全由食物提供。另外，有一组氨基酸叫作支链氨基酸，即侧链有分支的氨基酸，譬如，缬氨酸、亮氨酸、异亮氨酸等。该类氨基酸具有多方面功能，譬如可加速肌肉合成，提高运动能力；可以通过血流进入大脑，降低大脑的 5 - 羟色胺的产生，防止运动疲劳；可以提高胰岛素、生长激素等相关激素分泌，促进肌肉蛋白合成并抵抗分解等。因此，该类氨基酸有助于提高运动员的竞技状态。

如果人体缺乏任何一种必需氨基酸，就可导致生理功能异常，影响机体代谢的正常进行，最后导致疾病。因为必需氨基酸只能来源于食物，所以必需氨基酸的组成情况决定了食物蛋白质营养价值的高低（表 1 - 3）。同样，如果人体内缺乏某些非必需氨基酸，也会产生机体代谢障碍。例如，精氨酸和瓜氨酸对形成尿素十分重要；胱氨酸摄入不足就会引起胰岛素减少，血糖升高；创伤后胱氨酸和精氨酸的需要量大增，如缺乏，即使热能充足仍不能顺利合成蛋白质。总之，氨基酸在人体内通过代谢可以发挥的作用有：①合成组织蛋白质；②合成激素、抗体、肌酸等含氮物质；③转变为碳水化合物（糖的异生作用）和脂肪；④氧化成二氧化碳、水及尿素，产生能量。由此可见，氨基酸在人体生命活动中至关重要。

**表 1 - 3** 　　　　　　　　　　　**8 种必需氨基酸的主要食物来源**

| 名称 | 主要来源 |
| --- | --- |
| 赖氨酸 | 乳、蛋、肉、大豆、花生、荞麦、黑米等 |
| 甲硫氨酸 | 乳、肉、大豆、薏米、黑米、小米等 |
| 色氨酸 | 乳、蛋、肉、大豆、荞麦、小米等 |
| 苯丙氨酸 | 麻仁、花生、大豆、高粱、薏米、荞麦、燕麦等 |
| 亮氨酸 | 乳、蛋、肉、高粱、薏米、小米、大豆等 |
| 异亮氨酸 | 乳、蛋、肉、薏米、小米、小麦、大豆等 |
| 苏氨酸 | 乳、蛋、花生、小麦、黑米、黄米等 |
| 缬氨酸 | 乳、芝麻、大豆、薏米等 |

## （三）氨基酸模式

氨基酸模式（amino acid pattern）是指蛋白质中各种必需氨基酸的比例。其计算方法是将食物蛋白质中含量最少的色氨酸定为 1，分别计算出其他必需氨基酸的比值，这一系列的比值就是该种蛋白质的氨基酸模式（表 1 - 4）。

表1－4　　　　　　　　　　　　　　　　几种常见食物和人体蛋白质氨基酸模式

| 氨基酸 | 人体 | 全鸡蛋 | 牛乳 | 牛肉 | 大豆 | 面粉 | 大米 |
|---|---|---|---|---|---|---|---|
| 异亮氨酸 | 4.0 | 3.2 | 3.4 | 4.4 | 4.3 | 3.8 | 4.0 |
| 亮氨酸 | 7.0 | 5.1 | 6.8 | 6.8 | 5.7 | 6.4 | 6.3 |
| 赖氨酸 | 5.5 | 4.1 | 5.6 | 7.2 | 4.9 | 1.8 | 2.3 |
| 甲硫氨酸＋半胱氨酸 | 3.5 | 3.4 | 2.4 | 3.2 | 1.2 | 2.8 | 2.3 |
| 苯丙氨酸＋酪氨酸 | 6.0 | 5.5 | 7.3 | 6.2 | 3.2 | 7.2 | 3.8 |
| 苏氨酸 | 4.0 | 2.8 | 3.1 | 3.6 | 2.8 | 2.5 | 2.9 |
| 缬氨酸 | 5.0 | 3.9 | 4.6 | 4.6 | 3.2 | 3.8 | 4.8 |
| 色氨酸 | 1.0 | 1.0 | 1.0 | 1.0 | 1.0 | 1.0 | 1.0 |

资料来源：FAO/WHO/UNU，人民卫生出版社，1985。

　　一般食物蛋白质氨基酸模式与人体蛋白质氨基酸模式越接近，说明这种食物提供的必需氨基酸被机体利用的程度就越高，其蛋白质的营养价值也就越高。研究表明，鸡蛋蛋白质和人乳蛋白质的氨基酸比例模式最接近人体氨基酸模式，因此，现在国际上通常以全鸡蛋的必需氨基酸模式，或人乳中必需氨基酸模式，或根据人体所必需的氨基酸量提出的假设模式，作为评价其他食物蛋白质营养价值的标准。

## 三、　蛋白质的分类

　　蛋白质是分子质量很大的生物大分子。对于某种特定的蛋白质，它的分子质量是一定的，但不同的蛋白质的分子质量有差异，其分子质量的变化范围很大（$6000 \sim 10^6 u$），甚至更大一些。对蛋白质中的氨基酸组成与蛋白质的相对分子质量进行统计，有以下规律：对于不含辅基的蛋白质，其所含的氨基酸数目等于该蛋白质相对分子质量除以110（氨基酸残基的平均分子质量）。由于蛋白质化学结构的复杂性，无法根据蛋白质的化学结构进行分类。在营养学上常按营养价值分为三类。

### （一）　完全蛋白质

　　这类蛋白质所含必需氨基酸种类齐全、数量充足、彼此比例适当。它们不但可以维持人体健康，还可以促进生长发育。乳、蛋、鱼、肉中的蛋白质都属于完全蛋白质。

### （二）　半完全蛋白质

　　这类蛋白质所含必需氨基酸虽然种类齐全，但其中某种/些氨基酸的数量不能满足人体的需要。它们可以维持生命，但不能促进机体的生长发育。例如，小麦中的麦胶蛋白就属于半完全蛋白质，其含赖氨酸很少。食物中所含与人体所需相比有差距的某一种或某几种氨基酸叫做限制氨基酸。谷类蛋白质中赖氨酸含量多半较少，所以它们的限制氨基酸是赖氨酸。

### （三）　不完全蛋白质

　　这类蛋白质不能提供人体所需的全部必需氨基酸，单纯靠它们既不能促进生长发育，也不能维持生命。例如，肉皮中的胶原蛋白就属于不完全蛋白质。

## 四、　蛋白质的生理功能

　　蛋白质是生物功能的载体，每一种细胞活性都依赖于一种或几种特定的蛋白质。因此，蛋白质的主要生理功能有以下几个方面。

#### （一）人体组织的构成成分

蛋白质是组成人体内一切组织和细胞的重要成分，占人体总重量的16%～18%。机体所有重要的组成部分都需要蛋白质参与，如人体内的神经、肌肉、内脏、骨骼、指甲、头发等。

#### （二）蛋白质的重要作用

**1. 催化作用**

蛋白质最重要的功能之一便是以催化剂的形式参与生物体内各种新陈代谢的反应，这就是人们所熟悉的酶。

**2. 调节作用**

激素是机体内分泌细胞和腺体分泌的极少量但作用力极强的一类化学物质。激素种类很多，其中如胰岛素、生长激素、甲状腺素等就是蛋白质，它们对物质代谢和能量代谢发挥着重要作用，使生物体内的各种生命活动能够有条不紊地进行。另外，蛋白质的两性特性对体液的渗透压平衡、酸碱平衡也具有重要的调节功能。

**3. 转运作用**

具有转运功能的蛋白质能够将特定的物质从一个地方运送到另外一个地方，如果缺乏这类蛋白质，很多物质不能够到达目的地，生命活动因此而被破坏甚至终止，如载铁蛋白运送铁、铜蓝蛋白运送铜、白蛋白运送锌和钙、载脂蛋白运送脂肪和胆固醇等。因此，血管就像我们的公路系统，而这些蛋白质就像跑在公路上的各种运输车辆，承担着繁重的运输任务，管理着人体内的营养流和物质流。

**4. 运动作用**

机体的运动包括一切机械运动和各种脏器的蠕动，都是靠肌肉的收缩来完成的，如肢体运动、心脏跳动、肺的呼吸、血管收缩和舒张、胃的蠕动等无一不是靠肌肉中的肌动蛋白和肌球蛋白来完成的。

**5. 免疫作用**

蛋白质是机体重要的免疫物质（譬如构成抗体）。抗体可以抵御外来细菌和病毒等有害因子（即抗原）的入侵，从而阻断有害因子对人体的伤害作用，这就是机体的免疫作用，该作用主要由免疫球蛋白来完成。

**6. 其他作用**

遗传信息的控制、血液的凝固、视觉的形成等也与蛋白质有关。

#### （三）供给热能

蛋白质在机体内虽不是主要的供能物质，但当机体中糖和脂肪供应不足时，机体就会动用蛋白质进行氧化分解供给能量（供能作用）。

总之，蛋白质的功能多种多样，它与细胞结构、酶、激素、病毒、免疫、物质转运和遗传等密切相关，是目前科学研究的热点之一。

## 五、蛋白质与健康

蛋白质在生命活动中起着重要作用，它是构成一切细胞和组织结构的重要成分。复杂的生命活动需要千万种具有独特功能的蛋白质互相配合才能完成。人体含有10万种以上不同结构的蛋白质，表现出千差万别的功能活动。所以说蛋白质是生命存在的形式，是生命的物质基础，也是在所有生命现象中起着决定性作用的物质。

食物蛋白质的营养价值主要包括含量和质量，尤其指质量。含量高、质量好的食物，蛋白质营养价值高，反之则低。食物蛋白质的营养价值主要取决于其在人体内的消化率、吸收率和利用率。利用率又取决于其必需氨基酸组成。必需氨基酸组成接近人体需要的比例，其利用率就高，营养价值也高；反之则低。

### （一）限制性氨基酸

食物蛋白质中的必需氨基酸种类不全或数量不足，会影响机体对其他氨基酸的利用。只有必需氨基酸种类齐备且比例适当时，机体对其利用率才最高。但是，在天然存在的食物蛋白质中，能完全符合人体蛋白质需要的必需氨基酸比例是没有的。因此，当某些或某种必需氨基酸的含量低于标准水平时，不论其他必需氨基酸的含量与比例如何适当，其营养价值也必然大大下降，这种/些含量不足的必需氨基酸就称为限制性氨基酸（limiting amino acid，LAA）。如果蛋白质中有两种以上必需氨基酸含量不足，则依照不足的程度依次称为第一、第二和第三限制性氨基酸（表1-5）。食物中的蛋白质主要来源于动植物。一般动物蛋白比植物蛋白质所含的必需氨基酸的种类齐全、数量充足，更接近于人体蛋白的构成模式，因此动物蛋白的营养价值较植物蛋白高。

表1-5　　　　　　　　　　几种常见食物蛋白质中的限制性氨基酸

| 食物名称 | 第一限制性氨基酸 | 第二限制性氨基酸 | 第三限制性氨基酸 |
| --- | --- | --- | --- |
| 小麦 | 赖氨酸 | 苏氨酸 | 缬氨酸 |
| 大麦 | 赖氨酸 | 苏氨酸 | 甲硫氨酸 |
| 燕麦 | 赖氨酸 | 苏氨酸 | 甲硫氨酸 |
| 大米 | 赖氨酸 | 苏氨酸 | — |
| 小米 | 赖氨酸 | 苏氨酸 | — |
| 玉米 | 赖氨酸 | 色氨酸 | 苏氨酸 |
| 花生 | 甲硫氨酸 | — | — |
| 大豆 | 甲硫氨酸 | — | — |
| 牛乳 | 甲硫氨酸 | — | — |

资料来源：薛建平. 食物营养与健康 [M]. 合肥：中国科技大学出版社，2002。

### （二）蛋白质互补作用

有些食物蛋白质中由于必需氨基酸缺乏或不足，单独食用时，其营养价值较低，若将几种蛋白质适当搭配，同时食用，则可以大大提高其营养价值，这种现象称为蛋白质互补作用（complementary action），即不同食物间相互补充其必需氨基酸不足的作用。其原因就在于每种蛋白质中必需氨基酸的不足或缺乏得到相互补充，根据这一特点应该提倡各种不同植物蛋白质，或动物蛋白质与植物蛋白质的混合食用，提高蛋白质的营养价值。例如，谷类食物蛋白质的赖氨酸含量不足，甲硫氨酸含量较高，而豆类食物的蛋白质恰好相反，甲硫氨酸低而赖氨酸高。因此，谷类和豆类食品是很好的互补食品（表1-6）。为充分发挥食物蛋白质的互补作用，在调配膳食时，应遵循三个原则：①食物的生物种属越远越好。②搭配的种类越多越好。③食用时间越近越好。

在食物加工或营养配餐过程中，利用蛋白质的互补作用，是提高蛋白质利用率、预防蛋白质营养不良最有效的途径之一。

表1-6　　　　　　　　　　　几种食物混合后蛋白质的生物价

| 食物名称 | 单独食用生物价 | | 混合食用所占比例/% | |
| --- | --- | --- | --- | --- |
| 小麦 | 67 | 37 | — | 31 |
| 大米 | 57 | 32 | 40 | 46 |
| 大豆 | 64 | 16 | 20 | 8 |
| 豌豆 | 48 | 15 | — | — |
| 玉米 | 60 | — | 40 | — |
| 牛肉干 | 76 | — | — | 15 |
| 混合食用生物价 | — | 74 | 73 | 89 |

### （三）　蛋白质摄入不足或过量

蛋白质营养不良可以有两种理解，一种专指蛋白质摄入不足，另一种泛指蛋白质摄入不足或者摄入过量。摄入不足或摄入过量均指蛋白质营养不良。

1. 蛋白质摄入不足

蛋白质长期摄入不足，首先出现负氮平衡，导致组织细胞的分解萎缩，功能和结构受到影响。幼儿、青少年对蛋白质不足的反应更敏感，表现为生长发育迟缓、消瘦、体重过轻，甚至智力发育出现障碍。

蛋白质缺乏常与能量缺乏同时发生，称为蛋白质-热能营养不良（protein-energy malnutrition，PEM），此病是一种因缺乏能量和（或）蛋白质而引起的营养缺乏病，这是目前发展中国家较为严重的一种营养缺乏病。该病主要发生在婴幼儿，在经济落后、卫生条件差的地区尤为多见，是危害小儿健康、导致死亡的主要原因。根据临床表现，PEM可分为两类。

（1）消瘦型（marasmus）　消瘦型主要是蛋白质和热能同时严重不足所致，以消瘦为其主要特征。该型营养不良多见于母乳不足、喂养不当、饥饿、疾病及先天性营养不良的婴幼儿。表现为生长发育缓慢或停止，明显消瘦，体重减轻，皮下脂肪减少或消失，肌肉萎缩，皮肤干燥，毛发细黄无光泽，常见腹泻、脱水、全身抵抗力低下，易发生感染，但无浮肿。

（2）水肿型（kwashiorkor）　水肿型主要是蛋白质严重缺乏所致，以全身水肿为主要特征。这是因蛋白质严重缺乏而能量供应可以维持最低需要水平的极度营养不良症，多见于断乳期的婴幼儿。临床表现为精神萎靡、反应冷淡、哭声低弱无力、食欲减退、体重不增或减轻、下肢呈凹陷性浮肿、皮肤干燥、色素沉着、毛发稀少无光泽、肝脾肿大等。

以上两种情况可以单独存在，也可并存。

因此，为避免PEM的发生，在日常膳食中应注意以下几点：第一，要保证有足够数量和质量的蛋白质食物。研究发现，一个成年人每天通过新陈代谢大约要更新300g以上蛋白质，其中四分之三来源于机体代谢中产生的氨基酸，这些氨基酸的再利用大大减少了需补给蛋白质的数量。通常，一个成年人每天摄入60~80g蛋白质，基本上已能满足需要。第二，各种食物合理搭配是一种既经济实惠，又能有效提高蛋白质营养价值的有效方法。每天食用的蛋白质最好有三分之一来自动物蛋白质，三分之二来源于植物蛋白质。第三，每餐食物都要有一定质和量的蛋白质。人体没有为蛋白质设立储存仓库，如果一次食用过量的蛋白质，势必造成浪费。相反如果摄入蛋白质不足时，则会影响身体健康。第四，食用蛋白质要以足够的热量供应为前提。如果热量供应不足，机体将消耗体内蛋白质来提供能源，过多动用蛋白质作为能源即是一种浪费，也不利于身体健康。

2. 蛋白质摄入过量

根据我国居民膳食习惯，蛋白质主要来自于谷类的植物蛋白，一般占每天摄入总蛋白质的40%～50%，而肉蛋乳及肉类海产品等作为副食，提供30%～45%的动物蛋白质，还有一少部分蛋白质要从豆类、水果、蔬菜、坚果中摄取。目前，我国的这种食物结构正在发生变化，但在变化中若不注意科学饮食，将会导致多种疾病。

人体对蛋白质的摄入并非越多越好。过多蛋白质摄入一般与低植物性和高动物性膳食有关。蛋白质摄入过多对人体危害主要表现在以下几个方面。

（1）加重肾脏负担　正常情况下，人体不储存蛋白质。当蛋白质摄入过多时，蛋白质的代谢产物如尿素、尿酸等增加，肾脏排泄时会增加负担，引起肾脏损害。

（2）加快骨质疏松　蛋白质摄入过多，尤其是含硫氨基酸的摄入过多，可导致尿中钙排出增多，加快骨质疏松的发生。

（3）增加心血管疾病危险性　人体过多食用动物性食品时，会随蛋白质摄入大量脂类，尤其是饱和脂肪酸和胆固醇进入机体，会增加患高脂血症、冠心病的危险。

（4）增加患癌的危险性　过量摄入蛋白质与一些癌症有关，尤其是结肠癌、乳腺癌、直肠癌、肾癌、胰腺癌和前列腺癌等。

## 六、 蛋白质的营养评价

各种食物的蛋白质含量、氨基酸模式等都不一样，人体对不同蛋白质的消化、吸收和利用程度也存在差异，所以从营养学角度讲，主要是从食物的蛋白质含量、消化率和利用率三方面来全面地评价食物的营养价值。

### （一） 食物蛋白质的含量

食物蛋白质含量是评价食物蛋白质营养价值的一个重要方面。蛋白质含氮量比较恒定，故常通过测定食品中的总氮量乘以蛋白质系数，得到蛋白质含量。

### （二） 蛋白质消化率

蛋白质消化率（digestibility）是指蛋白质在消化道内被吸收的蛋白质占摄入蛋白质的百分数，是反映食物蛋白质在消化道内被分解和吸收程度的一项指标。一般采用动物或人体实验测定，根据是否考虑内源粪代谢氮因素，可分为表观消化率（apparent digestibility）和真消化率（true digestibility）两种方法。

1. 蛋白质表观消化率

蛋白质表观消化率即不计内源粪代谢氮的蛋白质消化率。通常以动物或人体为实验对象，在实验期内，测定实验对象摄入的食物氮（摄入氮）和从粪便中排出的氮（粪氮），按式（1-2）计算。

$$蛋白质表观消化率（\%）=\frac{摄入氮-粪氮}{摄入氮}\times100 \qquad (1-2)$$

2. 蛋白质真消化率

考虑内源粪代谢氮时的消化率。粪中排出的氮有两个来源，即未被消化吸收的食物蛋白质氮和粪代谢氮（即脱落的肠黏膜细胞以及肠道细菌等所含的氮）。通常以动物或人体为实验对象，首先设置无氮膳食期。即在实验期内给予无氮膳食，测定该时期的粪便氮，即为粪代谢氮。蛋白质真消化率按按式（1-3）计算。

$$\text{蛋白质真消化率（\%）} = \frac{\text{摄入氮} - （\text{粪氮} - \text{粪代谢氮}）}{\text{摄入氮}} \times 100 \tag{1-3}$$

由于粪代谢氮测定繁琐，在实际应用中往往不考虑粪代谢氮。

### （三）蛋白质利用率

1. 化学评价法

各种蛋白质的氨基酸种类与含量是不相同的。有的蛋白质缺少某种必需氨基酸，如胶原蛋白不含色氨酸，玉米胶蛋白不含赖氨酸。因此，评价一种食物蛋白质的营养价值，主要应视其所含的各种必需氨基酸量是否能满足机体的需要。不足时，机体就不能有效地合成体蛋白质，其他氨基酸只能经脱氨代谢，生成糖和作为燃料供给热能。由此可知，食物蛋白质的氨基酸模式是决定其质优劣的关键。现在国际上以全鸡蛋的必需氨基酸模式，或人乳中必需氨基酸模式，或根据人体所必需的氨基酸量提出的假设模式，作为评价食物蛋白质营养价值的标准，即蛋白质营养价值的化学分评价法。该方法是目前广为采用的一种评价方法，也是最简单的评价蛋白质质量的方法，即计算食物蛋白中必需氨基酸与参考蛋白质或理想模式中相应的必需氨基酸的比值方法，计算的比值就称为化学评分（chemical score）或氨基酸评分（amino acid score，AAS），如式（1-4）所示。

$$AAS = \frac{\text{被测蛋白质每克氮或蛋白质中氨基酸量（mg）}}{\text{理想模式或参考蛋白质每克氮或蛋白质中氨基酸量（mg）}} \tag{1-4}$$

氨基酸评分的方法比较简单，但缺点是没有考虑食物蛋白质的消化率。故美国食品药品管理局（FDA）提出了一种新的方法，即经消化率修正的氨基酸评分（protein digestibility corrected amino acid score，PDCAAS）。这种方法可替代蛋白质功效比值。如式（1-5）所示。

$$PDCAAS = AAS \times \text{真消化率} \tag{1-5}$$

2. 生物评价法

根据食物蛋白质在机体内的利用率作出营养评价。大体分为两大类：一类是以体重增加为基础的方法；另一类是以氮在体内储留为基础的方法。常用的有"蛋白质的生物价""蛋白质的净利用率"和"蛋白质的功效比"。

（1）蛋白质的生物价 蛋白质的生物价（biological value，BV）是指由食物摄入的氮在体内的储留量与吸收量之间的百分比。蛋白质的生物价反映了食物蛋白质消化吸收后被机体利用的程度，最大值为100%。如式（1-6）至式（1-8）所示。

$$BV = \text{储留氮} / \text{吸收氮} \times 100\% \tag{1-6}$$

$$\text{吸收氮} = \text{食物氮} - （\text{粪氮} - \text{粪代谢氮}） \tag{1-7}$$

$$\text{储留氮} = \text{吸收氮} - （\text{尿氮} - \text{尿内源性氮}） \tag{1-8}$$

（2）蛋白质的净利用率 蛋白质的净利用率（net protein utilization，NPU）是指在一定条件下，在体内储留的氮在摄入氮中所占的百分比。NPU将蛋白质的消化率与生物价结合，用于评价食物蛋白质的营养价值。如式（1-9）所示。

$$NPU = \text{储留氮} / \text{食物氮} \times 100\% = BV \times \text{消化率} \tag{1-9}$$

（3）蛋白质的功效比　蛋白质的功效比（protein efficiency ratio，PER）为摄入每克蛋白质的体重增加量。如式（1－10）所示。

$$PER = 动物体重增加（g）／摄入食物蛋白质（g） \qquad (1-10)$$

因为 PER 反映了所测蛋白质与生长间的关系，所以该指标常被用来作为婴幼儿食品中蛋白质的评价。几种常见食物蛋白质的质量，如表1－7所示。

表1－7　　　　　　　　　　　几种常见食物蛋白质的质量

| 食物 | 生物价 | NPU/% | PER | AAS |
|---|---|---|---|---|
| 全鸡蛋 | 94 | 84 | 3.92 | 1.06 |
| 全牛乳 | 87 | 82 | 3.09 | 0.98 |
| 鱼 | 83 | 81 | 4.55 | 1.00 |
| 牛肉 | 74 | 73 | 2.30 | 1.00 |
| 大豆 | 73 | 66 | 2.32 | 0.63 |
| 精制面粉 | 52 | 51 | 0.60 | 0.34 |
| 大米 | 63 | 63 | 2.16 | 0.59 |
| 土豆 | 67 | 60 | — | 0.48 |

资料来源：孙长灏. 营养与食品卫生学（第6版）[M]. 北京：人民卫生出版社，2007。

## 七、　蛋白质的食物来源

蛋白质广泛存在于动植物食物中，特别是动物性食物、大豆类食物和粮食作物中，畜、禽、鱼类的蛋白质含量一般为10%～20%；蛋类为11%～14%；鲜乳为1.5%～3.8%；大豆类为35%～40%，杂豆类为20%～24%；硬果类如花生、核桃、葵花子为15%～25%；谷类为6%～10%；薯类为2%～3%。

动物性蛋白质的质量好、利用率高，但同时含饱和脂肪酸和胆固醇较高；大豆可提供丰富的优质蛋白质，富含保健活性成分；其他植物性蛋白质的利用率偏低。在选择食物时应注意蛋白质的互补作用，适当进行搭配是提高食物蛋白质营养价值的有效途径。

# 第三节　脂　　类

脂类（lipids）也称脂质，是由脂肪酸和醇作用生成的酯及其衍生物的统称，具有脂溶性。脂类是人体健康的重要营养素之一，包括油脂和类脂两大类。脂类分布十分广泛，各种植物的种子、动物的组织和器官中都存在一定数量的油脂，特别是在油料作物的种子和动物皮下的组织中，含量丰富。人体中的脂类占体重的10%～20%，肥胖者可占30%以上。食物中的脂类95%是油脂，5%是其他脂类；人体内储存的脂类中，油脂可高达99%。

# 一、油脂及其功能

## （一）油脂

油脂（oil），又称甘油三酯、三脂酰甘油或中性脂肪，它是由 1 分子甘油与 3 分子脂肪酸形成的酯，是油和脂肪的统称。把常温下是液体的称作油，把常温下是固体的称作脂肪。通常由饱和脂肪酸和甘油组成的油脂，在常温下呈固态，熔点较高，如牛脂、羊脂、猪脂等动物脂，但鱼油除外；由不饱和脂肪酸和甘油组成的油脂，在常温下呈液态，熔点较低，如花生油、豆油、菜子油等植物油，但棕榈油、椰子油和可可脂除外。

## （二）油脂的生理功能

### 1. 储存和提供能量

当人体摄入能量不能及时被利用或过多时，就转变成脂肪储存起来。脂肪所含的碳和氢比碳水化合物多。因此在氧化时可释放出较多能量。1g 脂肪在体内氧化可释放能量 9kcal（37.674kJ），是营养素中产能最高的一种，相当于碳水化合物和蛋白质的两倍多。

体内脂肪细胞的储存和供应能量有两个特点：①脂肪细胞可以不断地、无限地储存脂肪，人体只要不断地摄入过多的能量就会不断地积累脂肪；②机体不能利用脂肪酸分解的二碳化合物合成葡萄糖，因此，脂肪不能为脑、神经及血细胞提供能量。人饥饿时，就必须消耗肌肉组织蛋白质和糖原以满足机体需要，所以说过度节食减肥有害健康。

### 2. 构成机体组织

健康人的体脂含量，一般成年女性为 20%～25%，成年男性为 15%～20%。人体中的脂类主要以甘油三酯形式储存在脂肪组织内，主要分布在皮下组织、大网膜、肠系膜和肾脏周围等处，成为蓄积脂肪（store fat）。这类脂肪是体内过剩能量的一种储存方式，当机体需要能量时，可通过机体代谢供应能量。所以，该类脂肪因受膳食和活动强度的影响而变动较大，故又称之为可变脂肪（variable fat），多分布于腹腔、皮下和肌肉纤维之间。

### 3. 提供必需脂肪酸

人体所需的必需脂肪酸是靠食物脂肪提供的。它主要用于磷脂的合成，是所有细胞结构的重要组成部分；保持皮肤微血管正常通透性，以及对精子形成、前列腺素的合成等方面的作用，都是必需脂肪酸的重要功能。

### 4. 维护机体

机体内所含的脂肪称为体脂。体脂大部分储存在皮下，是热的不良导体，对调节体温，保护热敏组织，防止热能散失具有重要作用。体脂分布在各器官周围，可使其免受震动和机械损伤。体脂在皮下适量储存，对维持皮肤的生长发育、保持皮肤弹性、延缓皮肤衰老具有重要作用。

### 5. 促进脂溶性维生素消化吸收

油脂的存在有利于食物中脂溶性维生素的消化吸收。另外，植物油脂，尤其是胚油中常含有较多的脂溶性维生素，是脂溶性维生素的良好来源。

# 二、类脂及其功能

类脂（lipoid）一般是指磷脂、糖脂和固醇类的总称。营养学上重要的类脂是磷脂和固醇类。

### （一） 磷脂及其生理功能

磷脂（phospholipids）是指甘油三酯中一个或两个脂肪酸被磷酸或含磷酸的其他基团所取代的脂类物质。磷脂是体内除甘油三酯外含量较多的脂类，尤以脑、神经和肝脏中含量最高。

磷脂包括甘油磷脂和鞘磷脂两类。其中甘油磷脂与营养最为密切，常见的有卵磷脂、脑磷脂和肌醇磷脂等，广泛分布于鸡蛋、肝脏、大豆和花生等中。其主要生理功能如下所述。

**1. 构成细胞膜的成分**

磷脂通常代表细胞类脂的主要部分，尤其是卵磷脂，它是细胞膜脂质的主要组成成分。由于其具有极性和非极性的双重特性，因此可以帮助脂类和脂溶性物质顺利通过细胞膜，磷脂肩负着细胞内外物质交换的重任。磷脂的种类和组成比例对细胞膜的状态、功能及细胞活性有重要影响，决定了机体的代谢能力、免疫能力及自我恢复能力等。经常补充磷脂有助于修复损伤的细胞膜，延缓机体衰老。

**2. 健脑作用**

机体与内外环境的相互作用是由神经系统调节的。构成中枢神经系统神经递质的胆碱类化合物就是乙酰胆碱。乙酰胆碱可由食物中的磷脂通过机体消化吸收后释放出的胆碱，随血液循环系统送至大脑，与代谢产物乙酰基团结合生成乙酰胆碱。当大脑中乙酰胆碱含量增加时，大脑神经细胞之间的信息传递速度加快，记忆力功能得以增强，大脑的活力也明显增高，这对预防老年痴呆也有一定的效果。卵磷脂也是羊水的主要成分之一，其浓度可以直接影响胎儿的脑细胞及组织器官的正常发育。因此，磷脂或胆碱可促进大脑组织和神经系统的健康发育，具有益智健脑的功效。

**3. 预防脂肪肝**

磷脂中的胆碱对脂肪有亲和力，可促进脂肪以磷脂形式由肝脏通过血液输送出去或改善脂肪酸本身在肝中的利用，并防止脂肪在肝脏里的异常积聚。胆碱能增强肝脏对营养的合成，并具有解毒的功能。临床上，有应用胆碱治疗肝硬化、肝炎和其他肝疾病的例子，效果良好。

**4. 降血脂**

磷脂具有良好的乳化特性，能阻止胆固醇在血管内壁的沉积，并可清除部分沉积物，同时改善脂肪以及脂溶性维生素的吸收与利用，因此具有预防心血管疾病的作用。磷脂还能降低血液黏度，促进血液循环，改善血液供氧循环，延长红细胞生存时间并增强造血功能。

**5. 其他作用**

磷脂还可通过改善血液循环促进皮肤细胞的再生；充足的磷脂供应有助于胰脏机能的维护，预防糖尿病的发生；胆汁中丰富的卵磷脂有助于胆固醇的代谢，避免胆固醇发生沉淀形成胆结石。

### （二） 固醇类及其生理功能

固醇类（sterols）是一类环上带有羟基的环戊烷多氢菲的衍生物，因其环外基团有别而构成了多种不同的固醇类。固醇广泛分布于动植物食品中，分为动物性固醇和植物性固醇。动物性固醇主要是胆固醇（cholesterol）及其酯类。人体内 90% 的胆固醇存在于细胞中。从化学结构来看，植物固醇与胆固醇很相似，不同的是植物固醇在侧链上还有额外的甲基或乙基基团。植物性固醇主要有 $\beta$ - 谷固醇（$\beta$ - sitosterol）、豆固醇（stigmasterol）、菜油固醇（campesterol）和菜子固醇（brassicasterol）等。

**1. 胆固醇及其生理功能**

胆固醇（sterols）只存在于动物体内，尤以脑及神经组织中最为丰富，在肾、脾、肝和胆汁中含量也高。因此，胆固醇有两个来源，一是来源于动物性食品（外源性胆固醇）；二是来源于人体自身的合成（内源性胆固醇），除脑组织和成熟红细胞外，人体几乎全身各组织均可合成胆固醇，肝脏的合成能力最强，占总量的3/4以上，储存在胆囊内。由于胆固醇与高脂血症、动脉粥样硬化、心脏病等相关，人们往往担心体内过多的胆固醇所带来的危害。事实上，胆固醇在体内有着广泛的生理作用，缺乏胆固醇会对人体产生不良影响。因此，适量胆固醇的摄入对人体健康是有益处的。

（1）转变成固醇类物质　胆固醇的母核是环戊烷多氢菲，在体内不能被降解，但可以转变成许多具有重要生理功能的固醇类物质。①胆汁酸：3/4 的胆固醇可在肝脏转变为胆汁酸，随胆汁进入肠道，参与脂类的消化吸收。这是胆固醇代谢的主要去路。如果胆固醇摄入过少，势必影响胆汁酸的合成，从而造成脂肪消化不良。②类固醇激素：胆固醇在肾上腺皮质球状带可转变为肾上腺皮质激素，调节糖、脂、蛋白质代谢；在肾上腺皮质网状带可转变雄激素及少量的雌激素；在睾丸和卵巢组织可经睾酮再转变成二氢睾酮或雌二醇后发挥生理作用。③维生素 $D_3$：胆固醇在肠黏膜细胞内可转变为7 - 脱氢胆固醇（维生素 $D_3$ 原），在紫外线照射下进一步合成维生素 $D_3$，促进钙、磷的吸收，有助于人体的骨骼发育。

（2）构成生物膜的成分　胆固醇与磷脂是多种组织和细胞的构成成分，被称为结构脂肪，它们与蛋白质结合成脂蛋白，参与细胞膜的构成，人体内90%的胆固醇存在于细胞中。如果没有胆固醇，就无法使细胞完成正常的生理功能。

胆固醇在体内虽有着广泛的生理作用，但当其过量时可能会导致高胆固醇血症，对机体产生不利的影响。研究发现，动脉粥样硬化、静脉血栓形成以及胆石症均与高胆固醇血症有密切的相关性。

2. 植物固醇及其生理功能

植物固醇是植物中的一种活性成分，对人体健康很有益处。植物固醇在肠道中通过与胆固醇的竞争作用，减少胆固醇吸收，能有效降低高脂血症患者血液中的总胆固醇和低密度脂蛋白含量，而对血液中高密度脂蛋白和甘油三酯含量并无影响，对高血脂患者有很好的降脂效果。

所有植物性食物中都含有植物固醇，但含量较高的是植物油类、豆类、坚果类等，虽然谷类、水果、蔬菜中植物固醇含量相对较低，但由于日常食用量较大，也为人类提供了大量植物固醇。

# 三、 脂肪酸及其功能

脂肪酸（fatty acid）是指一端含有一个羧基的长的脂肪族碳氢链有机化合物。其链长多数在26碳以下，基本上都是偶数碳原子，是中性脂肪、磷脂和糖脂的主要成分。

## （一） 脂肪酸的分类

按碳链长短分三类：①短链（6 个碳原子以下）脂肪酸（short - chain fatty acid，SCFA）；②中链（含8 ~ 14 个碳原子）脂肪酸（medium - chain fatty acid，MCFA）；③长链（含16 个以上碳原子）脂肪酸（long - chain fatty acid，LCFA）。食物中的脂肪酸以含16 和18 碳为主。

按饱和程度分三类：①饱和脂肪酸（saturated fatty acid，SFA），碳链中只含单键的脂肪酸；②单不饱和脂肪酸（monounsaturated fatty acid，MUFA），碳链中只含 1 个不饱和双键的脂肪酸；③多不饱和脂肪酸（polyunsaturated fatty acid，PUFA），碳链中含 2 个以上不饱和双键的脂肪酸。食物中饱和脂肪酸主要是软脂酸和硬脂酸；食物中不饱和脂肪酸主要是油酸（oleic acid，$C_{18:1}$，$\omega - 9$）、亚油酸（linoleic acid，$C_{18:2}$，$\omega - 6$）和亚麻酸（linolenic acid，$C_{18:3}$，

$\omega-3$）。不饱和脂肪酸按双键位置不同又分为 $\omega-3$、$\omega-6$、$\omega-7$、$\omega-9$ 等系列，即从甲基端数，第一个双键位于第 3 和第 4、第 6 和第 7、第 7 和第 8、第 9 和第 10 碳原子之间的不饱和脂肪酸分别称为 $\omega-3$ 系列不饱和脂肪酸、$\omega-6$ 系列不饱、$\omega-7$ 系列不饱和脂肪酸和 $\omega-9$ 系列不饱和脂肪酸。其中 $\omega-3$ 和 $\omega-6$ 系列多不饱和脂肪酸对人体具有很重要的生物学意义。国际上还有用 $n$ 来代替 $\omega$ 的表示方法。

按空间结构分两类：①顺式脂肪酸（cis‑fatty acid），双键上的 2 个氢原子位于同侧的脂肪酸；②反式脂肪酸（trans-fatty acid），双键上的 2 个氢原子都位于异侧的脂肪酸。

按人体必需性分两类：①必需脂肪酸（essential fatty acid，EFA）；②非必需脂肪酸（non-essential fatty acid，NEFA）。

### （二）必需脂肪酸及其生理功能

必需脂肪酸是指维持人体生命活动所必需、人体本身不能合成、必须由食物提供的脂肪酸。目前被确认的人体必需脂肪酸是亚油酸（LA，$C_{18:2}$，$\omega-6$）和 $\alpha-$ 亚麻酸（ALA，$C_{18:3}$，$\omega-3$）。花生四烯酸（AA，$C_{20:4}$，$\omega-6$）、二十碳五烯酸（EPA，$C_{20:5}$，$\omega-3$）、二十二碳六烯酸（DHA，$C_{22:6}$，$\omega-3$）等虽然是人体所必需的，但人体本身可以利用亚油酸和 $\alpha-$ 亚麻酸来合成，但它们在体内合成的速度较慢，无法满足机体生理需要，故它们仍需从食物中获得。必需脂肪酸有以下功能。

1. 必需脂肪酸是组成磷脂的重要成分

磷脂所含的脂肪酸多是必需脂肪酸，而磷脂是细胞膜的主要结构成分，因此，必需脂肪酸对维持细胞膜的完整性和生理功能有重要作用。

2. 必需脂肪酸是合成前列腺素的前体

亚油酸是合成前列腺素的直接前体：前列腺素（prostaglandins）存在于许多器官中，有多种多样的生理功能，如血管扩张和收缩、神经刺激的传导、作用肾脏影响水的排泄，乳中的前列腺素可防止婴儿消化道损伤等。

3. 必需脂肪酸与胆固醇的代谢有关

体内大约 70% 的胆固醇与脂肪酸酯化成酯，方可被转运和代谢，如亚油酸与胆固醇结合成的高密度脂蛋白（HDL）可将胆固醇运往肝脏而被代谢分解，从而具有降脂作用。具有这种作用的还包括 $\omega-3$ 和 $\omega-6$ 系列的其他多种不饱和脂肪酸，如 DHA、EPA 等。

4. 其他作用

DHA 俗称"脑黄金"，是神经系统细胞生长及维持的一种重要成分，也是大脑和视网膜的重要构成成分，对维持正常视觉和保持人的记忆力具有重要作用，已用作婴幼儿乳粉的强化剂。EPA 在疏导、清理心血管方面具有重要作用。

所以，必需脂肪酸缺乏，可引起生长迟缓，生殖障碍，皮肤损伤以及肾脏、肝脏、神经和视觉方面的多种疾病。但过多的多不饱和脂肪酸的摄入，也可使体内有害物质，如过氧化物等增加，同样会对身体产生多种慢性危害。

## 四、脂肪的代谢

在脂肪酶的作用下，脂肪水解成甘油和脂肪酸。甘油经磷酸化和脱氢反应，转变成磷酸二羟丙酮，纳入糖代谢途径。脂肪酸与 ATP 和 CoA 在脂酰 CoA 合成酶的作用下，生成脂酰 CoA。脂酰 CoA 需在线粒体内膜上脂酰 CoA 肉毒碱转移酶系统的帮助下才能转运进入线粒体基质。

在这个转运过程中，在脂酰肉毒碱转移酶 I（CAT I）催化下，脂酰 CoA 中的脂酰基转移到 L - 肉毒碱（carnitine）上，形成脂酰肉毒碱。脂酰肉毒碱在脂酰肉毒碱转移酶的作用下，与游离的肉毒碱交换后进入线粒体基质。在线粒体基质中，脂酰肉毒碱在与膜结合的脂酰肉毒碱转移酶 II（CAT II）的催化下，重新生成脂酰 CoA 和肉毒碱。肉毒碱经过上述转移酶的作用通过线粒体内膜回到线粒体膜间腔中又可以被重复利用，而脂酰 CoA 经 $\beta$ - 氧化降解成乙酰 CoA，然后进入三羧酸循环彻底氧化。此外，某些组织细胞中还存在 $\alpha$ - 氧化生成 $\alpha$ - 羟脂肪酸或 $CO_2$ 和少一个碳原子的脂肪酸，经 $\omega$ - 氧化生成相应的二羧酸。肉碱在脂肪分解代谢中有重要作用。目前认为肉碱是一种很好的降脂食品，对运动员耐力和减肥有好处。

## 五、 脂类与健康

食物中的脂肪不仅能产生诱人的香味，让人胃口大开，而且其含有的脂肪酸能在人体内发挥重要作用。食物中的脂肪酸有几十种，它们对人体都有一定作用，简单地用"好"和"坏"来评价它们是不科学的。比如，一些人常认为胆固醇是一种有害健康的物质，但实际上胆固醇是合成胆汁、肾上腺皮质激素、性激素和维生素 D 的重要物质，只有在含量过量时才会对人体造成伤害；而许多人认为二十二碳六烯酸（DHA）和二十碳五烯酸（EPA）有利于降低血脂，但摄入过量同样不利于人体健康。因此，只有合理、均衡地摄入各种脂肪酸，才是健康的保证。

人们摄入脂肪酸的途径主要有：①动物性食物，除鱼类外，动物性食物中的脂肪酸多为饱和脂肪酸；②植物油，植物油中的脂肪酸以不饱和脂肪酸为主；③其他食物，主要是核桃、花生、瓜子等坚果类，含 EPA、DHA 的鱼类；此外，其他食物也含有少量的脂肪酸。脂肪酸的构成比例在动物性食物和其他食物中一般比较固定，而植物油脂的这一比例可因为品种、食用量的不同而有所不同。因此，保持脂肪酸的平衡可以依靠植物油的调整来获得。植物油是不饱和脂肪酸的最主要来源，但每一种植物油的脂肪酸组成与比例都不一样，有的相差甚远（表 1 - 8）。

表 1 - 8　　　　　　　　　　常见食用油脂中脂肪酸构成　　　　　　　　　　单位:%

| 食用油脂 | 饱和脂肪酸 | 单不饱和脂肪酸 | 多不饱和脂肪酸 | 食用油脂 | 饱和脂肪酸 | 单不饱和脂肪酸 | 多不饱和脂肪酸 |
|---|---|---|---|---|---|---|---|
| 猪油 | 42.7 | 45.6 | 8.5 | 橄榄油 | 14.0 | 77.0 | 8.0 |
| 牛油 | 51.6 | 42.1 | 6.3 | 茶子油 | 9.8 | 82.3 | 7.6 |
| 羊油 | 62.6 | 33.5 | 3.9 | 菜子油 | 4.5 | 74.0 | 21.5 |
| 鸡油 | 25.9 | 45.8 | 26 | 花生油 | 19.9 | 42.5 | 37.6 |
| 鸭油 | 29.1 | 48.4 | 20.5 | 大豆油 | 14.8 | 20.9 | 62.8 |
| 黄油 | 58.3 | 34.3 | 5.8 | 玉米油 | 12.0 | 28.0 | 57.0 |
| 深海鱼油* | 28 | 23 | 49 | 芝麻油 | 12.5 | 40.9 | 46.6 |
| 红花油* | 10 | 13 | 77 | 米糠油 | 20.8 | 44.1 | 35.2 |
| 葵花子油 | 11.0 | 26.0 | 59.0 | 棕榈油* | 59 | 39 | 10 |
| 棉子油 | 27.9 | 16.5 | 55.6 | 椰子油* | 92 | 6 | 2 |

注：＊网上资料。

资料来源：陈炳卿，孙长颢. 营养与健康［M］. 北京：化学工业出版社，2004。

摄取过多的饱和脂肪酸会增加血液中低密度脂蛋白（LDL）的浓度，并且抑制细胞内胆固醇接受器的功能，使总血胆固醇浓度增加。多不饱和脂肪酸大都能降低 LDL 的浓度，个别多不饱和脂肪酸有的可能使有益的高密度脂蛋白（HDL）浓度略有降低。此外，某些多不饱和脂肪酸被认为有降低凝血的倾向，有助于预防心脏病的发生。单不饱和脂肪酸能明显降低 LDL 浓度而不影响 HDL。橄榄油和茶油是单不饱和脂肪酸的丰富来源，在广泛使用它们的地区发生冠状动脉心脏病的比率较低。

三种类型的脂肪酸中，多不饱和脂肪酸最不稳定，在油炸、油炒或油煎的高温下，最容易被氧化，不利于人体健康。而偏偏多元不饱和脂肪酸又是人体细胞膜的重要原料之一。在细胞膜内也有机会被氧化，被氧化后，细胞膜会丧失正常功能，导致疾病。故即使不吃动物油而只吃植物油，若吃得过量，同样会增加患肠癌、乳癌或其他疾病的几率。尽管 EPA 和 DHA 有诸多有益功能，但并非多多益善。EPA 和 DHA 分别含有 5 个和 6 个双键，是高度不饱和脂肪酸，易受体内活性氧自由基攻击而引发脂质过氧化反应，产生脂质过氧化物，进而破坏细胞膜，对免疫功能造成不利影响。另外，脂质过氧化物还能引起肌肉弹性变差，黑色素增多，出现老人斑等。因此，在补充深海鱼油（EPA 和 DHA）时应适当增加抗氧化物质的摄入量，尤其维生素 C 的摄入量，这将有助于减轻脂质过氧化作用。鉴于补充鱼油有可能引起过脂质过氧化反应，世界卫生组织（WHO）建议人们日常应以鱼类食物作为 EPA 和 DHA 的主要来源。据临床观察，EPA 还具有增强性功能的作用。因此，建议少年儿童慎用，并认为儿童每日摄入 EPA 应在 4mg 以下，才较安全。我国规定用鱼油生产儿童增智保健食品中 DHA：EPA > 2.5 : 1。

合理、均衡地摄入脂肪酸主要是指膳食脂肪酸中饱和脂肪酸、单不饱和脂肪酸、多不饱和脂肪酸三者比例要适当，而且多不饱和脂肪酸中的 $\omega - 6$ 系与 $\omega - 3$ 系脂肪酸的比例也要适当。我国营养学会建议成人摄入脂肪能量占总能量 20% ~ 25%，儿童青少年为 25% ~ 30%，胆固醇摄入量小于 300mg/d 为宜。膳食脂肪中饱和、单不饱和、多不饱和脂肪酸的比例以 1 : 1 : 1 为宜。

消费者可以在一段时期内交替食用不同的植物油，使摄入人体的脂肪酸种类、比例更好地符合人体健康的需要。根据我国人民的膳食习惯，目前市场上出现了将几种植物油按一定比例调和成的食用调和油。其脂肪酸构成能更好地适合人体的需要。但是，植物油是一种高能量物质，摄入过多不利于人体健康。中国营养学会推荐的食用油脂量为每人每天 25g。此外，植物油容易氧化，特别是阳光中的紫外线可加速脂肪的氧化酸败，因此，植物油应避光低温保存，并减少与空气的接触。

脂肪摄入过量将引起肥胖，并导致一些慢性病的发生。膳食脂肪总量增加，还会增大某些癌症的发生率。但摄入脂肪不足会导致必需脂肪酸缺乏，也不利于人体健康。

## 六、 脂肪的营养评价

脂肪的主要来源是烹调用油和食物原料所含的油脂。营养学上可根据以下指标评价一种食用油的营养价值。

1. 消化率

一种脂肪的消化率和它的熔点有关。通常熔点低于体温的脂肪消化率可达 97% ~ 98%，植物油多属于这一类；高于体温的脂肪消化率约为90%，动物脂肪多属于这一类。含不饱和脂肪酸越多熔点越低，越容易消化，一般植物油的消化率高于动物脂肪。

2. 必需脂肪酸含量

植物油中亚油酸和亚麻酸含量通常比较高，营养价值比动物脂肪高。

3. 脂溶性维生素含量

动物的储存脂肪几乎不含维生素，但肝脏富含维生素 A 和维生素 D，乳和蛋类的脂肪也富含维生素 A 和维生素 D。植物油富含维生素 E。这些脂溶性维生素是维持人体健康所必需的。

## 七、 脂类的食物来源

脂类分布十分广泛，各种植物的种子、动物组织和器官中都存在一定数量的脂类。特别是油料作物的种子和动物皮下组织中，含量丰富。动物性食物如猪肉、牛肉、羊肉等含有较多的脂肪，且饱和脂肪酸较多。禽肉一般含脂肪较低，多数在10%以下。鱼类脂肪含量基本也在10%以下，多数在5%左右，且其脂肪含不饱和脂肪酸多。蛋类以蛋黄含脂肪最高，约为30%，但全蛋仅为10%左右，其组成以单不饱和脂肪酸为主。鱼类是 EPA 和 DHA 的良好来源。

在植物性食品中，油料作物与坚果中脂肪的含量较高。常见的油料作物中，大豆含油脂约20%，花生40%，芝麻60%。某些坚果中，如核桃、松子的含油量达60%。植物油含不饱和脂肪酸较多，是人体必需脂肪酸的良好来源。谷类食物脂肪含量较低，约1.5%，但油炸食品例外。水果、蔬菜中几乎不含脂类。蛋黄、动物肝脏、大豆与花生中的磷脂含量较高。动物脑、肝脏、肾、蛋、肉中胆固醇含量较高，尤其动物脑含胆固醇最为突出，达2500mg/100g左右。

# 第四节　碳水化合物

碳水化合物（carbohydrate）又称糖类化合物，由碳、氢、氧所组成，可用通式 $C_x(H_2O)_y$ 来表示。

碳水化合物是一切生物体维持生命活动所需能量的主要来源。它不仅是营养物质，而且有些还具有特殊的生理活性。例如，肝脏中的肝素（黏多糖硫酸酯）有抗凝血作用；血型糖蛋白与免疫活性有关。此外，核酸的组成成分中也含有糖类化合物——核糖和脱氧核糖。因此，糖类化合物对人体健康具有重要作用。

## 一、 碳水化合物 （糖类） 的分类

按照聚合度的不同，营养学上将碳水化合物分为单糖、双糖、寡糖和多糖四类。另外，糖与非糖物质如脂类或蛋白质共价结合，分别形成脂多糖、糖脂、糖蛋白和蛋白聚糖四类，总称为复合糖或结合糖。

### （一）单糖

食物中的单糖（monosaccharide）主要为葡萄糖（glucose）、果糖（fructose）和半乳糖

（galactose）。

### 1. 葡萄糖

葡萄糖是构成食物中各种糖类的最基本单位，也是动物脑组织、肺及红细胞唯一能利用的能量物质。有些糖类完全由葡萄糖构成，如淀粉；有些则是由葡萄糖与其他单糖组成，如蔗糖。在天然食品中，葡萄糖很少以单糖形式存在。葡萄糖有 D 型和 L 型，人体只能代谢 D 型葡萄糖而不能利用 L 型。所以有人用 L 型葡萄糖做甜味剂，可达到增加食品的甜味而又不增加能量摄入的双重目的。

### 2. 果糖

果糖主要存在于水果和蜂蜜中。果糖比糖类中的其他糖都甜，尤其是 $\beta$ 果糖的甜度最大，其甜度随温度而变，为蔗糖的 1.03（热时）~1.073（冷时）倍。果糖适于幼儿和糖尿病患者食用，它不需要胰岛素的作用，能直接被人体代谢利用。人工制作的玉米糖浆中含果糖可达到 40%~90%，是饮料、冷冻食品、糖果蜜饯生产的重要原料。果糖吸收后，经肝脏转变成葡萄糖被人体利用，也有一部分转变为糖原、乳酸和脂肪。近年来，人们纷纷用异构化酶将葡萄糖转化为果糖，制成不同规格的果葡糖浆予以应用。

### 3. 半乳糖

半乳糖很少以单糖形式存在于食品之中，而是乳糖、棉子糖和琼脂等的组成成分，可以被乳酸菌发酵。半乳糖在人体中也是先转变成葡萄糖后才被利用。母乳中的半乳糖是在体内重新合成的，而不是由食物中直接获得的。

### 4. 其他单糖

除了上述三种重要的己糖外，食物中还有少量的戊糖，如核糖（ribose）、脱氧核糖（deoxyribose）、阿拉伯糖（arabinose）和木糖（xylose）。前两种糖可以在动物体内合成，后两种糖主要存在于水果和根、茎类蔬菜之中。

## （二）双糖

双糖（disaccharide）是由两分子单糖缩合而成的。食物中常见的双糖有蔗糖、麦芽糖和乳糖等。

### 1. 蔗糖

蔗糖（sucrose）是由 1 分子葡萄糖和 1 分子果糖以 $\alpha$ - 键连接而成的。甘蔗、甜菜和蜂蜜中含量较多，日常食用的白砂糖即是蔗糖，是由甘蔗或甜菜中提取的。蔗糖易于发酵，并可以产生溶解牙齿珐琅质和矿物质的物质。它被牙垢中的某些细菌和酵母作用，在牙齿上形成一层黏着力很强的不溶性葡聚糖，同时产生酸性物质，引起龋齿。

### 2. 麦芽糖

麦芽糖（maltose）又称饴糖，是由 2 分子葡萄糖以 $\alpha$ - 1，4 - 糖苷键连接而成的。淀粉在酶的作用下可降解成大量麦芽糖。麦芽糖的甜度约为蔗糖的 1/2。

### 3. 乳糖

乳糖（lactose）是由葡萄糖和半乳糖以 $\beta$ - 1，4 - 糖苷键连接而成的，主要存在于乳及其乳制品中。人乳中乳糖的含量约为 7%，牛乳和羊乳中约为 5%，占乳类提供的总能量的 30%~50%。乳糖作为婴儿糖类的主要来源，能够保持肠道中比较合适的菌群数量，并能促进钙的吸收。乳糖是婴儿主要食用的糖类物质，随着年龄的增长，肠道中的乳糖酶活性下降，因而很多成年人食用普通牛乳后，乳糖难以消化，导致腹泻，即乳糖不耐症。乳糖不耐症人群可食用市场上的舒化乳、脱乳糖的乳或者酸乳等。

4. 海藻糖

海藻糖（trehalose）是 2 分子葡萄糖以 $\alpha-1,1-$糖苷键构成的。这种糖存在于许多真菌及细菌之中，如食用蘑菇中含量较多，有时称为蘑菇糖。人体中具有海藻糖酶，因此，在消化过程中，能够裂解海藻糖成为两分子葡萄糖。

### （三）寡糖

寡糖（oligosaccharide）是指由 3 ~ 10 个单糖构成的一类小分子多糖。比较重要的寡糖是存在于豆类食品中的棉子糖（raffinose）和水苏糖（stachyose）。前者是由葡萄糖、果糖和半乳糖构成的三糖，后者是在前者的基础上再加上一个半乳糖的四糖。这两种糖都不能被肠道消化酶分解而消化吸收，但在大肠中可被肠道细菌代谢，产生气体和其他产物，造成胀气。不过适量摄入这些寡糖，有利于益生菌，如双歧杆菌的生长、繁殖，促进人体健康。

### （四）多糖

多糖（polysaccharide）是由 10 个以上单糖组成的大分子糖。营养学上具有重要作用的多糖有三种，即糖原、淀粉和非淀粉糖。

1. 糖原

糖原（glycogen）也称动物淀粉，是由 3000 ~ 60000 个葡萄糖分子构成的，分支多而短，在肝脏和肌肉中合成并储存。肝脏中储存的糖原可维持正常的血糖浓度，肌糖原可提供肌体运动所需的能量，尤其是满足高强度和持久运动时的能量需要。糖原的储备和释放受胰高血糖素和肾上腺素控制。食物中糖原含量很少，因此它不是有意义的碳水化合物的食物来源。

2. 淀粉

淀粉（starch）是由许多葡萄糖组成的、能被人体消化吸收的植物多糖，淀粉主要储存在植物细胞中，尤其是根、茎和种子细胞之中。薯类、豆类和谷类含有丰富的淀粉，是人类碳水化合物的主要食物来源，它为人类提供了 70% ~ 80% 的热量，也是最丰富、最廉价和最有效的能量营养素。淀粉和淀粉水解产品是膳食中可消化的碳水化合物。根据淀粉的结构可分为直链淀粉（amylose）和支链淀粉（amylopectin），前者易老化，后者易糊化。普通淀粉一般由 25%的直链淀粉和 75% 的支链淀粉组成。

3. 非淀粉多糖

非淀粉多糖（non - starch polysaccharide）指淀粉以外的多糖，主要有纤维素、半纤维素、果胶等，是膳食纤维的主要组成成分。

纤维素（cellulose）是指存在于植物体中不能被人体消化吸收的多糖。纤维素是自然界最为丰富的有机化合物，它是高等植物细胞壁的主要组分。纤维素中的葡萄糖分子是以 $\beta-$键连接，人体内的淀粉酶不能破坏这种化学键，因此人体不能消化吸收纤维素，一般也不能被肠道微生物分解。但由于其特有的生理作用，对人体具有重要的保健功能。

半纤维素（hemicellulose）是谷类纤维的主要成分，包括戊聚糖（pentosan）、木聚糖（xylan）、阿拉伯木糖和半乳聚糖（galactosan）以及一类酸性半纤维素，如半乳糖醛酸（galacturonic acid）、葡萄糖醛酸（glucuronic acid）等。半纤维素是植物组织中与纤维素密切联系的多糖混合群，但两者的化学性质截然不同。半纤维素在小肠中不被消化，但在结肠中被微生物所分解。纤维素和半纤维素在麸皮中含量较多。

木质素（xylogen）是植物木质化过程中形成的非碳水化合物，是由苯丙烷单体聚合而成，不能被人体消化吸收。食物中木质素含量较少，主要存在于蔬菜的木质化部分和种子中，如草莓子、老化的胡萝卜和花茎甘蓝之中。

果胶（pectin）是被甲酯化至一定程度的半乳糖醛酸多聚体。果胶通常存在于水果和蔬菜的软组织中，尤其是柑橘类和苹果中含量较多。果胶分解后产生甲醇和果胶酸，这就是过熟或腐烂的水果中及各类果酒中甲醇含量较多的原因。果胶具有胶化能力。在食品加工中常用果胶作为增稠剂制作果冻、色拉调料、冰淇淋和果酱等。

树胶（gum）和黏胶（mucilage）是由不同的单糖及其衍生物组成的。阿拉伯胶（arabic gum）、瓜尔豆胶（guar gum）属于这类物质，在食品加工中可作为稳定剂。

## 二、 碳水化合物的生理功能

1. 储存和提供能量

每克葡萄糖产热16kJ，人体摄入的碳水化合物在体内经消化变成葡萄糖或其他单糖参加机体代谢。葡萄糖是一切系统尤其是神经系统最主要的能量来源，大脑活动靠糖的有氧氧化供能，血糖的2/3被大脑消耗。肝糖原和肌糖原是碳水化合物的储能形式。膳食中碳水化合物的比例没有规定具体数量，我国营养专家认为碳水化合物产热量占总热量的约60%为宜。

2. 构成机体的重要物质

每个细胞都有碳水化合物，其含量为2%～10%，主要以糖脂（glycolipid）、糖蛋白（glycoprotein）和蛋白多糖（proteoglycan）的形式存在，分布在细胞膜、细胞器膜、细胞浆以及细胞间质中。譬如，肝脏、肌肉中的肝糖原和肌糖原，体黏液中的糖蛋白，脑神经中的糖脂，细胞核中的核糖，以及软骨、骨骼、角膜、玻璃体中的糖蛋白等。

3. 节约蛋白质作用

食物中碳水化合物不足时，机体就会被迫动用身体内的蛋白质来满足机体活动所需的能量，这将影响机体新蛋白质的合成和组织更新。当摄入足够的碳水化合物时，机体首先利用它提供能量，从而减少蛋白质作为能量的消耗，这一现象被称为蛋白质节约作用（protein - sparing action）。因此，足够的碳水化合物摄入对蛋白质有保护作用。

4. 抗生酮作用

脂肪代谢过程中产生的乙酰基需要与碳水化合物代谢产生的草酰乙酸结合方能完全氧化而不产生酮体。酮体是酸性物质，血液中酮体浓度过高会发生酸中毒，引起酮血症（ketosis）。

5. 其他功能

糖原有保肝解毒作用。肝内糖原储备充足时，肝细胞对某些有毒的化学物质和各种致病微生物产生的毒素有较强的解毒能力。非淀粉多糖有助于增强肠道功能。一些动物、植物、微生物多糖具有特殊生物活性，如抗肿瘤、抗病毒、提高免疫力等。

## 三、 碳水化合物与健康

膳食中缺乏碳水化合物，可造成膳食蛋白质的浪费，加速人体组织蛋白和脂肪分解，导致全身疲乏无力，血糖降低，产生头晕、心悸、脑功能障碍等症状，严重者会导致低血糖昏迷。若其比例过高，就会因供能过多，转化成脂肪储存于体内，引起肥胖，导致高血压、高血脂、糖尿病等"现代病"。同时，势必还会引起蛋白质和脂肪摄入偏少，对机体健康不利。一般说来，对碳水化合物没有特定的饮食要求，主要依据从碳水化合物中获得合理的热量比例摄入。

许多国家将其供应量定为占膳食所供能量的 55% ~ 65%。

## 四、 碳水化合物的食物来源

碳水化合物主要来源于植物性食物，动物性食物中含量很少，如谷类、薯类和根茎类食物中，含有丰富的淀粉，其中谷类（如大米、小米、面粉、玉米面等）含量为 70% ~ 80%；干豆类（干黄豆、红豇豆等）含量为 20% ~ 30%；块茎、块根类（山芋、山药、土豆、红薯等）含量为 15% ~ 30%；坚果类（栗子、花生、核桃等）含量为 12% ~ 40%；纯糖（如红糖、白糖、蜂蜜等）含量为 80% ~ 90%。各种单糖和双糖除一部分存在于果蔬等天然食物中，绝大部分是以加工食物如食糖和糖果等形式直接食用的。蔬菜、水果、全谷物、杂粮、豆类等是膳食纤维的主要来源。

# 第五节 能 量

在生命的活动中，人体不断地从外界环境摄取食物，以获取所需要营养物质和能量，其中碳水化合物、脂肪和蛋白质经体内氧化可以释放能量，被称为三大"产能营养素（energy – yielding nutrients）"。为了保持机体健康，这三大产能营养素所提供的能量应有适宜的比例，而且机体对能量的摄入和消耗应保持平衡。

## 一、 能量单位

目前，国际上通用的能量单位是焦耳（joule，J），千焦耳（kilo – joule，kJ）和兆焦耳（mega – joule，MJ）。营养学上使用最多的是卡（calorie，cal）和千卡（kilo – calorie，kcal）。两者的换算关系如下：

$1cal = 4.184J$

$1kcal = 4.184kJ$

$1kJ = 0.239kcal$

$1MJ = 239kcal$

$1MJ = 1000kJ = 10^6 J$

1kcal 指 1kg 纯水的温度由 15℃ 上升至 16℃ 所需要的能量；而 1J 则是指用 1 牛顿（N）力把 1kg 物体移动 1m 所需要的能量。

## 二、 人体能量来源及转化

能量主要有 5 种常见形式，即太阳能、化学能、机械能、热能和电能。与绿色植物不同，人体不能直接利用太阳能，更不能利用外部的电能、机械能。人体唯一能够利用的是食物中所蕴藏的化学能。人体内以热能（或热量）最为常见。绿色植物通过光合作用制造碳水化合物。碳水化合物又可进一步合成脂肪和蛋白质等有机物。在这个过程中，太阳能转化为化学能。而动物在食用植物时，实际上是间接利用了太阳能。这些有机物就是人类的食物来源。

人类通过食用动物性或植物性食物中的碳水化合物、脂肪和蛋白质来获取能量，以维持体内各种生命活动和对外做功。每克碳水化合物、脂肪和蛋白质在体内氧化产生的能量值称为能量系数（energy coefficient）。如果碳水化合物、脂肪和蛋白质在体内完全氧化可分别产生17.15kJ、39.54kJ和23.64kJ的能量。但由于食物中的产能营养素很难全部被消化，且消化率也各不相同，碳水化合物、脂肪和蛋白质消化率分别是98%、95%和92%，即使消化、吸收后也不一定完全被氧化产生能量，尤其是蛋白质最终可产生一些不能被彻底氧化的含氮小分子化合物，如尿素、肌酐、尿酸等。所以，三大产能营养素的净能量系数分别为：

碳水化合物：17.15kJ（4.10kcal）×0.98＝16.84kJ（4kcal）

脂肪：39.54kJ（9.45kcal）×0.95＝37.56kJ（9kcal）

蛋白质：（23.64－5.44）kJ（4.35kcal）×0.92＝16.74kJ（4kcal）（5.44：尿素氮折合能量）

纯酒精的吸收快，一般能量系数为7kcal，但酒精在体内氧化产生的能量只以热的形式出现，并向外界散发，不能用于机体做功，故又称为空热。

食物的产能营养素进入机体后产生的能量有两个去向，即消耗和储存。上述各种产能物质在体内氧化时所释放能量总量的50%以上迅速转化为热能，参与体温的维持。其余不足50%的能量暂时荷载于三磷酸腺苷（ATP）的高能磷酸键。ATP是生命活动能量的直接来源，但本身在体内含量并不高。人体预存的ATP能量只能维持15s，不足的继续通过呼吸作用等合成ATP。ATP用于各种耗能的生理活动，如各种物质的逆浓度差转运、呼吸、心跳、运动等。当营养素产生的能量超过机体需要时，就以糖原和脂肪的形式储存在肝脏、肌肉和脂肪组织等中，待机体需要时再通过氧化释放能量。机体中能量的消耗主要有三个途径，即基础代谢、体力活动和食物热效应。

## 三、　人体能量消耗

人体能量的需要与消耗对不同人群是不一样的。成年人的能量消耗主要用于维持基础代谢、体力活动和食物特殊动力作用；对于孕妇应包括子宫、乳房、胎盘、胎儿的生长及体脂储备；乳母则需要合成乳汁；婴幼儿、儿童、青少年应包括生长发育的能量需要；创伤患者康复期间等也需要特殊的能量。

### （一）　基础代谢

基础代谢（basal metabolism，BM）是指维持人体最基本生命活动所必需的能量消耗，即当机体处于清醒、静卧和空腹状态（饭后12~14h，不受食物热效应影响）以及一定环境温度（18~25℃）下维持机体最基本生命活动所消耗的能量。此时，能量仅用于维持体温、心跳、呼吸、血液循环及其各细胞、组织和器官的生理需要。每个人的基础代谢都不一样，基础代谢水平用基础代谢率（basal metabolic rate，BMR）来表示，指每小时每平方米体表面积（或每千克体重）所消耗的基础代谢能量，单位为kJ/（$m^2$·h）或kcal/（$m^2$·h）、kJ/（kg·h）或kcal/（kg·h）。

基础代谢能量消耗（basic energy expenditure，BEE）一般占人体总能量消耗的60%~75%，为人体能量消耗的最主要部分，可根据体表面积或体重和基础代谢率计算。

1. 体表面积计算法

我国学者赵松山等于1984年提出了一个适合中国人的体表面积计算公式，如式（1-11）所示。

$$体表面积（m^2）＝0.00659×身高（cm）＋0.0126×体重（kg）－0.1603 \qquad (1-11)$$

　　根据这个公式算出体表面积后，再按照年龄、性别在人体基础代谢率表（表1-9）中查出相应的 BMR，然后通过下列公式计算出 24h 的基础代谢水平，如式（1-12）所示。

$$基础代谢 = 体表面积（m^2）\times 基础代谢率［kJ/（m^2 \cdot h）］\times 24h \qquad (1-12)$$

表1-9　　　　　　　　　　　　　　人体基础代谢率　　　　　　　　　单位：kJ/（m²·h）

| 年龄（岁） | 男 | 女 | 年龄（岁） | 男 | 女 | 年龄（岁） | 男 | 女 |
|---|---|---|---|---|---|---|---|---|
| 1 | 221.8 | 221.8 | 17 | 170.7 | 1519 | 50 | 149.8 | 139.7 |
| 3 | 214.6 | 214.2 | 19 | 164.0 | 148.5 | 55 | 148.1 | 139.3 |
| 5 | 206.3 | 202.5 | 20 | 161.5 | 147.7 | 60 | 146.0 | 136.8 |
| 7 | 197.9 | 200.0 | 25 | 156.9 | 147.3 | 65 | 143.9 | 134.7 |
| 9 | 189.1 | 179.1 | 30 | 154.0 | 146.9 | 70 | 141.4 | 132.6 |
| 11 | 179.9 | 175.7 | 35 | 152.7 | 146.4 | 75 | 138.9 | 131.0 |
| 13 | 177.0 | 168.6 | 40 | 151.9 | 146.0 | 80 | 138.1 | 129.3 |
| 15 | 174.9 | 158.8 | 45 | 151.5 | 144.3 | | | |

资料来源：孙长颢. 营养与食品卫生学（第6版）［M］. 北京：人民卫生出版社，2007。

　　由于基础代谢测定比较困难，WHO 于 1985 年提出用静息代谢率（resting metabolic rate，RMB）代替 BMR。测定时全身处于休息状态，禁食仅需 3～4h，此时机体仍处在正常的消化活动，比较接近人们正常的休息状态。在这种条件下测出的代谢率，称为静息代谢，RMB 值略高于 BMR。

表1-10　　　　　　　　　　　　人体静息代谢参考值　　　　　　　　　单位：kcal/24h

| 年龄（岁） | 体重/kg | | | | | | | | |
|---|---|---|---|---|---|---|---|---|---|
| | 40 | 50 | 57 | 64 | 70 | 77 | 84 | 91 | 100 |
| 男 | | | | | | | | | |
| 10～ | 1351 | 1526 | 1648 | 1771 | 1876 | 1998 | 2121 | 2243 | 2401 |
| 18～ | 1291 | 1444 | 1551 | 1658 | 1750 | 1856 | 1964 | 2071 | 2209 |
| 30～ | 1343 | 1459 | 1540 | 1621 | 1691 | 1772 | 1853 | 1935 | 2039 |
| ＞60 | 1027 | 1162 | 1256 | 1351 | 1423 | 1526 | 1621 | 1716 | 1837 |
| 女 | | | | | | | | | |
| 10～ | 1234 | 1356 | 1441 | 1527 | 1600 | 1685 | 1771 | 1856 | 1966 |
| 18～ | 1084 | 1231 | 1334 | 1437 | 1525 | 1628 | 1731 | 1833 | 1966 |
| 30～ | 1177 | 1264 | 1325 | 1386 | 1438 | 1499 | 1560 | 1621 | 1699 |
| ＞60 | 1016 | 1121 | 1195 | 1268 | 1331 | 1404 | 1478 | 1552 | 1646 |

注：1kcal = 4.1868kJ。

资料来源：孙长颢. 营养与食品卫生学（第6版）［M］. 北京：人民卫生出版社，2007。

**2. 直接计算法**

在实际应用中，可根据体重、身高和年龄直接计算出 BEE。如式（1-13）、式（1-14）所示。

男：BEE（kcal/d）= 66.473 + 13.751 × 体重（kg）+ 5.0033 × 身高（cm）- 6.7550 × 年龄（y）

$$(1-13)$$

女：BEE（kcal/d）= 65.50955 + 9.4630 × 体重（kg）+ 1.8496 × 身高（cm）- 4.6756 × 年龄（y）

$$(1-14)$$

**3. 体重计算法**

WHO 于 1985 年推荐使用 Schofield 计算公式，按体重计算 24h 基础代谢的能量消耗（表1-11）。

表 1-11　　　　　　　　　　按体重计算基础代谢的公式

| 年龄/y | cal/d | MJ/d | 年龄/y | cal/d | MJ/d |
|---|---|---|---|---|---|
| 男 | | | 女 | | |
| 0 ~ | 60.9W - 54 | 0.2550W - 0.226 | 0 ~ | 61.0W - 51 | 0.2550W - 0.214 |
| 3 ~ | 22.7W + 495 | 0.0949W + 2.07 | 3 ~ | 22.5W + 499 | 0.9410W + 2.09 |
| 10 ~ | 17.5W + 651 | 0.0732W + 2.72 | 10 ~ | 12.2W + 746 | 0.0510W + 3.12 |
| 18 ~ | 15.3W + 679 | 0.0640W + 2.84 | 18 ~ | 14.7W + 496 | 0.0615W + 2.08 |
| 30 ~ | 11.6W + 879 | 0.0485W + 3.67 | 30 ~ | 8.7W + 829 | 0.0364W + 3.47 |
| >60 | 13.5W + 487 | 0.0565W + 2.04 | >60 | 10.5W + 596 | 0.0439W + 2.49 |

注：W 为体重，单位为 kg。1cal = 4.1868J。

资料来源：孙长颢. 营养与食品卫生学（第6版）[M]. 北京：人民卫生出版社，2007。

由于根据 Schofield 计算公式计算亚洲人的 BEE 偏高，中国营养学会建议：儿童青少年的 BEE 可按此公式计算，但 18~59 岁人群应在该公式计算结果的基础上减去5%。

**4. 影响基础代谢的因素**

人体的基础代谢不仅个体之间有差异，个体自身也常发生变化。

（1）体表面积与体型　基础代谢高低与体表面积成正比。体形影响人体体表面积，体表面积越大，向外环境散热越大，基础代谢也越高。因此，同等体重情况下，瘦高者基础代谢高于矮胖者。人体瘦组织（包括肌肉、心脏、脑、肝和肾脏等）是代谢活性组织，消耗的能量占基础代谢的70%~80%，而脂肪组织是相对惰性的组织，其能量消耗明显小于瘦体组织。这也是男性的基础代谢率高于女性5%~10%的重要原因。

（2）年龄　婴幼儿、儿童、青少年的 BMR 较高，而成年以后 BMR 逐渐下降，一般30岁以后每10年下降约2%，更年期后下降更多，能量消耗明显减少。

（3）性别　一般女性的 BMR 低于男性，主要是女性瘦体质所占比例低于男性，脂肪比例高于男性。另外，妇女孕期或哺乳期因需要合成新组织，基础代谢增加。

（4）内分泌　许多激素对细胞代谢起调节作用，当甲状腺、肾上腺等腺体分泌异常时，可以影响基础代谢。甲状腺素分泌高可使基础代谢升高，肾上腺素对甲状腺素分泌有一定影响。

（5）其他 环境温度、应激状态、精神紧张等均可影响基础代谢。与高温环境相比，低温环境下因人体散发更多的热量而使基础代谢增加。人体发烧时，体温每上升0.56℃，BMR约增加7%。肿瘤、心功能衰竭和呼吸系统疾病等也增加BMR。

### （二） 体力活动

体力活动（physical activity，PA）指"任何由骨骼肌收缩引起的导致能量消耗的身体运动"。日常体力活动是影响人体能量消耗的主要因素，也是人体控制能量消耗、保持能量平衡和维持健康的重要部分。日常生活的体力活动可以分为工作、家务、体育运动、娱乐活动等。因工作不同造成的能量差别最大。通常情况下，由各种体力活动所消耗的能量占人体总能量消耗的15%～30%。影响体力活动消耗能量的因素包括：①肌肉越发达，活动时消耗能量越多；②体重越重，消耗的能量越多；③活动强度越大，时间越长，工作越不熟练，消耗能量越多。

运动中最直接和最迅速的能量来源是ATP。但骨骼肌ATP的储备量很少，只能维持机体数秒钟剧烈运动，所以运动中ATP消耗后必须不断再合成，以补充持续高强度运动的需要。当肌肉中存在ADP时，肌肉中储备的磷酸肌酸（CP）立即分解为磷酸和肌酸，并放出能量不断地将ADP和磷酸再合成为ATP。但肌肉中CP含量也很有限，也必须不断地再合成。但ATP和CP的再合成必须向糖的无氧氧化和有氧氧化以及脂肪和蛋白质的氧化索取能量。

（1）糖 运动时的最佳燃料。运动时能量需要量增加，但常常伴有供氧不足。与脂肪、蛋白质相比，糖在体内最容易氧化，且耗氧量少。虽然糖的能量系数不高，但糖的氧热价却高于脂肪，即在消耗等量氧的条件下，糖的产能效率比脂肪高（约4.5%），尤其在供氧不足的情况下这一优点更为突出；并且，糖氧化代谢的终产物为$CO_2$和$H_2O$，对体内环境影响不大；运动时糖的供能速度快，氧充足与不足时供能均可持续；短时间大强度运动时的能量绝大部分由糖供给，长时间中低强度运动时，也首先利用糖氧化供能。所以，糖是运动过程中消耗最多同时也是最理想的能源物质，被称为运动中的"优质燃料"。

（2）脂肪 长时间耐力运动的燃料。作为能源物质，脂肪具有能量系数高的优点。脂肪在体内的储备量很大，运动中人体组织内的脂肪一旦被动员，就能释放大量的能量。但由于脂肪酸氧化时耗氧量较高，脂肪组织释放的游离脂肪酸由血液转入肌细胞的速度慢且转入数量也有限，这说明体内脂肪储备量虽大，但运动中脂肪的动员和被肌肉吸收利用的程度受限，产能供能速度慢，因此，脂肪不可能成为机体短时间高强度运动时的主要的或良好的能量来源。但在长时间中、低强度的有氧运动中，脂肪氧化供能比例逐渐增加，以至于在持续20～30min后，脂肪便成为最主要的能量来源。所以说，长时间中、低强度的有氧运动有助于减肥。

### （三） 食物热效应

食物热效应（thermic effect of food，TEF）又称食物的特殊动力作用（specific dynamic action，SDA）或膳食生热作用（dietary calorific effect），是指人体在摄食过程中，由于要对食物中的营养素进行消化、吸收、代谢、转化等生理活动，需要额外消耗能量，同时引起体温升高和能量消耗增加的现象。

食物热效应的高低与食物营养成分、进食量和进食频率有关。如蛋白质的食物热效应最高，为其本身所产生能量的30%～40%；其次是碳水化合物，为其本身所产生能量的5%～6%；而脂肪最低，为其本身所产生能量的4%～5%。若食用混合膳食时，食物的热效应相当于基础代谢的10%，或全日总能量消耗的6%，约为每日600kJ（150kcal）。产生这种差异的主要原因是：①食物消化吸收后，各种产能营养素释放的能量并未全部转变成ATP，脂肪和碳水化合物能量的最高转化率为 38% ~ 40%，蛋白质为 32% ~ 34%，而其余的则变成热量；②由食物脂肪经消化、吸收后变成人体脂肪组织，其消耗的能量最少，由碳水化合物消化吸收的葡萄糖转变成糖原或脂肪所消耗的能量稍高一些。而由食物蛋白质中的氨基酸合成人体蛋白质或转化为脂肪时，其消耗能量最多。

另外，吃得越多、进食越快，其能量消耗越多，食物的热效应越高。进食快时，中枢神经系统活跃，激素和酶分泌速度加快，分泌量增多，吸收和储存的速度提高，其能量消耗也相对更多。通常，食物的热效应作用可在进食后 7 ~ 8h 达到高峰。

### （四）生长发育

处在生长发育阶段的婴幼儿、儿童和青少年，其能量的消耗还应该包括生长发育所需的能量。通常，体内每增加 1g 新组织约需 20kJ（4.78kcal）能量。3 个月婴儿能量消耗为 502.4kJ/kg（120kcal/kg）；3 ~ 5 个月为 481.5kJ/kg（115kcal/kg）；6 ~ 8 个月为 460.2kJ/kg（110kcal/kg）；9 ~ 11 个月为 440kJ/kg（105kcal/kg）；1 ~ 3 岁为 418.7kJ/kg（100kcal/kg）；大于 3 岁后每增加 3 岁，每千克体重所需热能减去 10kcal，而成年人所需能量仅为 42kcal/kg。

孕妇要满足胎儿、胎盘、子宫、乳房等生长发育、体脂储备以及乳母要满足乳汁合成和分泌等也需要能量消耗。

## 四、人体能量消耗的测量

人体各项活动消耗的能量及每日的总能量消耗，有不同的测定方法。人体能量消耗测量方法包括直接测热法（direct calorimetry）、间接测热法（indirect calorimetry）、双标水法（doubly labeled water，DLW）、心率监测法（heart - rate monitoring）、公式预测法、膳食调查法、能量平衡法等。其中，直接测热法、间接测热法和双标水法最为常用。人体总能量消耗（total energy expenditure，TEE），实际上就是其能量需要量，是制订能量供给量的依据。

### （一）直接测热法

将被测者置于一特殊的检测环境中，收集被测者在一定时间内（通过辐射、传导、对流及蒸发 4 个方面）发散的总热量，然后换算成单位时间的代谢量，即能量代谢率。直接测热的装置较为复杂，造价较高，测定热量的小室的空间有限，不宜作为人们日常的各种活动的实际测定，主要用于研究肥胖和内分泌系统障碍等。研究能量代谢一般采用间接测热法。

### （二）间接测热法

此法广泛应用于人体能量的消耗。主要根据其耗氧量的多少来推算所消耗的能量。关于人体耗氧量的测定可通过收集所呼出的气量，来分析其中氧和二氧化碳的容积百分比。因空气中含氧量一定，且可测定，故将吸入空气中的含氧量减去呼出气体中的含氧量，即可计算出一定时间内机体的耗氧量。

食物在热量计中或在人体内氧化所消耗的氧量直接与以热释放的能量有关。由于产能营养素所含元素的比例不同，在体内氧化时的耗氧量和所产生的 $CO_2$ 量不同。$CO_2$ 的产生量与 $O_2$ 的消耗量之间的摩尔比称为呼吸熵（respiratory quotient，RQ）。呼吸熵随着体内消耗的能源物质不同而异。如碳水化合物的 RQ 为 1；脂肪 RQ 为 0.71；蛋白质 RQ 为 0.8；混合膳食的 RQ 约为 0.85。食物中各营养素在细胞内氧化时，消耗 1L 氧所产生的能量称为食物氧热价（thermal equivalent of oxygen）。碳水化合物的氧热价为 20.9kJ/L/$O_2$（5.0kcal/L $O_2$），脂肪的氧热价为 19.7kJ/L/$O_2$（4.7kcal/L $O_2$），蛋白质的氧热价为 19.2kJ/L/$O_2$（4.6kcal/L $O_2$），一般混合食物氧的热价为 20.2kJ/L/$O_2$ （4.825kcal/L $O_2$）。

在正常生理情况下，机体动用蛋白质供能极少。为了简化计算，在实际工作中经常不考虑蛋白质代谢的影响。具体做法：测定混合膳食下机体一定时间内 $CO_2$ 产量和耗氧量，计算出非蛋白呼吸熵，查表 1-12 得到相应的氧热价，再乘以耗氧量或 $CO_2$ 产量，即可得到受试者在该段时间内产热量。

表 1-12                   非蛋白呼吸熵与氧热价

| 非蛋白<br>呼吸熵 | 氧热价/<br>（kJ/L） | 非蛋白<br>呼吸熵 | 氧热价/<br>（kJ/L） | 非蛋白<br>呼吸熵 | 氧热价/<br>（kJ/L） | 非蛋白<br>呼吸熵 | 氧热价/<br>（kJ/L） |
|---|---|---|---|---|---|---|---|
| 0.71 | 19.64 | 0.79 | 20.05 | 0.87 | 20.46 | 0.95 | 20.87 |
| 0.72 | 19.69 | 0.80 | 20.10 | 0.88 | 20.51 | 0.96 | 20.93 |
| 0.73 | 19.74 | 0.81 | 20.15 | 0.89 | 20.56 | 0.97 | 20.98 |
| 0.74 | 19.79 | 0.82 | 20.20 | 0.90 | 20.61 | 0.98 | 21.03 |
| 0.75 | 19.84 | 0.83 | 20.26 | 0.91 | 20.67 | 0.99 | 21.08 |
| 0.76 | 19.89 | 0.84 | 20.31 | 0.92 | 20.71 | 1.00 | 21.13 |
| 0.77 | 19.95 | 0.85 | 20.36 | 0.93 | 20.77 | | |
| 0.78 | 19.99 | 0.86 | 20.41 | 0.94 | 20.82 | | |

资料来源：孙长颢. 营养与食品卫生学（第6版）[M]. 北京：人民卫生出版社，2007。

### （三） 双标水法

原理：受试者摄入一定量的双标水（$^2H_2^{18}O$）后，机体被这两种稳定同位素所标记。当它们在体内达到平衡时，$^2H$ 参加 $H_2O$ 的代谢，其速率常数（rate constant）$K_D$ 反映水的代谢率；$^{18}O$ 参与 $H_2O$ 和 $CO_2$ 的代谢，在 $H_2O$ 与 $CO_2$ 反应平衡时，$^{18}O$ 速率常数 $K_0$ 反映 $H_2O$ 和 $CO_2$ 的代谢率。$K_0 - K_D$ 可算出 $CO_2$ 的生成率。通过呼吸熵 RQ 可算出 $CO_2$ 产生量，再根据 Weir 公式 [TEE（kJ/min）$= 1.63V_{O_2} + 4.6V_{CO_2}$，其中 $V_{O_2}$ 为实际氧消耗量，$V_{CO_2}$ 为二氧化碳生成量] 计算单位时间内能量的平均消耗量，从而得出一段时间内人体总能量消耗。

此法是一种测定人体在日常生活和工作环境中自由进行各种活动的总能量消耗的测量方法，不干扰受试者的一切正常活动，适合于任何人群或个体的测量。

### （四） 膳食调查法

通过膳食调查可以获得人体每天的能量摄入量。如果机体能够保持健康、维持体重恒定，说明能量摄入量等于能量消耗量，其结果就是人体消耗的能量。

### （五） 能量平衡法

通常情况下，健康成人的能量摄入量与消耗量保持平衡，体重相对稳定。当能量的摄入量超过消耗量时，多余的能量将以脂肪的形式储存在体内，使体重增加。一般每增加 1kg 体重，机体将储存 25~33MJ 的能量（平均为 29MJ）；反之，体重每减少 1kg，机体将消耗 25~33MJ 的能量。每天能量的平均消耗量可按下列公式计算。

1. 体重增加时

体重增加按式（1-15）计算。

每天能量消耗量（MJ）＝每天能量摄入量（MJ）－体重增加量（kg）×29（MJ）/调查天数（d）

$$(1-15)$$

**2. 体重减轻时**

体重减轻按式（1－16）计算。

每天能量消耗量（MJ）＝每天能量摄入量（MJ）＋体重减少量（kg）×29（MJ）/调查天数（d）

$$(1-16)$$

## 五、 能量供给与平衡

人体的能量主要来源于食物中的三大产能营养素。产能营养素普遍存在于各种食物中。谷类和薯类含碳水化合物多，是我国膳食热能的主要来源；油料作物含脂肪，动物性食品含较多的动物脂肪和蛋白质，是膳食热能的重要组成部分；大豆和硬果类含丰富的油脂和蛋白质，是膳食热能辅助来源之一；蔬菜和水果含热能较少。

糖作为能源物质优于脂肪和蛋白质。其主要特点是：在满足不同强度运动时，既可以有氧分解供能，也可以无氧分解供能，在参与供能时动员快、消耗的氧量少、能量产生的效率高。因此，糖是机体最重要的能源物质。一般情况下，细胞首先利用葡萄糖氧化产生能量，缺乏葡萄糖时才利用脂肪。当二者都缺乏时，才动用蛋白质供给能量。由于三大产能营养素在体内除供给能量外，还担负着特殊的生理作用，因此，三大产能营养素的供给量应保持合理的比例。中国营养学会建议居民膳食碳水化合物提供的能量占总能量的55%～65%，脂肪占20%～30%，蛋白质占10%～15%。年龄越小，蛋白质和脂肪供能占的比例越需适当增加。

人类能量的摄入与消耗状况直接影响着身体健康。一方面当体内摄入的能量不足，机体会动用自身的能量储备甚至消耗自身的组织以满足生命活动能量的需要，人若长期处于饥饿状态则会发生蛋白质－能量营养不良症（protein－energy malnutrition，PEM），其主要表现有两个方面，即因蛋白质缺乏引起的浮肿和因热能不足引起的消瘦。另一方面，当能量摄入过多时，会使人发生异常脂肪堆积，导致肥胖，诱发多种疾病。因此，保持能量摄入与消耗之间的平衡对人体健康非常重要。

人体主要通过摄食系统和饱食系统来调节摄食的启动和终止。营养素及其代谢产物，如葡萄糖、脂肪酸等也可对摄食产生调节作用。此外，中枢系统中的肽类因子也对摄食具有调节作用。

## 六、 能量的食物来源

碳水化合物、脂肪和蛋白质三种产能营养素普遍存在于各种食物中。谷类和薯类含碳水化合物多，一般每百克谷物提供能量约350kcal（1465kJ），薯类约90kcal（377kJ），它们是我国人民膳食能量的主要来源；大豆和动物性食品富含脂肪和蛋白质，譬如，每百克黄豆提供能量约420kcal（1758kJ），瘦畜肉提供约300kcal（1256kJ），鱼类可提供约100kcal（418.6kJ），它们是膳食能量的重要组成部分；坚果类含丰富的油脂和蛋白质，是膳食能量辅助来源之一；蔬菜和水果含能量较少，一般提供10～50kcal（41.8～209kJ），不是能量的主要来源。

# 第六节　维　生　素

## 一、概　　述

维生素（vitamin）又称维他命，是指维持人体生命活动必需的、无热量的、食物中含有的、微量的有机小分子化合物。维生素在体内的含量很少，但在人体生长、发育、代谢过程中却发挥着重要作用。维生素被广泛用作营养强化剂或营养补充剂。

维生素的种类很多，化学结构以及性质各不同，但它们却有以下共同点。

（1）外源性　人体自身不可合成或合成量不足，如烟酸和维生素 D 虽然人体可以合成，维生素 K 和生物素虽然肠道细菌可以合成，但合成的量均不能完全满足机体的需要，必须经常通过食物获得。

（2）调节性　维生素不是构成机体组织和细胞的组成成分，也不会产生能量，主要参与机体代谢的调节。维生素在体内的作用多种多样，如维生素 A 是视觉维生素、维生素 D 促进钙的吸收、维生素 E 防止组织氧化、维生素 K 促进血液凝固、多数 B 族维生素参与能量代谢、维生素 $B_6$ 帮助身体制造蛋白质、叶酸和维生素 $B_{12}$ 帮助细胞繁殖、维生素 C 促进胶原蛋白合成等。

（3）特异性　当人体缺乏某种维生素后，会导致人体的特定缺乏症或综合征，人体将出现特有的病症。

（4）微量性　人体对维生素的需要量很少，日需要量常以 mg 或 μg 计算，但可以发挥巨大作用。

### （一）命名

维生素命名的四个原则：①按发现顺序命名，部分维生素按照发现顺序以英文大写字母来命名，在同族的维生素中按照结构不同标上 1、2、3、4、……等数字，譬如脂溶性维生素 A、维生素 D、维生素 E，水溶性维生素 $B_1$、维生素 $B_2$ 等；②按生理功能命名，如抗坏血酸、抗脚气病、抗干眼病、抗凝血、抗不育、抗佝偻病维生素等；③按化学结构命名，如视黄醇、硫胺素、核黄素、钴胺素等；④按来源或分布命名，如叶酸、泛酸等。

由于维生素的一物多名比较混乱，国际生化学会和国际营养科学联合会曾建议以化学命名法来统一维生素的名称，但由于使用习惯，许多熟悉的名称仍在使用。

### （二）分类

维生素种类很多，根据其溶解性分为脂溶性和水溶性两大类。前一类包括维生素 A、维生素 D、维生素 E、维生素 K，后一类包括 B 族维生素和维生素 C 两大类。B 族维生素主要包括维生素 $B_1$（硫胺素）、维生素 $B_2$（核黄素）、泛酸（遍多酸、维生素 $B_3$）、烟酸（尼克酸、维生素 PP、维生素 $B_5$）、维生素 $B_6$（吡多醇）、叶酸、生物素和维生素 $B_{12}$，如表 1 - 13 所示。

表 1-13　　　　　　　　　　　脂溶性和水溶性维生素的特性比较

| 脂溶性维生素 | 水溶性维生素 |
| --- | --- |
| 分子中含碳、氢、氧三种元素，均为异戊二烯衍生物 | 除含碳、氢、氧外，有的还含有钴、硫等其他元素 |
| 溶于脂肪和脂溶剂，疏水 | 溶于水，亲水 |
| 有维生素原 | 一般没有维生素原 |
| 在脂溶性环境或乳化剂帮助下才易吸收 | 易吸收 |
| 吸收入淋巴 | 吸收入血液 |
| 体内可大量储存，过量时可引起中毒 | 体内有一定周转量，但不储存，过量时随尿排出，一般不会蓄积中毒 |
| 不一定每天供给 | 宜每日供给 |
| 缺乏时症状发展缓慢 | 缺乏时症状发展明显 |

另外，除以上 13 种人体必需的维生素外，还有一些物质虽不能完全证明它们属于维生素，但不同程度上具有类似维生素的生物学功能，有时把它们列入复合 B 族维生素，通常称它们为"维生素类似物"或"类维生素物质"（vitaminoid matter），如胆碱（choline）、肉毒碱（carnitine）、硫辛酸（lipoic acid）、肌醇（inositol）、辅酶 Q（泛醌）、生物类黄酮（维生素 P）、乳清酸（维生素 $B_{13}$）、潘氨酸（维生素 $B_{15}$）、苦杏仁苷（维生素 $B_{17}$）、对氨基苯甲酸等。

### （三）　维生素缺乏与不足的原因

1. 膳食供给不足

由于生活条件差、膳食结构单调、偏食以及不合理加工，使得摄入膳食中维生素的量无法满足机体需求。

2. 机体吸收障碍

胆汁分泌不足，可引起脂溶性维生素吸收障碍。患慢性消耗性疾患的患者，长期腹泻，可导致各种维生素吸收减少。

3. 生理需要量增加

生理需要量增加，如儿童生长发育阶段、妊娠、乳母供乳期、减肥期间、一些特殊工种及重体力活动以及熬夜、吸烟、酗酒、紧张的学习等对维生素需要量增加。

4. 维生素摄入不平衡

各种维生素之间、维生素与其他营养素之间保持平衡非常重要。某些维生素过多或过少都会影响机体对其他维生素的吸收，如高剂量维生素 E 的摄入可干扰维生素 K 的吸收利用。

5. 其他原因

其他原因如长期缺乏阳光照射，体内维生素 D 将合成不足；长期服药可抑制肠道产维生素的细菌生长等。

脂溶性维生素 A、维生素 D、维生素 E、维生素 K 一般共存于脂肪和食物油中，吸收时需要胆汁。吸收后，在身体需要它们之前就一直储存在肝脏和脂肪组织中。因此，只要饮食总体上提供接近推荐的摄入量，一般短期即使食物中缺乏这些维生素，对身体也往往无大碍。水溶性维生素则不然，它们在体内无大量储存，往往需要每天摄入。

维生素种类很多，但比较容易缺乏的、营养上要特别重视的有维生素 D、维生素 A、维生素 $B_1$、维生素 $B_2$、维生素 $B_6$、维生素 C 等。

## 二、维生素 A

### （一）种类和化学结构

维生素 A 又称视黄醇（retinal），由 $\beta$ - 紫罗酮与不饱和一元醇所组成。它被发现于 1913 年，1942 年完成结构鉴定，1947 年被人工合成。维生素 A 是第一个被发现的脂溶性维生素，包括维生素 $A_1$（视黄醇）、维生素 $A_2$（3 - 脱氢视黄醇）两种（图 1 - 1）。维生素 $A_2$ 的生物活性约为维生素 $A_1$ 的 40%。

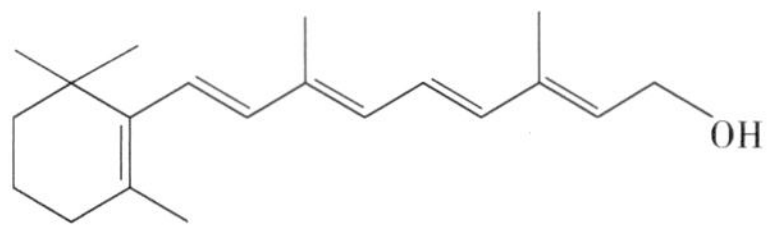

图 1 - 1　维生素 A（视黄醇）结构式

维生素 A 只存在于动物性食物中，维生素 $A_1$ 存在于哺乳动物及咸水鱼的肝脏中，而维生素 $A_2$ 存在于淡水鱼的肝脏中。植物组织中尚未发现维生素 A，但许多黄、橙和红等有色植物中含有类胡萝卜素（carotenoids），如胡萝卜素（carotene）、玉米黄素（zeaxanthin）、辣椒红素（capsanthin）、叶黄素（xanthophyll）和番茄红素（lycopene）等。其中，胡萝卜素在动物体内可以转化为维生素 A，并具有维生素 A 的生物活性，所以被称为维生素 A 原或维生素 A 前体（pro - vitamins A）。

胡萝卜素有 $\alpha$、$\beta$、$\gamma$、$\delta$、$\varepsilon$ 等多种异构体，其中 $\beta$ - 胡萝卜素分布最广，含量最多，活性最强。理论上讲，一分子 $\beta$ - 胡萝卜素可转化为两分子维生素 A，而一分子 $\alpha$ - 胡萝卜素或 $\gamma$ - 胡萝卜素只能转化为一分子维生素 A。

### （二）生理功能

1. 维持正常视觉

视网膜上的感光物质视紫红质（rhodopsin），是由 11 - 顺视黄醛（11 - cisretinae）和视蛋白（oposin）合成，前者是维生素 A 的衍生物，当维生素 A 缺乏时，视紫红质合成不足，暗适应时间会延长，严重时会导致夜盲症（night blindness）。

2. 维持上皮组织健康

视黄醇和视黄酸可以调控基因表达，减弱上皮细胞向鳞片状的分化，增加上皮生长因子受体的数量。因此，维生素 A 可以调节上皮组织细胞的生长，维持上皮组织的正常形态与功能。保持皮肤湿润，防止皮肤黏膜干燥角质化，免受细菌伤害，有助于对粉刺、脓包、疖疮、皮肤表面溃疡等症的治疗；有助于祛除老年斑；能保持组织或器官表层的健康。缺乏维生素 A，会使上皮细胞的功能减退，导致皮肤弹性下降，干燥粗糙，失去光泽。

3. 促进生长发育

动物的生长发育与视黄醇对基因的调控有关。视黄醇也具有相当于类固醇激素的作用，可促进糖蛋白的合成及骨细胞的分化。因此，维生素 A 能促进动物生长和骨骼发育，维护头发、牙齿和牙床的健康。

4. 增强免疫能力

维生素 A 有助于维持免疫系统功能正常，能增强对传染病特别是呼吸道感染及寄生虫感染的身体抵抗力；有助于对肺气肿、甲状腺功能亢进症的治疗。

5. 抗癌作用

维生素 A 能阻止、延缓或消退癌前病变，防止化学物质引起肿瘤发生或转移，抑制肿瘤细胞的生长和分化。

6. 维持正常生殖功能

维生素 A 与生殖的关系与其对生殖器官上皮的影响有关。动物实验表明，雌性大鼠由于缺乏维生素 A 致输卵管上皮细胞发育不良而出现排卵障碍；雄性大鼠输精管上皮变性，睾丸重量下降，精子和精原细胞消失。此外，维生素 A 缺乏引起活性下降的各种酶中有些是合成类固醇所必需的。

7. 清除自由基作用。

### （三） 吸收与代谢

维生素 A 与胡萝卜素的吸收过程是不同的。维生素 A 的吸收为主动吸收，需要能量，吸收速率比胡萝卜素快 7～30 倍。维生素 A 经小肠吸收，进入肠道淋巴管，经胸导管到达并储存在肝脏中，由肝脏进入血液，然后进入细胞，在细胞需要的时候，视黄醇可被转化为视黄醛和视黄酸。另外，肾脏能储存相当于肝储 1% 的维生素 A。胡萝卜素的吸收为物理性扩散，吸收量与摄入量多少相关。胡萝卜素的吸收部位在小肠，小肠细胞内含有胡萝卜素双氧化酶，在其作用下进入小肠细胞的胡萝卜素被分解为视黄醇或视黄醛。

### （四） 缺乏与过量

1. 缺乏症

（1）暗适应能力下降，患上夜盲症及干眼病，严重者可致失明。

（2）黏膜、上皮改变。

（3）生长发育受阻。

（4）味觉、嗅觉减弱，食欲下降。

（5）头发枯干、皮肤粗糙、记忆力减退、心情烦躁及失眠。

易缺乏的人群：一些欠发达国家或地区，如非洲和亚洲的一些国家和地区；婴幼儿和儿童；患有消耗性疾病（如肺结核、麻疹、肺炎等）和消化道疾病（如胆囊炎、胰腺炎、肝硬化等）的人群；经常饮酒者。

2. 过量的危害

过量摄入维生素 A 可引起急性、慢性及致畸毒性，严重者可导致死亡。

（1）急性中毒　成人一次或多次连续摄入超过推荐摄入量（RNI）100 倍、儿童超过 RNI 20 倍即可发生急性中毒。主要表现为恶心、呕吐、头痛、眩晕、视觉模糊、嗜睡、厌食等症状。

（2）慢性中毒　慢性中毒比急性中毒常见，当维生素 A 使用剂量超过 RNI 10 倍以上就可发生，常见症状是头痛、食欲不振、脱发、肝大、皮肤瘙痒、肌肉僵硬、疲劳、体无力、昏迷、易激动、腹痛、妇女月经量过少等。

维生素 A 过量多发生在儿童群体，成人少见。维生素 A 过量主要是由于儿童服用超量纯维生素 A 制剂所致，摄入普通食物一般不会引起维生素 A 过量。

另外，胡萝卜素是维生素 A 的良好来源，大量摄入胡萝卜素一般不会过量，主要是因为胡萝卜素在体内吸收慢，向视黄醇转化也慢的缘故。

### （五）食物来源

维生素 A 的最好食物来源是各种动物肝脏、鱼肝油、鱼卵、乳制品、奶油、蛋类等；植物性食物西蓝花、胡萝卜、菠菜、苋菜、小白菜、黄花菜、豌豆苗、青椒、莴笋叶、芹菜叶、空心菜、芒果、柑橘、杏等。

## 三、维生素 D

### （一）种类和化学结构

维生素 D 又称钙化醇，是指含环戊氢烯菲环结构、并具有钙化醇生物活性的一大类固醇类衍生物。维生素 D 有多种，其中以维生素 $D_2$（麦角钙化醇，ergocalciferol）和维生素 $D_3$（胆钙化醇，cholecalciferol）最为常见（图 1 – 2），其结构分别于 1932 年和 1936 年被鉴定并于当年人工合成。它们由不同的维生素 D 原经紫外照射后衍生而成。

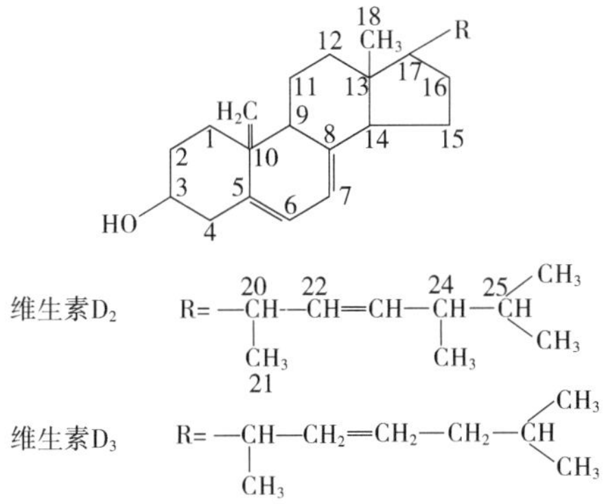

图 1 – 2　维生素 $D_2$ 和维生素 $D_3$ 的结构式

植物不含维生素 D，但维生素 D 原在动、植物体内都存在，可经紫外照射后衍生而成。植物中的麦角醇为维生素 $D_2$ 原，经紫外照射后可转变为维生素 $D_2$。人和动物皮下含的 7 - 脱氢胆固醇为维生素 $D_3$ 原，在紫外照射后被转换为维生素 $D_3$ 的一个前体，直接被血液吸收，大约 1.5d 以后，肝脏和肾脏就逐渐将前体转换为维生素 $D_3$，即 1，25 – $(OH)_2$ – $D_3$。维生素 $D_2$ 和维生素 $D_3$ 对人体的作用机理是相同的，但维生素 $D_2$ 的功效相当于维生素 $D_3$ 的三分之一。

### （二）生理功能

1. 促进小肠对钙、磷的吸收

1，25 – $(OH)_2$ – $D_3$ 是调节钙、磷的主要物质，适量维生素 D 的摄入，有助于小肠对钙、磷的吸收，维持血浆钙、磷水平。1，25 – $(OH)_2$ – $D_3$ 对肾脏也有直接的作用，能促进肾小管对钙、磷的重吸收，提高血钙和促进钙盐的沉着磷的浓度。

2. 促进骨骼生长与钙化

1，25 – $(OH)_2$ – $D_3$ 通过核受体诱导干细胞分化为成熟的破骨细胞（osteoclasts）和增加破骨细胞的活性，继而破骨细胞发挥调节骨的重吸收作用，对维持钙、磷浓度、刺激骨骼生长和钙化发挥作用。

3. 调节血钙平衡

维生素 D 内分泌系统在体内的主要作用是调控钙代谢，维持钙平衡。维生素 D 内分泌系统的主要调节因子有三个，即 1, 25 - (OH)$_2$ - D$_3$、甲状旁腺激素和血清钙磷的浓度。当血钙降低时，甲状旁腺激素升高，1, 25 - (OH)$_2$ - D$_3$ 增多，通过其对小肠、肾、骨等靶器官的作用以增高血钙水平；当血钙过高时，甲状旁腺激素下降，降钙素产生增加，尿中钙磷的排出增加。

4. 促进皮肤新陈代谢

1, 25 - (OH)$_2$ - D$_3$ 能促进皮肤表皮细胞的分化并阻止其增值，对干癣病、湿疹、疥疮、斑秃、皮肤结核等皮肤病具有一定的预防和治疗作用。

### （三）吸收与代谢

由膳食摄入的维生素 D 主要在小肠被吸收，经淋巴系统转运至肝脏。大部分维生素 D 的主要排泄途径是通过粪便，只有 2% ~4% 出现在尿中。

### （四）缺乏与过量

1. 缺乏症

一般人每日从食物中得到的维生素 D 很难超过 100IU，包括婴儿在内。主要靠日光照射在皮肤内生成。由于维生素 D 代谢经肝肠肝循环，因此某些消化系统疾病可影响维生素 D 的吸收利用。维生素 D 的缺乏容易导致肠道吸收钙和磷减少，肾小管对钙磷的重吸收减少，影响骨钙化，造成骨骼和牙齿钙化异常。在婴幼儿期发生佝偻病，对成人，尤其是孕妇、乳母、老人易发生骨质软化症和骨质疏松症。

（1）佝偻病  维生素 D 缺乏时，由于骨骼不能正常钙化，易引起骨骼变软和弯曲变形，如幼儿刚学走路时，因骨骼无法承受体重的压力而使腿骨、胫腓骨弯曲，形成 "X" 或 "O" 形腿。若筋骨变形则会使胸骨外凸，形成鸡胸，使胸腔受到挤压。此外，颅骨囟门闭合延迟，使前额突出、骨盆变窄和脊柱弯曲等。佝偻病（rickets）常发生在儿童人群，且发病程度不同，发病率北方较南方高，与日照不足有关。

（2）骨质软化症  成人，尤其是孕妇、乳母、老人在缺乏维生素 D 和钙磷时易发生骨质软化症或软骨病（osteomalacia）。主要表现为骨质软化、容易变形、孕妇骨盆变形可致难产。初期，腰背部、腿部不定位时好时坏的疼痛，但常在活动时加重，严重时易发生自发性、多发性骨折。

（3）骨质疏松症  老年人缺乏维生素 D 时常发生骨质疏松症（osteoprosis）。这是因中老年人肝肾功能降低、胃肠吸收欠佳、户外活动减少，故体内维生素 D 水平常常低于年轻人。骨质疏松及其引起的骨折是威胁老年人健康的主要疾病之一。

（4）手足痉挛症  维生素 D 缺乏时，可引起手足痉挛症（hand and feet spasm），主要表现为肌肉痉挛、小腿抽筋、惊厥等症状。另外，6 个月以内的小婴儿可能会因维生素 D 缺乏而发生手足抽搐症状。

2. 过量的危害

维生素 D 的中毒剂量虽未确定，但一些学者认为，长期每日摄入 25μg 维生素 D 可引起中毒，这其中可能包括一些对维生素 D 较敏感的人，但长期每天摄入 125μg 维生素 D 则肯定会引起中毒。中毒的症状是异常口渴、眼睛发炎、皮肤瘙痒、厌食、嗜睡、呕吐、腹泻、尿频以及钙在血管壁、肝脏、肺部、肾脏、胃中的异常沉淀，关节疼痛和弥漫性骨质脱矿化。

一般从膳食中摄入维生素 D 不会引起中毒，若大剂量滥用维生素 D 制剂或浓缩鱼肝油，则极易发生维生素 D 中毒症。

### （五） 食物来源

维生素 D 主要来源于海鱼、肝、禽蛋、乳制品，尤其鱼肝油中含量最为丰富，而植物性食物中含量极少。经常晒太阳是获得维生素 $D_3$ 的最好来源，全身日晒很容易提供相当于 250μg（1000IU）/d 的维生素 D，这也是日晒提供维生素 D 的生理极限。现各国的婴儿配方乳粉也都强化了维生素 $D_2$ 或维生素 $D_3$，约 400IU/100g，对预防儿童佝偻病起了很大作用。

## 四、维生素 E

### （一） 种类和化学结构

维生素 E 又称生育酚（tocopherol）。1922 年被发现，1924 年被首次正式命名，1936～1938 年被分离鉴定并人工合成。天然存在的维生素 E 有 8 种，均为苯骈二氢吡喃的衍生物，根据其化学结构可分为生育酚及生育三烯酚（tocotrienol）两类，每类又可根据甲基的数目和位置不同，分为 α、β、γ 和 δ 四种（见图 1－3）。其中，以 α－生育酚在自然界中分布最广泛、含量最丰富、生理活性最高。β 及 γ－生育酚和 α－三烯生育酚的生理活性仅为 α 的 40%、8% 和 20%。维生素 E 在无氧条件下较为稳定，甚至加热至 200℃ 以上也不被破坏。但在空气中极易被氧化，特别在碱性条件下加热食物，可使 α－生育酚完全遭到破坏。

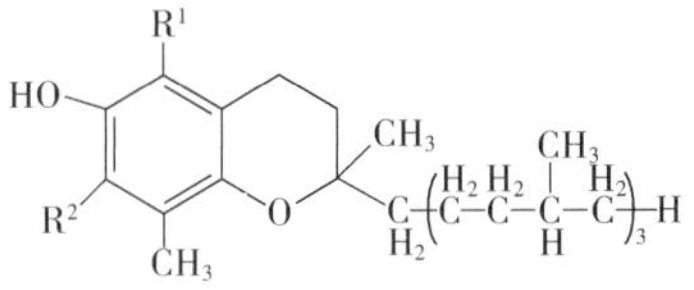

| $R^1$ | $R^2$ | 异构体 | 活性比 |
|---|---|---|---|
| $CH_3$ | $CH_3$ | α | 100 |
| H | $CH_3$ | β | 40 |
| $CH_3$ | H | γ | 10 |
| H | H | δ | 1 |

生育酚

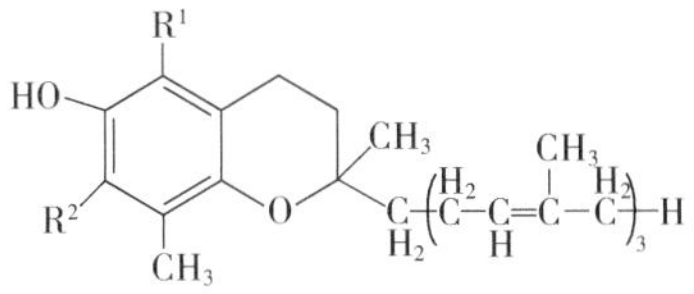

生育三烯酚

图 1－3 生育酚和生育三烯酚的结构式

### （二） 生理功能

1. 抗氧化

维生素 E 是一种强抗氧化剂，在体内主要定位于细胞膜，特别在细胞膜上与超氧化物歧化酶（superoxide dismutase，SOD）、谷胱甘肽过氧化物酶（glutathione peroxidase，GP）一起构成体内抗氧化系统，清除体内的自由基，净化血液，保护生物膜及其他蛋白质免受自由基攻击。维生素 E 与维生素 C、β－胡萝卜素、硒等有很好的抗氧化协同作用。在防止动脉粥样硬化、预防肿瘤、抗衰老等方面有重要作用。

2. 预防衰老

人体细胞膜含有不饱和脂肪酸，在氧的作用下易发生氧化生成脂褐素，俗称老年斑（age pigment），随着年龄的增长脂褐素不断沉积。补充维生素 E 可有效预防不饱和脂肪酸的氧化，减少脂褐素的形成，改善皮肤弹性。此外，维生素 E 还能保护皮肤免受水分过度蒸发。所以维生素 E 在美容、护肤、预防衰老方面日益受重视。

3. 有益于生殖系统

维生素 E 对胚胎发育和生殖有重要影响，与动物生殖功能和精子生成有关。动物试验表明，维生素 E 缺乏时会出现睾丸萎缩及其上皮变性、孕育异常，但对人类尚未发现因维生素 E 缺乏而引起不孕症的直接证据，不过临床上常用维生素 E 治疗先兆流产和预防习惯性流产。有报道，女性在治疗不孕症时，排卵诱发剂与维生素 E 并用，能使怀孕率大大提高。

4. 保护心脑血管

维生素 E 可抑制磷脂酶 $A_2$ 的活性，减少血小板血栓素的释放，抑制血小板聚集，预防血栓发生，降低心肌梗死及中风的危险性。

5. 其他功能

维生素 E 可抑制体内胆固醇合成限速酶（3 - 羟基 - 3 - 甲基戊二酰辅酶 A，HMG - CoA）的活性，从而降低血浆胆固醇水平；维生素 E 还能降低乳腺癌、肺癌、肠癌及膀胱癌的发病率，可能与维生素 E 抑制肿瘤细胞分化、生长的相关酶活有关，也可能与维生素 E 与维生素 C 协同作用，阻断了致癌物的作用；维生素 E 与维生素 C 的协同作用有助于降低血压；维生素 E 有保护神经系统、骨骼肌、视网膜免受氧化损伤的作用等。

### （三）吸收与代谢

食物中维生素 E 主要在动物体内小肠上部吸收，在血液中主要由 $\beta$ - 脂蛋白携带，运输至各组织，通常储存在人体肝脏、脂肪组织、心脏、肌肉、睾丸、子宫、血液、脑下垂体等部位。代谢过程可在肝脏中与葡萄糖醛酸结合，随胆汁入肠，经粪便排出。

### （四）缺乏与过量

1. 缺乏症

人类较少发生维生素 E 的缺乏。一是因为维生素 E 广泛存在于多种食物中，二是维生素 E 在人体组织内易储留，不一定每天摄入。但低体重早产儿、脂肪吸收障碍者、血 $\beta$ - 脂蛋白缺乏者等易发生维生素 E 缺乏症。

维生素 E 缺乏症状主要表现为红细胞脆性增加、视网膜退变、溶血性贫血、肌无力、尿中肌酸排出增多、神经退行性病变等。

2. 过量的危害

维生素 E 的毒性相对较小，大多数成人都可以耐受 $100 \sim 800 \mathrm{mg/d}$ 的维生素 E，而没有明显的毒性症状和生化指标改变。人体长期摄入 $1000 \mathrm{mg/d}$ 以上的维生素 E 有可能出现中毒症状，如视觉模糊、头痛和极度疲乏等。但停止摄入，症状往往能自行消失。因此，在脂溶性维生素中，维生素 E 算是比较安全的。尽管如此，若补充维生素 E 制剂，应以每天不超过 $400 \mathrm{mg}$ 为宜。

### （五）食物来源

维生素 E 广泛分布于动、植物界。所有的高等植物的叶子和其他绿色部分均含有维生素 E。绿色植物中的维生素 E 含量高于黄色植物。维生素 E 含量丰富的食物有植物油、麦胚、坚果、种子、豆类及其他谷物；蛋类、肉类、鱼类、果蔬中含量较低。麦胚、向日葵及其油富含 $\alpha$ - 生育酚，玉米和大豆中主要含 $\gamma$ - 生育酚。

## 五、维生素 K

### （一）种类和化学结构

维生素 K 又称凝血维生素（koagulation vitamin），是一类能促进血液凝固的萘醌衍生物。1929 年被 H. Dam 所发现，1939 年分离并鉴定，1940 年成功合成。维生素 K 有维生素 $K_1$、维生素 $K_2$、维生素 $K_3$、维生素 $K_4$ 四种，其中维生素 $K_1$ 和维生素 $K_2$ 为天然产物（图 1-4），具有脂溶性，维生素 $K_3$ 和维生素 $K_4$ 为人工合成品，具有水溶性，可用于口服或注射，也常用于婴儿配方乳粉、疗效食品和医药行业。字母 K 取之于凝血"koagulation"的字首。所有的维生素 K 都耐热，但易遭酸、碱、氧化剂和光的破坏。

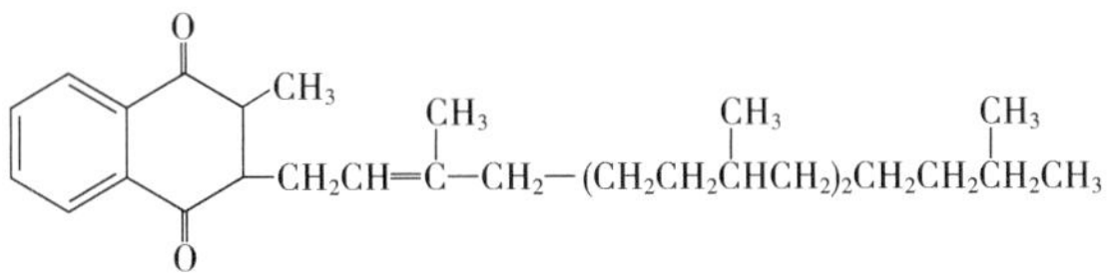

维生素 $K_1$

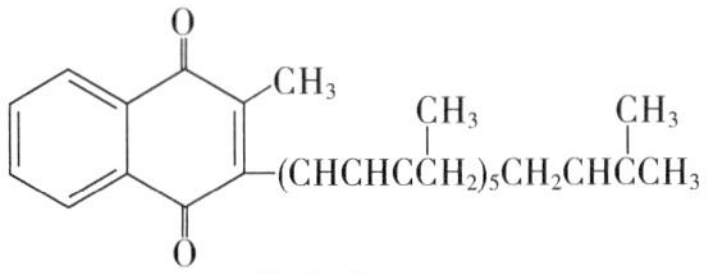

维生素 $K_2$

图 1-4　维生素 $K_1$、维生素 $K_2$ 的结构式

### （二）生理功能

维生素 K 主要生理功能是控制血液凝固。血液凝固受多种因素影响，其中四种凝血蛋白（凝血酶原、转变加速因子、抗血友病因子和司徒因子）需在维生素 K 的参与下在肝脏合成。当维生素 K 缺乏时，血液凝固时间延长。在骨骼形成中一个关键蛋白质的合成也需要维生素 K。维生素 K 与维生素 D 的存在，确保了这种蛋白质的正常合成。

维生素 K 在细胞中有助于葡萄糖磷酸化，增进糖类吸收利用，并有助于骨骼中钙质的新陈代谢。

### （三）吸收与代谢

维生素 K 吸收率在 10%～80%，主要取决于维生素 K 的来源、剂型以及吸收后的载体和肠、肝的循环速度。维生素 K 从小肠吸收进入淋巴系统或肝门静脉循环系统，吸收后与乳糜微粒结合，使之转运到肝脏，最后主要以尿液和粪便的形式排出。

### （四）缺乏与过量

1. 缺乏症

人体对维生素 K 的膳食需要量低，多数食物基本可以满足需要。但母乳例外，因其维生素 K 含量低，甚至不能满足 6 个月以内的婴儿的需要。新生儿是对维生素 K 营养需求的一个特殊群体，有相当数量的婴儿产生新生儿出血病（HDN）。HDN 一般见于产后 1～7d，可表现为皮肤、胃肠道、胸腔内出血，严重时有颅内出血。迟发性出血病（LHD），可见于产后 1～3 个月，临床表现与上述相同，通常伴有吸收不良和肝脏疾病。维生素 K 缺乏仍是世界范围内婴儿发病率和死亡率的主要原因之一。

#### 2. 过量的危害

天然维生素 $K_1$ 和维生素 $K_2$ 不产生毒性，甚至大量服用也无明显毒性。维生素 $K_3$（2 - 甲基萘醌）因与巯基反应而有毒性，大剂量时可引起婴儿溶血性贫血、高胆红素血症和核黄症症以及脾肿大和肝肾伤害，对皮肤和呼吸道有强烈刺激。维生素 $K_3$ 不用于治疗维生素 K 缺乏症。

### （五）食物来源

人体内维生素 K 的来源主要有两方面：一是由肠道内细菌合成，二是从食物中获取。维生素 K 存在于动植物食品中。在植物食品中以绿叶蔬菜含量丰富，水果及谷物含量低，动物内脏、肉类与乳类含量居中。维生素 K 含量突出的食物有：绿茶、萝卜缨、莴苣、菠菜、水芹、甘蓝、菜花、葱、香菜、牛肝、鱼肝油、蛋黄、乳酪、奶油、燕麦、青豆等。

## 六、维生素 $B_1$

### （一）化学结构

维生素 $B_1$ 又称硫胺素（thiamin）、抗脚气病因子和抗神经炎因子。1911 年首次从米糠中提取，1926—1936 年被分离鉴定并人工合成。维生素 $B_1$ 是由一个含氨基的嘧啶环通过一个亚甲基连接在一个含硫噻唑环上组成的化合物，常以其盐酸盐的形式出现（图 1 - 5）。维生素 $B_1$ 为

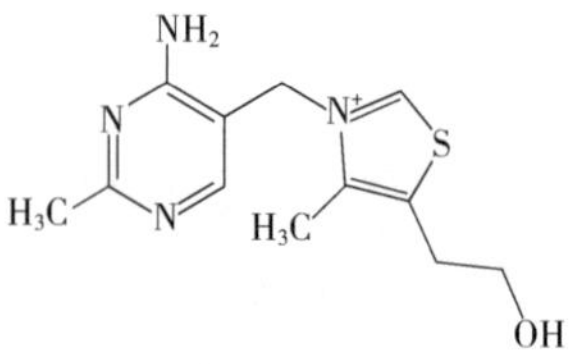

图 1 - 5　维生素 $B_1$ 的
结构式

白色结晶，极易溶于水，微溶于乙醇，对热、碱、氧气和辐射都很敏感。硫胺素强化食物在烘焙、杀菌、煮沸的过程中会损失其 50% 的有效含量。二氧化硫和防腐剂亚硫酸盐在中性及碱性介质中也能加速维生素 $B_1$ 的破坏。盐酸硫胺素（$C_{12}H_{18}ON_4SCl_2$）和硝酸硫胺素（$C_{12}H_{17}O_4N_5S_2$）是常见的商业生产的化学形式，用于食品强化剂和膳食补充剂。这两种不同形式的硫胺素的溶解度有别，后者一般用于复合维生素、干燥产品或吸水性较低产品。

### （二）生理功能

#### 1. 构成辅酶

维生素 $B_1$ 的主要功能是以辅酶形式在体内参与两个重要反应，即 $\alpha$ - 酮酸的氧化脱羧反应和磷酸戊糖途径的转酮醇作用。硫胺素的衍生物焦磷酸硫胺素（TPP）是脱羧酶、丙酮酸脱氢酶系和 $\alpha$ - 酮戊二酸酶系的辅酶，在三大产能营养素的分解代谢过程中发挥着重要作用。TPP 作为转酮醇酶的辅酶，可以把来自 5 - 磷酸 - 木酮糖的 $\alpha$ - 酮基转给 5 - 磷酸核糖，在核酸合成和脂肪酸合成中起重要作用。所有细胞都离不开维生素 $B_1$。

#### 2. 促进生长发育

维生素 $B_1$ 对儿童生长发育的影响较维生素 A 更为显著。由于维生素 $B_1$ 能促进肠胃蠕动，增加消化液分泌，有利于提高食欲和增加食物摄取量。临床上常用维生素 $B_1$ 作为辅助消化药。

#### 3. 保护神经系统

维生素 $B_1$ 能促进能量代谢，有助于神经系统所需能量的供给，同时，又能抑制胆碱酯酶的活性，使神经传导所需的乙酰胆碱免受破坏，保持神经的正常传导。几种神经炎症（如脚气病、神经炎症）都会因维生素 $B_1$ 缺乏而发生。

#### 4. 其他功能

维生素 $B_1$ 还具有调控某些离子通道、影响心脏和水盐代谢等功能。

### （三） 吸收与代谢

维生素 $B_1$ 吸收的主要部位是空肠和回肠，高浓度时以被动扩散吸收为主，低浓度时以主动转运吸收为主。大量饮茶会降低肠道对维生素 $B_1$ 的吸收。酒精中含有抗硫胺素物质。叶酸缺乏可导致维生素 $B_1$ 吸收障碍。吸收后的维生素 $B_1$ 在空肠黏膜细胞内被磷酸化为磷酸酯（包括 TMP、TPP 和 TTP），后经门静脉被输送到肝脏，然后经血液转运到各组织，以肝脏、肾脏、心脏分布最多。维生素 $B_1$ 在肝脏中代谢，由肾脏随尿排出，不能被肾小管再吸收，通常由汗液排出较少。因维生素 $B_1$ 不能在机体内大量储留，所以必须经常摄入。

### （四） 缺乏与过量

1. 缺乏症

维生素 $B_1$ 缺乏症多发生在以精白米面为主食的地区。大量饮酒也会影响维生素 $B_1$ 的吸收与利用。在一些天然食物中，含有抗硫胺素因子（如生鱼片及软体动物内脏中含有硫胺素酶），会造成硫胺素的分解破坏。维生素 $B_1$ 缺乏在临床上以消化系统，神经系统和心血管系统的病症为主。

（1）脚气病　脚气病（beriberi）是维生素 $B_1$ 严重缺乏时引起的多发性神经炎，是常见的营养素缺乏病之一。患者的周围神经末梢及臂神经丛均有发炎和退化现象，伴有疲倦、头痛、失眠、眩晕、食欲不振、四肢麻木、下腿水肿等症状。

（2）中枢神经功能受损　维生素 $B_1$ 缺乏不仅影响周围神经的结构和功能，而且也影响中枢神经系统。因为神经组织（特别是大脑）所需能量，基本上靠血糖供给，一旦维生素 $B_1$ 缺乏，导致糖代谢受到阻碍时，神经系统功能将发生异常现象。

2. 过量的危害

维生素 $B_1$ 过量中毒很少见，摄入过量时，即由尿排出，安全性很高。超过 RNI 100 倍剂量时有可能会出现头痛、惊厥、心律失常等现象。

### （五） 食物来源

硫胺素广泛存在于各类食物中，其良好来源是动物的内脏（肝、肾、心）和瘦肉。全谷类、豆类和坚果也是维生素 $B_1$ 的良好来源。此外，人们常吃的蔬菜、水果也含有丰富的维生素 $B_1$。目前，谷物仍为我国传统膳食中摄取硫胺素的主要来源。但值得注意的是，谷类中的维生素 $B_1$ 80% 存在于外皮和胚芽中，过度碾磨可使之大量丢失。

## 七、 维 生 素 $B_2$

### （一） 化学结构

维生素 $B_2$ 又称核黄素（riboflavin），是具有一个核糖醇基侧链的异咯嗪类的黄色衍生物（图 1 - 6）。1933—1935 年，维生素 $B_2$ 被发现并人工合成，它微溶于水，可溶于氯化钠溶液，易溶于稀的氢氧化钠溶液。与维生素 $B_1$ 不同的是，维生素 $B_2$ 耐热、耐酸，烹调过程中不易破坏，但怕光，尤其是紫外线。食物中的维生素 $B_2$ 有结合和游离两种形式，但以结合形式为主，多以黄素单核苷酸（FMN）和黄素腺嘌呤二核苷酸（FAD）形式与蛋白质形成复合物，具有较高的稳定性。

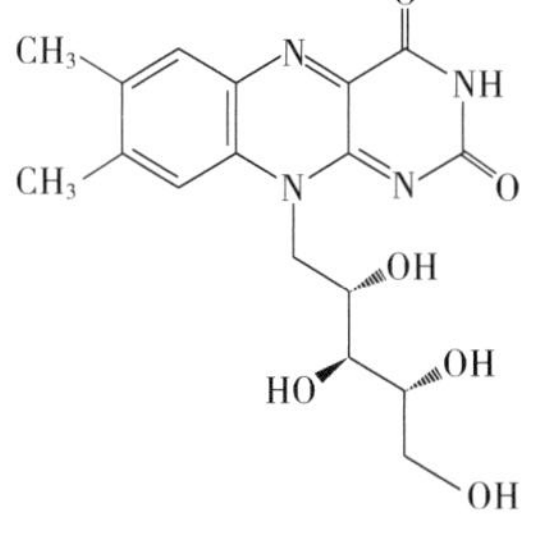

图 1 - 6　维生素 $B_2$ 的
结构式

### （二） 生理功能

**1. 参与代谢**

维生素 $B_2$ 的主要功能是作为辅酶促进代谢。核黄素经 ATP 磷酸化产生的 FMN 与 FAD 是许多脱氢酶的辅酶，是很重要的递氢体。可促进生物氧化和能量代谢，对三大营养素的代谢非常重要。维生素 $B_2$ 还参与维生素 $B_6$ 和烟酸的代谢。

**2. 促进机体生长与发育**

维生素 $B_2$ 有助于头发、骨骼及指甲的生长，促进人体发育。

**3. 其他功能**

维生素 $B_2$ 具有强化肝功能、调节肾上腺素的分泌、保护皮肤毛囊黏膜及皮脂腺的功能，维护皮肤和黏膜的完整性。

### （三） 吸收与代谢

维生素 $B_2$ 主要在小肠上部主动吸收，并经门静脉运送到肝脏。机体各组织均可发现少量维生素 $B_2$，但肝脏、肾脏和心脏中含量最高。当摄入量较大时，肝、肾中常有较高的浓度，但身体储存维生素 $B_2$ 的能力有限，可通过泌尿系统，以游离形式排出体外，因此，身体组织所需的维生素 $B_2$ 必须由膳食不断供给。

### （四） 缺乏与过量

**1. 缺乏症**

膳食中长期缺乏维生素 $B_2$ 会导致细胞代谢异常。首先受影响的是眼、皮肤、舌、口角和神经组织。缺乏症状在临床上主要表现为阴囊炎、唇炎、舌炎、口角炎、眼角膜炎等。

维生素 $B_2$ 为正常细胞代谢所需的辅酶，在能量代谢过程中，会很快被消耗掉。因此，每天宜通过膳食不断摄入。

**2. 过量的危害**

过量的维生素 $B_2$ 可从粪便和尿中排出，一般不会引起过量中毒。

### （五） 食物来源

维生素 $B_2$ 广泛存在于动植物食物中，动物性食物中维生素 $B_2$ 的含量较植物性食物高。动物肝脏、心、肾、乳类及蛋类食物中含量尤为丰富，豆类食物中也较丰富，绿叶蔬菜和野菜中也含有大量的维生素 $B_2$，精米、精面中含量很低。

## 八、泛　酸

### （一） 化学结构

泛酸（pantothenic acid）又称遍多酸、维生素 $B_3$。1933 由 R. J. Williams 所发现，并命名为维生素 $B_3$，因其广泛存在于自然界，后来又被命名为泛酸。泛酸是由 $\beta$ - 丙氨酸与 $\alpha$，$\gamma$ - 二羟 - $\beta$，$\beta$ - 二甲基丁酸用肽键连接而成的化合物（图 1 - 7）。1940 年泛酸被人工合成，1950 年泛酸被证明是辅酶 A 的一个组成部分。泛酸易溶于水，不溶于有机溶剂，对酸、碱和热不稳定，但在中性溶液中稳定，一般温度下蒸煮，损失很少，对光和空气都比较稳定。泛酸钙、泛酸钠是泛酸常用的化学形式。

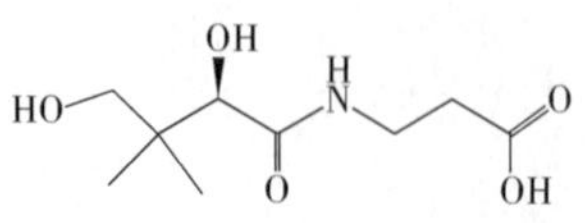

图 1 - 7　泛酸的结构式

### （二） 生理功能

泛酸的主要生理功能是构成辅酶 A 和酰基载体蛋白，并通过代谢发挥作用。

辅酶 A 的主要作用是传递酰基，为酰基的受体和供体，参与体内任何一个有乙酰基形成转移的反应。辅酶 A 在糖、脂类和蛋白质的代谢中具有重要作用。

酰基载体蛋白作为脂肪酸合成酶复合体的组成部分参与脂肪酸的合成。当机体缺乏泛酸时，机体可利用辅酶 A 合成酰基载体蛋白。

### （三） 吸收与代谢

膳食中的泛酸大多以辅酶 A（CoA）或酰基载体蛋白（ACP）的形式存在，在肠内降解为泛酸而被吸收。低浓度时通过主动转运吸收，高浓度时通过简单扩散吸收。机体中的泛酸大部分经肾随尿排出，小部分随粪便排出。

### （四） 缺乏与过量

1. 缺乏症

人类食物中广泛存在泛酸，很少发生缺乏症。个别病例见于严重营养不良患者及使用代谢拮抗剂 $\omega$ - 甲基泛酸的患者。泛酸缺乏症主要表现为烦躁不安、食欲减退、消化不良、腹痛、头痛、恶心、心痛、精神抑郁、睡眠不良、疲倦无力、手足麻木和刺痛、臂和腿抽筋、脚有灼热感等，同时应激反应增强，对胰岛素的敏感度增强，进而导致低血糖。

2. 过量的危害

泛酸毒性很低，研究显示，每日摄入 10 ~ 20g，可偶尔引起腹泻和水潴留。

### （五） 食物来源

泛酸广泛分布于食物中，酵母中含量特别丰富；肉类（尤其心、肝、肾）、蘑菇、鸡蛋、坚果类很丰富；大豆粉和全谷粉含量次之；蔬菜和水果中含量相对较少。

# 九、 烟　酸

### （一） 化学结构

烟酸又称尼克酸（niacin，nicotinic acid）、抗癞皮病因子（preventive pellagra，PP）、维生素 PP，维生素 $B_5$。1937 年，C. A. Elvehjem 分离出烟酸，并用它治好了癞皮病患者。烟酸在体内很容易转变成烟酰胺，它们在体内具有类似的生理活性，皆为吡啶衍生物（图 1 - 8）。烟酸是维生素中较稳定的一种，不易被光、氧及热破坏，对碱也很稳定，可溶于水及乙醇。

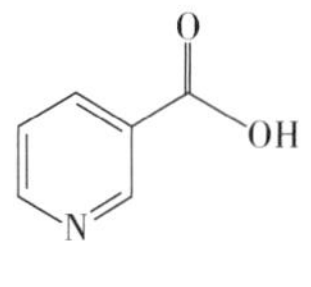

图 1 - 8　烟酸的结构式

### （二） 生理功能

1. 作为辅酶成分参加代谢

烟酰胺是辅酶 Ⅰ 和辅酶 Ⅱ 的主要成分，这两种辅酶中的关键成分烟酰胺具有可逆加氢和脱氢特性，是生物氧化过程中不可缺少的递氢体。同时，作为递氢体，通过磷酸戊糖途径产生 5 - 磷酸核糖，与核酸的合成密切相关。

2. 作为葡萄糖耐量因子成分

葡萄糖耐量因子（GTF）是由三价铬、烟酸、谷胱甘肽组成的一种复合体，可能是胰岛素的辅助因子，有增加葡萄糖的利用及促使葡萄糖转化为脂肪的作用。

3. 保护心血管

较大剂量烟酸有降低血浆胆固醇和脂肪的作用。其作用是由于烟酸能降低环 3，5 - 腺苷酸（cAMP）的水平，从而抑制体内脂肪组织的脂解作用，减少胆固醇、甘油三脂和游离脂肪酸进入血浆，并具有扩张血管作用。但同时会促使血液中尿酸量增多，对糖尿病患者不利。

4. 维持神经组织健康

烟酰胺对中枢神经及交感神经系统有维护作用，保持神经系统的正常发育。

### （三）吸收与代谢

膳食中的烟酸主要以辅酶Ⅰ（NAD）和辅酶Ⅱ（NADP）的形式存在，消化后被小肠吸收。吸收后以烟酸的形式经门静脉进入肝脏，在肝内又转化为辅酶Ⅰ和辅酶Ⅱ。肝内未经代谢的烟酸随血液流入其他组织，再形成辅酶。机体内的烟酸主要以辅酶形式存在于各个组织，但以肝中浓度最高。过量的烟酸大部分经甲基化从尿中排出，也有少量烟酸直接从尿中排出。此外，烟酸也随乳汁分泌和从汗中排出。成年人体内的烟酸可由色氨酸转化而来，但转化过程至少需要维生素 $B_1$、维生素 $B_2$ 和维生素 $B_6$ 的参与。

### （四）缺乏与过量

1. 缺乏症

烟酸缺乏引起癞皮病（pellagra）。典型症状为皮炎（dermatitis）、腹泻（diarrhea）和痴呆（dementia），又称"三 D"症状。此病起病缓慢，初期症状以体重减轻、失眠、头痛等为主。继而出现皮炎、消化管炎和神经损害与精神紊乱，裸露皮肤及摩擦部位呈现对称性皮炎，皮肤变厚、脱屑、色素沉着、腹泻、抑郁、记忆力减退，甚至痴呆等。

2. 过量的危害

烟酸是 B 族维生素中人体需要量最多的一种，单纯的食源性烟酸摄入不会引起中毒，烟酸的毒副作用多系临床大剂量使用，用以治疗高脂血症所致。其副作用主要表现为血管扩张的症状，如头晕眼花、颜面潮红、皮肤红肿、皮肤瘙痒等，还可伴随胃肠道反应，如恶心、呕吐、腹泻等。严重者可出现肝炎、肝性昏迷、脂肪肝等。

### （五）食物来源

烟酸及烟酰胺广泛存在于食物中。植物性食物中存在的 B 族维生素主要是烟酸，动物性食物中以烟酰胺为主。烟酸和烟酰胺在肝、肾、瘦肉、鱼以及坚果类中含量丰富；乳、蛋中的含量虽然不高，但色氨酸较多，可转化为烟酸；谷类中的烟酸 80% ~90% 存在于种子皮中，故加工影响较大。玉米含烟酸并不低（10mg/100g），远远高于小麦粉（0.4mg/100g），但以玉米为主食的人群容易发生癞皮病。其原因是：①玉米中的烟酸为结合型，吸收利用率低；②色氨酸含量低。如果用碱处理玉米，可将结合型的烟酸水解成为游离型的烟酸，易被机体利用，但其他维生素可能受到损失。

## 十、维 生 素 $B_6$

### （一）种类和化学结构

维生素 $B_6$ 又称吡哆素（pyridoxine），包括吡哆醇（pyridoxol）、吡哆醛（pyridoxal）及吡哆胺（pyridoxamine）三种化合物（图 1 - 9）。在植物组织中多以前者为主，在动物组织内则多以后两种为主。1934 年由 P. Gyorgy 发现，并命名为维生素 $B_6$，1936—1939 年被分离鉴定并人工合成。其基本结构为 3 - 甲基 - 3 - 羟基 - 5 - 甲基吡啶，易溶于水和乙醇，在酸性环境中避光稳定。吡哆醇盐酸盐（$C_8H_{12}ClO_3$）是食品营养强化剂的常用商业形式，吡哆醛盐酸盐（$C_8H_{10}ClNO_3$）和吡哆胺盐酸盐（$C_8H_{12}ClNO_3$）也用于食品营养强化剂，但相对不稳定。

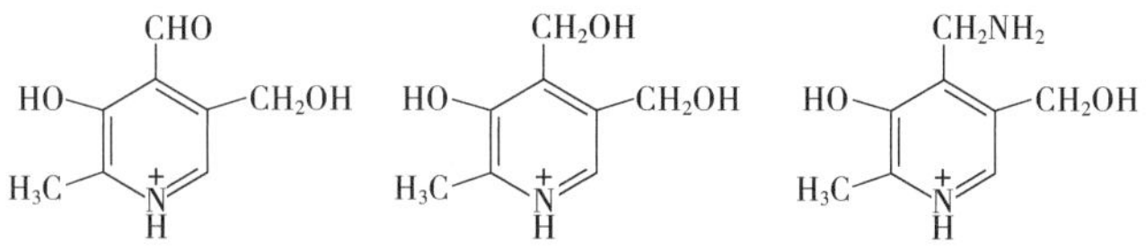

图 1 - 9 维生素 $B_6$ 的结构式

### （二） 生理功能

维生素 $B_6$ 的重要功能是作为磷酸吡哆醛（PLP）辅酶参加多种代谢反应。

1. 在蛋白质代谢中的作用

维生素 $B_6$ 以磷酸酯形式参与各种氨基酸代谢反应，包括脱羧作用、脱氨作用、转氨作用、氨基酸的侧链裂解、脱水及转硫化作用、色氨酸转化成尼克酸等。

2. 在碳水化合物和脂肪代谢中的作用

与在蛋白质代谢中的作用相比，维生素 $B_6$ 在碳水化合物和脂肪代谢中的作用是次要的。磷酸吡哆醛辅酶在肌肉和肝脏中能催化糖原的分解，参与不饱和脂肪酸的代谢，对必需脂肪酸缺乏的皮炎有治疗作用。

3. 其他功能

脑和其他组织中能量转化、核酸代谢、内分泌功能、辅酶 A 的生物合成以及草酸盐转化为甘氨酸等过程都需要维生素 $B_6$。此外，维生素 $B_6$ 对动物和人的免疫系统也有影响。维生素 $B_6$ 还能促进维生素 $B_{12}$、铁和锌的吸收。

### （三） 吸收与代谢

维生素 $B_6$ 主要通过被动扩散形式在小肠吸收，经磷酸化形成各自的磷酸化合物，最后都以活性较强的磷酸吡哆醛和磷酸吡哆胺形式存在于各组织中，其中肌肉组织中占机体储藏量的80%。维生素 $B_6$ 经代谢后主要从尿中排出，少量从粪便排出。

### （四） 缺乏与过量

1. 缺乏症

维生素 $B_6$ 广泛分布于自然界，在植物食物中以吡哆醇形式存在为主，在动物食物中以吡哆醛和吡多胺形式存在为主。严重的维生素 $B_6$ 缺乏不多，但轻度缺乏较多见，通常与其他 B 族维生素缺乏同时存在。维生素 $B_6$ 缺乏会导致皮肤、中枢神经系统和造血机构的损害，如眼、鼻与口腔周围的脂溢性皮炎。维生素 $B_6$ 严重缺乏机体会出现粉刺、贫血、关节炎、忧郁、头痛、掉发、学习障碍、神经衰弱等。儿童缺乏维生素 $B_6$ 时，可出现烦躁、肌肉抽搐和惊厥、呕吐、腹痛以及体质下降等症状。

2. 过量的危害

维生素 $B_6$ 是比较安全的，经食物摄入维生素 $B_6$ 未见副作用，但通过补品长期摄入维生素 $B_6$ 达 500mg/d 以上时，机体会产生神经毒性及光敏感性反应。孕妇若长期过多服用维生素 $B_6$，可致胎儿对它产生依赖性。

### （五） 食物来源

维生素 $B_6$ 在天然食物中分布很广，尤其是酵母、米糠、麸皮、葵花子含量丰富。动物肝脏、畜肉、鸡肉、鱼类、大豆、燕麦、蘑菇、花生、胡桃等含量较多。蔬菜、瓜果含量较低，但胡萝卜、菠菜、白菜、甘蓝、香蕉、哈密瓜含量尚可。

# 十一、 生  物  素

### （一） 化学结构

生物素（biotin）又称维生素 $B_7$、维生素 H 及辅酶 R。1916 年被发现，1936 年被制成纯品并命名为生物素，1942 年确定其结构，1943 年人工合成。其结构由一个脲基环和一个带有戊酸侧链的噻吩环组成（图 1 – 10）。生物素能溶于热水、乙醇，不溶于低极性有机溶剂，耐热、耐酸、耐碱，但强酸、强

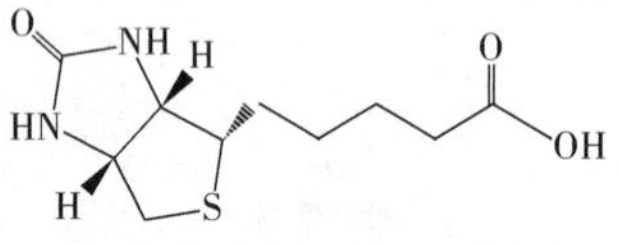

图 1 – 10  生物素的结构式

碱、氧化剂和紫外线可使其破坏。美国药典（USP）认为标准的功能性生物素成分是 D – 生物素。食品、医药等行业则以添加稀释剂——磷酸氢钙的结晶型生物素作为营养补充剂来使用。

### （二） 生理功能

1. 作为辅酶

生物素的主要功能是作为多种羧化酶的辅酶，参与脱羧、羧化和脱氨等反应，在碳水化合物、脂类、蛋白质等代谢过程中发挥着重要作用。

2. 降低 I 型糖尿病患者血糖

药理剂量的生物素可降低 I 型糖尿病患者的血糖水平，改善实验大鼠的葡萄糖耐量，降低胰岛素抗性。

### （三） 吸收与代谢

食物中的生物素有结合型和游离型两种，通过消化全部转变为游离型生物素。生物素吸收的主要部位是小肠近端，结肠也可吸收一小部分。浓度低时采取主动转运，浓度高时采取简单扩散。吸收的生物素经门静脉循环，运送到肝、肾内储存，其他细胞内也含有生物素，但量较少。人体内生物素主要经尿排出，乳中也有排出，但量很少。

### （四） 缺乏与过量

1. 缺乏症

人体一般不会缺乏生物素，因为除了从食物中获得部分生物素外，肠道细菌还可合成一部分。生物素缺乏主要见于长期生食鸡蛋者或服用抗生素太多者。其缺乏表现主要以皮肤症状为主，可见毛发变细、失去光泽、皮肤干燥、鳞片状皮炎、红色皮疹，严重者的皮疹可延伸到眼睛、鼻子和嘴周围，甚至出现严重的眉毛、睫毛和头发的脱光。此外，伴有倦怠、厌食、恶心、呕吐、舌乳头萎缩、黏膜变灰、肌痛、高胆固醇血症及心电图改变等。6 个月以下婴儿可出现脂溢性皮炎。

2. 过量的危害

生物素的毒性很低，至今尚未见生物素毒性反应的报道。

### （五） 食物来源

几乎所有食品中都含有生物素，其中，动物的肝、肾，油菜子、酵母、大豆、麸皮、高

梁、玉米、燕麦、莴笋、苜蓿、菜花、蜂蜜、胡桃等中的含量突出。

# 十二、叶 酸

## （一）化学结构

叶酸（folic acid）又称维生素 $B_{11}$。1926 年被发现，1941 年由菠菜叶中分离出来并被命名为叶酸（最初由肝脏分离出来，但因随后发现绿叶菜中含量丰富而得名），1948 年确定其结构并人工合成。叶酸是由蝶啶、对氨基苯甲酸与谷氨酸结合而成（图 1 – 11）。叶酸微溶于水（其钠盐易溶于水），不溶于乙醇及其他有机溶剂。叶酸在水中易被光破坏，耐碱，不耐酸，烹调损失率为 50% ~ 90%。

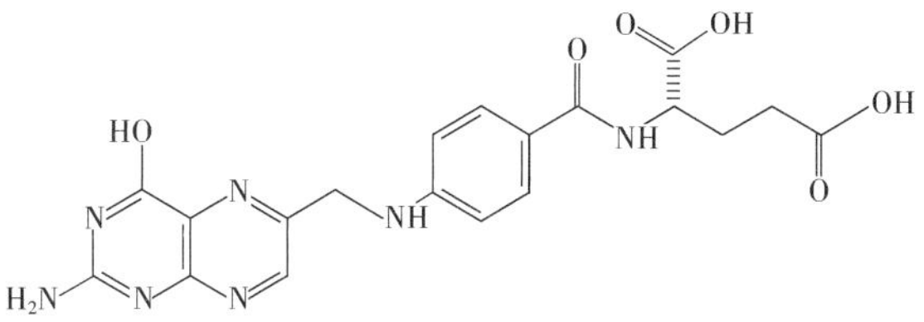

图 1 – 11 叶酸的结构式

## （二）生理功能

1. 蛋白质和核酸合成的必需因子

叶酸在体内作为"一碳单位"转移酶的辅酶，能把一碳单位从一个化合物传递到另一个化合物上。"一碳单位"在体内参与嘌呤和嘧啶的合成，促进蛋白质和核酸的合成，在细胞分裂和增殖中起重要作用。

2. 参与氨基酸的代谢

叶酸可促进各种氨基酸间的相互转变，如丝氨酸与甘氨酸的互变、苯丙氨酸与酪氨酸的互变、组氨酸与谷氨酸的互变、同型半胱氨酸（homocysteine，Hcy）与甲硫氨酸的互变等。

3. 促进神经介质的合成

叶酸能通过"一碳单位"提供制造神经鞘和构成传递神经冲动化学物质的主要原料。譬如临床上利用叶酸预防和治疗先天性痴呆。

另外，据报道，增加叶酸摄入量，可降低胃癌、结肠癌发病率，还可预防心血管疾病等。

由此可见，叶酸与核酸、蛋白质及神经介质的合成密切相关。在维护神经系统发育、促进血红蛋白的生成、增强皮肤活力等方面有重要功能。

## （三）吸收与代谢

食物的叶酸主要以多谷氨酸形式存在，不能直接被肠道吸收。在肠道被小肠上皮细胞分泌的 $\gamma$ – 右旋谷氨酸羧基肽酶水解成单谷氨酸叶酸的游离体后，方可与十二指肠和空肠近端小肠刷状缘上的叶酸结合蛋白结合后被主动吸收。叶酸的吸收受 pH、能量等因素的影响，但当以单谷氨酸盐大量摄入时以简单扩散形式吸收为主。在十二指肠和空肠上皮黏膜细胞内叶酸还原酶（辅酶为 NADPH）作用下，被吸收的叶酸转变为活性形式的 5 – 甲基四氢叶酸存在于血浆中，经门静脉输送，大量储存在肝脏中。人体内叶酸总量通常为 5 ~ 6mg，其中，50% 左右储存在肝脏中。肝脏每日释放约 0.1mg 的叶酸至血液，以维持血清叶酸水平恒定（7 ~ 16mg/L 血液）。胎儿可通过脐带从母体获得叶酸。此外，叶酸也可被分泌到乳中。体内的叶酸饱和后，一般可经胆汁和尿液排出，少量可随汗液、粪便排出。

不同食物叶酸的生物利用率差别很大，如莴苣为 25%，而豆类高达 96%，一般在 40% ~ 60%。其差别可能与叶酸存在的形式有关。一般来说，还原型叶酸吸收率高，谷氨酸配基越多吸收率越低。酒精、抗癫痫药物可影响叶酸吸收，缺乏锌也会影响叶酸吸收，葡萄糖与维生素 C 则可促进其吸收。

### （四）缺乏与过量

1. 缺乏症

成人缺乏叶酸较少见，多见于孕妇。叶酸的缺乏主要是由于摄入不足、吸收不良、代谢障碍、需要量增加或排泄量增加等引起。

（1）巨红细胞贫血　当叶酸缺乏时，DNA 合成受到抑制，骨髓幼红细胞分裂增殖速度减慢，细胞体积异常增大，引起血红蛋白合成减少，造成巨幼红胞性贫血（megaloblastic anemia，MA）。

正常发育的胎儿要求母体有大量的叶酸储存，孕妇应格外注意补充，若缺乏，临床上表现为头晕、乏力、面色苍白、舌炎及胃肠功能紊乱等。

（2）胎儿神经管畸形　神经管是胎儿的中枢神经系统，是胚胎发育成脑、脊髓、头颅背部和脊椎的部位。叶酸携带和提供的"一碳单位"是合成神经鞘和神经递质的主要原料，因此缺乏叶酸会影响神经系统的发育。神经管闭合是在胚胎发育的 3 ~ 4 周，怀孕早期缺乏叶酸是引起胎儿神经管畸形的主要原因。神经管畸形是包括无脑畸形、脑积水和脊柱裂的一组严重的出生缺陷，是造成围产儿死亡的主要原因之一，其发生率在人类各种出生缺陷中位居前列。

（3）高同型半胱氨酸血症　同型半胱氨酸是甲硫氨酸的中间代谢产物，在体内由甲硫氨酸转甲基后生成。甲硫氨酸代谢过程若缺乏叶酸、维生素 $B_6$、维生素 $B_{12}$ 等辅助因子，会使同型半胱氨酸向甲硫氨酸转换受阻，导致同型半胱氨酸堆积，形成高同型半胱氨酸血症。高同型半胱氨酸是动脉硬化和心血管疾病发病的一个独立危险因素。

（4）其他　人类患结肠癌、前列腺癌及宫颈癌与膳食中叶酸的摄入量不足有关。叶酸缺乏还可引起孕妇先兆子痫、胎盘早剥、自发性流产等。

2. 过量的危害

叶酸是水溶性维生素，一般不会引起中毒，但大剂量服用叶酸可产生毒副作用，主要表现为：锌的吸收不良，胎儿发育延迟；干扰抗惊厥药物的作用，诱发病人惊厥发作；干扰维生素 $B_{12}$ 缺乏的早期诊断，导致神经系统受损等。

### （五）食物来源

叶酸广泛存在于各种动植物食品中，食物中叶酸约有 80% 是多谷氨酸化合物，谷氨酸分子越多则吸收率越低，但若去掉全部谷氨酸则维生素作用丧失。肠道中的细菌也能合成少量。动物肝、肾、鸡蛋、豆类（尤其黄豆）、酵母、绿叶蔬菜、番茄、坚果类等食物富含叶酸；瓜果、谷类、虾类含叶酸较多；畜肉、禽肉、鱼类、鲜牛乳也含一定量叶酸。

## 十三、维生素 $B_{12}$

### （一）化学结构

维生素 $B_{12}$ 是含三价钴的多环系化合物，因含钴而呈红色，故又称钴胺素（cobalamins）。

钴可与多种基团结合，形成不同类型的维生素 $B_{12}$，如氰钴胺素、羟钴胺素、甲基钴胺素、5 - 脱氧腺苷钴胺素等，其中，氰钴胺素具有生物活性。维生素 $B_{12}$ 是分子质量最大、结构最复杂、唯一含有矿物质的维生素（图 1 - 12）。1948 年，维生素 $B_{12}$ 被发现（B 族维生素中迄今为止发现最晚的一种），1964 年其结构被确定，1973 年被人工合成。

维生素 $B_{12}$ 溶于水、乙醇和丙酮，不溶于氯仿等低极性有机溶剂，结构性质相当稳定，在中性溶液中耐热。但强酸、强碱、日光、氧化剂和还原剂均能使其破坏。氰钴胺素和羟钴胺素是维生素 $B_{12}$ 用于食品营养强化剂和营养补充剂的主要化学形式，氰钴胺素是一种无味、无臭、易溶于水的红色结晶，它比羟钴胺素具有更好的稳定性。

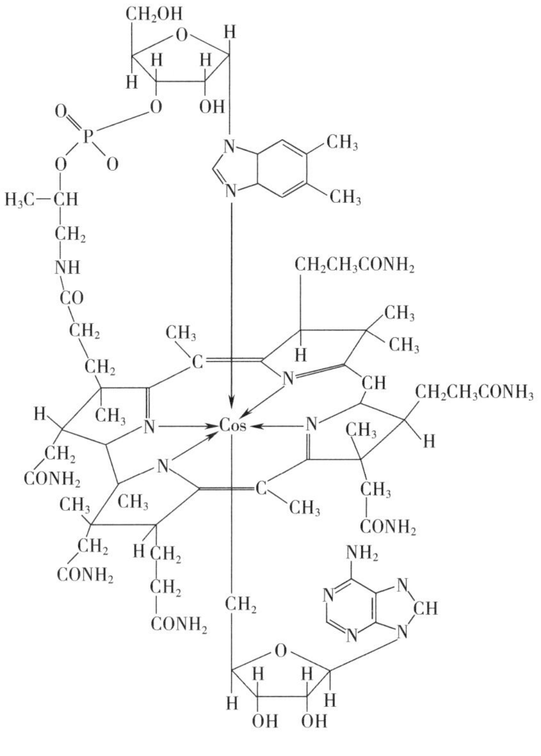

图 1 - 12　维生素 $B_{12}$ 的结构式

### （二）生理功能

维生素 $B_{12}$ 对机体具有多种生理功能，维生素 $B_{12}$ 辅助叶酸用来构建红细胞。其作用机制主要以维生素 $B_{12}$ 构成的两种辅酶（甲基钴胺素和 5 - 脱氧腺苷钴胺素）参加各种代谢作用。

1. 甲基转移作用

维生素 $B_{12}$ 辅酶作为甲基的载体参与同型半胱氨酸甲基化生成蛋氨酸的反应；维生素 $B_{12}$ 可将 5 - 甲基四氢叶酸的甲基移去形成四氢叶酸，以利于叶酸参与嘌呤、嘧啶的生物合成。

2. 促进一些化合物的异构

维生素 $B_{12}$ 辅酶参与 $L$ - 甲基丙二酰辅酶 A 转变成为琥珀酰辅酶 A。维生素 $B_{12}$ 在丙酸代谢中，能辅助甲基丙二酰异构酶催化甲基丙二酰辅酶 A 转变为琥珀酰辅酶 A 的反应，也参加谷氨酸转变为 $\beta$ - 甲基天冬氨酸的反应。丙二酸与脂肪酸氧化有关，琥珀酰辅酶 A 是糖分解代谢过程的中间产物。因此，维生素 $B_{12}$ 与脂肪和糖代谢密切相关。

3. 促进蛋白质的合成

维生素 $B_{12}$ 能促进一些氨基酸的生物合成，其中包括甲硫氨酸与谷氨酸，因为它有活化氨基酸的作用和促进核酸的生物合成，故对各种蛋白质的合成有重要的作用。

### （三） 吸收与代谢

食物中的维生素 $B_{12}$ 与蛋白质结合，进入消化道内，在胃酸、胃蛋白酶及胰蛋白酶的作用下，维生素 $B_{12}$ 被释放，并与胃黏膜细胞分泌的一种糖蛋白内因子（IF）结合，形成维生素 $B_{12}$ -IF 复合物在回肠被主动吸收。吸收后的维生素 $B_{12}$ 进入肝脏、肾、骨髓等组织。维生素 $B_{12}$ 的储存量很少，人体内维生素 $B_{12}$ 的总量为 2～10mg，其中肝脏中约 2mg，50% 以上存在于线粒体中。摄入量多时，大部分随尿排出，小部分随胆汁排出。

### （四） 缺乏与过量

1. 缺乏症

维生素 $B_{12}$ 是相当特别的维生素，主要存在于动物食物中，几乎不存在于植物性食物中（只有紫菜及海藻类中含有），是素食者最容易缺乏的维生素。人体对维生素 $B_{12}$ 的需要量极少，只要饮食正常，机体就不会缺乏维生素 $B_{12}$。少数吸收不良的人及素食者须特别注意补充维生素 $B_{12}$。维生素 $B_{12}$ 主要作用在人体的血液及神经系统等。

（1）恶性贫血　维生素 $B_{12}$ 有血液之母之称。缺乏维生素 $B_{12}$ 可能影响到体内的所有细胞，但对细胞分裂快的组织影响最为严重，如影响骨髓的生血组织可产生巨红细胞性贫血，即恶性贫血。缺乏维生素 $B_{12}$ 主要表现为消化不良、毛发稀黄、头晕、精神萎靡、呕吐、眼睛及皮肤发黄等，严重时还会出现肝功能障碍、记忆力衰退、抵抗力下降、行动失衡等。

（2）神经系统的损害　维生素 $B_{12}$ 缺乏会使甲基化反应受阻，导致神经系统损害，主要是引起斑状、弥漫性的神经脱髓鞘，出现精神抑郁、记忆力下降、四肢震颤等神经症状。也有报道称，老年痴呆可能与维生素 $B_{12}$ 缺乏有关。

（3）高同型半胱氨酸血症　维生素 $B_{12}$ 缺乏与叶酸缺乏一样可引起高同型半胱氨酸血症，可促使心脏病发作、栓塞性脑卒中和周围血管阻塞。

（4）对生殖系统的影响　近年来发现，维生素 $B_{12}$ 严重缺乏可致雄性生殖器官萎缩，生精功能发生障碍。许多研究发证实维生素 $B_{12}$ 对生精功能的作用是促进精原细胞、精母细胞内RNA 及 DNA 的合成，从而刺激精细胞分裂和成熟，使健康的精子得以生成。

2. 过量的危害

维生素 $B_{12}$ 是人体内每天需要量最少的一种，通过正常饮食获得的维生素 $B_{12}$ 既能满足机体的生理需要，也不容易摄入过量。过量的维生素 $B_{12}$ 会产生毒副作用。据报道注射过量的维生素 $B_{12}$ 可出现哮喘、荨麻疹、湿疹、面部浮肿、寒战等过敏反应，也可能相发神经兴奋、心前区痛和心悸。维生素 $B_{12}$ 摄入过多还可导致叶酸的缺乏。

### （五） 食物来源

自然界中的维生素 $B_{12}$ 主要是通过草食动物的瘤胃和结肠中的细菌合成的，因此，其膳食来源主要为动物性食品，其中肝脏中含量最为丰富，肉、蛋、鱼、蚌、心、肾含量较多，乳类含量很少，植物性食品中基本不含。豆制品经发酵会产生一部分维生素 $B_{12}$。人体肠道细菌也可以合成一部分。

# 十四、维 生 素 C

## （一）化学结构

维生素C，又称抗坏血酸（ascorbic acid），是烯醇式己糖酸内酯。有 L－和 D－型两种异构体，D－型抗坏血酸的生物活性仅为 L－型抗坏血酸的 10%，氧化型和还原型都有生理活性。1928 年确定其化学分子式，1932 年确定其分子结构，1933 年人工合成并实现了工业化生产（图 1－13）。

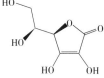

图 1－13　维生素 C 的
结构式

维生素C易溶于水，水溶液呈酸性，不溶于脂溶性溶剂，化学性质较活泼，是最不稳定的一种维生素，遇热、碱和微量的铜、铁离子可加快其破坏速度。维生素C作为功能成分的主要化学形式有多种，其中 L－抗坏血酸棕榈酸酯常用作抗氧化剂。

## （二）生理功能

维生素C在体内参与多种反应，在生物氧化和还原作用以及细胞呼吸中起重要作用。从组织水平看，维生素C的主要作用与细胞间质的合成有关，包括胶原、牙和骨的基质以及毛细血管内皮细胞间的接合物等。因此，当维生素C缺乏引起坏血病时，伴有胶原蛋白合成缺陷，表现为创伤难以愈合，牙齿形成障碍和毛细血管破损等会引起大量瘀血点，瘀血点会融合形成淤斑。

1. 促进胶原蛋白合成

人体细胞靠细胞间质把它们联系起来，细胞间质的关键成分是胶原蛋白。胶原蛋白占身体蛋白质的 1/3，生成结缔组织，构成身体骨架，如骨骼、血管、韧带等，决定了皮肤及血管的弹性，保护大脑，并且有助于人体创伤的愈合。而这些功能的实现离不开维生素C，因为胶原蛋白多肽链中羟脯氨酸和赖氨酸的羟基化的形成需要抗坏血酸的参与与激活。

2. 抗氧化作用

维生素C是机体内很强的抗氧化剂，能清除体内自由基，防止自由基对人体的伤害，具有抗衰老、预防多种疾病的作用。维生素C抗氧化作用还体现在改善铁和叶酸的吸收利用上，维生素C能使三价铁转化为易被吸收的二价铁，使叶酸转变成有生物活性的四氢叶酸，有助于预防贫血。维生素C可直接与多种氧化剂作用，如在组织中的氧化型谷胱甘肽可使还原型的抗坏血酸氧化成脱氢抗坏血酸，而后者又被还原型谷胱甘肽重新变成还原型抗坏血酸；再如维生素C作为体内水溶性的抗氧化剂，可与脂溶性抗氧化剂协同作用。由于它们之间的相互作用，才使体内氧化还原过程得以正常进行，这有助于保护机体 DNA、蛋白质以及细胞膜的完整性。

3. 调节胆固醇的代谢

抗坏血酸可以参与胆固醇的羟基化反应，使胆固醇转变成胆汁酸、皮质激素及性激素。维生素C还能减慢乙酸向胆固醇的转变。在预防心血管疾病方面发挥重要作用。

4. 参与合成神经递质

维生素C在肾上腺皮质髓质中的含量丰富，有助于两种神经递质（去甲肾上腺素和 5－羟色胺）的生物合成，防止机体疲劳。

5. 其他功能

维生素C能促进抗体形成，增强机体抗病能力；对机体内的有毒物质如汞、铅、砷及某些药物和微生物毒素具有解毒功能，有人称其为"万能解毒剂"，与糖代谢有关。患坏血病的动物有血糖水平升高，糖耐量下降的症状。维生素 C 有促进酪氨酸代谢的作用，能避免婴儿二羟苯丙酮酸尿症的发生；能阻断消化道内亚硝酸胺致癌物的形成。

### （三）吸收与代谢

膳食中的维生素 C 主要通过扩散或者以钠依赖的主动转运形式在小肠上方被吸收，经由门静脉、肝静脉输送至血液中，并转移至身体各组织。机体中维生素 C 的分布以脑下垂体、肾脏浓度最高，其次是眼球、脑、肝脏、脾脏等部位。维生素 C 代谢产物及过多摄入的维生素 C 可随尿排出体外。另外，维生素 C 在人体中的吸收率与其摄入量成反比。当摄入量少时，吸收率可达 90%，当摄入量多时，吸收率则不到 20%。

### （四）缺乏与过量

1. 缺乏症

维生素 C 缺乏症又称坏血病（scurvy），是人体长期缺乏维生素 C 所引起的全身性疾病，以出血倾向和骨骼病变为其主要表现。

维生素 C 缺乏出现症状缓慢。早期表现易厌食、倦怠、可伴低热、呕吐、腹泻等，易出现感染或伤口不易愈合的现象。

（1）出血　表现为毛细血管脆性增加，透过性增高和易破裂，牙龈肿胀与出血，牙齿松动、脱落、皮肤出现瘀血点与瘀斑，关节出血可形成血肿、鼻衄、便血，甚至颅内出血等。

（2）骨发育不全或退化　维生素 C 缺乏引起胶原蛋白合成障碍，影响骨骼正常发育，导致骨质疏松。

另外，维生素 C 缺乏不仅能引起坏血病，还与炎症、动脉硬化、肿瘤等多种疾病的发生有关。

2. 过量的危害

日常饮食往往不足以提供足量的维生素 C，尤其一些特殊人群如学生、抽烟者、喝酒者等更应该适当服用维生素 C 补充剂，以保证其发挥保健功能。维生素 C 几乎无毒，体内含量多时可随尿排出。但若摄入量过大，持续时间又长，可能会对某些代谢反应有副作用，如可在体内部分转变为草酸，形成肾结石等。但对于成年人来说，短期内摄入 2g/d 一般无碍，超过 8g/d 则明显有害。超大量服用维生素 C 可能导致的症状主要有恶心、腹部痉挛、腹泻、腹胀，严重时可能会出现肾和膀胱结石症状。

### （五）食物来源

维生素 C 人体不能合成，主要来源于新鲜蔬菜和瓜果。一般叶菜类含量比根茎类多，酸味水果含量比无酸味的水果多。其中蔬菜中，甜椒、苋菜、西蓝花、番茄、卷心菜、茴香、苜蓿等含量丰富，藕中含量较少；瓜果中，刺梨、酸枣、鲜枣、沙棘、黑醋栗、柚、木瓜、猕猴桃、山楂、荔枝等含量丰富。樱桃、苹果、梨中含量较少。

## 十五、　维生素类似物

### （一）胆碱

胆碱（choline）是一种强有机碱（图 1 - 14），是卵磷脂和神经鞘磷脂的重要组成成分，广泛存在于动植物中，是机体可变甲基的一个来源而作用于合成甲基的产物，同时又是乙酰胆碱的前体。人体也能合成胆碱，所以不易出现胆碱缺乏症。胆碱耐热，在加工和烹调过程中的损失很少，干燥环境下，即便长时间储存食物，其胆碱含量也几乎没有变化。

由胆碱为主体所形成的乙酰胆碱，是神经冲动传递的主要介质，有助于增强记忆力；胆碱有助于促进肝脏中的脂肪代谢，有防止"脂肪肝"的作用；胆碱在降低血清胆固醇，防止动脉硬化等方面有重要作用；胆碱可作为甲基供体，促进体内转甲基代谢。

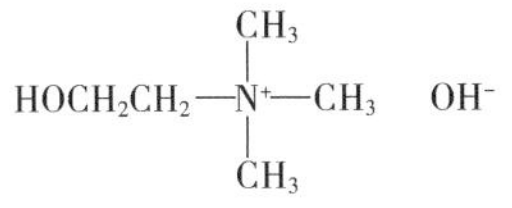

$$HOCH_2CH_2-\overset{CH_3}{\underset{CH_3}{N^+}}-CH_3 \quad OH^-$$

图1-14　胆碱的结构式

胆碱是以氯化胆碱的形式加入食品中的。氯化胆碱是胆碱的衍生物，具有胆碱的生物活性，其加工及储运性能稳定，是适合于药品、食品中添加的理想的营养强化剂。

### （二）肉碱

肉碱（carnitine）有两个立体异构，包括有生物活性的L-肉碱，以及其非生物活性的D-肉碱。L-肉碱（L-carnitine，CN）即左旋肉碱，又称为L-肉毒碱（图1-15）。肉碱广泛存在于动物、植物和微生物组织中，是一种类似维生素的营养物质。1905年，俄国科学家Krimberg和Gulewitsch首先从牛肉浸汁中发现了肉碱。直到20世纪80年代，L-肉毒碱才被认为是机体必需的营养物质。1993年，L-肉毒碱获得美国食品、药品管理局（FDA）和世界卫生组织（WHO）认可，美国专家委员会确认L-肉毒碱为"公认安全、无毒物质"。1995年，欧共体批准在各种动物饲料中使用了左旋肉毒碱及左旋肉毒碱盐酸盐。

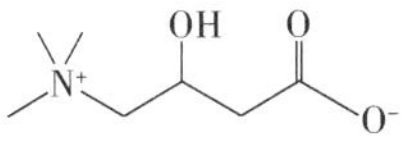

图1-15　L-肉碱的结构式

L-肉碱是脂肪代谢过程中的一种关键物质，能够促进脂肪酸进入线粒体进行氧化分解，降低血清胆固醇及甘油三酯的含量。可以说肉碱是转运脂肪酸的载体。在长时间大强度运动中，L-肉碱提高了脂肪的氧化速率，减少了糖原的消耗，提高机体耐受力，同时也延缓了疲劳。目前，人们已将肉碱用于大众减肥、竞技运动员减脂抗疲劳上。另外，L-肉碱还具有减轻神经紧张、促进心血管患者康复、增强免疫力、加速蛋白质合成、促进伤口愈合、保护细胞膜的稳定性等功能。

### （三）硫辛酸

硫辛酸（lipoic acid）为含硫$C_8$脂酸，有氧化型（两个硫原子通过二硫键相连）和还原型（二硫键还原为巯基）两种类型（图1-16）。硫辛酸虽然不属于维生素，但其可作为辅酶参与机体内物质代谢过程中的酰基转移，起到递氢和转移酰基的作用（即作为氢载体和酰基载体），具有与维生素相似的功能（类维生素）。硫辛酸在1951年被L. J. Reed等分离成晶体。因硫辛酸是一种含硫的脂肪酸，故有人将其归属于脂溶性维生素。硫辛酸在体内代谢中与TPP、$NAD^+$等辅酶一起参加生化反应，因此，根据其结构与功能的统一性，也有人将其归入B族维生素。硫辛酸是既具水溶性（微溶）又具脂溶性的淡黄色晶体。

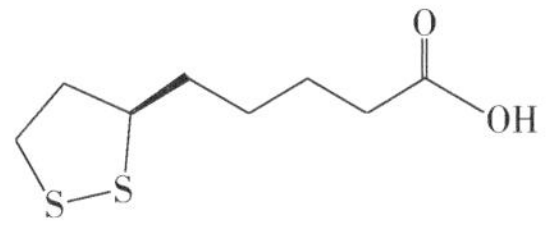

图1-16　硫辛酸（氧化型）的结构式

硫辛酸作为辅酶，在两个关键性的氧化脱羧反应中起作用，即在丙酮酸脱氢酶复合体和α-酮戊二酸脱氢酶复合体中，催化酰基的产生和转移。α-硫辛酸含有双硫五元环结构，电子密度很高，具有显著的亲电子性和与自由基反应的能力，因此它具有抗氧化性，具有极高的保健功能和医用价值（如抗脂肪肝和降低血浆胆固醇的作用）。此外，硫辛酸的巯基很容易进行氧化还原反应，故可保护巯基酶免受破坏。

硫辛酸在自然界分布广泛，在肝和酵母细胞中含量尤为丰富。在食物中硫辛酸常和维生素 $B_1$ 同时存在。人体内可以合成。目前，尚未发现人类有硫辛酸的缺乏症。在欧美的健康食品市场上，硫辛酸是一个很普遍的营养补充剂。

### （四）辅酶 Q

辅酶 Q（coenzyme Q，CoQ）又称泛醌（ubiquinone，UQ，Q），是一种脂溶性醌类化合物，其分子结构中含有以异戊二烯为单位构成的长碳氢链（图 1-17）。不同来源的辅酶 Q，其侧链异戊烯单位的数目不同，人类和哺乳动物是 10 个异戊烯单位，故称辅酶 $Q_{10}$。辅酶 Q 在体内呼吸链中的质子移位及电子传递过程中起重要作用，它是细胞呼吸和细胞代谢的激活剂，也是重要的抗氧化剂和非特异性免疫增强剂。辅酶 $Q_{10}$ 在人体中以组织器官中的浓度较高，如

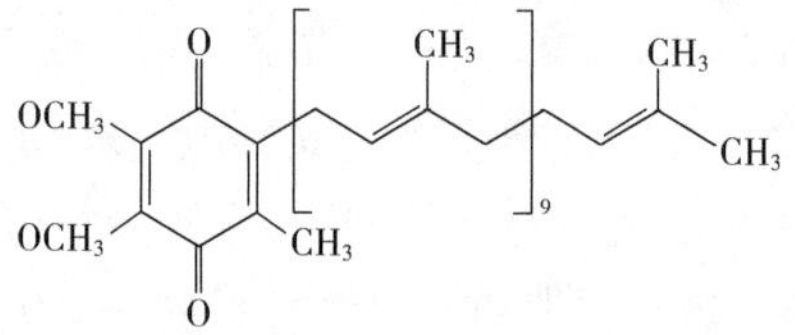

图 1-17 辅酶 $Q_{10}$ 的结构式

心、肝、肾、胰脏等；细胞中从酪氨酸合成辅酶 $Q_{10}$ 的生物合成途径中，要求有足够的维生素含量，如叶酸、烟酸、核黄素和吡哆醇等，这些营养物任何一种缺乏时都会导致辅酶 $Q_{10}$ 的不足。如果没有足够的辅酶 $Q_{10}$，身体细胞将无法产生并获得能量，会引发机体病变、老化，最终导致个体死亡，而且还无法阻止人体内破坏正常免疫系统的自由基的形成，身体尤其是肌肤会加速老化。

$Q_{10}$ 具有抗衰老、清除自由基、消除皱纹的功效；辅酶 $Q_{10}$ 可以抑制脂质过氧化，保护细胞膜结构的完整性；辅酶 $Q_{10}$ 是一种代谢激活剂，是人体能量传递链的核心物质，能激活细胞呼吸，加速细胞产生 ATP，改善肌肉的营养状况，并有解除疲劳、提高运动能力的效果；辅酶 $Q_{10}$ 有助于强化心肌新陈代谢功能，强韧心肌，保护心血管，有效预防心血管疾病。美国心脏病医师学会建议：65 岁以上老人应每天服用辅酶 $Q_{10}$。

### （五）乳清酸

乳清酸（orotic acid），也称维生素 $B_{13}$（图 1-18），是 Bisearo 和 Belloni（1905）首次在牛乳中发现的核酸代谢物，存在于各种哺乳动物的乳汁中及各种微生物变异体的嘧啶核苷酸合成途径中。它作为一种新型维生素，在日本主要用于配伍复合维生素的非处方药物的成分和清凉饮料添加剂用；在西欧不仅是医药维生素的组成，而且广泛应用于化妆品中，作为营养型化妆品基质，可以明显抑制皮肤衰老，在美国对乳清酸的研究较多，用途相对比较多，在医药、食品、日化、生命科学领域均有应用。我国对乳清酸的研究开发与应用刚处于起步阶段，其主要用途是在医药领域，其本身就是一种良好的保肝药，对于黄疸性肝病、脂肪肝、急慢性肝炎均有较好的疗效。

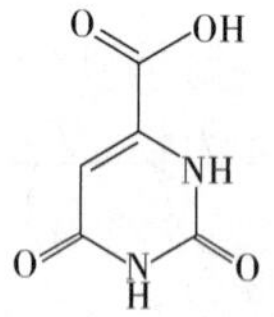

图 1-18 乳清酸的结构式

乳清酸可从牛乳中提取，也可通过微生物发酵生产或化学合成。

## 第七节　矿物质

### 一、概　　述

#### （一）矿物质在人体内的存在

1. 人体中的矿物质

人体组织中含有 20 多种元素，其中 96% 是由碳、氢、氧、氮构成的有机物和水，其余 4% 左右是矿物质（mineral）。这些矿物质元素除少量参与有机物的组成（如硫、磷）外，大多数以无机盐的形式存在。虽然矿物质在人体中含量少，却是人体不可缺少的组成部分。

2. 矿物质元素的分类

构成人体的矿物质，按其含量多少可分为常量元素（macroelements）和微量元素（microelements）两大类（表 1 – 14）。常量元素又称宏量元素，在人机体内的含量大于人体质量的 0.01%，包括钙、磷、硫、钾、钠、氯和镁 7 种元素。微量元素占人体质量的 0.01% 以下，包括铁、锌、铜、碘、锰、钼、钴、硒、铬、镍、锡、硅、氟、钒等。根据微量元素在人体内的作用，1995 年，FAO 和 WHO 等国际组织的专家委员会将维持人体正常生命活动不可缺少的微量元素统计为 10 种，即铜、钴、铬、铁、锌、碘、锰、钼、硒和氟，称为必需微量元素（essential microelement）；将硅、镍、硼、钒列为可能必需的微量元素；将铅、镉、汞、砷、铝、锡、锂等列为具有潜在毒性，但低剂量可能有功能的微量元素。

表 1 – 14　　　　　　　　各种矿物质元素在人体内的含量

| 矿物质 | 含量/g | 矿物质 | 含量/g | 矿物质 | 含量/g | 矿物质 | 含量/g |
|---|---|---|---|---|---|---|---|
| 钙 | 1200 | 钠 | 64 | 铜 | 0.1 | 铬 | 0.006 |
| 磷 | 860 | 镁 | 25 | 碘 | 0.025 | 钴 | 0.0015 |
| 硫 | 300 | 铁 | 3.0 | 硒 | 0.013 | 硅 | 0.024 |
| 钾 | 180 | 氟 | 2.6 | 锰 | 0.012 | 钒 | 0.018 |
| 氯 | 74 | 锌 | 2.0 | 钼 | 0.009 | 镍 | 0.010 |

3. 矿物质的特点

（1）矿物质在体内不能合成，必须从膳食中摄取　人体每天都有一定量的矿物质随尿液、粪便、汗液、毛发与上皮细胞脱落而排出体外，人体必需不断地从膳食中吸收、补充。

（2）矿物质在体内分布极不均匀　人体不同组织中矿物质分布不均匀，如钙、磷主要集中在骨骼与牙齿中，碘主要集中于甲状腺，铁主要集中于红细胞内。

（3）矿物质元素之间存在协同或拮抗作用　矿物质元素之间的相互作用十分复杂，如膳食中钙与磷比例不合适，可影响两种元素的吸收。过量的锌可抑制铁的吸收，而过量铁同样可抑制锌的吸收。

（4）部分矿物质需要量少，生理剂量与中毒剂量范围窄，摄入过多易引起中毒　矿物元素人体需要量少，但其生理剂量与中毒剂量范围较窄，摄入过多会产生毒性，如钙摄入过多，可诱发婴儿头骨过早钙化，造成成年人结石病。锌、硒摄入过多会引发中毒，因此，摄入营养强化食品须谨慎。

### （二）矿物质的生理功能

**1. 构成机体组织的重要组成**

钙、磷、镁是牙齿与骨骼的组成元素，硫、磷是某些蛋白质的组成元素，磷是遗传物质核酸的组成元素，铁是血红蛋白、肌红蛋白和细胞色素的组成元素等。

**2. 调节组织细胞的渗透压**

人体细胞能维持紧张状态和物质出入，与细胞内外液体的渗透压有关。钠、钾、氯等与蛋白质一起调节细胞膜的通透性、控制水分，维持正常的渗透压，在体液的储留和移动过程中发挥作用。

**3. 维持体液的酸碱平衡**

人体内 pH 的恒定由两类缓冲体系共同维持。一类是有机缓冲体系，即蛋白质和氨基酸缓冲体系；另一类是无机缓冲体系，即磷、氯、硫等酸性离子与钠、钾、钙、镁等碱性离子体系。

**4. 维持细胞的生机状态**

某些离子对维持原生质的生机状态具有重要作用。如 $Na^+$、$K^+$ 和 $OH^-$ 可提高神经、肌肉细胞的应激性，而 $Ca^{2+}$、$Mg^{2+}$ 和 $H^+$ 则降低其应激性。

**5. 参与机体内的生物化学反应**

许多矿物元素直接或间接参与生物化学反应，如体内磷酸化作用需要磷酸参与。有的矿物质元素参与构成酶和酶的辅助因子，或参与酶的激活，如硒是谷胱甘肽过氧化物酶的组成，铜是超氧化物歧化酶的组成；锌和镁是多种酶的激活剂。

### （三）矿物质缺乏的原因

**1. 地球环境中各种元素分布不平衡**

各种元素在地球上不均匀分布造成某些地区土壤中缺乏一种或几种元素，人类因长期摄入生长于这些地区的作物而引起矿物质缺乏，如我国 14 个省存在克山病，其主要原因是 300 多个县、近 3 亿人口长期生活于低硒或缺硒的环境中。

**2. 食物中存在天然矿物质拮抗剂**

植物中含有的植酸和草酸可影响矿物质的吸收，如鲜竹笋、菠菜等含有较多草酸和植酸，可与钙或铁等形成难溶的螯合物而影响其吸收，因此烹调前需进行焯水处理。

**3. 食物加工造成矿物质的损失**

谷物糊粉层和胚中含有丰富的矿物质，当加工精细时，矿物质损失严重。大米反复淘洗及蔬菜切碎后洗涤都会造成矿物质的沥滤流失。

**4. 摄入量不足或饮食习惯不良**

偏食、挑食可导致矿物质元素的相对缺乏，如摄入动物性食物不足易导致铁、锌缺乏，经常饮用碳酸饮料也可导致人体矿物质的流失。

**5. 生理上有特殊营养需求的人群**

孕妇、乳母、儿童、青少年和老人对矿物质的需求高于普通人群，较易出现钙、铁、锌的缺乏。

# 二、钙

钙（calcium）是人体内含量最多的一种无机元素，约占成年人身体质量的 1.5% ~ 2.0%，体重 60kg 的成人体内含钙为 1000 ~ 1200g。人体 99% 的钙集中于骨骼和牙齿中，主要以羟磷灰石 $[3Ca_3(PO_4)_2 \times Ca(OH)_2]$ 结晶的形式存在，部分以非结晶的磷酸氢钙（$CaHPO_4$）形式存在；其余 1% 的钙，一部分与柠檬酸螯合或与蛋白质结合，另一部分则以离子状态存在于软组织、细胞外液和血液中，称为混溶钙池。这部分钙与骨骼钙维持着动态平衡，维持体内细胞正常生理状态。

## （一）生理功能

### 1. 参与骨骼和牙齿的构成

骨骼和牙齿中的钙主要以结晶的羟磷灰石和无定形的磷酸氢钙两种形式存在，其组成随人体生理或病理情况而不断变化。正常情况下，骨骼中的钙在破骨细胞的作用下不断地被释放，进入混溶钙池。另一方面，混溶钙池中的钙不断沉积于成骨细胞中，使骨骼不断更新。幼儿骨骼每 1 ~ 2 年更新一次，但随着年龄的增长，更新速度减缓，成年人骨骼需 10 ~ 12 年更新一次。

### 2. 维持神经和肌肉的活动

钙离子可与细胞膜的蛋白和各种阴离子基团结合，具有调节细胞受体结合和离子通透性及参与神经信号传递物释放、维持神经传导、肌肉伸缩等功能。当血清钙离子浓度降低时，神经、肌肉兴奋性增强，可能引发手足抽搐等。

### 3. 促进某些酶活性

钙离子参与多种酶如腺苷酸环化酶、磷酸二酯酶、琥珀酸脱氢酶、酪氨酸羟化酶等的激活作用。

钙还参与血液凝固、激素分泌，可维持体液酸碱平衡以及细胞内胶质稳定性。

## （二）吸收与代谢

在正常情况下，只要膳食供给钙量适当，人体可根据需要增强或减弱对钙的吸收、储留和排泄，使健康成年人维持钙平衡，使正在生长发育的机体维持正钙平衡。

### 1. 吸收

钙在小肠通过主动运输吸收与被动（扩散）运输吸收。当机体对钙需求量增加或者食物钙摄入量偏低时，主动吸收变活跃。主动吸收时维生素 D 可促进钙结合蛋白合成，激活钙的 ATP 酶，调节钙的吸收。膳食成分、体内钙和维生素 D 的营养状况及生理状况均可影响钙的主动吸收，婴幼儿、青少年和孕妇生理需要量大，钙吸收率高，如婴儿对钙吸收率超过 50%，儿童钙吸收率为 40%，而老年人的钙吸收率仅为 15%。被动吸收则与肠腔中钙浓度有关。

（1）生理状况对钙吸收的影响　不同年龄人群吸收钙的能力不同，钙吸收率随年龄增长而减小。婴儿时期钙吸收率可高达 60%，儿童约为 40%，年轻成人在 25% 左右，成年人仅为 20% 左右。妊娠期妇女钙吸收能力增强，妊娠中晚期妇女的钙吸收率可达 50% 以上。女性闭经后钙吸收率大幅下降，活动量少的老人、患者的钙吸收可能出现负平衡。

（2）干扰肠内钙吸收的主要因素　不同膳食中钙的吸收率不同，植物性食物特别是蔬菜、谷类因含有草酸和植酸等可与钙结合形成难溶的草酸钙和植酸钙，阻碍钙的吸收。膳食纤维中的糖醛酸残基可与钙结合，导致钙吸收受阻。未被消化吸收的脂肪与钙形成脂肪酸钙从粪便排出，还可能伴随脂溶性维生素 D 的损失。膳食钙磷比例不平衡同样抑制钙的吸收，人血浆中的钙、磷浓度之间存在一定关系，膳食中钙磷比值在婴儿期应为 1.5∶1，成年人为 1∶1。长期摄入过多的磷可损害平衡机制，改变钙代谢，引起低钙血症和继发性甲状旁腺功能亢进。

（3）促进肠内钙吸收的因素　维生素 D 是促进钙吸收的重要因素之一，特别是其在肝、肾中被羟基化形成的二羟胆钙化醇 $[1, 25 - (OH)_2 - VD_3]$，可诱导机体合成钙结合蛋白，利于钙在肠道内吸收。乳糖可与钙螯合，形成低分子质量可溶性络合物，当其被肠道菌分解发酵产酸，可降低肠腔 pH，利于钙吸收。膳食蛋白质消化释放的氨基酸（如赖氨酸、精氨酸、组氨酸等）能与钙结合成可溶性络合物，有利于钙吸收。一些抗生素如青霉素、氯霉素等有利于钙的吸收。

2. 排泄

钙主要经消化系统和泌尿系统排出体外。肠道上皮细胞脱落及消化液分泌物中的钙一部分被重吸收，其余与食物中没被吸收的钙一同由粪便排出。正常膳食时，钙从尿中排出量较恒定，约为摄入量的20%。尿钙排出量与摄入量呈指数关系，与肠吸收钙量呈正相关。高温作业和哺乳期钙可通过汗液和乳汁排出。

（三）缺乏与过量

1. 钙缺乏

钙缺乏是较常见的营养性疾病，主要表现在骨骼的病变上。婴幼儿缺钙时生长发育迟缓，出现多汗、枕秃、易惊等症状，严重时形成佝偻病。中老年人随着年龄增加，成骨作用低于破骨过程，出现钙流失，易发生骨质疏松，使骨骼脆性增大，易发生骨折。缺钙者牙釉质疏松，易患龋齿。

2. 钙过量

人体易发生缺钙现象并不表明可以盲目大量补充钙。婴幼儿时期过量补充钙可能造成儿童骨骼过早钙化，影响生长发育。成年人摄入钙质过多易患结石。而且，钙与其他矿物质之间存在拮抗作用和相互干扰，如钙过多可抑制铁、锌、镁等的吸收和利用。

（四）参考摄入量与食物来源

1. 参考摄入量

中国营养学会 2013 制定了居民钙推荐摄入量（RNI），其中成人 RNI 为 800mg/d，可耐受最高摄入量（UL）为 2000mg/d。如表 1 - 15 所示。

表 1 - 15　　　　　　　　　不同人群钙的推荐摄入量（RNI）　　　　　　　　　单位：mg/d

| 年龄 | 钙量 | 年龄 | 钙量 | 年龄 | 钙量 |
| --- | --- | --- | --- | --- | --- |
| 0 ~ | 200（AI） | 11 ~ | 1200 | 80 ~ | 1000 |
| 0.5 ~ | 250（AI） | 14 ~ | 1000 | 孕早期 | +0 |
| 1 ~ | 600 | 18 ~ | 800 | 孕中期 | +200 |
| 4 ~ | 800 | 50 ~ | 1000 | 孕晚期 | +200 |
| 7 ~ | 1000 | 65 ~ | 1000 | 乳母 | +200 |

2. 食物来源

乳及乳制品是食物钙的良好来源，不仅钙含量丰富而且吸收率高。牛乳中的酪蛋白在肠道蛋白酶作用下发生水解，可生成酪蛋白磷酸肽（CPP），CPP可使肠道内钙、铁、锌等矿物质保持溶解状态，利于这些营养素的吸收。此外，水产品、豆制品和许多蔬菜钙含量丰富，而谷物及畜肉含钙量低。如表1-16所示。

表1-16 不同食物中钙的含量 单位：mg/100g

| 食物 | 含钙量 | 食物 | 含钙量 | 食物 | 含钙量 | 食物 | 含钙量 |
|---|---|---|---|---|---|---|---|
| 虾皮 | 991 | 海带（湿） | 241 | 豆腐 | 240~277 | 蛋黄 | 134 |
| 河虾 | 325 | 紫菜 | 264 | 黑芝麻 | 780 | 猪肉（瘦） | 11 |
| 河蚌 | 306 | 牛乳 | 120 | 荠菜 | 294 | 牛肉（瘦） | 6 |
| 鲜海参 | 285 | 乳酪 | 590 | 雪里蕻 | 230 | 标粉 | 13 |
| 泥鳅 | 299 | 大豆 | 367 | 苋菜 | 187 | 标准米 | 10 |

## 三、磷

磷（phosphorus）在成人体内含量约为650g，占成人体质量的1%左右，其中85%~90%以羟磷灰石形式存在于骨骼和牙齿中。另外10%~15%的磷与蛋白质、脂类、糖类等结合，分布于细胞膜、骨骼肌、皮肤、神经及体液中。

### （一）生理功能

1. 构成骨骼和牙齿的重要成分

磷与钙形成难溶的盐使骨骼和牙齿结构坚固，磷酸盐与胶原纤维共价结合，在骨的沉淀和溶出中起决定性作用。

2. 构成生命物质的成分

磷是RNA和DNA的组成成分，磷脂是细胞膜与膜性细胞器的重要组成，磷也是许多结构蛋白和某些酶的组成。

3. 参与许多重要的代谢过程

三磷酸腺苷酸（ATP）是生物体内能量"硬通货"，参与能量的储存、转移与供给，生物机体内物质合成代谢中需要的能量主要由三磷酸核苷酸提供。在分解代谢中，磷酰化合物是某些物质代谢的重要中间产物，如碳水化合物分解过程中形成的6-磷酸葡萄糖，磷酸烯醇式丙酮酸等。

4. 酶的重要成分

磷酸基团是很多酶及其辅助因子的组成部分，如尼克酰胺腺嘌呤二核苷酸磷酸（NADP）、磷酸吡哆醛和焦磷酸硫胺素（TPP）。

5. 调节酸碱平衡

与$Ca^{2+}$、$K^+$、$Na^+$等元素相结合形成磷酸盐缓冲体系，维持体内酸碱平衡。

### （二）吸收与代谢

1. 吸收

食物中的磷主要是以磷酸酯的形式存在，其必须被分解并以无机磷酸盐的形式被吸收。磷在小肠通过主动运输与被动（扩散）运输吸收。维生素D与合理的钙磷比例有利于磷的吸收，钙、镁、铁、铝等金属离子及植酸可与磷酸形成难溶性盐而影响磷的吸收。正常膳食中磷的吸收率为60%~70%，而母乳喂养的婴儿磷吸收率可大于85%。

2. 排泄

磷主要经消化系统和泌尿系统排出体外。肠道上皮细胞脱落及消化液分泌物中的磷一部分被重吸收，其余部分与食物中没被吸收的磷一同由粪便排出。血浆中的磷酸盐则主要通过肾小球过滤作用进入尿液并随尿液排出体外。

### （三）缺乏与过量

磷在膳食中分布广泛，因此磷缺乏在临床上少见。过量的磷可引发低血钙症，导致神经兴奋性增强，手足抽搐等。

### （四）参考摄入量与食物来源

1. 参考摄入量

中国营养学会2013年制定的膳食磷的推荐摄入量，成人RNI为720mg/s，UL为3500mg/d。成年人膳食中钙磷比例维持在1∶1~1.5∶1比较好。如表1-17所示。

表1-17　　　　　　　　　不同人群磷的推荐摄入量（RNI）　　　　　　　　单位：mg/d

| 年龄 | 磷量 | 年龄 | 磷量 | 年龄 | 磷量 |
| --- | --- | --- | --- | --- | --- |
| 0~ | 100（AI） | 7~ | 470 | 50~ | 720 |
| 0.5~ | 180（AI） | 11~ | 640 | 65~ | 700 |
| 1~ | 300 | 14~ | 710 | 80~ | 670 |
| 4~ | 350 | 18~ | 720 | 孕妇、乳母 | +0 |

2. 食物来源

磷在食物中分布广泛，蛋类、瘦肉、鱼类、干酪及动物肝、肾等磷含量十分丰富，且易被吸收。植物性食物中海带、芝麻酱、花生、坚果及粮食中磷含量较高。膳食中应注意钙与磷的比例，对需要高钙膳食的人，膳食钙/磷比应大于1.0。

## 四、镁

镁（magnesium）在成人体内镁含量为20~28g，其中60%左右存在于骨骼中，27%存在于软组织中。血液中镁有离子型、复合型和蛋白结合型三种形式，比例为55∶13∶32。镁是人体细胞内的主要阳离子之一，浓集于线粒体中，含量仅次于钾。

### （一）生理功能

1. 多种酶的激活剂

镁激活多种酶如己糖激酶、$Na^+ - K^+ - ATP$酶、羧化酶、丙酮酸脱氢酶等，几乎与生命活动的各个环节有关。镁参与体内许多重要代谢过程，包括蛋白质、脂肪和碳水化合物的代谢、氧化磷酸化作用、离子转运、神经冲动的产生和传递、肌肉收缩等。还参与B族维生素、维生素C和维生素E的利用，对核酸的生物合成和转录起重要作用。

2. 心血管系统的保护因子

镁是肌细胞膜上$Na^+ - K^+ - ATP$酶必需的辅助因子，$Mg^{2+}$与磷酸盐合成$Mg^{2+} - ATP$激活剂，激活心肌中腺苷酸环化酶，刺激氧化磷酸化。镁能促进肌原纤维水解 ATP，使肌凝蛋白胶体沉淀和凝固，又参与肌浆网对钙的释放和结合，从而影响心肌的收缩过程。有研究发现适当补充镁可降低心肌梗死的死亡率。

3. 促进骨骼生长和神经肌肉的稳定性

镁是骨细胞结构和功能的必需元素，能影响骨吸收，具有维持和促进骨骼生长的作用。在镁浓度下降时，甲状旁腺功能低下而引起低血钙。镁与钙具有拮抗作用，可提高神经肌肉的兴奋性。

4. 促进胃肠道作用

硫酸镁溶液经十二指肠时，可使奥狄括约肌松弛，促进胆囊排空，具有利胆作用。碱性镁盐可中和胃酸。镁离子在肠腔中吸收缓慢，促进水分滞留，引起导泻作用。

### （二） 吸收与代谢

1. 吸收

镁主要由小肠吸收，吸收率为 30%～50%。镁的吸收与膳食摄入量关系密切，摄入少时吸收率增加，摄入多时吸收率降低。镁在小肠内通过主动运输和被动扩散吸收，途径与钙相同。摄入量高时，二者在肠道竞争吸收，相互干扰。膳食中草酸、磷酸、植酸、纤维素等干扰镁的吸收，乳糖和氨基酸等能促进镁的吸收。

2. 排泄

健康成人食物中 50%～70% 未经消化的镁随粪便排出，而吸收的镁主要由肾脏排出，每天排出量为 50～120mg（占 1/3～1/2 摄入量）。正常情况下，分泌的镁大多被肾小管重吸收。

### （三） 缺乏与过量

镁缺乏的临床表现以神经系统和心血管为主。神经系统常见肌肉震颤、手足搐搦、反射亢进、共济失调，有时有听觉过敏、幻觉、精神错乱、定向力失常，甚至惊厥与昏迷。心血管系统常见心律失常，半数有血压升高。

正常情况下，肠、肾及甲状旁腺等能调节镁代谢，一般情况下不易出现镁中毒。肾功能不全者，尤其是尿少者，接受镁剂治疗时容易发生镁中毒。糖尿病酮症酸中毒早期，由于脱水，镁从细胞内溢到细胞外，血镁升高。镁过多表现为恶心、呕吐、血压下降、呼吸减慢、心动过缓、体温降低、四肢软瘫、呼吸肌麻痹，甚至舒张期停搏死亡。

### （四） 参考摄入量与食物来源

1. 参考摄入量

中国营养学会 2013 制定的镁的推荐摄入量，成年人 RNI 为 330mg/d，孕妇需增加 40mg/d。不同年龄段居民镁的推荐摄入量如表 1-18 所示。

表 1-18　　　　　　　　　　不同人群镁的推荐摄入量（RNI）　　　　　　　　　单位：mg/d

| 年龄 | 镁量 | 年龄 | 镁量 | 年龄 | 镁量 |
|---|---|---|---|---|---|
| 0 ~ | 20（AI） | 11 ~ | 300 | 80 ~ | 310 |
| 0.5 ~ | 65（AI） | 14 ~ | 320 | 孕早期 | +40 |
| 1 ~ | 140 | 18 ~ | 330 | 孕中期 | +40 |
| 4 ~ | 160 | 50 ~ | 330 | 孕晚期 | +40 |
| 7 ~ | 220 | 65 ~ | 320 | 乳母 | +0 |

## 2. 食物来源

植物中含镁较多，花生、芝麻、大豆、全谷和绿叶蔬菜含镁丰富，肉、乳品、淀粉中镁含量中等。经过精加工的谷物的镁含量大大降低。此外，从饮水中也可获得镁，一般硬水中镁含量较高。

# 五、铁

铁（iron）是人体内含量最多的必需微量元素，总量为 4~5g。铁在人体内存在的形式主要分为两大类，即功能性铁和储存铁。功能性铁占 70%~75%，其中血红蛋白铁占 65%~70%，肌红蛋白铁占 3%，血红素酶类（细胞色素、细胞色素氧化酶、过氧化物酶等）占 2%。储存铁主要以铁蛋白和含铁血黄素的形式存在于肝、脾和骨髓，占 25%~30%。体内含铁量随体重、血红蛋白浓度、性别等变化。成年男子每千克体重平均约含 50mg，成年女子则为 35mg。

## （一）生理功能

### 1. 参与体内氧的运送和组织呼吸

铁在机体内主要以血红蛋白、肌红蛋白的组成成分参与 $O_2$ 和 $CO_2$ 的运输，铁也是细胞色素、过氧化氢酶和过氧化物酶的组成成分，在呼吸和生物氧化过程中发挥作用。

### 2. 维持正常的造血功能

铁在骨髓造血组织中与卟啉结合形成高铁血红素，再与珠蛋白合成血红蛋白。缺铁可影响血红蛋白的合成及幼红细胞的增殖。

### 3. 参与其他重要功能

铁与正常的免疫功能有关，缺铁可造成淋巴细胞减少。研究发现铁还具有促进嘌呤与胶原合成、$\beta$-类胡萝卜素转化为维生素 A、药物在肝脏内解毒等作用。

## （二）吸收与代谢

### 1. 吸收

膳食中铁主要以二价铁形式在小肠内吸收，吸收率平均约为 10%。机体膳食摄入的铁有90% 左右从肠道排出。但各种食物间差异很大，动物性食物中铁吸收率一般高于植物性食物，例如牛肉为 22%、动物血为 25%、鱼肉为 11%，鸡蛋中铁的吸收率低于其他动物性食物，在10% 以下。植物性食物如玉米、大米、大豆、小麦中的铁吸收率仅有 1%~5%。

（1）吸收形式　食物中的铁可分为血红素铁和非血红素铁两类，它们的吸收机理不同。血红素铁是与血红蛋白及肌红蛋白中原卟啉结合的铁，主要存在于动物性食物中。此类铁以原卟啉铁的形式直接被肠黏膜上皮细胞吸收，然后在黏膜细胞内分离出铁，并和运铁蛋白结合。其吸收过程不受其他膳食因素干扰，吸收率约 25%。非血红素铁吸收率低（5% 以下），受膳食因素影响。

（2）影响铁吸收的因素　铁吸收受机体对铁需要程度影响，缺铁、妊娠后期和红细胞生成作用受刺激时，铁吸收增加；而铁负荷过量和红细胞生成抑制时，铁吸收减少。

植物性食物中的植酸盐、草酸盐、磷酸盐、碳酸盐、鞣酸等在肠内与铁形成难溶性盐类妨碍铁吸收；体内缺乏胃酸或服用抗酸药物，降低铁吸收。

食物中有些成分，如维生素 C、胱氨酸、半胱氨酸、赖氨酸、组氨酸、乳糖、琥珀酸等能与铁螯合成小分子可溶性单体，阻止铁沉淀而有利于铁的吸收。维生素 C 除了能与铁螯合以促进铁吸收外，还可在肠道内将三价铁还原为二价铁而促进铁吸收。动物性食物也可促进铁吸收。

2. 排泄

铁在机体内能够储存和再利用，排泄能力有限。衰老的红细胞破坏后分解形成的铁中90%以上经循环系统运输到骨髓重新合成新的红细胞。成人每天经消化道、皮肤、泌尿系统排出铁仅 0.90~1.05mg。另外，月经、出血等也是铁的排出途径。

### （三） 缺乏

铁是人体内含量最多的必需微量元素，在体内发挥着重要的生理功能。长时间铁缺乏，可引起缺铁性贫血，易患人群为婴幼儿、青少年、育龄妇女（尤其是孕妇、乳母）和老年人。缺铁性贫血表现为食欲减退、疲乏无力、头晕眼花、心慌气短、口唇黏膜和眼结膜苍白、记忆力减退；患儿易于烦躁，呆滞，易感冒，注意力不集中，学习能力差等；成人冷漠呆板，口唇黏膜和眼结膜苍白，头晕眼花，怕冷等。

### （四） 参考摄入量与食物来源

1. 参考摄入量

中国营养学会 2013 年制定了铁的推荐摄入量（RNI），成人男性为 12mg/d，女性 20mg/d，女性妊娠后期需要增加 9mg/d，可耐受最高摄入量为 42mg/d。如表 1-19 所示。

表 1-19 不同人群铁的推荐摄入量（RNI） 单位：mg/d

| 年龄 | 铁 | 年龄 | 铁 | 年龄 | 铁 |
|---|---|---|---|---|---|
| 0~ | 0.3（AI） | 11~ | 男 15/女 18 | 80~ | 12 |
| 0.5~ | 10 | 14~ | 男 16/女 18 | 孕早期 | +0 |
| 1~ | 9 | 18~ | 男 12/女 20 | 孕中期 | +4 |
| 4~ | 10 | 50~ | 12 | 孕晚期 | +9 |
| 7~ | 13 | 65~ | 12 | 乳母 | +4 |

2. 食物来源

动物食物如肝、瘦肉、禽肉等含铁丰富且吸收率高。鸡蛋黄中含一定量的铁，但其吸收率较低。尽管如此，由于蛋黄易于消化，仍然是婴幼儿补充铁的良好来源。植物食物中海带、芝麻中铁含量很高，各种豆类含铁量也比较丰富，蔬菜如油菜、菜花、芹菜、韭菜等含铁量较其他蔬菜丰富。

## 六、 锌

成人体内锌（zinc）含量为 2~3g，广泛分布于人体各组织和器官中，以肝、肾、肌肉、视网膜、前列腺中含量高。血液中 75%~85% 的锌存在于红细胞中。

### （一） 生理功能

1. 多种酶的组成成分或激活剂

体内已知众多酶的活性与锌有关，重要的含锌酶有羧肽酶、DNA 聚合酶、醛脱氢酶、谷氨酸脱氢酶、苹果酸脱氢酶、乳酸脱氢酶、碱性磷酸酶等。它们在组织呼吸以及蛋白质、脂肪、糖和核酸等的代谢中发挥重要作用。

**2. 促进生长发育与组织再生**

锌是 DNA 聚合酶的必需组成部分，与蛋白质和核酸的合成、细胞生长、分裂和分化等过程有关。因此，缺锌后组织创伤愈合困难，性器官发育不全或减退，生长发育不良，儿童可能出现缺锌性侏儒症。

**3. 合成味觉素，维持正常味觉与食欲**

锌是味觉素的组成部分，同时参与味蕾细胞的转化，因此与味觉关系密切。锌缺乏可导致味觉迟钝，食欲减退。

**4. 维护免疫功能**

锌可促进淋巴细胞的分裂，增加 T 细胞数量，对胸腺细胞的成熟也有影响。缺锌会导致免疫细胞增殖减少，胸腺活力降低，降低细胞免疫的功能。

**5. 促进维生素 A 的生理代谢和功能**

锌在体内有促进视黄醛的合成和构型转化，参与肝中维生素 A 动员，维持血浆维生素 A 浓度，对维持正常暗适应有重要作用。

**6. 其他功能**

锌具有保护皮肤的作用，缺锌时皮肤粗糙、干燥、上皮角化和食道类角化；伤口愈合缓慢，易受感染。锌还具有抗氧化、抗衰老及抗癌作用。

**（二） 吸收与代谢**

**1. 吸收**

（1）吸收的场所　锌主要在小肠内被主动吸收，平均每天从膳食中摄入约 15mg，吸收率为 20% ~30%。一部分锌通过肠黏膜细胞转运到血浆，与血浆白蛋白及 $\alpha$ - 巨球蛋白结合，或与氨基酸结合，然后转运到全身各器官组织。另一部分锌则储存在黏膜细胞内缓慢释放。

（2）影响锌吸收的因素　膳食中植酸因与锌生成不易溶解的植酸锌而降低锌的吸收率。过量纤维素及某些矿物质影响锌的吸收，如铜、钙、铁等过多可抑制锌吸收。人体锌营养状况也会影响锌的吸收，妊娠、哺乳和生长均可使锌吸收量增加。促进锌吸收的因素包括维生素 $D_3$、甲硫氨酸、组氨酸、半胱氨酸、还原性谷胱甘肽等。

**2. 排泄**

锌在体内代谢后，主要通过胰腺分泌从肠道排出。小部分锌与组氨酸形成复合物从尿液中排出，汗液中也含锌。

**（三） 缺乏与过量**

**1. 锌缺乏**

（1）食欲减退　人体缺锌时口腔黏膜上皮细胞易于脱落而阻塞舌头上的味蕾小孔，使食物难以接触到味蕾；缺锌可使味蕾细胞再生障碍，味觉素分泌减少，引起味觉减退，食欲不振，进食量减少，使缺锌情况加重。严重缺锌时表现为异食癖，表现为不喜欢吃正常食物，嗜好吃非食物性物质如泥土、沙石、指甲、蛋皮等。

（2）儿童生长发育迟缓　缺锌将使各种营养吸收不足、细胞分裂和增长受阻，生长激素合成与分泌减少，最终导致生长发育迟缓。孕妇与婴儿缺锌会阻碍婴儿大脑细胞正常发育，使婴儿大脑细胞总数低于正常值，而且可抑制脑细胞发育肥大，导致孩子智力低下。

（3）抵抗力下降，易感染　微量元素中，锌对免疫力的影响最为明显。儿童缺锌会使免疫器官发育不完善，免疫细胞分裂、生长和再生受阻，巨噬细胞吞噬病菌的能力减弱，导致免疫力低下，容易感染流行性呼吸道疾病。

此外，成人长期缺锌还可导致性功能减退、精子产生过少，胎儿中枢神经系统先天畸形等。

2. 锌过量

盲目补锌或食用含锌容器储存食品可引起锌过量或中毒。成人摄入 2g 以上锌可发生中毒，引起恶心、呕吐、急性腹痛、腹泻和发热。锌中毒通常在停止接触或摄入锌后，症状短期内消失。过量锌可干扰铜、铁和其他微量元素的吸收和利用，造成免疫功能损伤。

### （四）参考摄入量与食物来源

1. 参考摄入量

中国营养学会 2013 年制订了锌的推荐摄入量（表 1 – 20）。成年男性的 RNI 为 12.5mg/d，女性为 7.5mg/d，孕妇妊娠期间 RNI 增加 2mg/d，乳母的 RNI 增加 4.5mg/d。成年人可耐受的最高摄入量为 40mg/d。

表 1 – 20　　　　　　　　　　不同人群锌的推荐摄入量（RNI）　　　　　　　单位：mg/d

| 年龄 | 锌 | 年龄 | 锌 | 年龄 | 锌 |
|---|---|---|---|---|---|
| 0 ~ | 2.0（AI） | 11 ~ | 男 10/女 9.0 | 80 ~ | 男 12.5/女 7.5 |
| 0.5 ~ | 3.5 | 14 ~ | 男 12/女 8.5 | 孕妇（早） | +2 |
| 1 ~ | 4.0 | 18 ~ | 男 12.5/女 7.5 | 孕妇（中） | +2 |
| 4 ~ | 5.5 | 50 ~ | 男 12.5/女 7.5 | 孕妇（晚） | +2 |
| 7 ~ | 7.0 | 65 ~ | 男 12.5/女 7.5 | 乳母 | +4.5 |

2. 食物来源

锌的来源广泛，普遍存在于各种食物，动物性食物含锌丰富且吸收率高。富含锌的食物来源包括肝脏、鱼类、牡蛎、瘦肉、罐装鱼、坚果、蛋、豆类和麦胚。蔬菜含锌量较少，并且与植酸和草酸结合，吸收率低。

## 七、碘

成人体内仅含碘（iodine）25 ~ 50mg，健康成年人甲状腺组织内含碘 12mg，其中四碘甲状腺原氨酸（$T_4$）占 16.2%，三碘甲状腺原氨酸（$T_3$）占 7.6%，一碘酪氨酸（MIT）占 32.7%、二碘酪氨酸（DTT）占 33.4%，其他碘化物占 16.1% 等。血液中碘主要为蛋白质结合碘（PBI），浓度为 30 ~ 60μg/L。机体需要的碘可从饮水、食物及食盐中获取。

### （一）生理功能

碘在体内主要参与合成甲状腺素，因此其生理功能表现为甲状腺素的生理功能。该激素的生理功能主要包括以下几个方面。

（1）促进生物氧化　甲状腺素能够促进三羧酸循环，协调生物氧化和磷酸化的偶联，从而加速糖与脂肪氧化，增加 ATP 生成量。

（2）促进蛋白质的合成　生物氧化提供的能量促进蛋白质的生物合成及机体的生长发育，对胚胎发育期和出生后早期生长发育十分重要。

（3）增强酶的活力　甲状腺素能激活体内 100 多种酶，如细胞色素酶系、琥珀酸氧化酶系、碱性磷酸酶等，从而促进物质代谢。

（4）调节组织中的水盐代谢　甲状腺素可促进组织中水盐进入血液并通过肾脏排出。碘缺乏时可引起组织内水盐潴留，在组织间隙出现含有大量黏蛋白的组织液，发生黏液性水肿。

（5）促进多种维生素的吸收利用　甲状腺素可促进烟酸的吸收利用、$\beta$-胡萝卜素向维生素 A 的转化及核黄素合成核黄素腺嘌呤二核苷酸等。

（6）促进生长发育　甲状腺素促进骨骼的发育和蛋白质合成，维护中枢神经系统的正常结构。

### （二）吸收与代谢

**1. 吸收**

膳食和水中的碘主要是无机碘化物，经口进入人体后，在胃及小肠上段被迅速吸收，一般在进入胃肠道后 1h 内大部分碘被吸收，3h 内几乎被完全吸收。有机碘经肠降解释放出碘化物后方可被吸收，但甲状腺激素碘约有 80% 可直接被吸收。消化道吸收的碘以 $I^-$ 形式进入门静脉，并在肾脏、唾液腺、胃黏膜及甲状腺等处浓集。甲状腺滤泡细胞内的 $I^-$，经碘过氧化物酶作用迅速氧化成原子碘（$I^0$），并立即与已激活的酪氨酸结合生成一碘酪氨酸（MIT）和二碘酪氨酸（DIT），二者再耦合生成有活性的甲状腺素，包括 $T_4$ 和 $T_3$。

**2. 排泄**

$T_3$ 与 $T_4$ 在肝、肾或其他组织脱碘，脱下的碘和由食物中吸收的碘组成血浆碘，经肾小球过滤后随尿排出，占碘排泄量的 80% 以上。粪中的碘主要是未被吸收的有机碘，占总排出量的 10% 左右。另有少量的碘可由乳腺、汗腺、肺及皮肤排出。

### （三）缺乏与过量

**1. 碘缺乏**

饮食中缺乏碘或长期摄入抗甲状腺素因子的食物，可造成地方性甲状腺肿（简称地甲肿）与地方性克汀病（简称地克病）。

（1）地方性甲状腺肿　地甲肿俗称粗脖根、大脖子病，中医称为"瘿"，多发生于远离海洋的内陆山区或不易被海风吹到的地区。全世界约有 2 亿地甲肿患者。地甲肿的原因是膳食中碘供给不足，甲状腺细胞代偿性增大以便从血液中吸取更多的碘。甲状腺肿大多发生在儿童发育期、女性及妊娠期。

（2）克汀病　克汀病也称呆小症，流行于地甲肿较严重的病区，主要是由于胎儿期与婴儿期严重缺碘。克汀病表现为智力低下、生长发育停滞、身材矮小、运动神经功能障碍等。

**2. 碘过量**

过量摄入含碘高的海产品、饮用水含碘量高、过量使用的碘制剂也会对人体健康产生危害。碘过量的主要症状为心率加速、气短、急躁不安、失眠、多汗及食欲亢进。

（1）碘性甲状腺肿　甲状腺轻度肿大，我国河北省和日本北海道沿海渔民都有因摄入过多含碘量高的海产品而发生甲状腺肿的。临床上过量使用碘剂，也可引起碘性甲状腺肿。

（2）碘性甲状腺功能亢进　由碘诱发的甲状腺功能亢进是长期大量摄入碘所致。患者出现心率加速（常伴有早搏和房颤）、气短、急躁不安、失眠、腱反射亢进，手、舌、眼睑以致全身震颤，怕热多汗，代谢和食欲亢进等。因患者常眼球凸出，也称为凸眼性甲状腺肿。

### （四） 参考摄入量与食物来源

**1. 参考摄入量**

中国营养学会 2013 年制定了碘的推荐摄入量，成年人 RNI 为 120μg/d，孕妇妊娠期间 RNI 增加 110μg/d，乳母 RNI 增加为 120μg/d。可耐受最高摄入量为 600μg/d。如表 1 – 21 所示。

表 1 – 21　　　　　　　　　　　不同人群碘的推荐摄入量（RNI）　　　　　　　　单位：μg/d

| 年龄 | 碘 | 年龄 | 碘 | 年龄 | 碘 |
| --- | --- | --- | --- | --- | --- |
| 0 ~ | 85（AI） | 11 ~ | 110 | 80 ~ | 120 |
| 0.5 ~ | 115（AI） | 14 ~ | 120 | 孕妇（早） | +110 |
| 1 ~ | 90 | 18 ~ | 120 | 孕妇（中） | +110 |
| 4 ~ | 90 | 50 ~ | 120 | 孕妇（晚） | +110 |
| 7 ~ | 90 | 65 ~ | 120 | 乳母 | +120 |

**2. 碘的食物来源**

海洋生物含碘量很高，如海带、紫菜、海鲜鱼、干贝、淡菜、海蜇、龙虾等，其中干海带含碘可达 240mg/kg。陆生动物性食物碘含量高于植物性食物，蛋、乳含碘量相对稍高，其次为肉类，淡水鱼的含碘量低于肉类。植物含碘量最低，特别是水果和蔬菜。预防地甲肿可经常食用含碘丰富的海产品，无条件经常食用海产品的内陆山区可食用加碘盐。

## 八、 硒

硒（selenium）在人体内总量为 14 ~ 20mg，广泛分布于各组织和器官中，肝脏和肾脏中浓度最高，脂肪组织最低。居民硒的摄取量与土壤硒含量密切相关。

### （一） 生理功能

**1. 抗氧化功能**

硒是谷胱甘肽过氧化物酶（GSH – Px）的组成成分，1 分子谷胱甘肽过氧化物酶中含有 4 分子硒。该酶在机体内特异性催化还原型谷胱甘肽与过氧化物进行氧化还原反应，清除自由基，从而保护生物膜免受损害，维持细胞正常功能。

**2. 保护心血管和心肌健康**

硒是维持心脏正常功能的重要元素，硒对心肌纤维、小动脉及微血管的结构及功能有重要作用。人体血硒水平降低，会造成有害物质沉积增多，血压升高、血管弹性降低、血流速度变慢，送氧功能下降，从而诱发心脑血管疾病等。在我国，缺硒可导致克山病（以心肌损害为特征）。

**3. 增强免疫功能**

硒可使细胞免疫、体液免疫和非特异性免疫功能得到改善，利于细胞毒性 T 细胞的诱导，增强其活性，从而刺激蛋白质和抗体的产生，还可以影响吞噬细胞的杀菌活力，提高吞噬过程中吞噬细胞的存活率和吞噬率。

**4. 解除重金属毒性**

硒与金属有很强的亲和力，在体内与金属如汞、甲基汞、镉及铅等结合形成金属硒蛋白质复合物而解毒。

5. 预防糖尿病

硒作为谷胱甘肽过氧化物酶的活性成分，能防止胰岛 $\beta$ 细胞被氧化破坏，保证其正常功能，从而促进糖代谢，降低血糖和尿糖，改善糖尿病患者的症状。

6. 促进生长和繁殖、保护和改善视觉器官功能及抗肿瘤作用

实验表明，硒是生长与繁殖所必需的元素，缺硒可致生长迟缓。含硒的谷胱甘肽过氧化物酶可减轻视网膜的氧化损伤，增强玻璃体的光洁度，提高视力，有效预防白内障。人群调查发现，硒缺乏地区肿瘤发病率明显较高，胃癌发病与缺硒有关。

### （二）　吸收与代谢

1. 吸收

硒主要在小肠吸收，无机硒与有机硒都易被吸收，吸收率在 50% 以上。硒的吸收率与其化学结构和溶解度有关，如硒代甲硫氨酸吸收率大于无机硒，溶解度大者吸收率高。硒吸收后通过与血浆蛋白的结合，转运至各器官与组织中。

2. 排泄

代谢后硒大部分经尿排出，少量由粪便、汗液排出。当硒摄入量较高时，还可从肺部排出具挥发性的二甲基硒化合物。

### （三）　缺乏与过量

1. 硒缺乏

（1）克山病　克山病是一种以心肌坏死为特征的地方性心脏病。其易感人群为 2～6 岁的儿童和育龄妇女，用亚硒酸钠预防已取得成功。

（2）大骨节病　缺硒被认为是大骨节病发生的主要原因，该病主要发生在青少年时期。儿童早期大骨节病用亚硒酸钠和维生素 E 治疗有显著疗效。

2. 硒过多

硒摄入过多可致中毒，湖北恩施县的地方性硒中毒与当地水土中硒含量过高，导致粮食、蔬菜、水果中含硒量高有关。主要表现为头发变干，变脆，易断裂及脱落。肢端麻木、抽搐，甚至偏瘫，严重时可致死亡。

### （四）　参考摄入量与食物来源

1. 参考摄入量

中国营养学会 2013 年制定了硒的推荐摄入量，其中成年人 RNI 为 $60\mu g/d$，孕妇 RNI 增加 $5\mu g/d$，乳母 RNI 值增加 $18\mu g/d$。成年人的 UL 为 $400\mu g/d$。如表 1-22 所示。

表 1-22　　　　　　　　　不同人群硒的推荐摄入量（RNI）　　　　　　　单位：$\mu g/d$

| 年龄 | 硒 | 年龄 | 硒 | 年龄 | 硒 |
|---|---|---|---|---|---|
| 0 ~ | 15（AI） | 11 ~ | 55 | 80 ~ | 60 |
| 0.5 ~ | 20（AI） | 14 ~ | 60 | 孕妇（早） | +5 |
| 1 ~ | 25 | 18 ~ | 60 | 孕妇（中） | +5 |
| 4 ~ | 30 | 50 ~ | 60 | 孕妇（晚） | +5 |
| 7 ~ | 40 | 65 ~ | 60 | 乳母 | +18 |

2. 硒的食物来源

硒在食物中的含量差别很大，主要与所在区域内土壤与水体硒含量有关。海产品和动物内脏是硒的良好来源。营养学家提倡补充有机硒，如硒酵母、硒蛋、富硒蘑菇、富硒麦芽、富硒天麻、富硒茶叶、富硒大米等。

# 九、铜

正常人体内含铜（copper）为 100～150mg，其中 50%～70% 存在于肌肉和骨骼中，20% 在肝脏中，5%～10% 在血液中，少量存在于铜酶中。各器官组织中的铜浓度，以肝、肾、心、头发和脑中最高。

## （一）生理功能

### 1. 维持正常的造血功能

铜至少在两方面维护正常的造血功能：其一，铜蓝蛋白可催化 $Fe^{2+}$ 氧化成 $Fe^{3+}$，促进运铁蛋白生成，进而促进铁的吸收和运输；其二，铜蓝蛋白能促进血红素和血红蛋白的合成。

### 2. 维护中枢神经系统的健康

含铜的细胞色素氧化酶能促进神经髓鞘的形成，含铜的多巴胺 - $\beta$ - 羧化酶、酪氨酸酶则参与神经递质儿茶酚胺的生物合成。铜缺乏可引起脑组织萎缩，灰质和白质变性，神经原减少，导致神经系统功能异常。

### 3. 促进骨骼、血管和皮肤健康

含铜的赖氨酰氧化酶能促进骨骼、血管和皮肤胶原蛋白和弹性蛋白的交联。缺铜时赖氨酰氧化酶活力降低，导致骨骼结构疏松易碎，发育停止，心脏与大血管中弹性蛋白含量降低，易发生动脉瘤和血管破裂。

### 4. 抗氧化作用

铜是含铜超氧化物歧化酶的重要成分。超氧化物歧化酶能催化超氧离子转变为氧和过氧化氢，从而保护活细胞免受超氧离子的毒害。

### 5. 保护毛发正常的色素和结构

含铜的酪氨酸酶能催化酪氨酸转化为多巴，进而转化为黑色素。缺铜时，黑色素生成障碍，毛发脱色。含铜的巯基氧化酶具有维护毛发结构正常及防止角化的作用，缺铜时巯基氧化酶缺乏，毛发发生角质化，出现具有钢丝样头发的卷发症。

## （二）吸收与代谢

铜主要由小肠吸收，进入血液的铜与白蛋白或氨基酸结合成复合物运送至肝脏。除一部分以铜蛋白形式储存于肝脏外，其余部分或在肝内合成血浆铜蓝蛋白，或在各组织内合成含铜的细胞色素氧化酶、超氧化物歧化酶、酪氨酸酶等。正常人每日通过粪、尿、汗等各种途径排出 1～3.6mg 的铜，其中约 80% 通过胆汁经肠道粪便排出，少部分由尿、皮肤、头发和指甲等排出。

## （三）缺乏与过量

正常膳食可满足人体对铜的需要，不易出现缺乏。铜缺乏多见于早产儿、长期腹泻、铜代谢障碍等。铜缺乏时会引发儿童生长发育迟缓、贫血、嗜中性白细胞减少、含铜超氧化物歧化酶减少、骨质疏松等症状。

饮用与铜容器或铜管道长时间接触的酸性饮料（包括碳酸水、柠檬柑橘类果汁等）可引起轻度急性铜中毒，出现恶心、呕吐、上腹部痛、腹泻等胃肠刺激症状和头痛、眩晕、虚弱等神经症状。

### （四）　参考摄入量与食物来源

#### 1. 参考摄入量

中国营养学会 2013 年制订了中国居民铜的推荐摄入量（表 1-23）。其中成年人的 RNI 为 0.8mg/d，孕妇需要每日增加 0.1mg，乳母需要每日增加 0.6mg。成年人的 UL 值为 8mg/d。

表 1-23　　　　　　　　　　不同人群铜的推荐摄入量　（RNI）　　　　　　　　单位：mg/d

| 年龄 | 铜 | 年龄 | 铜 | 年龄 | 铜 |
|---|---|---|---|---|---|
| 0 ~ | 0.3（AI） | 11 ~ | 0.7 | 80 ~ | 0.8 |
| 0.5 ~ | 0.3（AI） | 14 ~ | 0.8 | 孕妇（早） | +0.1 |
| 1 ~ | 0.3 | 18 ~ | 0.8 | 孕妇（中） | +0.1 |
| 4 ~ | 0.4 | 50 ~ | 0.8 | 孕妇（晚） | +0.1 |
| 7 ~ | 0.5 | 65 ~ | 0.8 | 乳母 | +0.6 |

#### 2. 食物来源

铜广泛分布于各种食物中，其中牡蛎含量最高，谷类、豆类、硬果、肝、肾和贝类等都是含铜丰富的食物。通常成人每天可从膳食中得到 2.5~4mg 的铜，能充分满足人体需要。

# 十、铬

铬（chromium）在人体中含量甚微，仅为 6mg 左右，主要以三价铬的形式存在。铬需要量虽少，但能帮助胰岛素提高葡萄糖进入细胞的效率，是重要的血糖调节剂。铬在人体内分布广泛，其中骨、皮肤、脂肪、肾上腺、大脑和肌肉含量较高。人体组织的铬含量随年龄增长而降低，因此，老年人常出现缺铬现象。

## （一）　铬的生理功能

#### 1. 增强胰岛素功能

铬是葡萄糖耐量因子的重要组成，含铬的葡萄糖耐量因子促进细胞膜内巯基和胰岛素分子 A 链的两个二硫键之间形成稳定的桥，使胰岛素能充分发挥作用，促进葡萄糖的利用及转化。

#### 2. 促进蛋白质代谢与生长发育

甘氨酸、丝氨酸和甲硫氨酸等合成蛋白质时，需要铬参与。在 DNA 和 RNA 的结合部位发现有铬，提示铬在核酸的代谢或结构中发挥作用。由于铬参与核酸和蛋白质代谢，能促进儿童生长发育。

#### 3. 预防动脉硬化

铬影响脂肪和胆固醇的代谢，具有降低血液胆固醇的作用，减少胆固醇在动脉血管壁上的沉积。

## （二）　吸收与代谢

有机铬较易吸收，而无机铬吸收率很低。同时草酸、植酸等干扰铬吸收，而维生素 C 能促进铬的吸收。铬主要在小肠内吸收，进入血液后主要与运铁蛋白结合，少部分与白蛋白结合，然后转运到全身各组织器官。摄入人体的铬主要随尿液排出，少量从胆汁和小肠经粪便排出，微量通过皮肤排出。

### （三） 缺乏

铬缺乏主要引起葡萄糖耐量降低，生长停滞，动脉粥样硬化和冠心病发病率增高。

### （四） 参考摄入量与食物来源

#### 1. 参考摄入量

中国营养学会 2013 年制订了不同年龄人群铬的适宜摄入量（表 1 - 24）。成年人 AI 为 30μg/d，孕妇怀孕期间铬需求量增加，孕中期增加 4.0μg/d，孕晚期增加 6.0μg/d，乳母每天需要量增加 7.0μg。

表 1 –24　　　　　　　　　不同人群铬的适宜摄入量 （AI）　　　　　　　单位：μg/d

| 年龄 | 铬 | 年龄 | 铬 | 年龄 | 铬 |
|---|---|---|---|---|---|
| 0 ~ | 0.2 | 11 ~ | 30 | 80 ~ | 30 |
| 0.5 ~ | 4.0 | 14 ~ | 35 | 孕妇（早） | +1.0 |
| 1 ~ | 15 | 18 ~ | 30 | 孕妇（中） | +4.0 |
| 4 ~ | 20 | 50 ~ | 30 | 孕妇（晚） | +6.0 |
| 7 ~ | 25 | 65 ~ | 30 | 乳母 | +7.0 |

#### 2. 食物来源

铬的最好来源一般是整粒的谷类、豆类、肉和乳制品。谷类经加工精制后铬含量大大减少。啤酒酵母、家畜肝脏不仅含铬量高而且活性高。红糖中铬的含量高于白糖。

## 十一、氟

正常成人体内氟（fluorine）含量为 2 ~ 3g，约有 90% 积存于骨骼及牙齿中，少量存在于内脏、软组织及体液中。氟已被证实是唯一能降低儿童与成年人龋齿患病率和减轻龋齿病情的营养素。血中氟浓度一般为 0.04 ~ 0.4μg/mL，受膳食显著影响。

### （一） 生理功能

#### 1. 增强骨骼，预防骨质疏松症

氟在骨骼与牙齿形成中具有重要作用。氟能与骨盐结晶（羟磷灰石）表面的离子进行交换，形成氟磷灰石而成为骨盐的组成部分。骨盐中氟多时，骨质坚硬，而且适量的氟有利于钙和磷的利用及在骨骼中的沉积，可加速骨骼形成，促进生长，维护骨骼的健康。

#### 2. 防止龋齿

氟是牙齿的重要成分，氟被牙釉质中的羟磷灰石吸附后，在牙齿表面形成一层抗酸性腐蚀的、坚硬的氟磷灰石保护层，有防止龋齿的作用。

### （二） 吸收与代谢

食物和水中的氟摄入后主要在胃部吸收。氟的吸收很快，吸收率也很高。铝盐、钙盐可降低氟在肠道中的吸收，而脂肪可增加氟的吸收。氟以离子形式被运送到全身组织，容易透过细胞膜。骨组织中氟离子能迅速与骨表面的 $OH^-$ 或 $CO_3^{2-}$ 交换形成氟磷灰石而进入骨骼。约80%

的氟经肾脏排出，其余部分则主要随粪便排出。也有极少部分随乳汁、毛发等途径排出。

### （三）　缺乏与过量

氟缺乏时，由于不能形成氟磷灰石而使羟磷灰石结构得不到氟磷灰石的保护，牙釉质易被微生物、有机酸和酶侵蚀而发生龋齿，并可导致骨质疏松、骨骼生长缓慢。

氟摄入过量可引起急性或慢性中毒，急性氟中毒的症状和体征为恶心、呕吐、腹泻、腹痛、心功能不全、惊厥、麻痹以及昏厥。长期摄入低剂量氟会造成氟斑牙，而长期摄入高剂量氟则可引起氟骨症。

### （四）　参考摄入量与食物来源

1. 参考摄入量

中国营养学会2013年制订了不同年龄人群氟的适宜摄入量。其中成年人的AI为1.5mg/d，可耐受的最高限量UL值为3.5mg/d。如表1-25所示。

表1-25　　　　　　　　不同人群氟的适宜摄入量　（AI）　　　　　　单位：mg/d

| 年龄 | 氟 | 年龄 | 氟 | 年龄 | 氟 |
|------|------|------|------|------|------|
| 0 ~ | 0.01 | 11 ~ | 1.3 | 80 ~ | 1.5 |
| 0.5 ~ | 0.23 | 14 ~ | 1.5 | 孕妇（早） | +0 |
| 1 ~ | 0.6 | 18 ~ | 1.5 | 孕妇（中） | +0 |
| 4 ~ | 0.7 | 50 ~ | 1.5 | 孕妇（晚） | +0 |
| 7 ~ | 1.0 | 65 ~ | 1.5 | 乳母 | +0 |

2. 食物来源

大部分食品氟含量较高。饮水是氟的重要来源，水中氟含量因地区而异。通常，动物性食品中氟含量高于植物性食品，海洋动物性食物氟含量高于淡水及陆地食物，鱼和茶叶氟含量很高。

# 第八节　水

## 一、　人体内水的含量

水是人体需要量最大、最重要的营养素。只要有足够的饮水，人不吃食物仍可存活数周；但若没有水，数日便会死亡。水是人体最主要的成分，水约占成年人体质量的65%。人体水分含量受年龄与性别影响，一般男性体水分含量多于女性，年幼者高于年长者。新生儿体内水分含量可达总质量的75%，而老年人体内水分仅占总质量的50%。

水在人体各组织中分布并不均匀，如骨骼和软骨含水约22%，脂肪组织含水20%左右，肌肉中含水76%，血液中水分高达83%。因此，肌肉发达、体型消瘦者体内水分含量高于肥胖者。

# 二、 生 理 功 能

## （一） 水是原生质的重要成分

原生质是细胞的主体，许多生理过程都在原生质中进行。原生质的主要成分是蛋白质，蛋白质与水之间的亲和力是维持原生质胶态的主要因素。只有保持原生质呈溶胶状态才能进行正常代谢。如果含水量减少并导致原生质失水，原生质会由溶胶状态变为凝胶状态，可能引发细胞结构的破坏并导致细胞生理活动显著降低，甚至停止。

## （二） 水是生物体内化学作用的介质

水是良好的溶剂，多数无机物和有机物都能溶于水，即使不溶于水的物质如脂肪也能在适当条件下分散于水中形成乳浊液。同时，水的介电常数大，能促进电解质的解离，因此，水是体内生物化学反应必不可少的介质，而且水也参与一些生化反应，离开水，生化反应将无法进行。

## （三） 水是生物体内物质运输的载体

水是人体组织和细胞所需的营养和代谢物在体内转运的载体。以水为主要成分的血液和组织液是人体内的"运输工具"，它们能将从食物中吸收的各种营养素运送到身体各部位的细胞，同时将细胞代谢产生的废物运送到肾脏和肺，经尿液和呼吸排出体外。1d 透过细胞膜的液体总交换量约为 48L。

## （四） 水是体温的稳定剂

水的密度高，热容量大，因此当体内热量增减时不致引起体温的波动。水的蒸发潜能大，当气温升高或身体剧烈运动产热过多时，机体通过汗液蒸发可散发大量热量，从而避免体温过度升高。

## （五） 水是体内摩擦的润滑剂

人以体液的形式在身体需要活动的部位起着润滑剂作用。例如，泪液可减轻眼球与眼睑间的摩擦及防止眼角膜干燥，唾液可湿润咽喉，关节液可减轻骨端间的摩擦。

此外，水还可以滋润皮肤，使其柔软并有伸缩性。

# 三、 人体对水的需要量与水平衡

## （一） 人体对水的需要量

人体与外界不断进行物质交换，其中水交换量最大。人体每日所需要的水量随年龄、气候和劳动强度等因素的不同而不同。为维持体内水的恒定，摄入的水量必须能够补偿经呼吸、皮肤蒸发和尿粪等途径排出的水量，以保持水平衡。一般而言，婴幼儿每千克体重每天需水约110mL；少年儿童每千克体重每天需水约 60mL；成年人每天每千克体重需水 40mL。所以，一个体重 60kg 的成年人每天需水约 2500mL。

## （二） 人体水分的来源

人体需要的水由三方面供给：液态食物、固态食物和代谢水。

1. 液态食物

液态食物包括茶水、汤汁和其他液体，是人体水的主要来源。正常环境温度条件下，人一般通过饮水摄入约 1200mL 水。但当气候炎热或剧烈运动大量出汗时，人体需大量补水，日需饮水可达5000mL。

**2. 固态食物**

固态食物是各种食物中所含的水。成年人正常膳食中固体食物产生约1000mL水，占人体需水量的30%左右。

**3. 代谢水**

代谢水是碳水化合物、蛋白质和脂肪在体内氧化分解时产生的水。在体内氧化时，每100g碳水化合物产水60mL，蛋白质产水41mL，脂肪产水107mL，混合膳食每天约产水300mL。

### （三）人体水分的排泄

人体水分主要通过以下途径排出体外。

**1. 尿液**

尿液是人体水分重要排泄途径，一个成年人普通膳食时每天通过尿液排出约1500mL水。尿液是人体代谢产物的排泄形式，溶解着蛋白质、核酸等的代谢终产物尿素、尿酸以及电解质等。

**2. 皮肤蒸发**

人体经皮肤每天排出水分约500mL。皮肤蒸发有两种形式，其一是隐性蒸发，在较冷的环境中通过皮肤散失水分；其二是出汗，出汗与环境温度和活动强度有关，出汗伴随着电解质流失，因此，高温作业者在补充水分时最好饮用淡盐水，以补充损失的盐分。

**3. 肺呼吸**

人体通过呼吸每天排出水分约350mL。

**4. 粪便**

人体每天经粪便排出水约150mL。消化道每天分泌的消化液有8000mL左右，其中大多数在完成消化作用后在大肠内被吸收。

总的来说，水的摄入量等于排出量，两者维持动态平衡。若过量饮水或饮水不足都可影响人体健康。如表1-26所示。

表1-26　　　　　　　　　　一般成年人每日水的平衡量

| 来源 | 数量/mL | 排出途径 | 数量/mL |
| --- | --- | --- | --- |
| 饮水或汤 | 1200 | 肾脏（尿） | 1500 |
| 固态食物 | 1000 | 皮肤（蒸发） | 500 |
| 代谢水 | 300 | 肺（呼吸） | 350 |
|  |  | 肠道（粪便） | 150 |
| 合计 | 2500 | 合计 | 2500 |

资料来源：《中国居民膳食营养素参考摄入量（2013）》。

### （四）水代谢异常

**1. 人体水缺乏**

与食欲相反，人喝水的欲望不太强烈。当人体水分丢失体重的2%（轻度脱水）时才会产生口渴，这一机制常常会导致大多数人饮水不足。脱水易感人群是婴儿、老人和运动员，这些人不能充分表达渴感，或者不能感觉到口渴。

轻度脱水时人体会感到疲劳、劳动能力降低、口干舌燥。严重脱水时出现吞咽困难、身体摇摆、笨拙、皮肤起皱、眼睛下沉和视力模糊、排尿疼痛、皮肤麻木等，当失水超过体重 20% 时就会危及生命。

2. 水中毒

在损失水分和电解质的情况下，如手术、外伤等，给病人大量补充水分会产生水中毒，特别是合并发生肾功能不全和激素不平衡时，中毒状况更为严重。随后出现的细胞内液增加会引起大脑组织水肿，伴随头疼、恶心、呕吐、抽搐甚至死亡。

3. 饮水与癌症

人们当前的饮水习惯将决定 10 年后的健康状况。WHO 调查发现，人类疾病的 80% 与饮水有关。以色列、英国和美国开展的研究发现，液体的摄入与一些癌症的发生有直接关系。如果摄入的水分充足，发生膀胱、前列腺、肾脏、睾丸、输尿管、肾盂、结肠和乳腺等癌症的风险会降低。美国西雅图和华盛顿等地的研究发现，1d 喝水多于 5 杯的妇女比 1d 喝 2 杯或更少的水的妇女患结肠癌的风险降低 45%。

## 四、　健康水的标准

世界卫生组织公布了健康水的七项国际标准。

（1）不含任何对人体有毒、有害及有异味的物质。

（2）水的硬度在 30～200mg/L（以碳酸钙计）。

（3）人体所需的矿物质含量适中。

（4）pH 呈弱碱性（pH7～8）。

（5）水中的溶解氧及二氧化碳含量适中。

（6）水分子团小。

（7）水的营养生理功能强。

### 🔍 思考题

1. 蛋白质、脂类和碳水化合物各有何生理功能？

2. 氮平衡在指导蛋白质的消费方面有何意义？正常成年人蛋白质摄入过多有什么危害？

3. 简述蛋白质的互补作用，实现其互补的主要措施有哪些。

4. 评价蛋白质营养价值的指标有哪些？利用蛋白质的互补作用可以改善哪些指标？

5. 提高低质蛋白质营养价值的方法有哪些？

6. 脂肪酸有哪几种分类方法？何谓 $\omega-3$ 脂肪酸和 $\omega-6$ 脂肪酸？

7. 必需脂肪酸有哪些重要生理功能？

8. 如何评价食用油的营养价值？

9. 碳水化合物分为哪几类？它有何生理功能？

10. 人体能量消耗包括哪些方面？长期能量摄入不平衡会导致什么后果？

11. 影响基础代谢的因素有哪些？

12. 三大产能营养素作为人体能源有何特点？

13. 维生素有何共同特点？简述导致其缺乏的原因。

14. 脂溶性维生素和水溶性维生素有哪些异同点？

15. 维生素 D 和钙的生理功能是什么？缺乏后会导致什么疾病？

16. 维生素 A 具有哪些生理功能？缺乏时会引起哪些典型症状？

17. 什么是微量元素？它们有什么共同特点？

18. 矿物质的生理功能有哪些？导致矿物质缺乏的主要原因有哪些？

19. 锌具有哪些生理功能？缺乏时会引起哪些典型症状？

20. 影响钙吸收的因素有哪些？

21. 为什么建议老人和儿童要适当多晒太阳？

22. 铁的吸收形式是什么？影响铁的吸收因素有哪些？

23. 简述水的生理功能。

24. 哪些营养素具有抗氧化作用？

25. 导致机体贫血的主要营养素有哪些？其引起贫血的主要原因是什么？

第二章

CHAPTER

**2**

# 食物的消化与吸收

[内容提要]

　　本章主要介绍食物消化与吸收的基本概念和类型、人体消化系统的组成和功能，人体内营养物质的消化、吸收和输送等内容。

## 第一节　概　述

### 一、消化与吸收简介

　　人体必须从外界摄取营养物质，作为生命活动的能量来源，满足发育、生长、生殖、组织修补等一系列新陈代谢活动的需要。我们日常所吃的食物中的营养成分，主要包括蛋白质、脂肪、糖类、维生素、无机盐和水，除了游离态的维生素和无机盐以及水可被直接吸收外，蛋白质、脂肪和糖类都是复杂的大分子有机物，均不能被机体直接吸收利用，必须先在消化道内经过分解成为结构简单的小分子物质，才能通过消化道的黏膜进入血液，被送到身体各处供组织细胞利用。食物在消化道内被分解成结构简单、可被吸收的小分子物质的过程称为消化（digest）。食物经过消化后，透过消化道黏膜上皮细胞进入血液和淋巴液的过程称为吸收（absorb）。消化和吸收是两个紧密相连的过程。

　　消化和吸收是人体获得营养维持生命的重要功能。食物在胃肠道内经过一系列复杂的消化分解过程，成为小分子物质，被肠道吸收，肝脏加工，变为体内物质，供全身组织利用；其余未被吸收和无营养价值的残渣构成粪便，被排出体外。

#### （一）消化

　　消化是机体通过消化道的运动和消化腺分泌物的酶解作用，使大块的、分子结构复杂的食物，分解为能被吸收的、分子结构简单的小分子化学物质的过程。消化有利于营养物质通过消化道黏膜上皮细胞进入血液和淋巴，从而为机体的生命活动提供营养。

消化分为机械性消化和化学性消化。

机械性消化是通过消化道壁肌肉的收缩活动，将食物磨碎，使之与消化液充分混合，并使消化了的食物成分与消化道壁紧密接触而便于吸收，使不能消化的食物残渣由消化道末端排出体外。它包括食物经过口腔的咀嚼、牙齿的磨碎、舌的搅拌、吞咽、胃肠肌肉的活动，将大块的食物变成碎小的，使消化液充分与食物混合，并推动食团或食糜下移，从口腔推移到肛门。化学性消化是通过消化腺分泌的消化液对食物进行化学分解，使之成为可被吸收的小分子物质的过程。由消化腺所分泌的消化液，将复杂的各种营养物质分解为肠壁可以吸收的简单的化合物，如糖类分解为单糖，蛋白质分解为氨基酸，脂类分解为甘油及脂肪酸。然后这些分解后的营养物质被小肠吸收进入体内，进入血液和淋巴液。机械性消化和化学性消化两种功能同时进行，协调合作，共同完成消化过程。

化学性消化还可分为细胞内消化和细胞外消化。

原生动物和海绵动物是先把食物吞入细胞内，再借助于酶，把食物消化掉。这种消化方式称做细胞内消化。腔肠动物，如水螅的内胚层细胞，能进行细胞内消化，又能分泌消化酶到消化腔中去消化食物。后一种消化，因为是在细胞外进行的，所以叫作细胞外消化。从线形动物开始，消化作用完全在消化道内进行，完全实行细胞外消化。消化道末端向外开口为肛门，不能消化的食物残渣由此排出。

从消化方式的进化趋势上看，细胞外消化属高级形式，它不仅可以利用大量的较大体积的食物，而且更重要的是扩大了食物的种类范围。

## （二）吸收

吸收是指机体从环境中摄取营养物质到体内的过程。单细胞动物直接从生活的环境中摄取营养物质；多细胞动物消化道（腔）内，各种食物的消化产物和水分、盐类等物质通过消化道上皮细胞进入血液和淋巴的过程，以及脊椎动物肾小管中的物质重新转运到血液，都属于吸收。吸收的方式多种多样，但都是为了供应机体营养和保持机体内环境的恒定。

无论是单细胞生物还是高等动物，营养物的吸收过程都是物质分子穿过细胞膜进入细胞内，或再从细胞内穿过另一侧的细胞膜离开细胞，进入组织液或血液。随着生物的进化，对不同物质的专一性的特殊吸收机制占有更重要地位。以哺乳动物的小肠吸收为例，可将吸收的一般机制归纳为三种。

### 1. 被动吸收

被动吸收是通过滤过、渗透、单纯扩散和易化扩散（需要载体）等几种形式，将消化了的营养物质吸收进入血液和淋巴系统。这种吸收形式不需要消耗机体能量；一些分子质量小的物质，如简单多肽、各种离子、电解质和水等的吸收即为被动吸收。

（1）单纯扩散　即物质的分子从浓度高的区域进入浓度低的区域。细胞膜是处于细胞内液和细胞外液之间的一层脂质膜，因此，只有能溶于脂质的物质分子，才有可能由膜的高浓度一侧向低浓度一侧扩散（又称弥散）。单纯扩散方式的吸收过程不消耗能量，物质分子依浓度梯度或电位梯度移动。单纯扩散不是小肠吸收营养物质的重要方式。

（2）易化扩散　物质分子在细胞膜内的特异性蛋白质分子（载体）协助下，通过细胞膜的扩散过程，这种易化扩散同单纯扩散一样，也是从浓度高的一侧，通过膜而透向浓度低的一侧。某些非脂溶性的物质的吸收即通过这种方式。易化扩散不需要消耗代谢能量。

## 2. 主动吸收

与被动吸收相反，必须通过机体消耗能量，是依靠载体来完成的一种逆浓度梯度或电化学梯度的物质转运形式。例如，小肠内的葡萄糖和氨基酸就是以主动方式逆浓度差转运的。主动吸收形式是高等动物吸收营养物质的主要方式。

## 3. 内吞

一种原始的摄入食物的方式。是通过细胞膜的内陷包围食物颗粒或伸出伪足把食物颗粒卷入细胞内。按输入物的大小、物质状态以及特异性程度等，一般将内吞分为吞噬（phagocytosis，内吞物为固体）、胞饮（pinocytosis，内吞物为液体）以及受体介导内吞（receptor mediated endocytosis）3 种。受体介导内吞是细胞依靠细胞表面的受体特异性地摄取细胞外蛋白或其他化合物的过程。细胞表面的受体具有高度特异性，与相应配体（被内吞的分子）结合形成复合物，继而此部分质膜凹陷形成有被小窝，小窝与质膜脱离形成有被小泡，将细胞外物质摄入细胞内。通过受体介导的内吞作用进入细胞的配体有多种，其中蛋白质类约有 50 种，包括某些激素（如胰岛素）、生长因子（如表皮生长因子）、细胞因子（如干扰素）以及营养物质（如低密度脂蛋白）等。通过内吞作用可使细胞吸收某些完整的脂类和蛋白质。内吞也是新生儿从初乳中吸收抗体的方式。这种未经消化的蛋白质进入体内可能是某些人食物过敏的原因。

消化道不同部位的吸收能力有很大差异，这主要与消化道各部位的组织结构、食物在该部位停留时间的长短和食物被分解的程度等因素有关。在正常情况下，口腔和食管基本上没有吸收功能，胃仅能吸收少量的水、无机盐和酒精。小肠吸收葡萄糖、氨基酸、甘油、脂肪酸、大部分水、无机盐和维生素。大部分营养成分在小肠内已吸收完毕，小肠内容物进入大肠时可被吸收的物质已经很少。大肠主要吸收水分、无机盐和部分维生素。

# 二、 消化系统简介

机体消化食物和吸收营养素的部分总称消化系统（digestive system）。消化系统分为消化道（digestive tract）和消化腺（digestive gland）两大部分。消化道包括口腔、咽、食管、胃、小肠、大肠和肛门等各段；消化腺则有唾液腺、胃腺、小肠腺、胰腺和肝脏等。消化系统的主要功能是消化食物、吸收营养素和排出食物残渣。此外，消化黏膜上皮制造和释放多种内分泌激素和肽类，与神经系统一起共同调节消化系统的活动和体内的代谢过程。

## （一） 消化道

消化道有两处膨大——胃和降结肠，它们分别具有储存食物和粪便的功能。人消化道总长为 6 ~ 7m，其中从门齿到胃出口部长为 75cm，小肠长 4 ~ 5m，结肠约 1m，直肠为 20 ~ 25cm。除口腔外，一般可分 4 层，由里向外，依次为黏膜、黏膜下层、肌层和外膜。黏膜经常分泌黏液，使腔面保持滑润，可使消化道壁免受食物和消化液的机械损伤和化学侵蚀。消化道有的部位上皮下陷，形成各种消化腺，大部分消化道黏膜均形成皱褶，小肠黏膜的皱褶上还有指状突起——绒毛。这些结构使消化道的内表面积大大增加，有利于吸收。

## （二） 消化腺

根据消化腺分布的位置可分为大、小两种类型。小消化腺局限于消化道的管壁内，如唇腺、舌腺、食管腺、胃腺和肠腺等。大消化腺位于消化道壁之外，它包括唾液腺（腮腺、舌下腺、颌下腺）、胰腺和肝脏。

### （三） 消化道的吸收

消化道的不同部分吸收的能力和吸收速度是不同的，这主要取决于该部分消化道的组织结构以及食物在该部分的成分和停留的时间。口腔和食管不吸收食物。胃只吸收酒精和少量水分。大肠主要吸收水分和盐类，实际上小肠内容物进入大肠时可吸收的物质含量不多。小肠是吸收的主要部位。人的小肠黏膜的面积约 $10m^2$，食物在小肠内被充分消化，可被消化吸收；食物在小肠内停留的时间较长，这些都是小肠吸收的有利条件。小肠不仅吸收被消化的食物，而且吸收分泌入消化道腔内的各种消化液所含的水分、无机盐和某些有机成分。因此，人每天由小肠吸收的液体量可达 $7~8L$。

营养素通过肠上皮细胞进入体内的途径有两条：一条是进入肠壁的毛细血管，直接进入血液循环，如葡萄糖、氨基酸、甘油和甘油一酯、电解质和水溶性维生素等，主要是通过这条途径吸收的；另一条途径是营养素进入肠壁的毛细淋巴管，经淋巴系统再进入血液循环，如大部分脂肪酸和脂溶性维生素是循这条途径间接进入血液的。

在消化过程中，消化系统各部分的活动是紧密联系、相互协调的。如消化道运动增强时，消化液的分泌也增加，使消化和吸收得以正常进行。又如食物在口腔内咀嚼时，就反射性地引起胃、小肠运动和分泌的加强，为接纳和消化食物作准备。消化系统各部分的协调，是在中枢神经系统控制下，通过神经和体液两种机制的调节实现的。

在机体内，消化系统的活动与循环、呼吸、代谢等有着密切的联系。在消化期内，循环系统的活动相应加强，流经消化器官的血量也增多，从而有利于营养物质的消化和吸收。相反，循环系统功能障碍，将会严重影响消化和吸收功能的正常进行。精神焦虑、紧张或自主性神经系统功能紊乱，都会引起消化道运动和消化腺分泌的失调，进而产生胃肠组织的损伤。

# 第二节　人体消化吸收系统

## 一、消　化　道

消化道是一条起自口腔延续为咽、食道、胃、小肠、大肠，终于肛门的很长的肌性管道，据位置、形态、功能不同可分为口腔、咽、食管、胃、小肠、大肠及肛门等。在临床上，常把消化道分为上消化道和下消化道。

Treitz 韧带，又称十二指肠悬韧带，从膈肌右角有一束肌纤维索带向下与十二指肠空肠曲相连，将十二指肠空肠固定在腹后壁。Treitz 韧带为确认空肠起点的重要标志。上、下消化道的区分是人为的，它是根据其在 Treitz 韧带的位置不同而分的。位于此韧带以上的消化道称为上消化道，Treitz 韧带以下的消化道称为下消化道。上消化道包括口腔、咽、食管、胃、十二指肠；下消化道包括空肠、回肠和大肠。

### （一） 上消化道的功能

1. 口腔

口腔由口唇、颊、腭、牙、舌和口腔腺组成。口腔受到食物的刺激后，口腔内腺体即分泌唾液，嚼碎后的食物与唾液搅和，借唾液的滑润作用通过食管。唾液中的淀粉酶能部分分解碳水化合物，能将淀粉分解成麦芽糖。

2. 咽

咽是呼吸道和消化道的共同通道，咽依据与鼻腔、口腔和喉等的通路，可分为鼻咽部、口咽部、喉咽部三部分。咽的主要功能是完成吞咽这一复杂的反射动作。

3. 食管

食管是一长条形的肌性管道，全长为 25 ~ 30cm。食管有三个狭窄部分，这三个狭窄部分易滞留异物，也是食管癌的好发部位。食管的主要功能是运送食物入胃，其次有防止呼吸时空气进入食管，并有阻止胃内容物逆流入食管的作用。

4. 胃

胃分胃贲门、胃底、胃体和胃窦四部分，胃的总容量为 1 ~ 3L。胃壁黏膜中含大量腺体，可以分泌胃液，胃液呈酸性，其主要成分有盐酸、钠、钾的氯化物、消化酶、黏蛋白等，胃液的作用很多，其主要作用是消化食物、杀灭食物中的细菌、保护胃黏膜以及润滑食物，使食物在胃内易于通过等。胃液中的胃蛋白酶将蛋白质初步消化，胃能吸收部分水、无机盐和酒精。胃的主要功能是容纳和消化食物。由食管进入胃内的食团，经胃内机械性消化和化学性消化后形成食糜，食糜借助胃的运动逐次被排入十二指肠。

5. 十二指肠

十二指肠为小肠的起始段。长度相当于本人十二个手指的指幅（为 25 ~ 30cm），因此而得名。十二指肠呈 C 型弯曲，包绕胰头，可分为上部、降部、下部和升部四部分。其主要功能是分泌黏液、刺激胰消化酶和胆汁的分泌，为蛋白质的重要消化场所等。胰液和肠液中的酶将蛋白质分解为氨基酸，将淀粉分解为葡萄糖，将脂肪分解为脂肪酸和甘油。

（二）下消化道的功能

1. 空肠、回肠

空肠起自十二指肠空肠曲，下连回肠，回肠连接盲肠。空肠、回肠无明显界限，空肠的长度占全长的 2/5，回肠占 3/5，两者均属小肠。空肠、回肠的主要功能是消化和吸收食物。

2. 大肠

大肠为消化道的下段，包括盲肠、阑尾、结肠和直肠四部分。成人大肠全长 1.5m，起自回肠，全程形似方框，围绕在空肠、回肠的周围。大肠的主要功能是进一步吸收水分和电解质，形成、储存和排泄粪便，吸收少量水、无机盐和部分维生素。

（1）结肠 主要功能是吸收水分和电解质，形成、储存和排泄粪便。

（2）直肠 主要功能是支撑及容纳粪便的作用。

## 二、消 化 腺

消化腺的主要功能是分泌消化液，分为小消化腺（腺组织）和大消化腺（独立的器官）两种。小消化腺分散在消化道各部的管壁内，大消化腺有三对唾液腺（腮腺、下颌下腺、舌下腺）、肝和胰，它们位于消化道壁外，借助导管将分泌物排入消化道内。消化腺分泌的消化液由水、无机盐和少量有机物组成，其中消化酶最重要的成分之一。

消化系统共有五种消化腺。①唾液腺：分泌唾液，将部分淀粉初步水解成麦芽糖；②胃腺：它是由胃壁内黏膜上皮凹陷而形成的，胃腺开口在胃壁的内表面，能分泌胃液，将蛋白质初步分解成多肽；③肝脏：它是人体内最大的腺体，成人的肝重约 1.5kg。肝脏是人体健康的大总管，具有多方面的生理功能，是三大产能营养素的代谢中心。肝脏能够分泌胆汁，并将其储存在胆囊内。当摄入食物时，可以反射性地引起胆囊收缩，胆汁经过总胆管流入十二指肠，可将大颗粒脂肪乳化成小颗粒脂肪；④胰脏：分泌胰液，胰液是对糖类，脂肪，蛋白质都有消化作用的消化液；⑤肠腺：它包括小肠腺和大肠腺，其中小肠腺是有由小肠壁内黏膜上皮凹陷而形成的，开口于相邻的两个小肠绒毛之间，分泌含有许多消化酶的肠液，可将麦芽糖分解成葡萄糖，将多肽分解成氨基酸，将小分子的脂肪分解成甘油和脂肪酸，对糖类，脂肪，蛋白质的消化具有重要作用。如图 2 - 1 所示。

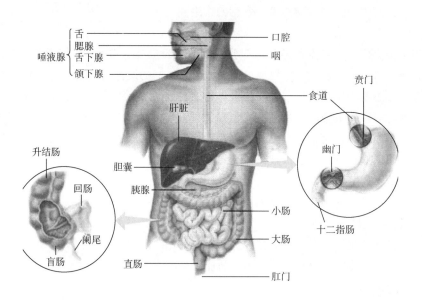

图 2 - 1　人体消化系统

# 三、消　化　液

消化液是在消化系统中由消化腺分泌的帮助食物在体内消化吸收的液体，按其在消化系统中部位以及消化腺的不同，分为唾液、胃液、胆汁、胰液、小肠液和大肠液。不同的消化液的成分及其功能都不同。

## （一）唾液的成分及作用

1. 成分

pH 为 6.6～7.1，其中水分约占 99%，有机物主要为黏液蛋白，还有唾液淀粉酶和少量无机盐（$Na^+$、$K^+$、$Ca^{2+}$、$Cl^-$、$HCO_3^-$ 及微量 $CNS^-$），另有少量气体如 $N_2$、$O_2$ 和 $CO_2$ 等。正常人日分泌唾液 1～1.5L。

2. 作用

湿润与溶解食物并刺激味蕾引起味觉；清洁和保护口腔的作用；唾液淀粉酶可使淀粉水解成麦芽糖，对食物进行化学性消化。

## （二）胃液的成分及作用

主成分是水、HCl、$Na^+$、$K^+$ 等无机物，以及胃蛋白酶（原）、黏蛋白等有机物。纯净胃液是一种无色透明的酸性液体（pH 为 0.9～1.5）。正常人日分泌胃液 1.5～2.5L。

1. 胃酸

由胃腺壁细胞分泌，只有胃中才有此酸性分泌液。

作用：激活胃蛋白酶原，为其造成适宜的酸性环境，以利于水解蛋白质，抑制和杀灭胃内细菌。胃酸进入小肠后能刺激胰液和小肠液的分泌，并引起胆囊收缩排出胆汁。胃酸造成的酸性环境有助于小肠对 $Fe^{2+}$、$Ca^{2+}$ 的吸收。

2. 胃蛋白酶

主细胞分泌出来时为无活性的蛋白酶原，在盐酸的作用下被激活（最适 pH 为 2），是胃液中的主要消化酶。能将蛋白质进行初步水解。

3. 黏液

胃黏膜表面的上皮细胞和胃腺中的黏液细胞分泌，主成分是糖蛋白。在正常情况下胃黏膜表面常覆盖一层黏液，呈弱碱性，可中和盐酸和减弱胃蛋白酶的消化作用，故可保护胃黏膜，使其免于受到盐酸和蛋白酶的消化作用。同时，黏液还有润滑作用，可减少胃内容物对胃壁的机械损伤，对胃有保护作用。

4. 内因子

正常胃液中含"内因子"，是相对分子质量为 53000 的一种糖蛋白，与维生素 $B_{12}$ 结合并促进其吸收。

（三） 胆汁的成分及作用

成分：胆盐、胆色素、磷脂、胆固醇及黏蛋白等，无机物除水外，有 $Na^+$、$K^+$、$Ca^{2+}$、$HCO_3^-$。胆汁 pH 为 6.8~7.4。一般认为胆汁中不含消化酶。正常人日分泌胆汁 0.8~1L。

作用：实现其消化机能，对脂肪的消化吸收具有重要意义。

（四） 胰液的成分及作用

成分：无色无臭的碱性液体，pH 为 7.8~8.4。主要成分有 $NaHCO_3$ 和各种消化酶，如蛋白质酶（原）、淀粉酶、脂肪酶、磷脂酶、羧基肽酶（原）、核糖（脱氧）核酸酶等。正常人日分泌胰液 1~2L。

作用：对食物的消化有重要作用。胰液含大量 $NaHCO_3$，能中和由胃进入小肠的盐酸，使肠内保持弱碱性环境，以利肠内消化酶的作用。

（五） 小肠液的成分及作用

成分：pH 为 7.8 呈弱碱性。小肠中除含多种黏蛋白、肠激酶外，还含多种消化酶，此外还常混有脱落的上皮细胞、白细胞和微生物等。正常人日分泌小肠液 1~3L。

作用：进一步分解肽类、二糖和脂类使其成为可被吸收的物质。麦芽糖酶分解麦芽糖；乳糖酶分解乳糖。

（六） 大肠液的成分及作用

成分：分泌少量碱性液体，pH 为 8.3~8.4，主成分为黏液蛋白，保护黏膜和润滑粪便。正常人日分泌大肠液 0.5L。

作用：含酶很少，没有明显的消化作用。大肠内容物主要受细菌的分解作用。细菌所含的酶能使食物残渣与植物纤维素分解。对糖类和脂肪进行发酵式分解，蛋白质进行腐败式分解。正常情况下，机体一方面通过肝脏对这些毒物进行解毒作用，另一方面通过大肠将这些毒物排出体外。大肠内细菌还能合成少量维生素 K 和某些 B 族维生素。其中一部分可被人体吸收，对机体的营养和凝血有一定生理意义。

# 四、代谢物排泄

机体在新陈代谢中，不断产生对机体无用或有害的代谢产物，如不及时清除体外，就会在体内堆积对机体产生伤害，因此，机体必须通过排泄活动将其排泄出去。排泄就是指机体在新陈代谢过程中所产生的代谢终产物以及多余的水分和进入体内的各种异物，由排泄器官向体外输送的生理过程。机体的排泄器官主要是肾，其次是肺、皮肤、肝和肠。肾脏以尿的形式排出多种代谢终产物和某种异物，如尿素、尿酸、肌酐、马尿酸、水及进入体内的药物等。肺借助呼气排出 $CO_2$ 和少量水，以及一些挥发性物质。皮肤依靠汗腺分泌，排出一部分水和少量的尿素与盐类。肠和肝把胆色素和无机盐排入肠腔，随粪便排出体外。在这些器官中，由肾脏排出的代谢终产物不仅种类多，数量大，而且肾脏还可根据机体情况调节尿的质和量，因而肾脏的泌尿作用具有特别重要的意义。

## （一）肾单位

人两侧肾脏有 170 万～240 万个肾单位，每个肾单位包括肾小体和肾小管两部分。肾小体包括肾小球和肾小囊。肾小管则由近球小管、髓袢和远球小管三部分组成。集合管不包括在肾单位内，但在功能上和远球小管密切相关，在尿生成过程中，特别在尿液浓缩过程中起重要作用，每一集合管接受多条远曲小管运来的液体，许多集合管又汇入乳头管，最后形成的尿液经肾盏、肾盂和输尿管进入膀胱，由尿道排出体外。

## （二）尿液的生成

肾脏生成尿包括相互联系的两个过程，即肾小球的滤过作用和肾小管的重吸收、分泌和排泄作用。

### 1. 肾小球的滤过作用

当血液流经肾小球毛细血管时，血液中的成分除血细胞和大分子蛋白质外，其余的物质都能透过肾小球的膜进入肾小囊囊腔，这种滤过液称原尿。原尿中含有血浆中各种小分子物质如葡萄糖、Ca、P、K、Cl、尿素、尿酸等，含量与血浆中的含量接近。

### 2. 肾小管和集合管的重吸收、分泌和排泄作用

原尿生成后沿肾小管流入集合管，再汇入肾盂。在此过程中，原尿中的绝大部分水和有用物质将全部或部分被管壁上皮细胞重吸收进入组织间液，再重返血液。管壁上皮细胞对大多数营养素的重吸收是主动转运过程，存在饱和性，如原尿中某种营养素含量过高，超过了肾小管的重吸收能力，尿液中就会出现这种物质。如当血糖升高，通过肾小球滤过到原尿中的葡萄糖含量增多，超过肾小管的重吸收能力时，尿中就会出现葡萄糖。在重吸收的同时，管壁上皮细胞也向管腔分泌和排泄某些物质（如 $H^+$ 和 $NH_3$ 等物质）。经上述两个环节后，原尿成分发生改变成为终尿。终尿储存于膀胱，由尿道排出体外。

### 3. 尿液的排放

排尿活动是一种反射活动，当膀胱中尿量达一定程度时，膀胱受到牵拉产生神经冲动，产生排尿的欲望而排尿。

# 第三节　食物的消化与吸收

　　食物中的营养物质如淀粉、蛋白质、脂类等首先在消化道主要是小肠内被消化酶分解为小分子物质如淀粉分解为葡萄糖，蛋白质分解为氨基酸，DNA、RNA被分解为核苷酸等，脂肪被乳化为脂肪微粒或脂肪酸，之后被肠系膜静脉（主要是小肠系膜）吸收至血液中，再由血液经肝门静脉进入肝脏，肝脏主要对这些营养物质进行解毒和精加工等，比如将磷脂和蛋白质合成脂蛋白运出肝脏等，之后这些营养物质被心脏运往全身各处，供组织细胞利用。人体内营养物质输送路径按照下列顺序进行（图2-2）。

　　口—咽—食管— ｛胃—小肠（十二指肠、空肠、回肠）—大肠（盲肠、阑尾、结肠、直肠）｝—静脉（肠系膜）—肝—静脉—右心房—右心室—肺动脉—肺—肺静脉—左心房—左心室—动脉—组织细胞。

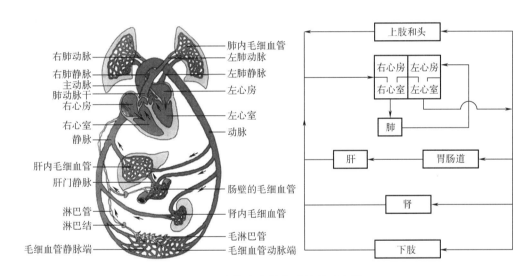

图2-2　人体内营养物质输送示意图

## 一、蛋白质的消化与吸收

　　蛋白质具有高度种属特异性，进入机体前必须先水解成氨基酸，然后再被吸收入体内，否则会产生过敏。部分蛋白质可通过内吞方式直接吸收，譬如母乳中的免疫蛋白，作为抗体，可被直接吸收，以增强婴幼儿的免疫力。蛋白质的消化作用主要在小肠中进行，由内肽酶的胰蛋白酶、糜蛋白酶及弹性蛋白酶，外肽酶的羧基肽酶及氨基肽酶协同作用，水解成氨基酸后即可被吸收。

　　未被消化吸收的氨基酸及蛋白质进入大肠后，在有害细菌作用下，生成许多对人体有害的物质，譬如吲哚、酚类、胺类和氨等，它们是一些肠癌的诱发因素，此过程称蛋白质的腐败作用。

### （一）蛋白质的消化

食物蛋白质的消化，是在多种蛋白酶的作用下实现的。这些酶皆属于水解酶，将蛋白质分子链的酰胺键切开，露出新的氨基和羧基末端，生成新的较小的肽链，有的切出氨基酸。分子质量很高的肽链曾称为朊和胨。

切割肽链的蛋白酶可分为两类，称为内肽酶和外肽酶。内肽酶的切点在肽链的内部，把大肽链切割成小肽链，具有切点识别特异性。内肽酶先识别出某氨基酸残基，再切开该氨基酸残基的酰胺键，切出以该氨基酸的羧基为羧基末端的新肽链来。外肽酶的切点在肽链的末端，也具有一定的位点识别特异性，一次切下一个氨基酸。外肽酶分为两类，一类从肽链的氨基末端切割，称为氨基肽酶（氨肽酶）；一类从肽链的羧基末端切割，称为羧基肽酶（羧肽酶）。外肽酶中专门切割由 2~6 个氨基酸残基构成的寡肽的酶，又称为寡肽酶。

1. 胃液的作用

胃液由胃腺分泌，是无色酸性液体，pH 为 0.9~1.5。胃液中含有胃蛋白酶原，在胃酸的作用下，方可被激活，变为有活性的胃蛋白酶。胃蛋白酶可将各种水溶性的蛋白质水解成和胨，产生的多肽和氨基酸较少。胃蛋白酶对乳中的酪蛋白尚有凝乳作用。

2. 胰液的作用

胰液由胰腺分泌，流入十二指肠，是无色、无臭的碱性液体，所含的蛋白酶也以酶原的形式存在，须活化后才变为有活性的酶。胰液的蛋白酶主要有两类：内肽酶（胰蛋白酶、糜蛋白酶和弹性蛋白酶）和外肽酶（羧肽酶 A 和羧肽酶 B），它们对肽链的识别位点各异，分述如下。

胰蛋白酶识别肽链中的碱性氨基酸（Lys、Arg）残基，切割出羧基端为碱性氨基酸的肽链。糜蛋白酶识别肽链中的芳香族氨基酸（Phe、Tyr）残基，生成羧基末端为芳香族氨基酸的肽链；有时也切割 Leu、Gln 和 Met 位点，生成相应的肽链。弹性蛋白酶的识别位点为肽链中的脂肪族氨基酸残基（如 Val、Leu、Ser 等）。羧肽酶 A 识别羧基末端为中性氨基酸的肽链，并且把该中性氨基酸切下。羧肽酶 B 识别羧基末端为碱性氨基酸的肽链，并把该碱性氨基酸切下。故糜蛋白酶和弹性蛋白酶产生的肽链可被羧肽酶 A 进一步水解；而胰蛋白酶产生的肽链可被羧肽酶 B 进一步水解。

大豆、棉子、花生、油菜子、菜豆等，特别是豆类中含有能抑制胰蛋白酶、糜蛋白酶等多种蛋白酶活性的物质，统称为蛋白酶抑制剂。这些抑制剂经高温处理可灭活，如常压蒸汽加热 30min，或 1kg 压力蒸汽加热 15~30min。

3. 肠黏膜细胞的作用

胰腺蛋白酶在小肠的水解产物中，仅 1/3 为氨基酸，其余为寡肽。原因是肠消化液中水解寡肽的酶较少；而在肠黏膜细胞的刷状缘和胞液中，却富含寡肽酶（氨肽酶和羧肽酶），刷状缘中的寡肽酶能水解各种由 2~6 个氨基酸残基构成的寡肽，而胞液中的寡肽酶主要水解二肽和三肽。

### （二）蛋白质的吸收

蛋白质的吸收，说的是其消化产物从肠液中如何通过肠黏膜进入肠壁、进入血液的，由血液循环系统转运到机体各处，供机体各组织器官使用的过程。其中关键的过程，是这些小分子物质如何跨膜进入肠黏膜细胞的，是机体内外的分界。由前所述，能进入肠黏膜细胞的不仅是氨基酸，还有数量更多的寡肽。一般认为四肽以上的蛋白质水解物不能直接进入肠黏膜细胞，当它们接触刷状缘时先被水解成二肽或三肽，吸收后在细胞液中最终水解成氨基酸。其中含有Pro 和 HO – Pro 的二肽，则只能在胞液中才能被水解，甚至还有少部分（约 10%）以二肽形式直接进入血液。

氨基酸被毛细血管吸收的速度很快，它们在肠液中的含量不超过 7%。有资料证明，肠黏膜对肠液中蛋白质天然形态水解物（1/3 氨基酸 + 2/3 寡肽）的吸收速度，远比对单纯混合氨基酸的吸收更快些。

肠黏膜细胞对氨基酸和寡肽的吸收为主动吸收，它们透过细胞膜的过程是个耗能需钠的生理过程。细胞壁上转运氨基酸或寡肽的载体蛋白与它们及钠离子形成三联体，将它们转运入细胞膜之内。之后 $Na^+$ 借助钠泵主动排出细胞膜外，使胞液的 $Na^+$ 浓度不至于升高，利于氨基酸或寡肽的不停吸收转运。

化学结构各异的氨基酸分子是被不同的转运系统吸收进入肠黏膜细胞的。中性氨基酸转运系统对中性氨基酸有高度亲和力，可转运芳香族氨基酸（Phe、Tyr、Trp）、脂肪族氨基酸（Ala、Ser、Thr、Val、Leu、Ile）、含硫氨基酸（Met、Cys）以及 His、Gln 等，部分 Gly 也靠这个系统转运。该系统的转运速度最快。各氨基酸的吸收速度排序为 Met > Ile > Val > Phe > Trp > Thr。碱性氨基酸转运系统转运 Lys 和 Arg，但转运速度慢，仅为中性氨基酸转运速度的 10%，Cys 也靠该系统转运。酸性氨基酸转运系统转运 Asp 和 Glu。亚氨基酸和甘氨酸转运系统转运Pro、HO – Pro 和 Gly，转运速度慢。又因含有这些氨基酸的二肽可直接吸收，故该系统在氨基酸吸收过程中的贡献不突出。

## 二、 脂类的消化与吸收

### （一） 脂类的消化

食物中脂类物质主要包括三脂酰甘油、磷脂、胆固醇及胆固醇酯，以三脂酰甘油为最多。脂类不溶于水，必须乳化后才能被消化吸收。

脂类的消化主要在小肠中进行。小肠中存在着小肠液及由胰腺和胆囊所分泌的胰液和胆汁。胰液中含有胰脂肪酶，可将脂肪分解为甘油和脂肪酸；胆汁中的胆酸盐能使不溶于水的脂肪乳化，有利于胰脂肪酶的作用。胆酸盐主要是由结合胆汁酸所形成的钠盐。脂肪消化后形成甘油、游离脂肪酸、单酰甘油酯以及少量二酰甘油酯和未消化的三酰甘油酯。短链和中链脂肪酸组成的三酰甘油酯容易分散和被完全水解，短链和中链脂肪酸循门静脉入肝。长链脂肪酸组成的三酰甘油酯经水解后，其长链脂肪酸在肠壁被再次酯化为三酰甘油酯，经淋巴系统进入血液循环。

摄食后，在食物脂类刺激下，胆汁及胰液分泌进入十二指肠。胆汁中的胆汁酸盐是较强的乳化剂，可使三脂酰甘油和胆固醇酯等疏水的脂质充分乳化并分散成细小的微团，从而增加消化酶与脂质接触的面积，有利于脂类的消化与吸收。胰液中含有辅脂酶、胰脂酶、磷脂酶 $A_2$ 及胆固醇酯酶等多种脂类物质水解酶。其中，辅脂酶是胰脂酶水解脂肪不可缺少的辅因子，它最初以酶原的形式，随胰液分泌进入十二指肠。在肠腔，辅脂酶原被胰蛋白酶从 N 端切下一个五肽分子而激活。虽然辅脂酶本身不具有脂肪酶活性，但分子内具有能与胰脂酶和三脂酰甘油结合的结构域，可以分别通过氢键及疏水键与它们同时结合。因此，辅脂酶具有将胰脂酶锚定于三脂酰甘油微团的水油界面上，促进三脂酰甘油水解生成一脂酰甘油和脂肪酸的作用。辅脂酶分子质量为 10ku，1 分子辅脂酶可以结合 1 分子胰脂酶。此外，磷脂酶 $A_2$ 催化磷脂 2 位上的酯键水解，可以生成脂肪酸及溶血磷脂；胆固醇酯酶催化胆固醇酯水解生成游离胆固醇及脂肪酸。脂类物质的消化产物主要包括一脂酰甘油、脂肪酸、胆固醇及溶血磷脂。这些产物经胆汁酸盐进一步乳化生成更小（直径约为 20nm）的混合微团。这种微团，极性更大，易于穿过小肠黏膜细胞表面的水屏障而被吸收。

### （二）脂类的吸收

脂类消化产物主要在十二指肠下端及空肠上段吸收。短链脂肪酸及中链脂肪酸构成的三脂酰甘油，在肠腔经胆汁酸盐乳化后，直接被吸收；吸收后在肠黏膜细胞内再被脂肪酶水解，最后直接以中、短链脂肪酸及甘油的形式，小部分被毛细血管吸收，大部分由毛细淋巴管吸收，经门静脉进入血循环。而长链脂肪酸及一脂酰甘油吸收入肠黏膜细胞后，在光面内质网脂酰 CoA 转移酶的催化下，由 ATP 供能重新合成三脂酰甘油。后者再与粗面内质网合成的载脂蛋白（apolipoprotein, Apo）$B_{48}$、C、AI、AIV 等以及磷脂、胆固醇结合形成乳糜微粒，经淋巴进入血循环。吸收率的大小依次为：短链脂肪酸 > 中链脂肪酸 > 不饱和长链脂肪酸 > 饱和长链脂肪酸。

食物中的游离胆固醇可由小肠黏膜上皮细胞吸收，胆固醇酯则经胰胆固醇酯酶水解成自由胆固醇后才可吸收。

影响胆固醇吸收的因素如下。

（1）高脂膳食具有促进胆汁分泌的作用，胆汁酸是促进胆固醇吸收的重要因素。

（2）膳食中饱和脂肪酸过高，可使血浆胆固醇升高，相反摄入较多不饱和脂肪酸，可使血浆胆固醇降低。

（3）植物食物中的谷固醇和膳食纤维可减少胆固醇的吸收，从而可降低血胆固醇。

（4）随着年龄的增长，血浆胆固醇有所增加。

## 三、碳水化合物的消化与吸收

碳水化合物的消化吸收分为两个主要形式：小肠消化和结肠发酵。消化吸收主要在小肠中完成。单糖直接在小肠被吸收；双糖经酶水解后再吸收；一部分寡糖和多糖水解成葡萄糖后吸收。在小肠不能消化的部分，到结肠经细菌发酵后再吸收。

### （一）小肠中的消化吸收

蔗糖和乳糖经红细胞膜表面的蔗糖酶和乳糖酶水解为葡萄糖、果糖和半乳糖。由小肠吸收到门静脉血中的糖都是单糖，但吸收速率各不相同。若以葡萄糖的吸收率为 100，则半乳糖为 110，果糖为 43，甘露糖为 19，木酮糖为 15，阿拉伯糖为 9。这些糖类的吸收均为主动转运过程。小肠黏膜上皮细胞刷状缘葡萄糖苷酶是可以诱导的，有证据表明，蔗糖摄入量的增加，提高了餐后胰岛素和胃肠多肽的应答，由于诱导了蔗糖酶的活性，因而也使蔗糖吸收率增加。小肠黏膜上皮细胞刷状缘葡萄糖苷酶缺乏，将引起相应碳水化合物吸收限制。乳糖酶缺乏普遍存在于非白人的人群，并常引起乳糖吸收不良。棉子糖和水苏糖在小肠中不能消化但可在结肠被细菌分解。双糖糖醇在小肠中酶的作用下部分的水解，单糖糖醇通过被动扩散吸收，比葡萄糖要少，如果量大可能到结肠发酵后再吸收。组成淀粉的直链和支链淀粉首先经口中唾液分泌的淀粉酶消化，到达小肠后，通过小肠上端胰腺分泌的淀粉酶继续被消化。胃酸可能也消化了一些碳水化合物，但淀粉酶适宜在中性介质中反应，在酸性条件下，淀粉酶失活，因此淀粉在胃中不能被消化，淀粉的消化主要发生在小肠。肠腔中胰腺分泌的胰淀粉酶最适合于碱性环境，有助于淀粉的消化反应。食物中的淀粉和糖原被胰淀粉酶作用于 $\alpha - 1, 4$ 糖苷键，使之水解成为 $\alpha$ - 糊精、麦芽寡糖、麦芽糖，再经小肠黏膜上皮细胞刷状缘 $\alpha$ - 糊精酶、麦芽糖酶等继续分解成为葡萄糖。

### （二） 结肠中的发酵

发酵是结肠的一个消化方式，指在小肠不消化的碳水化合物到达结肠后，被结肠菌群分解，产生氢气、甲烷气、二氧化碳和短链脂肪酸的一系列过程。这些气体经循环被转运到呼气和直肠中；发酵产生的物质如短链脂肪酸很快被肠壁吸收并被机体代谢，乙酸主要入血并被肝脏、肌肉和其他组织吸收，丙酸在反刍类动物中（如羊和牛）是葡萄糖的前体，但不是人类的主要代谢途径。丁酸能够调节上皮细胞的更新，从而影响细胞凋亡。不消化碳水化合物的代谢产物对肠道有良好的保护作用。

不消化的碳水化合物一方面在肠道菌的帮助下在结肠发酵，另一方面又进一步促进肠道特定菌群的生长繁殖，这类物质常称为"益生元"。"益生元"是指不消化的食物成分，并且这些成分可通过选择性地刺激一个或几个结肠生理性细菌的增殖和活性，对宿主产生有益的健康效应，如特异性地促进双歧杆菌或乳酸杆菌等益生菌的生长。

### （三） 碳水化合物类型与消化吸收的关系

碳水化合物的类型不同，消化吸收率不同，引起的餐后血糖水平也不同。食物血糖生成指数（GI）表示某种食物升高血糖效应与标准食品（通常为葡萄糖）升高血糖效应之比。GI 值越高，说明这种食物升高血糖的效应越强。不同的碳水化合物食物在肠胃内消化吸收的速度不同，而消化、吸收的快慢与碳水化合物本身的结构（如支链和直链淀粉）、类型（如淀粉或非淀粉多糖）有关。此外，食物的化学成分和含量，如膳食纤维、脂肪、蛋白质含量以及摄入食源多酚的种类和含量等，加工方式，如颗粒大小、软硬、生熟、稀稠及时间、温度、压力等对 GI 值都有影响。总之，越是容易消化吸收的食物，GI 值就越高。高升糖指数的食物对健康不利。高"升糖指数"的碳水化合物食物则会造成血液中的葡萄糖和胰岛素幅度上下波动。低"升糖指数"的食品，能大幅减少心脏疾病的风险。一般果糖含量和直链淀粉含量高的食物，GI 值偏低；膳食纤维高，一般 GI 值低，可溶性纤维也能降低食物 GI 值（如果胶和瓜尔豆胶），脂肪可延长胃排空和减少淀粉糊化，因此脂肪也有降低 GI 值作用；多数食源多酚能与碳水化合物及消化酶发生相互作用，引起消化减慢，有助于糖尿病患者血糖稳定。但是，值得注意的是，尽管脂肪含量高的个别食物（如冰淇淋）GI 值较低，但对糖尿病患者来说仍是应限制的食物。当血糖生成指数在 55 以下时，可认为该食物为低 GI 食物；当血糖生成指数在 55～75 时，该食物为中等 GI 食物；当血糖生成指数在 75 以上时，该食物为高 GI 食物。

单糖是碳水化合物在小肠中吸收的主要形式。单糖的吸收不是简单的扩散而是耗能的主动过程，通过小肠上皮细胞膜刷状缘的肠腔面进入细胞内再扩散入血。因载体蛋白对各种单糖的结合不同，各种单糖的吸收速率也就不同。单糖的主动转运与 $Na^+$ 的转运密切相关，当 $Na^+$ 的主动转运被阻断后，单糖的转运也不能进行。因此认为单糖的主动吸收需要 $Na^+$ 存在，载体蛋白与 $Na^+$ 和糖同时结合后才能进入小肠黏膜细胞内。单糖吸收的主要部位是在十二指肠和上段空肠，被毛细血管吸收后进入血液，经门静脉入肝脏，在肝内储存或参加全身循环。

碳水化合物经消化吸收后，在肠壁和肝脏几乎全部转变为葡萄糖，主要合成为肝糖原储存，也可氧化分解供给肝脏本身所需的能量。另一部分，则经肝静脉进入体循环，由血液运送到各组织细胞，进行代谢或合成糖原储存，或氧化分解供能，或转变成脂肪等。

葡萄糖被称为"首要燃料"，可直接被机体组织所利用。尤其是大脑神经系统需要大量的能量来维持活动，约有 1/5 的总基础代谢发生在脑中，所以葡萄糖是机体大脑主要且高效的能源。在正常环境中，大脑的神经系统并不储存能量，而是直接利用葡萄糖来维持生命活动，所以脑中没有糖原这个中间物。如果注射过量的胰岛素，会使葡萄糖骤然减少，并很快引起神经系统变化。当然，饥饿状态下，大脑也可以利用其他形式的燃料来维持生命活动。

## 四、 维生素、 矿物质的消化与吸收

游离态的维生素和矿物质不需消化可直接被吸收利用，结合态的维生素和矿物质需先水解释放再被吸收。水溶性维生素通常以简单扩散方式被动吸收，脂溶性维生素的吸收与脂类相似。矿物质可通过简单扩散方式被动吸收，也可以通过特殊转运途径主动吸收。维生素和矿物质吸收主要在小肠。

### 🔍 思考题

1. 详述人体消化系统的组成。
2. 按顺序详细列出人体消化道的组成。
3. 人体大的消化腺有哪些？其分泌液对食物消化各有何贡献？
4. 食物的消化有哪几种形式？各有何特点？
5. 食物的吸收有哪几种形式？各有何特点？
6. 产能营养素在人体内如何进行消化吸收？
7. 为何说小肠是食物消化和吸收的重要部位？

第三章

CHAPTER

# 膳食营养与健康

3

[内容提要]

　　本章主要介绍与膳食有关慢性病的基础知识、营养与人体动脉粥样硬化、高血压、糖尿病、肥胖症、痛风、肿瘤、衰老等慢性病的影响因素、膳食预防与控制原则以及基因个体特异性和营养基因组学等内容。

　　居民营养与慢性病状况是反映国家经济社会发展、卫生保健水平和人口健康素质的重要指标。2004 年 10 月 12 日国务院新闻发布办公室公布《中国居民营养与健康状况调查》。为了进一步了解十年间我国居民营养和慢性病状况的变化，根据中国疾病预防控制中心、国家心血管病中心、国家癌症中心近年来监测、调查的最新数据，结合国家统计局等部门人口基础数据，国家卫生计生委组织专家综合采用多中心、多来源数据系统评估、复杂加权和荟萃分析等研究办法，编写了《中国居民营养与慢性病状况报告（2015 年）》，于 2015 年 6 月 30 日国务院新闻办的新闻发布会进行发布。报告显示，十年来随着人口老龄化、城镇化和工业化进程的不断加快，我国居民的营养与慢性病状况发生了较大变化。超重肥胖问题凸显，慢性病总体防控形势依然严峻，吸烟、过量饮酒等四大行为威胁着我国居民健康。新时期怎样实现科学合理营养，使营养缺乏和营养过剩得到有效的控制，逐步改善中国居民的营养状况依然是一个与时俱进的话题。本章主要阐述了营养与心血管病、糖尿病、肥胖症、肿瘤等的关系，从营养角度探讨了这些常见病的产生原因，提出了合理调整膳食中的食物结构、培养良好的饮食习惯、提高营养质量，以期达到预防和减轻疾病的效果。

## 第一节　膳食营养与动脉粥样硬化

　　心脑血管系统疾病是严重危害人们身体健康的疾病，其发病与人们的饮食习惯、膳食营养素的摄入有直接关系，平常可通过饮食调理来预防某些疾病的发生与发展。心血管病和脑血管病包括心脏病、高血压及中风等，其病因主要是动脉粥样硬化（arteriosclerosis，AS）。

## 一、 动脉粥样硬化的概述

动脉粥样硬化是一种炎症性、多阶段的退行性的复合性疾病，病理变化十分复杂，至今还没有得到完全的阐明。20 世纪 80 年代美国科学家 Ross 提出了动脉粥样硬化发病的损伤学说，即动脉粥样硬化是在损伤因子的作用下导致的一个慢性炎症的过程。主要病理变化包括四期：动脉血管功能紊乱期、血管内膜脂质条纹期、典型斑块期和斑块破裂期。

动脉粥样硬化的病理过程是从受累动脉的内膜受损开始，先后出现局部脂质条纹、平滑肌细胞的迁移增生、胶原纤维分泌，直至在动脉内膜形成以脂质为核心，外有纤维帽包裹的典型斑块。由于动脉内膜聚集的脂质斑块中央发生坏死而崩解，这些崩解组织与脂质混合形成粥糜样物质，故称动脉粥样硬化。根据流行病学、动物实验和临床观察，大量资料表明，高脂血、高血压、肥胖、糖尿病、吸烟、缺乏体育锻炼、精神紧张及遗传等都是重要的易患因素。其中，高胆固醇血症（hypercholesterolemia）和高甘油三酯血症（hypertriglyceridemia），氧化应激反应是最危险因素。因此预防动脉粥样硬化应首先防治高脂蛋白血症，尽早控制饮食是预防该病的重要环节。如图 3 - 1 所示。

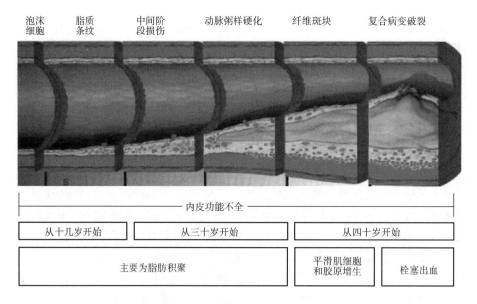

图 3 - 1　动脉粥样硬化的进程

## 二、 膳食营养对动脉粥样硬化的影响

### （一） 膳食脂类与动脉粥样硬化

膳食脂类通过食物吸收作用进入血液循环，血浆中的脂类主要包括胆固醇（cholesterol，Chol）、胆固醇酯（cholesterol ester）、甘油三酯（triglyceride，TG）、磷脂（phospholipid，PL）和游离脂肪酸（free fatty acid，FFA）等。高脂血症（hyperlipemia）指血浆脂质浓度超过正常高限。血脂中的主要成分是三酰甘油（甘油三酯）和胆固醇。三酰甘油和胆固醇是疏水性物质，不能直接在血液中被运转，也不能直接进入组织细胞。它们必须与特殊的蛋白质和极性类脂（如磷脂）

一起组成一个亲水性的球状大分子脂蛋白，才能在血液中被运输，并进入组织细胞。

1. 血浆脂蛋白的种类、组成和功能

由于各种脂蛋白所含蛋白质和脂类的组成和比例不同，它们的密度、颗粒大小各异。采用超速离心法，根据脂蛋白密度及沉降速度的不同，将脂蛋白分为：乳糜微粒（chylomicron，CM）、极低密度脂蛋白（very low – density lipoprotein，VLDL）、低密度脂蛋白（low – density lipoprotein，LDL）、高密度脂蛋白（high – density lipoprotein，HDL）。如表 3 – 1 所示。

表 3 – 1                                         血浆脂蛋白的分类、组成及功能

| 组成/% | 乳糜微粒 | VLDL（前$\beta$） | LDL（$\beta$） | HDL（$\alpha$） |
|---|---|---|---|---|
| 蛋白质 | 0.5 ~ 2 | 5 ~ 10 | 20 ~ 25 | 50 |
| 甘油三酰 | 80 ~ 95 | 50 ~ 70 | 10 | 5 |
| 游离胆固醇 | 1 ~ 3 | 5 ~ 7 | 8 | 5 |
| 酯化胆固醇 | 3 | 10 ~ 12 | 40 ~ 42 | 15 ~ 17 |
| 磷脂 | 5 ~ 7 | 15 | 20 | 25 |
| 合成部位 | 小肠黏膜细胞 | 肝细胞 | 血浆 | 肝、肠、血浆 |
| 功能 | 转运外源性甘油三酯进入血液循环 | 转运内源性甘油三酯至全身 | 转运内源性胆固醇至全身组织被利用 | 逆向转运胆固醇 |

注：$\alpha$ –、$\beta$ –、前 $\beta$ – 脂蛋白指血浆脂蛋白电泳时的位置，即电泳法可以将脂蛋白分为乳糜微粒、前 $\beta$ 脂蛋白、$\beta$ – 脂蛋白和 $\alpha$ – 脂蛋白。

（1）CM   乳糜微粒（chylomicron，CM）由小肠黏膜细胞合成。其主要生理功能是运输外源性 TG 及 Chol，即携带由消化道吸收的脂质以 CM 形式进入血液。近年来研究表明，餐后高脂血症（主要是 CM 浓度升高）也是冠心病的危险因素，因而可能与动脉粥样硬化有关。

（2）VLDL   VLDL 由肝细胞合成。肝脏能将体内过剩的碳水化合物转变成 TG，以及与脂库中动员出的 FFA 合成 VLDL，所以 VLDL 是内源性 TG 由肝运输至全身的主要形式。目前多数学者认为，血浆 VLDL 水平升高是冠心病的危险因素。

（3）LDL   LDL 是运输 Chol 的主要形式。正常情况下，LDL 是由 VLDL 代谢生成，所以它所携带的 Chol 是在肝内合成的。LDL 可通过细胞膜上的受体使 Chol 进入外周细胞被利用，是所有血浆脂蛋白中首要的致动脉粥样硬化的脂蛋白。研究证明，粥样硬化斑块中的胆固醇来自血液循环中的 LDL。直径相对较小，能很快穿过动脉内膜层的 LDL 易被氧化修饰，形成氧化低密度脂蛋白（OX-LDL），改变其原有的构型后，不能被 LDL – R 识别，具有更强的致动脉粥样硬化作用。

（4）HDL   HDL 主要由肝脏和肠壁合成，是外周组织中的胆固醇被转运到肝脏代谢和排出体外的唯一途径，防止外周细胞内过多的 Chol 沉积造成动脉粥样硬化，是一种抗动脉粥样硬化的血浆脂蛋白，HDL 能将周围组织中包括动脉壁内的胆固醇转运到肝脏进行代谢，还具有抗 HDL 氧化的作用，并能促进损伤内皮细胞修复，还能稳定前列腺素的活性，HDL 浓度与发生动脉粥样硬化的危险之间呈负相关。

2. 脂肪酸与动脉粥样硬化

大量流行病学研究表明，膳食脂肪摄入总量，尤其是饱和脂肪酸的摄入量与动脉粥样硬化

的发病率呈正相关。脂肪酸的组成如饱和程度和碳链长度不同对血脂的影响不同。

（1）饱和脂肪酸 饱和脂肪酸被认为是膳食中使血液 TC、胆固醇含量升高的主要脂肪酸，饱和脂肪酸碳链的长度不一样对血脂的影响也不同。一般认为，碳原子少于12，大于或等于18的饱和脂肪酸对血清 TC、胆固醇无影响，而含 12 ~ 16 个碳原子的饱和脂肪酸，如月桂酸（C12：0）、肉豆蔻酸（C14：0）、软脂酸（即棕榈酸，C16：0）可明显升高男性和女性的血清 TC、LDL – C、胆固醇水平。含 18 个碳的硬脂酸（C18：0）不升高血清 TC、LDL – C。月桂酸、肉豆蔻酸在牛乳脂、椰子油中含量最多。棕榈酸主要存在于牛乳脂、猪油、牛油、羊油中。

（2）单不饱和脂肪酸 富含单不饱和脂肪酸（monounsaturated fatty acid，MUFA），如橄榄油和茶油的油脂，能降低血清总胆固醇和 LDL，且不降低 HDL。

（3）多不饱和脂肪酸 多不饱和脂肪酸（polyunsaturated fatty acid，PUFA）虽然能降低 LDL – 胆固醇含量，但同时也能使 HDL – 胆固醇含量降低。PUFA 根据第一个双键位于距甲基端的碳原子的位置不同，分为 $\omega - 6$ 系列和 $\omega - 3$ 系列。$\omega - 6$ 系列的 PUFA 脂肪酸主要是亚油酸（linoleic），大部分来源于植物油；$\omega - 3$ 系列的 PUFA 主要来源于海产动物的脂肪，如鱼油、海豹油、海狗油，其主要含有二十碳五烯酸（C20：5 EPA）和二十二碳六烯酸（C22：6 DHA）。目前，研究发现 EPA 和 DHA 具有明显降低甘油三酯的作用，因为它们阻碍了甘油三酯参与肝的 VLDL 颗粒中，引起甘油三酯的降低；此外还具有降低血浆总胆固醇，增加高密度脂蛋白的作用。爱斯基摩人心肌梗死和冠心病的发病率远较西欧人低，其主要原因是大量食用海鱼类食品，其中含有大量的 EPA 和 DHA。

多不饱和脂肪酸由于双键多，在体内易被氧化。大量多不饱和脂肪酸的摄入可提高机体内的氧化应激水平，从而促进动脉粥样硬化的形成或发展。单不饱和脂肪酸由于不饱和双键较少，对氧化作用的敏感性较不饱和脂肪酸低，可能对预防动脉粥样硬化更有优越性。

（4）反式脂肪酸 反式脂肪酸（trans fatty acids）是食物中常见的顺式脂肪酸的异构体。在将植物油氢化制成人造奶油的生产过程中，双键可以从顺式变成反式，即形成反式脂肪酸。几年来的研究表明摄入过多反式脂肪酸可使血中 LDL 胆固醇含量增加，同时引起 HDL 降低，HDL/LDL 比例降低，增加动脉粥样硬化和冠心病的危险性。

3. 膳食胆固醇与动脉粥样硬化

人体内的胆固醇来自外源性及内源性两种，外源性占30% ~ 40%，直接来源于膳食，其余大部分是在肝脏中内源性合成的胆固醇，合成的速度除受激素的调节外，摄入的胆固醇可反馈地抑制肝脏胆固醇合成限速酶 HMG – CoA 还原酶的活性，使体内胆固醇含量维持在适宜的水平。但是小肠黏膜细胞缺乏这种调节机制，所以当大量摄入胆固醇时，血胆固醇仍会升高。大量的流行病学调查和动物实验都观察到膳食胆固醇可影响血中胆固醇水平，并增加动脉粥样硬化和心脑血管疾病发生的危险。

4. 磷脂与动脉粥样硬化

磷脂是含有磷酸和氮的化合物，包括卵磷脂、脑磷脂和神经磷脂等。磷脂是一种强乳化剂，能使血液中的胆固醇颗粒变小，并保持悬浮状态，从而有利于胆固醇透过血管壁为组织所利用，使血液中的胆固醇浓度减少，降低血液的黏稠度，避免胆固醇在血管壁沉积，故有利于防治动脉粥样硬化。

5. 植物固醇与动脉粥样硬化

植物中含有与胆固醇结构类似的化合物称为植物固醇（phytosterol），它能够在消化道与胆固醇竞争性形成"胶粒"，抑制胆固醇的吸收，降低血浆胆固醇。

### （二） 膳食热能和碳水化合物与动脉粥样硬化

当人体长期热能摄入过量，多余的能量就会转化为脂肪组织储存形成肥胖。肥胖者脂肪细胞对胰岛素敏感性降低，引起葡萄糖的吸收和利用受限，为了维持葡萄糖水平稳定，胰腺必须分泌更多的胰岛素，导致高胰岛素血症（hyperinsulinemia），胰岛素能促进肝脏更快地合成甘油三酯，进而引起血中 TG 含量升高，同时 HDL – 胆固醇含量降低。

进食大量糖类，使糖代谢加强，细胞内 ATP 增加，使脂肪合成增加。过多摄入碳水化合物，特别是能量密度高、缺乏纤维素的双糖或单糖类，可使血清 VDLD – C、TG、TC、LDL – C 水平升高，还可直接诱发高脂血症，特别是Ⅳ型高脂血症。高碳水化合物还可使血清 HDL – C 下降，膳食碳水化合物摄入量占总能量的百分比与血清 HDL – C 水平负相关。我国膳食中碳水化合物的含量较高，人群中高甘油三酯血症较为常见。

膳食纤维对血脂的影响的研究表明，膳食纤维有调节血脂的作用，可降低血清 TC、LDL 水平。可溶性膳食纤维比不溶性膳食纤维的作用更强。其机制可能是膳食纤维可使胆酸排出增加，间接地增加了胆固醇向胆酸的转化，从而导致血胆固醇水平降低。

### （三） 膳食蛋白质与动脉粥样硬化

蛋白质与动脉粥样硬化的关系有待进一步探讨。有动物实验证明，动物性蛋白质升高血胆固醇的作用比植物性蛋白质明显。流行病学调查结果也表明冠心病的发病率在食用动物性蛋白质高的地区比以食用植物性蛋白质为主的地区显著增加。有临床观察证明，植物蛋白质，尤其是大豆蛋白有明显降低血胆固醇的作用。

### （四） 膳食维生素与动脉粥样硬化

1. 维生素 E

维生素 E 的生理功能是作为自由基清除剂捕捉自由基，阻止自由基对细胞膜上的多不饱和脂肪酸的侵袭，防止多不饱和脂肪酸的脂质过氧化，减少体内脂质过氧化物（LPO）的生成，保护血管内皮细胞及心肌细胞免遭损害。增加不饱和脂肪酸的摄入有预防动脉粥样硬化的作用，为防止不饱和脂肪酸的过氧化作用，应适当增加维生素 E 的摄入量。一般每克不饱和脂肪酸需 0.6mg 维生素 E。维生素 E 是脂溶性抗氧化剂，可抑制细胞膜脂类的过氧化反应，增加 LDC – C 的抗氧化能力，减少氧化型低密度脂蛋白（ox – LDL）的产生。维生素 E 能影响参与胆固醇分解代谢的酶的活性，有利于胆固醇的转运和排泄，对血脂水平起调节作用。

2. 维生素 C

维生素 C 参与胶原蛋白的合成，使血管的弹性增加，脆性降低，保护血管壁的完整性。维生素 C 在体内参与多种生物活性物质的羟化反应，如胆固醇代谢生成胆酸的羟化反应，使血中胆固醇的水平降低。维生素 C 也是一种重要的抗氧化剂，可捕捉自由基，防止不饱和脂肪酸的过氧化反应。维生素 C 还可使维生素 E 保持其抗氧化作用的形式。由上可见，维生素 C 对降低血胆固醇、维持血管壁正常结构和功能，防止自由基损害等起重要作用，故在防治动脉粥样硬化方面具有广泛的应用。

此外，当维生素 $B_6$、叶酸和维生素 $B_{12}$ 缺乏时，血浆同型半胱氨酸浓度增加，高同型半胱氨酸血症是心血管疾病的危险因素之一。因此，维生素 $B_6$、维生素 $B_{12}$、泛酸、维生素 A 和胡萝卜素等在抑制体内脂质过氧化、降低血脂水平方面都具有一定的作用。

### （五） 膳食矿物质元素与动脉粥样硬化

**1. 镁**

近来认为镁对心血管系统具有保护作用，镁可引起高脂血症患者血脂质和脂蛋白成分改变，有降低血总胆固醇的作用。同时，镁抗动脉粥样硬化作用还可能与其能改善脂质代谢和凝血机制以及防止动脉壁损伤有关。

**2. 钙**

动物实验证实，当用缺钙饲料喂大鼠和家兔时，可使动物血清总脂、胆固醇和 TG 含量增高，而补钙后，则以上指标均显著降低。高钙的这种降脂作用，可能是由于钙增加体内脂质的排出，而不是抑制肠道的吸收。动物实验发现，缺钙可引起 TC 和 TG 升高，补钙后，可使血脂恢复正常。缺锌可引起血脂代谢异常，血清锌含量与 TC、LDL – C 呈负相关，而与 HDL – C 呈正相关。

**3. 铬**

铬是人体内葡萄糖耐量因子（glucose tolerance factor，GTF）的组成成分。铬缺乏可引起糖代谢和脂代谢紊乱，可致糖耐量降低，机体对胰岛素反应的灵敏度也降低，可使血清 TC 增高，并使 HDL – C 下降。补充铬后，使血清 HDL – C 升高，TC 和 TG 水平降低，血清铬与 HDL – C 水平呈明显正相关。缺铬被认为是动脉粥样硬化的发病因素之一。

**4. 钠**

钠被认为与高血压的发病有关，低盐饮食可使高血压患者的血压下降。而高血压是动脉粥样硬化的危险因素之一。

**5. 硒**

硒是体内重要的抗氧化剂，是机体谷胱甘肽过氧化物酶的核心组成成分。谷胱甘肽过氧化物酶在机体的重要生理功能是使形成的过氧化物分解，减少脂质过氧化物对心肌细胞和血管内皮细胞的损害。有资料表明，硒缺乏可引起心肌损伤，是冠心病发展的促进因素。动物实验也表明，硒缺乏可使由花生四烯酸代谢转化为前列腺素的数量减少，血小板凝集、血管收缩的机会增加，从而增加了心肌梗死的危险性，故硒缺乏对冠心病的发生与发展起加强作用。

### （六） 饮酒与动脉粥样硬化

许多研究证明，酒精可升高血清 HDL – C 水平，而且无性别差异，其确切的机制不是很清楚，可能与酒精对促进 HDL – C 在肝脏合成和代谢的脂蛋白脂酶、脂肪酶的活性有关。但是值得注意的是，饮酒引起血浆 HDL – C 升高的同时，也使血浆 TG 水平升高。膳食构成经常有一部分能量来自酒精，即使食物中其他成分比例适宜，酒精仍会影响脂质代谢。因为酒精除提供能量外，还可刺激脂肪细胞释放脂肪酸，使肝脏合成 TG 的前体 VDLD – C 增加，并使 VLDL – C 及乳糜微粒从血中清除减慢，导致血清 TG 升高。如饮酒同时摄入大量脂肪，这种现象会更明显。权衡饮酒对血脂的有利与不利影响，通常认为少量饮酒（指每日摄入酒精 20 ~ 30g，或白酒不超过 50g），尤其是葡萄酒对冠心病有保护作用，但不应提倡用饮酒来提高血清 HDL – C 的水平。

### （七） 植物化学物质与动脉粥样硬化

植物化学物质如黄酮类、多酚类物质具有明显的抗氧化作用，能阻止 OX – LDL 的形成。近些年来的研究表明，在人类的植物性膳食中广泛存在的花青素，其中以深色浆果（如葡萄、越橘、蓝莓、接骨木果和黑醋栗）、有色薯类（如马铃薯和紫番薯）和谷物（如高粱、紫玉米、黑豆和黑米）中含量尤为丰富，花青素具有抗氧化的生物活性，通过抑制 LDL 氧化，抑制动脉粥样硬化的发生与发展，从而降低心脑血管疾病的发生率和死亡率。茶叶中含有茶多酚，动物实验和流行病学调查表明饮茶有降低胆固醇在动脉壁沉积，抑制血小板凝集，促进纤溶，清除自由基等作用。绿茶在调节血脂，防止动脉粥样硬化的作用方面优于红茶。另外研究表明，丹参的水溶性成分多酚酸类同样具有抗氧化作用，保护细胞壁，抑制平滑肌细胞的迁移增殖及胶原的分泌，从而预防动脉斑块的形成，具有良好的抗 AS 的作用。大蒜和洋葱有降低血清 TC，提高 HDL 的作用，可能与其含有硫化物有关。香菇和木耳含有多糖类物质，也有降低血清 TC，防止动脉粥样硬化的作用。

### 三、　动脉粥样硬化的膳食预防与控制原则

动脉粥样硬化的形成和发展与膳食因素关系密切，所以预防原则应建立在合理膳食基础上：控制总热能的摄入，限制饱和脂肪和胆固醇，增加膳食纤维和多种维生素，提倡体力锻炼。

1. 控制总热能的摄入

许多动脉粥样硬化患者合并有超重或肥胖，故在膳食中应控制总热能的摄入，并适当增加运动量，保持理想体重。这是防止高血脂、动脉粥样硬化和冠心病的有效措施之一。

2. 限制饱和脂肪和胆固醇的摄入量，调整膳食脂肪酸的组成和比例

总脂肪≤30%总能量。制备低脂肪膳食可用蒸、煮、拌等少油的烹调方法，肉汤类应在冷却后除去上面的凝固脂肪层。少用动物脂肪，限量食用植物油，多吃水产品尤其是高脂海鱼，争取每周食用 2 次或以上，以增加 $\omega-3$ 多不饱和脂肪酸 EPA、DHA 摄入量。$\omega-3$ 多不饱和脂肪酸能明显降低血甘油三酰、降低血浆胆固醇、增加高密度脂蛋白、抗血小板凝集。膳食中饱和脂肪酸、单不饱和脂肪酸和多不饱和脂肪酸比例以 1∶1∶1 为宜。同时注意维生素 E 的摄入。

轻度血浆 TC 升高者，膳食胆固醇摄入量≤300mg/d，中度和重度增高者为 200mg/d。如治疗效果不明显，可进一步作如下调整：将饱和脂肪酸的比例降为 7%，胆固醇≤200mg/d。禁食肥肉、动物内脏、人造黄油和奶油点心等。如表 3-2 所示。

表 3-2　　　　　　　常见食物胆固醇含量　　　　　　单位：mg/100g

| 食物 | 胆固醇含量 | 食物 | 胆固醇含量 | 食物 | 胆固醇含量 |
|---|---|---|---|---|---|
| 牛肉（瘦） | 58 | 鸡腿 | 162 | 鲳鱼子 | 1070 |
| 牛肉（肥） | 133 | 鸭 | 112 | 鳝鱼 | 126 |
| 羊肝 | 349 | 鸭肫 | 153 | 带鱼 | 76 |
| 羊脑 | 2004 | 炸鸡 | 198 | 墨鱼 | 226 |
| 羊肉（瘦） | 60 | 牛乳 | 9 | 基围虾 | 181 |
| 羊肉（肥） | 148 | 全脂乳粉 | 71 | 河蟹 | 267 |
| 猪肝 | 288 | 酸乳 | 15 | 蟹黄 | 466 |
| 猪脑 | 2571 | 鸡蛋 | 585 | 甲鱼 | 101 |
| 猪肉（肥瘦） | 80 | 鸡蛋黄 | 2850 | 蛇肉 | 80 |
| 鸡 | 106 | 咸鸭蛋 | 1576 | 田鸡 | 40 |
| 鸡肝 | 356 | 鲳鱼 | 77 | 蚕蛹 | 155 |

3. 保证优质蛋白质特别是大豆蛋白和高分子碳水化合物的摄入

应保证足够的蛋白质尤其是优质蛋白质的供给，特别是鱼类、豆类及大豆制品，目前认为植物蛋白质中的大豆蛋白有很好的降低血脂作用。碳水化合物应占总热能的60％～70％。谷类为主，粗细搭配，少食单糖、蔗糖和甜食。

4. 保证充足的维生素、无机盐和膳食纤维

保证每日摄入400～500g新鲜蔬菜及瓜果类，以提供充足的维生素、矿物质和膳食纤维。应保证摄入足够数量的维生素，特别是维生素 A、维生素 C、维生素 E 和 B 族维生素。无机盐中硒、铬、镁、钙等在防治心血管疾病中有重要意义。膳食纤维，特别是可溶性纤维对降低血胆固醇有明显的效果，因此应注意多食用新鲜蔬菜和水果，适当吃些粗粮。

5. 多摄入植物化学生物活性物质

少饮酒，不食或少食奶油、糖果或酸味饮料，多摄入含有抗氧化活性物质的植物源食品。很多植物中含有植物化学物，摄入这些植物化学物有利于心血管的健康，鼓励多吃富含植物化学物的食物如萝卜、西蓝花、大豆、蔬菜、香菇等，多饮茶。

# 第二节　膳食营养与高血压

高血压是最常见的慢性病，是心脑血管病最主要的危险因素，其脑卒中、心肌梗死、心力衰竭及慢性肾脏病等主要并发症，致残、致死率高，严重消耗医疗和社会资源，给家庭和国家造成沉重负担。国内外实践证明，高血压是可以预防和控制的疾病，降低高血压患者的血压水平，可明显减少脑卒中及心脏病事件，显著改善患者的生存质量，有效降低疾病负担。

我国约有 3 亿高血压患者，1/3 成人患有高血压。高血压是心脑血管病发病的第一危险因素，我国71％的脑卒中和54％的心梗死亡与高血压有关。1999 年第一版《中国高血压防治指南》颁布，2005 年、2010 年、2017 年分别对其进行了修订。最新版《中国高血压防治指南》坚持预防为主，防治结合的方针，一般高血压患者降压目标为 140/90mmHg 以下；高危患者血压目标更宜个体化，一般可为 130/80mmHg 以下。

高血压是一种"生活方式病"，高血压的危险因素包括高钠、低钾饮食，超重和肥胖，过量饮酒，长期精神紧张，吸烟，血脂异常，糖尿病和体力活动不足等。认真改变不良生活方式有利于预防和控制高血压。首先，高血压的预防要针对高血压的危险因素。如果不加干预，健康人就成为易患者，进一步发展为高血压患者、心血管病患者。在这一链条上逐步进展，健康状况越来越差，治疗的效果也越来越差。要尽量去除这些因素，加强预防，避免或延缓发生高血压，可以使高血压患者的血压更容易达标，减少服药量；有些轻度高血压患者可以不服药而血压降到正常。

## 一、 高血压的概述

高血压（hypertension）是一种常见的以体循环动脉血压增高为特征的临床综合征。高血压一般分为原发性和继发性高血压。原发性高血压又称为自发性高血压，找不出单一而又容易鉴定的病因，这种高血压患者约占总数的90％。据分析，原发性高血压很可能是由于多种因素

引起的包括遗传、性别、年龄、超重与肥胖、大量饮酒、精神神经因素及膳食因素等。继发性高血压是指由明确的疾病引起的，如原发性肾病、内分泌功能障碍、原发性醛固酮增多等，故又称症状高血压，通常仅占高血压患者的10%，若消除引起高血压的病因，高血压症状即可自行消失。高血压在升高血压的同时，也威胁着我们的心脑血管，还会影响体内重要的脏器，如导致心、肾、脑的结构和功能改变，甚至导致这些器官功能衰竭，致人死亡。大量的流行病学调查和临床研究，证实了高血压是引起严重心血管病的最主要的危险因素，例如脑中风（卒中）、冠心病、心肌梗死、心力衰竭、肾功能衰竭等，血压越高危险也越大。

高血压的诊断：①诊室血压：在未用抗高血压药的情况下，非同日3次测量，收缩压≥140mmHg和（或）舒张压≥90mmHg，可诊断为高血压；患者既往有高血压史，现正在服抗高血压药，130/80mmHg≤血压<140/90mmHg，仍诊断为高血压；②家庭血压≥135/85mmHg；③动态血压白天平均值≥135/85mmHg，或24h平均值≥130/80mmHg诊断为高血压。如表3-3所示。

表3-3　　　　　　　　　　血压水平的定义和分类

| 类别 | 收缩压/mmHg | 舒张压/mmHg |
| --- | --- | --- |
| 理想血压 | <120/16 | <80/10.67 |
| 正常血压 | <130/17.33 | <85/11.33 |
| 正常偏高 | 130~139 | <85~89 |
| 高血压 | ≥140 | ≥90 |
| 1级高血压（轻度） | 140~159 | 90~99 |
| 2级高血压（中度） | 160~179 | 100~109 |
| 3级高血压（重度） | ≥180 | ≥110 |
| 单纯收缩期高血压 | ≥140 | <90 |

## 二、　膳食营养与高血压

研究表明，当血压水平超过理想值120/80mmHg时，随着血压水平的升高，心血管病的死亡率逐渐增加。保持血压在理想水平，是预防心血管病的重要措施之一。膳食可影响血压，不合理的膳食是引起血压升高，发生高血压的重要危险因素。

1. 矿物质

（1）食盐　自从20世纪70年代以来，大多数流行病学调查都强调摄入钠盐过多是高血压的重要病因。钠是细胞外液中带正电的主要离子，是构成细胞外液渗透压主要因素，钠离子调节细胞的渗透压的平衡，维持血压正常水平。摄入过量的钠盐，会增加血管对升压物质的敏感性，引起小动脉痉挛，外周血管阻力增高，而导致高血压乃至并发症的发生和发展；钠过多还可使体内潴留水分增多，循环血量增多，心脏负荷增加，血压升高。

（2）钾　钠和钾有密切关系，尽管钠的摄入是决定血压的最重要因素，但膳食中钠与钾的比值对维持细胞内液和细胞外液间的渗透压平衡非常重要。研究证明，钠过量而钾低的情况下，可导致血压升高。钾可缓冲高钠的有害作用，促进钠排出，从而起到降压作用。此外，钾还能激活钠泵，减少交感神经的兴奋性也导致血压下降。我国多数地区普遍存在膳食钠摄入量过多，钾的摄入量偏低。因此，改变我国人群高钠低钾的膳食结构是预防高血压的主要措施之一。

（3）钙  美国一些研究报告表明，钙摄入与血压呈负相关。许多研究结果倾向认为高钙降压、低钙升压的观点。流行病学调查也证明软水区居民中高血压发病率高于硬水区。水的硬度主要依赖于钙、镁离子。近年镁与心血管的关系颇受关注。

（4）镁  有报道认为，摄入适量镁能降压，缺镁时降压药的效果降低。脑血管对低镁引起的痉挛反应最敏感，中风可能与血清、脑、脑脊液中低镁有关。镁保证钾进入细胞内并阻止钙、钠的进入。由此可见，钠、钾、钙和镁对心血管系统的作用是相互联系的。

2. 热能和超重

热能长期摄入过多，超过机体消耗导致肥胖。肥胖者高血压的发病率较正常体重者显著增高。临床上也常观察到许多高血压患者合并肥胖或超重。长期热能过量引起高血压的原因可能是伴随体重增加，额外增长的组织需要增加血管和血液的供应，造成循环血容量、心搏出量及输出血量增加，从而加重了心脏负荷，所以肥胖往往伴有高血压明显增多。当体重超出标准体重的 10%，血压将会升高 6.6mmHg。

3. 脂肪

目前多数研究表明饱和脂肪摄入量和舒张压之间存在正相关性，而 P/S（多不饱和脂肪酸/饱和脂肪酸）的比值与舒张期血压呈明显的负相关。实验室研究、流行病学调查和临床试验均证实增加 $\omega-3$ 多不饱和脂肪的摄入量可降低血压。$\omega-3$ 多不饱和脂肪酸能抑制血栓素 $A_2$ 的形成，其他 $\omega-3$ 多不饱和脂肪酸降压作用的机制还包括抑制血管收缩和血小板凝集、降低血管对交感 - 肾上腺能刺激的反应、改善动脉的顺应性、改变前列腺素的代谢、改变血管内皮细胞的功能和抑制血管平滑肌细胞的增殖有关。关于 $\omega-6$ 多不饱和脂肪酸是否具有降压作用仍有较多的争议。

4. 蛋白质

目前有效的证据提示增加蛋白质的摄入，特别是植物蛋白的摄入能有效降低血压。最近的研究，无论是观察研究还是临床试验，都表明增加蛋白质的摄入，尤其是非动物肉类来源的蛋白质，可以降低血压和预防心血管疾病。蛋白质降低血压的机制尚不明确，其中一个可能的机制是与其含有的氨基酸有关，酪氨酸和苯丙氨酸的摄入量可影响中枢神经系统儿茶酚胺的合成，给试验动物腹腔注射酪氨酸和色氨酸能使其血压降低。组氨酸（组胺的前体）有助于调节交感神经系统和活动和扩张周围血管。牛磺酸是含硫氨基酸的代谢中间产物，已发现它对原发性高血压大鼠（spontaneous hypertension rat，SHR）和高血压患者均有降压作用。

5. 碳水化合物

至于碳水化合物和血压之间的关系，从 20 世纪 80 年代开始，陆续有文献提示蔗糖和果糖的摄入可导致血压的急性升高，并认为这种急性升压作用可能与促进盐摄入、增加盐潴留和刺激儿茶酚胺等生成或释放有关。但是也有不同的观点，流行病学资料也相当不一致，也有其他的研究未发现糖类和血压有相关性，也有研究提示两者负相关。如 NHANES - Ⅲ 和 NHANES - Ⅰ 随访研究均发现糖类的吸收与血压之间呈负相关。至于膳食纤维与血压的关系，研究者已经进行了大量的流行病学调查及临床试验。一般来说，目前人们普遍认为膳食纤维的摄入量和血压（或高血压的发生）呈负相关。

6. 维生素

B 族维生素在碳水化合物、蛋白质及脂肪代谢中起重要作用。维生素 C 促进胆固醇在体内的代谢，降低血胆固醇含量，提高 HDL 水平，并维持血管壁的正常结构和功能。足量的维生素供应对于维持心血管正常的生理功能，调整物质代谢，防止高血压发生发展也起重要作用。

7. 饮酒

长期大量饮酒是高血压的重要危险因素。少量饮酒者（1～2 次/d，按纯酒精量折算，饮酒不超过 14g/d）的血压比绝对禁酒者还要低，但每天饮酒超过三次以上者的血压则显著升高。这一现象提示少量的酒精具有舒张血管作用。而大量的酒精具有收缩血管作用。酒精影响血压的机制至今仍未完全阐明，一些研究认为酒精刺激交感神经活动，刺激促皮质激素的释放，抑制细胞膜 $Na^+ - K^+ - ATP$ 酶活性引起细胞内钙离子升高、血管阻力增加等因素有关。如表 3-4 所示。

表 3-4　　　　　　　　　　膳食的主要成分及饮食方式对血压的影响

| 饮食结构 | 影响效应 | 证据 |
|---|---|---|
| 电解质 | | |
| 　　氯化钠 | 正相关 | ＋＋ |
| 　　钾 | 负相关 | ＋＋ |
| 　　钙 | 负相关 | ＋/－ |
| 　　镁 | 负相关 | ＋/－ |
| 　　乙醇 | 正相关 | ＋＋ |
| 脂肪类 | | |
| 　　饱和脂肪 | 正相关 | ＋/－ |
| 　　$\omega-3$ 多不饱和脂肪 | 负相关 | ＋＋ |
| 　　$\omega-6$ 多不饱和脂肪 | 负相关 | ＋/－ |
| 　　单不饱和脂肪 | 负相关 | ＋/－ |
| 蛋白质 | | |
| 　　总量 | 负相关 | ＋ |
| 　　植物蛋白 | 负相关 | ＋ |
| 　　动物蛋白 | 不确定 | ＋/－ |
| 糖类 | | |
| 　　总量 | 不确定 | ＋/－ |
| 　　糖 | 正相关 | ＋/－ |
| 　　淀粉 | 不确定 | ＋/－ |
| 　　纤维素 | 负相关 | ＋ |
| 　　胆固醇 | 正相关 | ＋/－ |
| 　　维生素 C | 负相关 | ＋/－ |
| 饮食方式 | | |
| 　　素食者 | 负相关 | ＋＋ |
| 　　DASH 饮食 | 负相关 | ＋＋ |

注：＋＋表示临床试验已肯定证实；＋表示临床观察或试验提示支持；＋/－表示证据有限或不确定。

DASH：dietary approaches to stop hypertension，是指饮食中减少钠的摄入，增加钾的摄入，节食限酒的整个健康饮食方式。

## 三、 高血压的膳食预防与控制原则

依据膳食营养与高血压的关系，其膳食原则是：低钠盐，低热能，低脂肪（尤其是饱和脂肪），低胆固醇，丰富的 B 族维生素和维生素 C。

1. 限制钠的摄入量，适当补充钾

限制食盐的摄入是目前十分强调的一级预防措施。WHO 建议正常人食盐的适宜摄取量为 5g/d，而目前我国居民的平均摄盐量高达 12～16g/d。对于高血压患者可根据病情提出相应的食盐限制原则：轻患者低于 5g/d；重患者不高于 1～2g/d；对合并心衰者应严格限制食盐摄取。因而对一些含盐高的食品如腌菜、咸肉等应忌食。另外还要尽量避免一些含钠高的食物和食品添加剂，如味精、小苏打等。在限制钠的同时，还应注意增加钾的摄入，且钾与钠比值不低于 1.5∶1。

2. 控制总热能的摄入

对于长期热能过量引起的肥胖和超重，应限制热能的摄入量和加强体育活动以达到减肥的目的，达到并维持理想体重。对于肥胖患者，每日热能供给量一般应控制在 4.2～6.3MJ。

3. 限制饱和脂肪酸摄入，限制胆固醇摄入

除控制总脂肪的摄取外，特别注意减少动物脂肪和胆固醇摄入。脂肪供给热能应不超过总热能的 25%，多不饱和脂肪酸与饱和脂肪酸比值（P/S）应大于 1。胆固醇供给量每日不超过 300mg。

4. 补充钙和镁

钙有利尿降压作用。摄入富含钙的食物，能减少患高血压病的可能。增加镁的摄入，使外周血管扩张，血压下降。尤在患者使用利尿剂时，尿镁排泄也增多，更应注意补镁。富含钙的食物有牛乳、虾、鱼类、蛋类。富含镁的食物有香菇、菠菜、豆制品类、桂圆等。

5. 丰富的维生素及适量的膳食纤维

多摄入一些新鲜蔬菜水果和适量的粗粮。这两类是高钾、低钠食品，含有较多的膳食纤维；蔬菜水果类还能提供丰富的维生素 C。

6. 饮酒要限制

高血压患者应询问饮酒史，应提倡少饮酒（每日饮酒量应少于 50g 白酒）或完全戒酒，鼓励生产低酒精含量和无酒精的饮料。

# 第三节　膳食营养与糖尿病

糖尿病（diabetes mellitus, DM）是一种具有遗传倾向的全身慢性内分泌－代谢疾病。糖尿病主要因胰岛 $\beta$－细胞分泌胰岛素绝对或相对分泌不足，以及靶细胞对胰岛素敏感性降低或者胰岛素本身缺陷等因素而引起的碳水化合物、脂肪、蛋白质、水及电解质代谢紊乱，及由此导致的以高血糖为特征的代谢性疾病。临床表现有"三多一少"（多食、多饮、多尿及体重减少）以及皮肤瘙痒、四肢酸痛等，严重时可发生酸碱平衡失调，酮症酸中毒甚至昏迷。糖尿病

若得不到及时地治疗极易并发心血管疾病，如冠心病、肾病变、脑心血管疾病、视网膜微血管病变等并发症，外科常合并化脓性感染、坏疽及手术后创面长期不愈合等。这些并发症会成为威胁糖尿病患者生命的主要原因。

过去 20 年间，我国糖尿病患病率呈陡然增长的趋势。中华医学会糖尿病学分会于 2007—2008 年对我国 14 个省、市、自治区的 48431 名 20 岁以上人群进行糖尿病筛查，其结果显示，我国糖尿病及糖尿病前期的患病率分别达 9.7% 和 15.5%，以此推算我国受糖尿病影响的人群约为 9240 万人。而据 2013 年《美国医学会杂志》（JAMA）的研究报道，中国成人糖尿病患病率已达 11.6%。糖尿病发病正呈增高趋势，其发病特点是中、老年人高于年轻人，脑力劳动者高于体力劳动者，超重或肥胖者高于体重正常者，城市高于农村，发达国家高于发展中国家。糖尿病的病因及发病机制非常复杂，迄今并未完全阐明，但有些致病因素比较肯定，遗传因素和环境因素，环境因素是主要诱因，如肥胖、精神创伤和持续性精神紧张。肥胖被视为成年型糖尿病的重要诱因，饮食过多而不节制，营养过剩，使原已有潜在功能低下的胰岛细胞负担过重，而诱发糖尿病。饮食成分结构不合理，能量摄入过多，尤其是食物中微量元素铬缺乏等，都与胰岛素抵抗有关；体力活动减少或膳食纤维及某些微量元素缺乏等也是重要的诱因。

《中国居民营养与慢性病状况报告（2015 年）》显示，与膳食营养相关的慢性病对我国居民健康的威胁日益凸显。作为与膳食营养关系最为密切的慢性病之一，糖尿病的科学饮食控制广受关注。营养治疗，即饮食控制，是糖尿病治疗的基础。对于提高糖尿病患者的生存质量、降低糖尿病及控制并发症有着重要作用。2017 年 5 月中国营养学会发布的《中国糖尿病膳食指南（2017）》，以科学研究为基础，为糖尿病患者合理膳食提供科学指导，对于提高糖尿病患者的生存质量、降低糖尿病及控制并发症有着重要作用。

## 一、糖尿病的分型与诊断

### （一）分型

糖尿病协会（ADA）于 1997 年提出的糖尿病分型标准，糖尿病可分为以下几类。

1.1 型糖尿病

1 型糖尿病即胰岛素依赖型糖尿病（insulin – dependent diabetes mellitus，IDDM），胰岛 $\beta$ 细胞破坏，通常导致胰岛素绝对缺乏，血浆胰岛素水平低于正常低限，有酮症酸中毒倾向，必须依赖外源性胰岛素治疗。多见于儿童和青少年，常有糖尿病家族史，发病急，临床上"三多一少"症状明显。

2.2 型糖尿病

2 型糖尿病即非胰岛素依赖型糖尿病（NIDDM），是最常见的糖尿病类型，胰岛素抵抗为主伴胰岛素相对缺乏，或胰岛素分泌不足为主伴有胰岛素抵抗，发病多见于中、老年人，起病隐匿，临床上症状较轻，"三多一少"现象不明显，不一定依赖胰岛素治疗。

3. 妊娠期糖尿病（GDM）

妊娠后，发现各种程度的葡萄糖耐量降低或明显糖尿病，均可认为是妊娠期糖尿病，不论是否需要胰岛素治疗或者仅需饮食治疗，也不论分娩后这一情况是否持续。

4. 其他型糖尿病

胰岛 $\beta$ 细胞功能基因异常，胰腺外分泌疾病伴发的糖尿病，药物或化学制剂，感染性糖尿病，内分泌疾病伴发的糖尿病等，其他伴有糖尿病的遗传综合征等。如图 3 - 2 所示。

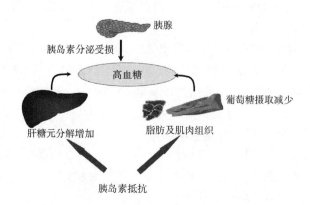

图 3 - 2　2 型糖尿病代谢异常导致高血糖

### （二）诊断标准

1997 年根据美国糖尿病协会（American Diabetes Association，ADA）提出的糖尿病诊断标准如下所述。

（1）糖尿病危险人群，包括老年人、肥胖、有家族史、高血压、高血脂、有妊娠糖尿病史者，或有口渴、多尿、乏力、体重降低、皮肤瘙痒、反复感染者，空腹血糖≥7.0mmol/L，或任何一次血糖值≥11.1mmol/L 可诊断为糖尿病。符合上述标准之一的患者，在另一天重复上述检查，若仍符合三条标准之一者即诊断为糖尿病。

（2）口服葡萄糖耐量试验，成人空腹服 75g 葡萄糖后测血糖，餐后 2h 血糖值≥11.1mmol/L 可诊断为糖尿病；7.8～11.1mmol/L 为糖耐量降低。

（3）空腹血糖 6.8～7.0mmol/L，诊断为空腹耐糖不良。

（4）无论空腹或餐后 2h 水平在临界值左右的患者，需隔 2～4 周后再作糖耐量试验复查证实，直到肯定诊断或排除糖尿病为止。

目前对糖尿病的治疗措施仍以营养治疗（饮食治疗）、运动疗法、口服降糖药（包括中药）、注射胰岛素等几种方法为主。其中营养治疗是最基本的措施。无论哪种方法都必须控制饮食，有的轻型病人（空腹血糖≤11mmol/L）只需营养治疗即可有奏效。控制饮食应是长期的甚至是终身需要坚持的。

## 二、糖尿病人的代谢变化

由于胰岛素的不足或利用障碍，糖尿病患者体内糖、脂肪和蛋白质代谢发生严重紊乱，进而引起水、电解质等的代谢紊乱。

### （一）糖代谢

胰岛素/胰高血糖素比例下降，葡萄糖的利用减少，从而造成肝脏中糖原分解增加，肝糖原的输出增多，合成减少，肝肾糖异生作用增强，脂肪组织和肌肉中葡萄糖摄取减少，利用减少。肌肉中糖酵解减弱，糖原合成减少，分解加速。其结果可引起高血糖、尿糖、高血浆渗透压、乳酸性酸中毒。

### （二）脂肪代谢

由于糖代谢失常，引起能量供应不足，促进脂肪大量分解，经 $\beta$ - 氧化而产生大量的乙酰辅酶 A，又因糖酵解失常草酰乙酸减少，使乙酰辅酶 A 不能与之充分结合氧化而转化为大量酮体。当酮体生成过多过速，氧化利用减慢时，则出现酮血症和酮尿。临床上可发生酮症、酮症酸中毒，严重时出现糖尿病性昏迷。

乙酰辅酶 A 增多可促进胆固醇合成，形成高胆固醇血症。脂肪代谢失常还可引起血中三酰甘油（甘油三酰）和游离脂肪酸增加，形成高三酰甘油（甘油三酯）伴高游离脂肪酸血症，因此在肝脏大量合成、储存甘油三酯，形成脂肪肝。血脂的升高是糖尿病患者动脉粥样硬化并发症的主要因素。

### （三）　蛋白质代谢

为了提供更多的能量，弥补糖代谢失常所引起的能量不足，肌肉和肝脏中蛋白质分解亢进，合成减少，呈负氮平衡。血浆成糖氨基酸包括丙氨酸、甘氨酸、苏氨酸、丝氨酸及谷氨酸下降，提示由于胰岛素不足引起糖异生旺盛；成酮氨基酸包括亮氨酸、异亮氨酸、缬氨酸及 $\alpha$ –氨基丁酸成倍上升，尤其是前两者在肝脏中脱氨生酮，使血酮升高形成酮血症，严重时可发展为酮症酸中毒。此外，血中氨基酸、非蛋白氮浓度增高，尿中尿素氮及有机酸也增高，影响水和酸碱平衡，使失水及酸中毒进一步恶化。由于蛋白质呈负平衡，肌肉等组织不断消耗，以致患者消瘦、疲乏、软弱、无力等。当蛋白质合成抑制时，可引起抗体形成受限，抵抗力减弱，患者易感染，创口不易愈合，儿童生长发育受阻等。

### （四）　矿物质和维生素代谢

糖尿病可引起多尿症，蛋白质分解时产生大量酸性代谢产物如磷酸、酮酸及其他有机酸，排出时会损失大量水分以及细胞外渗透压增高等，可引起机体严重失水。在糖尿病酮症酸中毒时，失水更为严重。严重的糖尿病如酮症酸中毒时可发生电解质代谢紊乱。早期可出现低钠低钾血症，当肾功能减弱时，血钾滞留而升高。由于尿路失钙较多，可出现负钙平衡。但血钙降低不明显，糖尿病患者血磷水平常降低。

糖尿病也可引起维生素代谢改变，与糖、脂肪和蛋白质代谢有关的维生素，尤其是 B 族维生素变化较为明显，常见缺乏。

## 三、　膳食营养与糖尿病

### （一）　三大生热营养素及热能与糖尿病

流行病学的调查资料肯定了饮食营养因素对 2 型糖尿病发生的影响。热能摄入过剩或体力活动较少可引起肥胖，使发病率提高，肥胖被视为 2 型糖尿病的重要诱因。据临床分析，超重 10% 者糖尿病发病率为正常体重者的 1.5 倍；超重 20% 者为 3.22 倍，超重 25% 者为 8.3 倍。热能摄入过剩或体力活动较少可引起肥胖，人体肥胖能引起糖尿病的发生。因为肥胖者的脂肪细胞大，细胞膜上胰岛素受体相对减少，对胰岛素的敏感性降低。肥胖病人为维持正常的血糖浓度，不得不分泌更多的胰岛素才能满足需要，引起高胰岛素血症，导致肝脏合成 TG 和 VLDL 增加，加重了心血管疾病的发生和发展。心脑血管疾病及高血脂是糖尿病常见的并发症。另一方面，为了满足胰岛素较多分泌的需求，使胰岛 $\beta$ 细胞陷于应激状态，久而久之胰岛功能衰竭，分泌相对减少，诱发糖尿病。因此，总热能摄入过多，不利于心血管疾病的防治。

高糖膳食特别是单糖和双糖等低聚糖使血糖过分波动，进而刺激胰腺分泌胰岛素，引起高胰岛素血症，使肝脏合成 TG 和 VLDL 增加，加速了并发症心血管疾病的形成。近年来研究证明，膳食纤维可延缓同时摄入的碳水化合物的吸收速度，使餐后血糖平稳，为进一步增加碳水化合物的负荷创造条件。长期的高脂肪膳食会增加血中 VLDL 的含量，增加了心血管疾病患病的机会。很早就已确认糖尿病患者需要更多的蛋白质，因为未加控制的糖尿病患者的蛋白质过度降解，在尿中有过多的来源于蛋白质的含氮化合物排出。

### （二） 维生素、 矿物质与糖尿病

曾有报道某些妊娠期妇女因缺乏维生素 $B_6$，患上妊娠糖尿病，经维生素 $B_6$ 治疗后，血糖恢复正常。

微量元素铬（$Cr^{3+}$）是葡萄糖耐量因子（GTF）的组成成分，GTF 是 $Cr^{3+}$、烟酸和谷胱甘肽的络合物。GTF 是胰岛素的辅助因素，其机制可能是 GTF 能调节胰岛素与细胞膜受体上的巯基形成二硫键，促使胰岛素发挥最大的生理效能，有增强葡萄糖的利用以及使葡萄糖转变成脂肪的作用。Levine 等证明糖尿病患者补充铬（$150 \sim 1000 \mu g/d$），有 50% 患者的糖耐量得到改善。

## 四、 糖尿病对健康的危害

糖尿病的典型症状是多饮、多尿、多食、体重减轻及易疲劳。除此之外，糖尿病患者常出现多种并发症或伴随症状，对患者健康造成严重危害。

1. 感染

糖尿病患者如血糖控制不好容易发生感染，且难以控制，如皮肤感染、肺结核、泌尿生殖系统感染等。高血糖使创口愈合减慢，糖尿病患者感染后，血糖更高，二者形成恶性循环。

2. 糖尿病酮症酸中毒

糖尿病患者不能有效地利用葡萄糖提供能量，机体将动用脂肪供能，而由于葡萄糖利用障碍，脂肪不能彻底氧化，从而产生大量酮体（乙酰乙酸、$\beta$-羟丁酸和丙酮）并在血中聚集，造成酮症酸中毒。患者出现脱水、呼吸深快、呼吸气带有烂苹果味，严重者可出现昏迷，危及生命。

3. 血管病变

（1） 心脏病变　包括冠心病和糖尿病心肌病，后者也可由微血管病变引起。

（2） 微血管病变　可发生糖尿病肾病和糖尿病眼病。糖尿病肾病渐进性发展，可出现蛋白尿、水肿、高血压，最终可导致尿毒症。糖尿病眼病常表现微视网膜病变、白内障等，是非创伤性致盲的最主要的原因之一。

## 五、 糖尿病的膳食预防与控制原则

饮食调控是预防各型糖尿病最基本的原则，它对任何一种糖尿病都是行之有效的控制方法。对于轻型、患病不久的患者，可通过饮食控制，不用或少用药物也能将血糖、尿糖控制在正常水平。中重型患者，经过饮食治疗，减少用药量，纠正和改善糖代谢紊乱，控制症状出现，预防和减少并发症。

2017 年 5 月中国营养学会发布了《中国糖尿病膳食指南（2017）》，指南中为糖尿病患者的膳食管理提供八大推荐意见：①吃、动平衡，合理用药，控制血糖，达到或维持健康体重；②主食定量，粗细搭配，全谷物、杂豆类占 1/3；③多吃蔬菜，水果适量，种类、颜色要多样；④常吃鱼禽，蛋类和畜肉适量，限制加工肉类；⑤乳类豆类天天有，零食加餐合理选择；⑥清淡饮食，足量饮水，限制饮酒；⑦定时定量，细嚼慢咽，注意进餐顺序；⑧注重自我管理，定期接受个体化营养指导。

## （一）　合理控制总热能

热能的合理控制是治疗糖尿病的关键，原则上使患者能达到并维持标准体重。肥胖患者应有计划地减少热能摄入并增加运动量。为使体重降到正常标准，能量摄入每日必须减至 5020kJ（1200kcal）以内，消瘦患者应适当增加能量摄入，对正常体重的患者可根据体力活动情况，而不单纯按标准体重计算热能。

糖尿病患者每日摄入热能多在 4.18~10.89MJ（1000~2600kcal），约占同类人群 RNIs 的 80% 左右。应根据身高、体重、年龄、体力活动，并结合病情和营养状况确定每日热能供给量，具体方法如表 3-5 所示。年龄超过 50 周岁者，每增加 10 岁，比规定值酌情减少 10% 左右。

表 3-5　　　　　　　　　　　成年人糖尿病热能供给量　　　　　单位：kJ（kcal）／（kg·d）

| 体型 | 重体力劳动 | 中体力劳动 | 轻体力劳动 | 极轻体力劳动 |
| --- | --- | --- | --- | --- |
| 消瘦 | 188~209（45~50） | 167（40） | 146（35） | 126（30） |
| 正常 | 167（40） | 146（35） | 126（30） | 84~105（20~25） |
| 肥胖 | 146（35） | 126（30） | 84~105（20~25） | 63~84（15~20） |

注：正常体重（kg）＝身高（cm）－105。高（低）于标准体重的 20% 为肥胖（消瘦）。

## （二）　选用高分子碳水化合物

通常主张碳水化合物占总热能的 60% 左右。适量的碳水化合物可改善糖耐量，而不增加胰岛素供给，还可提高胰岛素敏感性。太高的碳水化合物比例会使血糖升高并增加胰岛负担；比例太低又会引起脂肪过度分解，出现酮症酸中毒。控制了碳水化合物的数量后还要对其种类加以限制。不同食物碳水化合物的含量不一样，血糖生成指数就不同。食物血糖生成指数（glycemic index，GI）是食物的一种生理学参数，是衡量食物引起餐后血糖反应的指标，是表示某种食物升高血糖效应与标准食品（通常为葡萄糖）升高血糖效应之比，反映出人体食用一定食物后引起血糖反应的高低。

GI 是指含 50g 碳水化合物的食物与相当量的葡萄糖在一定时间（一般为 2h）体内血糖反应水平的百分比值，反映食物与葡萄糖相比升高血糖的速度和能力。通常葡萄糖的 GI 值被定为 100。GI 值的计算公式如式（3-1）所示。

$$GI = \frac{食物餐后 2h 血浆葡萄糖曲线下总面积}{等量葡萄糖餐后 2h 血浆葡萄糖曲线下总面积} \times 100 \qquad (3-1)$$

当血糖生成指数在 55 以下时，可认为该食物为低 GI 食物；血糖生成指数在 55~75 时，该食物为中等 GI 食物；血糖生成指数在 75 以上时，该食物为高 GI 食物。

碳水化合物主要由谷物来供给，选用一些吸收较慢的多糖，如玉米、荞麦、莜麦、燕麦、红薯等，严格限制单糖及双糖摄入量。病情较稳定者每日碳水化合物摄入量为 150~300g（相当于主食 200~400g），如果低于 100g 易发生酮症酸中毒。病情较重者，宜将摄取量限制在 150~250g（相当于主食 175~300g）。肥胖及伴有重度高甘油三酯血症的患者，碳水化合物可限制在占总热能的 40%~50%。糖尿病患者应选用低 GI 食物，注意适当增加粗粮和面食的比例。如表 3-6 所示。

表 3 - 6 　　　　　　　　　常见食物的血糖指数　　　　　　　　单位：%

| GI | 食物 |
|---|---|
| 75～79 | 莜麦 |
| 80～ | 燕麦，荞麦，玉米：黄豆面（2∶1），玉米面：黄豆面：面粉（2∶2∶1） |
| 85～ | 玉米面，玉米渣：芸豆（7∶3），绿豆：粳米：海带（2∶7∶1） |
| 90～ | 籼米、小米，标准面粉，高粱米，绿豆：粳米（1∶3） |
| 95～ | 粳米，白薯，糯米 |

### （三）　控制脂肪和胆固醇的摄入

心血管疾病是糖尿病常见的并发症，所以在糖尿病患者的饮食中脂肪的含量不能太高。近年来认为，低碳水化合物膳食、相应脂肪摄入量增高的膳食不利于心血管疾病的防治。

心血管疾病和高脂血症是糖尿病常见的并发症，因此应控制脂肪和胆固醇的摄入。一般主张将脂肪的摄取量控制在占总热能的 25% 左右，胆固醇日摄入量在 300mg 以下（高胆固醇血症者应控制在 200mg 以下）。建议饱和脂肪酸（S）、单不饱和脂肪酸（M）、多不饱和脂肪酸（P）之间的比例为 1∶1∶1。

### （四）　选用优质蛋白质

糖尿病患者体内糖异生旺盛，蛋白质消耗增加，供给充足的蛋白质十分重要，建议供给量应占总热能的 15%～20%，特别是大豆、鱼、禽、瘦肉、蛋、乳等食物，优质蛋白质至少占 1/3，伴有肝肾疾病的患者蛋白质摄入量应降低，因此供给优质蛋白质显得更为重要。

### （五）　提供丰富的维生素、无机盐和矿物质

因为糖尿病患者的饮食长期受到限制，易造成维生素、无机盐及矿物质的缺乏。鼓励患者多摄入含糖低的新鲜蔬菜和水果，补充维生素 C 以改善血液循环。对无合并胆固醇血症的病人，可食用一定的动物肝脏、蛋类以增加维生素 A 的摄入。对合并感染和其他并发症的患者，应特别注意 B 族维生素的补充。

在无机盐和矿物质中，补充铬、锌、钙非常重要。$Cr^{3+}$ 是葡萄糖耐量因子的组成成分，锌是胰岛素的组成成分，补钙可预防骨质疏松症。

### （六）　增加可溶性膳食纤维的摄入

可溶性膳食纤维具有降低血糖、血脂及改善葡萄糖耐量的功效。建议每日膳食纤维的摄入量为 40g。故应鼓励患者多食用含纤维素高的食物如粗粮、新鲜蔬菜水果及藻类等。有研究表明，含葡甘聚糖的魔芋精粉有降低血糖的作用。

合理确定餐次，防止血糖波动，在防治高血糖的同时，也要防止低血糖。

## 第四节　膳食营养与肥胖症

肥胖症（adiposis）是指人体脂肪的过量储存，表现为脂肪细胞增多和（或）细胞体积增大，即全身脂肪组织块增大，超出正常比例的一种状态。正常成年男性脂肪组织重量占体重的

10%～18%，女性占20%～25%。随年龄增长，体脂所占比例相应增加。肥胖患者易感疲劳、不能耐受较重的体力劳动，并容易患糖尿病、高血压、冠心病、脑血管病等，对机体产生较大的危害。近年来，我国肥胖儿的比例也不断增加，患儿可出现性早熟、脂肪肝、运动能力下降等，这些均影响到儿童的正常发育。

判定人体肥胖的标准和方法有三种：身高标准体重法、皮褶厚度法、体质指数法（BMI）。最常用的是BMI指数。如式（3–2）所示。

$$BMI = 体重（kg）／［身高（m）］^2 \qquad (3-2)$$

单位为kg/m²。

男性BMI：20～25为正常，＜20为消瘦，＞25为肥胖；女性BMI：19～24为正常，＜19为消瘦，＞24为肥胖。

## 一、 肥胖发生的原因

肥胖症是由遗传因素与环境因素共同作用所导致的营养代谢障碍性慢性疾病。它是许多慢性疾病的重要诱因。

1. 遗传因素

个体的基础代谢（BMR）有差异，BMR低者易肥胖。有学者做过统计，肥胖有40%～70%由遗传基因决定的，环境因素占30%～60%；甚至有的学者认为，遗传因素只占30%，而环境因素占60%以上。调查资料表明，有些肥胖症患者的进食量与正常人并无明显的差别，甚至他的食量比正常人还少，但仍然出现肥胖；这种人如果未检查出其他的病症，大多与遗传有关。据统计资料发现，父母双方均为肥胖者，其子女有80%可能肥胖；父母一方肥胖者，其子女有40%可能肥胖。所以说，遗传基因对肥胖的发生、发展有一定的影响。

肥胖的遗传性目前已经初步找到一些线索，主要是由某些基因，如瘦素、瘦素受体、激素原转化酶Ⅰ等突变引起的并伴有下丘脑和垂体不向程度功能障碍所致。人类摄取食物和保持一定的体重都是靠下丘脑调节。这种生理调节反应以前称为体脂自稳系统。在1978年后，Colemon、Zhang等科学家研究发现了瘦素。瘦素通过血液循环系统到达下丘脑，与下丘脑处的瘦素受体结合，抑制下丘脑神经肽（NPY）等激素的分泌，使机体出现食欲降低和能量消耗增加，最终导致体脂减少，返回到它的初始水平。总之，人类肥胖的病因极其复杂，有待于科学家继续研究，使肥胖问题得到解决，使人类更能适应环境。

2. 内分泌腺功能紊乱

内分泌腺是人体分泌激素（hormone）的腺体，其分泌的激素参与调节机体的生理功能和物质代谢。例如，甲状腺、性腺、肾上腺、垂体等所分泌的激素直接或间接地调节物质代谢。如果内分泌腺功能失调，或滥用激素药物，则引起脂肪代谢异常而导致脂肪堆积，出现肥胖。这种肥胖可通过调整内分泌腺功能和慎用或停用激素药物而恢复正常。

3. 膳食因素

肥胖的基本原因是从饮食中摄入的热能超过身体消耗的热能。人体所摄入的食物不论蛋白质、脂肪或糖，只要所含的总热能过多，多余的能量必然转化为脂肪储存起来，使体脂增加。假设一个人在日常生活中忽视维持能量平衡，每天多摄入419kJ（100kcal）能量，即相当于25g糖，长此下去，一个月就多摄入126mJ（3000kcal）能量，可转化为320g脂肪，一年就可增加体重约4kg。因此，肥胖症是一种营养失调性的常见病。

4. 体力劳动或活动减少

体力活动是决定能量消耗多少的最重要的因素；同时，体力活动也是抑制机体脂肪积聚的一种最强有力的"制动器"。正因为如此，肥胖现象很少发生在重体力劳动者或经常积极进行体育运动的人群。通常，人们在青少年时期，由于体力活动量大、基础代谢率高，肥胖现象较少出现；可是一到中年以后，由于其活动量和基础代谢率的下降，尤其是那些生活条件较好，同时又不注意积极进行力所能及的体力活动的人，过多的能量就会转变为体脂储存起来，引发肥胖。

## 二、 膳食营养与肥胖症

多年来研究表明，肥胖的起因甚为复杂，包括遗传、神经内分泌、膳食、社会环境及能量代谢异常等因素，多数认为肥胖是遗传与环境因素共同作用的结果。对于单纯性肥胖，膳食因素则是最主要的原因。其中，热能的摄入量高于消耗量，都会使机体热能过剩，从而转变成脂肪在体内堆积。

膳食结构与肥胖症的发生有直接的关系，当食物中脂肪含量高且摄入量过多时很容易引发肥胖。不良的饮食习惯也是导致肥胖的另一个原因，一些肥胖者平时习惯摄取大量的食物，这并不因为饥饿而只是一种习惯而已。进食速度快、食量大、偏食及喜食油腻的食物和甜食、吃零食、睡觉前进食等也与肥胖的发生有关。

饮食和活动与肥胖的关系可表现在各年龄阶段，尤其在中老年以后。随着年龄的增长，内分泌系统的改变，基础代谢逐渐降低，体力活动减弱，如果每天摄入热能不相应调整和缩减，经常处于超水平状态，最易高发肥胖，而且容易形成恶性循环，不但体重增加又可降低基础代谢，使胰岛素分泌水平增加，促进葡萄糖转化为脂肪，加速肥胖的发生。

## 三、 肥胖对健康的影响

肥胖虽然不是严重的疾病，但长期肥胖带来的后果是严重的。肥胖后容易发生糖尿病、高血压、冠心病、脑卒中、肾病、脂肪肝和胆囊疾病、癌症、妊娠和分娩异常等疾病。

1. 心血管疾病

肥胖症患者的体重增加、体积增大，体循环和肺循环的血流量均增加，每搏输出量和心搏增加。左室舒张末容量及充盈压增高使心脏前负荷加重，导致左室肥厚和扩张，特别是合并高血压时血管阻力增加，左心室进一步扩张，心肌需氧量增加。这些因素使得肥胖症患者易患充血性心力衰竭，合并冠心病时易发生心肌梗死和猝死。

肥胖也是高脂血症和冠心病的重要易患因素之一。肥胖可通过影响脂代谢、糖代谢和血压等方面而诱发和加重动脉粥样硬化症和冠心病。肥胖症患者中有30%～50%可并发高血压，超重者高血压的发病率是非超重者的3倍以上。肥胖症患者并发高血压的原因可能是肥胖症患者血中具有升压作用的激素如去甲肾上腺素水平增高，这种激素使得周围血管阻力增高，导致高血压。

2. 糖尿病

肥胖者易患糖尿病，因为肥胖者脂肪细胞上的胰岛素受体相对减少，且对胰岛素的亲和力低，因而对胰岛素的敏感性弱，要维持正常的血糖水平，则需分泌比正常人更多的胰岛素，这种应激状态易诱发糖尿病。肥胖儿童血液的胰岛素增多，肥胖儿往往有糖代谢障碍，超重率越高越容易发生糖尿病。

3. 肿瘤

肥胖与某些肿瘤的发生密切相关。男性主要是结肠癌、直肠癌和前列腺癌的发病率增高。女性主要是子宫内膜癌、卵巢癌、宫颈癌、乳腺癌和胆囊癌的发病率显著增高。

4. 肺功能障碍

极度肥胖者肺功能可发生异常，表现为明显的储备容积减少和动脉氧饱和度降低。肥胖症患者最严重的肺部问题是梗阻性睡眠呼吸暂停和肥胖性低通气量综合征。肥胖儿童的肺活量和每分钟通气量明显低于正常儿童。极量运动时肥胖儿的最大耐受时间、最大耐氧量明显低于正常儿童。

5. 脂肪肝和胆囊炎

肥胖症患者易发生脂肪肝，出现肝功能异常。这是因为肥胖症患者的脂代谢活跃导致大量游离脂肪酸进入肝脏，为脂肪的合成提供了原料。肥胖症患者胆石症的发病率显著增高。与正常体重相比，肥胖男性胆石症的患病率增加2倍，而肥胖女性的增加近3倍。肥胖症患者血液中胆固醇浓度增高，使其胆汁中胆固醇含量增高，呈过饱和状态以致沉积形成胆结石，还可并发胆囊炎。

6. 内分泌和代谢异常

肥胖者的内分泌和代谢常发生异常。肥胖者血中生长激素浓度明显下降。肥胖男性的血浆睾丸酮的浓度降低。肥胖妇女通常表现为月经周期规律性降低和月经异常的频率增加。另外，肥胖妇女闭经也较早。

## 四、 肥胖症的膳食预防与控制原则

单纯性肥胖是由于长期过量饮食而热能过高所致，故合理的膳食调整是预防和控制肥胖的基本措施。

1. 控制总热能的摄入量

限制每日摄入的食物量和食物种类，采取低热能饮食，促进储存的脂肪动员，达到减重的目的。减少热能必须以保证人体能从事正常的活动为原则并循序渐进。一般成人每日摄入热量控制在4184kJ（1000kcal）左右，最低不应低于3347.2kJ（800kcal）。否则，会影响正常活动，甚至会对机体造成损害。除此之外，还应控制减重速度，必要时在医疗监护下进行。如果每天减少谷物主食100g，即可降低摄入热能1500kJ（350kcal），而以每克脂肪组织的热能值约为31kJ（7.5kcal）计，每月可减重1.5kg。

防止肥胖必须从儿童抓起。幼年儿童过度肥胖常可导致成年的肥胖症，因为脂肪组织的增长是依赖于脂肪细胞数目的增加和体积的增大。肥胖儿童的脂肪细胞数目比正常同龄儿童多2~3倍，脂肪细胞的体积也比普通儿童大30%，20岁以后肥胖者的脂肪细胞数目并没有增加，只是细胞体积不断增大。肥胖的儿童到了壮年之后很容易堆积大量脂肪，形成体态臃肿的肥胖病。因此，肥胖病的预防要从幼儿开始就注意合理的营养，促进幼儿健康成长。

2. 保持三大营养素的合理比例

应采取高蛋白质、低碳水化合物和低脂肪饮食。随着总热能摄入量降低，机体消耗脂肪组织的同时，将消耗一部分功能性和储备的蛋白质，同时由于热能的不足也可对体内蛋白质的生物合成产生一定的影响。因此，必须供给较充足的蛋白质，尤其是优质蛋白质。蛋白质、脂肪、碳水化合物三者供热能占比应分别是25%、10%、65%，因此在食物的选择上，应多摄入瘦肉、乳、水果、蔬菜和谷物食物，少食用肥肉等含油脂高的食物，忌食精糖和脂肪含量高的食物。每日除烹调用油外，应尽量减少油腻食品，少食动物油，多进食植物油，每日食用油的摄入量应占总热量的 25% 以下。

3. 增加富含膳食纤维的食物

控制热能供给期间要多进食低热能、体积大的蔬菜、水果。这些食物由于膳食纤维素含量高，增加饱腹感，又可提供丰富的维生素和无机盐。

4. 保证维生素、无机盐和微量元素的供应

限制食物摄入的数量和种类，但应注意保证维生素、无机盐和微量元素的摄入达到供应量标准，以维持正常的代谢水平、调解生理功能和机体免疫力。钠盐需适当限制，以免体重减轻时产生水、钠的潴留，每日食盐摄入量控制在 6g 以下。

5. 体育锻炼

除膳食控制以外，可坚持体育锻炼，必要时还可利用药物治疗。运动减肥是通过增加体内能耗而达到减重的目的。应根据肥胖程度和个体的体质，选择较适宜的运动项目和运动员。运动减肥应选择有氧运动（aerobic exercise）的耐力性项目，如长跑、长距离步行、游泳或自行车等。近年来的研究认为，增加体力活动和适当限制饮食相结合是减肥的最好处方。因为，通过增加活动来控制能量平衡，减少的是脂肪；而仅靠减少饮食量则会减少瘦体重（LBA）。此外，运动不仅增加机体能量消耗，还可增强心血管和呼吸系统功能，加强肌肉代谢能力，对促进人体健康有利。

# 第五节　膳食营养与痛风

痛风（gout）是人体内嘌呤（purine）代谢紊乱，导致尿酸（uric acid）的合成增加或排出减少，当血尿酸浓度过高时，尿酸即以钠盐的形式沉积在关节、软组织、软骨或肾脏中，引起组织的异物炎性反应。其自然病程分为无症状高尿酸血症、急性痛风性关节炎、间歇期痛风、慢性痛风石性痛风 4 个阶段，有时也会出现痛风性肾病。高尿酸血症不仅是痛风和肾结石的前期病变，而且与血脂代谢紊乱、肥胖和胰岛素抵抗等疾病在病理机制上有密切的联系。根据我国血尿酸调查结果确定诊断标准：男性血尿酸 > 417μmol/L（7.0mg/mL），女性血尿酸 > 357μmol/L（6.0mg/mL）时则称为高尿酸血症。

尿酸为嘌呤代谢的最终产物，有内源性与外源性之分。内源性占 80%，来源于肝脏内合成（谷氨酸）或核酸的人体内合成与更新；外源性占 20%，来自含高嘌呤的食物，食物中嘌呤类化合物及核蛋白食物，经消化与吸收后，在酶的作用下生成。正常情况下，人体所产生的尿酸 70%～75% 从尿液排出，20%～25% 从大肠排出，2% 左右由自身细胞分解。尿酸生成过多或排泄太慢，即生成多于排泄，均可导致高尿酸败血症。嘌呤代谢反馈的调节与尿酸合成的途径如图 3-3 所示。

## 一、痛风的分类

按高尿酸血症形成的原因，可将痛风分为原发性和继发性两类。原发性痛风是因先天性嘌

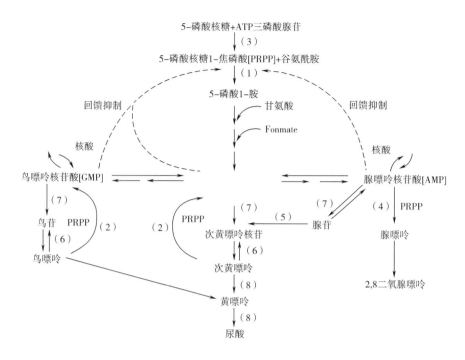

图 3 – 3 嘌呤代谢反馈的调节与尿酸合成的途径

(1) 磷酸核糖焦磷酸酰胺转移酶 (2) 次黄嘌呤 – 鸟嘌呤磷酸核糖转移酶

(3) 5 – 磷酸核糖 – 1 – 焦磷酸合成酶 (4) 腺嘌呤磷酸核糖转移酶

(5) 腺苷脱氨酶 (6) 核苷磷酸化酶 (7) 核苷酸酶 (8) 黄嘌呤氧化酶

吟代谢紊乱或尿酸排泄减少而引起的，一部分遗传缺陷比较明确，一部分则病因不明。患者常伴有高脂血症、肥胖、原发性高血压、糖尿病和动脉粥样硬化等。多见于 40 岁以上男性或绝经期妇女，部分有家族史，属于染色体多基因遗传。继发性痛风占痛风病的 5% ~ 10%，是核酸分解代谢增加或肾脏排泄尿酸盐获得性缺陷的疾病，可由某些肿瘤、慢性肾病、血液病、内分泌疾病及食物、药物等多种原因引起。

## 二、 痛风的症状

痛风发病前有漫长的无症状高尿酸血症期，发生关节炎或痛风石时即为痛风。临床特点是血清尿酸升高，尿酸在软骨软组织、骨关节及肾脏中结晶沉淀，四肢远端急性关节炎发作，最常涉及足的拇指及跖指关节，其次为踝、手、腕、膝、肘关节，呈红、肿、热、痛与运动障碍，反复多次发作可形成关节畸形、僵硬。临床表现为高尿酸血症，痛风性急性关节炎，慢性痛风石性关节炎及痛风性肾病，严重者可致关节畸形及功能障碍。长期性痛风，还会并发多种其他疾病，如：肾功能障碍、肾结石、高血压、高脂血症、糖尿病、肥胖症、缺血性心脏病。

### （一） 急性痛风性关节炎（Acute gouty arthritis， AGA）

急性关节炎是痛风的首发症状，是局部损伤、剧烈运动、酗酒等使尿酸盐浓度升高，尿酸盐在关节内结晶析出、沉淀和脱落引起的炎症反应。最易累及足跖关节，其次为踝、膝、腕、指、肘等关节。多数为单一关节受影响，反复发作则受累关节增多。典型发作病人常在午夜因关节痛而惊醒，疼痛加剧，受累关节及周围组织红肿热痛和活动受限，可伴发热、寒战、头痛、心悸、恶心、白细胞数增多等全身反应。一般数天至数周后自然缓解。多次反复发作可发展为慢性关节炎和痛风石。急性期促发因素为饮酒、高蛋白高脂饮食、扭伤、劳累、受寒、感染等。

### （二） 慢性痛风石性关节炎（Chronic Tophaceous Gouty Arthritis， CTGA）

慢性痛风石性关节炎是一种关节肿痛症状不能缓解并伴有痛风石形成的特殊类型的痛风性关节炎。痛风石是痛风性关节炎的特征性病变。是尿酸盐结晶在皮下、关节滑膜、软骨、骨质及关节周围软组织等部位沉淀累积，产生慢性异物反应，异物周围被上皮细胞、巨核细胞所包围，最终形成异物结节，呈黄白色，大小不一，初期质软，后随组织增生变硬。痛风石可累及除神经系统外的任何部位。随着痛风石沉淀不断扩大增多，关节结构及其软组织会被破坏，关节内大量沉积的痛风石可引起关节僵硬、肿痛、畸形、活动受限及功能丧失。

### （三） 痛风性肾病

尿酸盐在肾髓质或乳头处沉淀，结晶析出，引起慢性间质性肾炎，纤维化后引起肾小管萎缩，肾小管急性大量的尿酸盐结晶阻塞，可产生急性肾衰竭。表现为高蛋白尿、血尿、渗尿等，进而发生高血压、氮质血症等肾功能不全综合征。

### （四） 尿路结石

尿酸结晶沉积在肾及尿路，大多数为纯尿酸结石。泥沙样或沙砾状结石随尿排出，无症状；较大的结石阻塞尿路，引发有腰及上腹间歇发作性疼痛，常伴有肾绞痛、血尿、尿路感染、肾盂扩张和积水等。发生率占高尿酸血症患者的40%，占痛风患者的25%，且男性多于女性。

另外，尿酸盐结晶还可沉积于动脉血管壁，损伤动脉内膜，刺激血管内皮细胞增生，导致血脂在血管壁沉积，尿酸盐结晶已被证明是导致动脉硬化及冠心病的危险因素之一。

## 三、 痛 风 病 因

痛风的发病与遗传、性别、年龄、生活方式、饮食习惯、治疗药物以及其他疾病等诸多因素有关，其中高嘌呤、高蛋白饮食与饮酒是导致痛风的重要危险因素。

### （一） 饮食

营养过剩、过量饮酒、紧张高压的生活是导致痛风的主要原因。高能量、高脂肪、高嘌呤及低膳食纤维的饮食模式会导致血尿酸升高，是引发痛风的关键因素。饮酒是诱发痛风的一个危险因素，酒精可促使 ATP 大量分解产生腺嘌呤，腺嘌呤进一步降解产尿酸。酒精在肝组织代谢时，会大量吸收水分，使血浓度增加，使已经接近饱和的尿酸加速进入软组织形成结晶，导致身体免疫系统过度反应而造成炎症。另外，饮水不足也会引起血液浓缩，导致尿酸浓度增加，引发痛风急性发作。

### （二） 遗传

10%～25%痛风患者有家族史，存在遗传因素，痛风病人近亲多数血清尿酸水平偏高。近亲中有15%～25%患高尿酸血症。原发性痛风被认为是常染色体显性遗传。

### （三） 药物

利尿剂、水杨酸类、$\beta$－内酰胺类抗生素，包括青霉素类和头孢类药物会加速体内矿物离子钾、钠的排出，从而阻碍肾脏对尿酸的排泄，使尿酸在体内大量集聚，导致高尿酸败血症，甚至痛风。

## （四）缺氧

剧烈运动导致机体组织耗氧量增加而发生缺氧，加速糖的酵解，从而引起体内乳酸增加，抑制尿酸排泄，导致暂时性血尿酸升高。另外由平原进入高山地区会发生高山缺氧现象，出现高山红细胞增多、高山高血压及高山心脏病等疾病，引起血尿酸水平升高，出现急性痛风性关节炎。

## （五）体重迅速减轻

体内脂肪短期内快速消耗下降，容易引起体内产生大量酮体，酮体大量聚集可导致酮尿症及酮血症。酮体还会抑制尿酸排泄，导致血液中尿酸含量升高，诱发急性痛风发作。

## （六）其他因素

久居寒冷之地或受寒受凉情况下，人体血管易发生痉挛性收缩，导致血液循环受阻，关节组织的血液供应减少，这是关节炎的重要诱因。更重要的是，骨关节温度的进一步降低，易导致血液中尿酸在肾脏及骨关节的沉积，从而诱发痛风。

另外，工作过度疲劳、精神高度紧张或压抑、创伤或手术、慢性溶血、红细胞增多症、化疗及放疗等因素也可能造成血尿酸水平升高而引发痛风发作。

# 四、膳食营养与痛风

随着生活水平的提高，居民的饮食结构发生了较大的改变：动物性食品在膳食中的比例增加，饮食呈现出高能量、高脂肪、高蛋白、低膳食纤维模式，营养过剩是这种饮食结构面临的主要健康问题。痛风与长期高蛋白尤其是高嘌呤饮食、高能量饮食、暴饮暴食及酗酒等不良的饮食习惯有密切关系，不科学的生活方式是引起痛风的关键因素。

痛风症患者应严格限制高嘌呤食物的摄入，如瘦肉类及动物内脏、肉汁、肉汤等。大量饮水，以利于尿酸的排出。控制蛋白质摄入，摄入过多会增加内源性嘌呤生成而引起尿酸升高。膳食以植物蛋白为主，动物蛋白可选用牛乳、鸡蛋等优质蛋白。脂肪可阻碍或减少肾脏排泄尿酸，应限制脂肪的摄入。应控制热量的摄入，防止肥胖；对肥胖病人应避免体重突然大幅度下降，以防酮体生成过多，竞争性抑制尿酸的排泄。大量摄入蔬菜水果以获取充足的维生素 C 和 B 族维生素，维生素可促进血液循环，能使组织内沉淀的尿酸盐溶解，有利于尿酸的排出。酒精例如啤酒中含有大量的嘌呤和较高的能量，能造成乳酸堆积，而乳酸对尿酸的排泄有竞争性抑制作用，易引起急性痛风性关节炎的发作，故应禁止饮酒。尤其注意饥饿后禁止同时大量饮酒和进食高蛋白、高嘌呤食物。

为了给痛风患者提供更加方便的指导，营养学将食物按照嘌呤含量分为三类，分别是低嘌呤食物、中嘌呤食物和高嘌呤食物，以供选择食物时参考。

## （一）低嘌呤食物 （低于 50mg/100g）

①主食：主要包括谷薯类及其制品，包括大米、糯米、米粉、小米、薏米；小麦及面粉、馒头、面条和面包、大麦、荞麦、高粱；马铃薯、山药、红薯等。

②乳制品：牛乳、酸乳、乳酪、乳粉、炼乳等。

③蛋类：鸡蛋、鸭蛋、鹅蛋、皮蛋等。

④蔬菜类：大部分蔬菜均属于低嘌呤食物，如空心菜、茼蒿菜、小油菜、芹菜、芥蓝、黄瓜、苦瓜、南瓜、青椒、洋葱等。

⑤水果类：水果均属于低嘌呤食物，直接食用或鲜榨果汁均可作为痛风患者理想的食物来

源。痛风伴肾结石患者以果汁如西瓜汁、梨汁、橙汁为佳，在防止尿酸结晶的同时有利于结石排出。

⑥坚果类：葵花子、杏仁、核桃、花生、开心果、腰果、板栗等。

### （二） 中嘌呤食物 （50～150mg/100g）

①粗粮：麸皮、米糠、麦麸、麦胚等。

②豆类及豆制品：黄豆、绿豆、青豆、豌豆、红豆、黑豆、四季豆、豆腐干、腐竹、豆腐皮等。

③肉类：猪肉、牛肉、羊肉等畜肉；鸡肉、鸭肉、鹅肉等禽肉；兔肉等。

④水产类：鲫鱼、草鱼、鲤鱼、鳝鱼、虾、螃蟹、螺、鳕鱼、乌贼等。

⑤菌类笋类及其他：蘑菇、香菇、芦笋、冬笋、海带、紫菜等。

⑥饮品：各种含酒精饮品，尤其是啤酒。

### （三） 高嘌呤食物 （150～1000mg/100g）

①动物内脏及脑组织：猪肝、牛肝、羊肝等禽畜肉的心、肝、肾；猪脑、羊脑等。

②水产类：带鱼、鲇鱼、鲱鱼、牡蛎、沙丁鱼、凤尾鱼、鲢鱼等。

③肉汤：浓肉汤、鸡汤、鱼汤、火锅汤等。

## 五、 痛风病人的膳食原则

痛风病人总的膳食原则是限制外源性嘌呤的摄入，进食低热量、低脂肪、适量碳水化合物和优质蛋白质饮食。减少尿酸的来源，增加尿酸的排泄，以降低血清尿酸水平，从而减少急性痛风发作的频率和程度，防止并发症。

（1）减少含嘌呤食物的摄入  尽可能选择低嘌呤食物，禁止吃嘌呤含量高的食物。嘌呤的摄入应减至每日150mg以下，而正常人的每日摄入量在600～1000mg。

（2）适当控制蛋白质的摄入  蛋白质摄入量应低于正常人，以0.8～1.0g/kg体重为宜。以植物蛋白为主，动物蛋白如牛奶、鸡蛋嘌呤含量低，是优质蛋白质的首选食物来源。但酸奶经微生物发酵，嘌呤含量升高，且含乳酸较多干扰尿酸排出。

（3）避免高脂肪饮食  脂肪过多将影响尿酸盐的排泄，不宜多食，在痛风急性发作期更应限制。以每日50g左右为宜，占总能量的20%～25%，并用蒸、煮、炖、卤、煲、灼等的烹调方法，减少烹调油用量。

（4）限制总热量  痛风患者多伴肥胖，热量摄入应低于正常人10%～15%，一般每日每千克体重能量25～30cal，全日1500～2000cal。超体重者应减重，减少能量应循序渐进，切忌猛减，否则引起体脂分解过快，会导致酮症，抑制尿酸的排出，诱发痛风的急性发作。

（5）合理供给碳水化合物  碳水合物有抗生酮作用和增加尿酸排泄的倾向，故饮食结构应以碳水化合物为主（占总热量的55%～60%）。但果糖可增加尿酸的生成，因此要限制单双糖，如蔗糖、蜂蜜、果汁等的摄入量。适当增加杂粮的分量。

（6）多食蔬菜水果  正常人的尿液一般呈酸性，而蔬菜、水果多为碱性食物，能升高尿液的pH，利于尿酸的溶解；蔬菜、水果还富含维生素、矿物质、膳食纤维，对患者有益。特别是维生素C，能促进组织内尿酸盐的溶解。

（7）增加饮水量  多饮水可促进尿酸的溶解与排泄，防止尿道结石，病人只要肾功能正常，每日饮水量2500～3000mL（包括所有水分，如果汁、矿泉水、汤等）较理想，但应少量多次，每日尿量保持在 2000mL 以上。

（8）限制盐的摄入 食盐中的钠有促尿酸沉淀作用，尤其伴有高血压、冠心病及肾病变时，每天摄入量应限制在 3g 以内。

（9）限制刺激性食物 酒精可刺激人体内乳酸合成增加，抑制肾脏排泄尿酸，还可加快人体内嘌呤的合成速度，诱发痛风发作，故应禁用各种酒类。浓茶、辣椒、咖喱、花椒、芥末、生姜等辛辣刺激性食物也能诱使痛风发作，也应禁用。

（10）药物的影响 口服利尿剂（氨苯蝶啶除外），或肌注汞撒利，或服用促尿酸排泄药物如羟苯磺胺、苯磺唑酮、治疗原发性红细胞增多症所用的放射性磷、治疗恶性肿瘤所用的细胞毒素、抗高血压药物、抗结核药物吡嗪酰胺、大剂量烟酸，可以诱发急性痛风性关节炎。痛风病人患病期间应尽量避免同时服用上述药物。

# 第六节 膳食营养与肿瘤

肿瘤（tumor）是由外界环境中的生物、化学、物理、营养因素与个体因素相互作用下，发生过度生长或不正常的分化而形成的组织。根据肿瘤细胞的分化程度和对人体的危害程度，肿瘤可分为良性肿瘤和恶性肿瘤两大类。良性肿瘤生长较慢，细胞形态与正常细胞相似，与周围细胞有明显界限，多有包膜，对人体危害较小。恶性肿瘤生长较快，它的形态与正常细胞不同，能浸润和破坏周围的正常组织，能从身体的某一组织或器官转移到其他部位，对人体的危害极大。恶性肿瘤是严重损害人类健康和危及生命的常见病之一。在世界范围来看，它的死亡率通常在所有疾病中居前三位，癌症（cancer）是恶性肿瘤中最常见的一类。食物、营养与人类癌症的发生、发展有密切关系，一直是科学家关注的热点和研究重点。

## 一、 肿瘤的发病机制

恶性肿瘤发病源于多因素的综合影响是肯定无疑的，其中包括环境因素、遗传因素、精神因素等。最近据流行病学调查表明，80% ~ 90% 的恶性肿瘤是由环境因素引起的。在环境因素中，其中 80% 以上为化学因素所致，主要因素是膳食不合理（35%）、吸烟（30%）和饮酒（10%）。据统计，饮食因素造包括食物本身的组分、食物的污染、烹调方法、添加剂等各种因素的影响。化学致癌机制中目前公认的学说是：细胞癌变的多阶段学说，该学说认为：肿瘤发生是一个长期的、多阶段、多基因改变累积的过程，具有多基因控制和多因素调节的复杂性。化学致癌过程至少可分为：引发（initiation）、促长（promotion）、进展（progression）。

1. 引发阶段

引发阶段指化学物或其活性代谢物与 DNA 作用，导致体细胞突变成引发细胞的阶段。化学致癌物对靶细胞 DNA 产生损伤作用，引起基因突变，经细胞分裂增殖固定下来，造成单个或少量细胞发生永久性、不可逆的遗传性改变，成为突变细胞，或称引发细胞（initiated cell），是指在引发剂的作用下发生了不可逆的遗传性改变，但其表型可能正常，不具有自主生长性，因此不是肿瘤细胞。诱发细胞突变的因素称为引发剂（initiator），是指具有引发作用的化学物。引发剂大多数是致突变物，没有可检测的阈剂量。引发细胞的表型可能正常，它必须通过克隆扩增才能形成损伤。在接触致癌物与发生细胞转化之间要有一个相当长的潜伏期，需要启动效应的遗传传递。引发剂作用的靶主要是原癌基因和肿瘤抑制基因。引发是遗传毒性发生的过程，是化学致癌的第一步。

癌基因（oncogene）是一类在自然或实验条件下具有诱发恶性转化可能的潜在基因，是化学致癌物作用的主要靶分子，在细胞癌变过程中起着关键作用。癌基因通常是以原癌基因（pro - oncogene）的形式普遍存在于正常动物细胞的基因组内，原癌基因在进化过程中高度保守，具有正常的生物学功能，对细胞增殖、分化和信息传递的调控起重要作用。其被激活变为活化的癌基因后才显示其致癌活性。原癌基因是一种显性基因，当其两个等位基因之一发生突变时，即可被激活。抑癌基因的产物能阻断肿瘤的细胞生长，抑癌基因突变后丧失其功能，抑癌基因的两个等位基因都必须失活才能改变细胞的表型，其作用方式与癌基因相反，它们在正常细胞中起着抑制细胞增殖和促进分化的作用，在环境致癌因素作用下，肿瘤抑制基因失活而引起细胞的恶性转化。抑癌基因正常时可抑制肿瘤细胞的肿瘤性状的表达。当其自身不能表达或其产物去活化时才允许肿瘤性状的表达。正常细胞转化为肿瘤细胞最少涉及两类基因的遗传学改变，即癌基因和抑癌基因的改变。在化学致癌过程中癌基因和肿瘤抑制基因往往起协同作用。癌基因是化学致癌物作用的靶分子，在细胞癌变过程中发挥关键作用，指导合成的蛋白质促成细胞恶性表型的形成。

### 2. 促长阶段

细胞在致癌物的作用下变成启动细胞后，在某些因素作用下，以相对于周围正常细胞的选择优势进行克隆扩增，形成镜下或肉眼可见的细胞群，即良性肿瘤（如乳头状瘤或腺瘤）。促长阶段癌细胞的表型发生变化，恶性肿瘤细胞的各种性状得以表达。促长剂（promoter）：指具有促长作用的化学物。促长剂本身不能诱发肿瘤，只有作用于引发细胞才表现其致癌活性；通常是非致突变物，不与 DNA 发生反应；促长剂通常具有阈剂量。促长剂包括多种人类环境中存在的因子，如 TCDD、苯巴比妥，以及高盐高脂饮食、糖精、香烟烟雾等。其中烟雾既是肺癌、胰腺癌、食道癌和其他器官癌的启动剂，同时也是促癌剂。人体内的一些内源性物质也具有促癌作用，如雌激素对乳腺癌有促进作用；胆酸是结肠癌与肝癌的促进剂。

促长阶段的特点：①促长阶段历时较长，早期有可逆性，晚期为不可逆的，因此在促长阶段（特别是在早期）持续给以促长剂是必需的；②促长阶段的另一个特点是对生理因素调节的敏感性，衰老、饮食和激素可影响促长作用，许多影响因素本身就是促长剂。促长剂主要是干扰细胞信号转导途径，改变细胞周期控制，其作用机制：①通过细胞毒性或激素作用刺激细胞增殖，如高脂肪饮食可使乳腺癌的发病率增高，原因是高脂肪饮食可使催乳素分泌增多，而催乳素对乳腺癌的发生有促进作用；②抑制细胞间的信息互通，从而解除细胞生长的接触抑制，使启动了的细胞能逃脱周围正常细胞的抑制，出现增殖失控；③免疫抑制。

### 3. 进展阶段

进展阶段指从引发细胞群转变成恶性肿瘤的过程。在肿瘤形成过程中，在促进阶段中或之后，细胞表现出不可逆的遗传学改变，其标志为遗传不稳定性增加和恶性变化，在形态上或功能代谢和行为方面逐渐表现出恶性肿瘤的生物学特征，如生长速度、侵袭性、转移能力以及生理生化、免疫性能的改变，如生长加快、侵袭、转移、抗药性等。当细胞开始失去维持核型稳定的能力并出现染色体畸变时，它们即进入进展期。核型不稳定性进一步促进肿瘤细胞的生长和恶性表型的发展，同时引起细胞代谢调节功能的改变，且逃避机体免疫监视等功能。进展剂

（progressor）：指使细胞由促长阶段进入进展阶段的化学物。进展剂具有引起染色体畸变的特性。完全致癌物（complete carcinogen）：指同时具有引发、促长及进展作用的化学物。

　　研究肿瘤和膳食营养的研究的根本目的是降低发病率和死亡率。各种有害因素进入体内虽然未必立即发病，但它可潜伏在人体内几年甚至几十年后，在各种条件的协同作用下引起癌症。在食物中既存在许多保护机体的营养素和抗癌成分，又可能存在致癌物或其前体。因此，研究膳食营养与肿瘤关系在探讨肿瘤的病因，找出肿瘤防治措施方面有极重要的作用。已经表明许多癌基因的结构、转录和表达与营养素密切相关，化学物质诱发癌症机制的总过程，如图3-4所示。

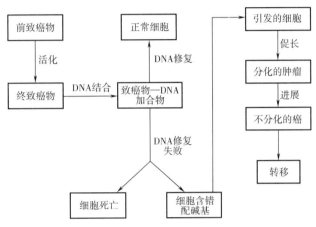

图3-4　化学致癌物诱导癌变多阶段学说过程

## 二、　膳食营养与肿瘤

### （一）　膳食能量与肿瘤

　　膳食能量与肿瘤危险性之间的关系是很复杂的。动物实验资料表明限制进食的动物，比自由进食的动物自发性肿瘤的发病率低，肿瘤发生的潜伏期延长；不限制热量并强迫动物运动以促进总热能的消耗，也可以抑制化学致癌物物对实验动物的致癌作用，表示能量摄入水平与癌的危险性有关。研究表明，高的能量摄入可能增加胰腺癌的危险性，能量密集的膳食、能量摄入过多和缺乏体力活动三者联合作用所导致的肥胖，可明显增加子宫内膜癌的危险性；同时，也有可能增加绝经后女性的乳腺癌和肾癌的危险性；此外，肥胖可能增加结肠癌和乳腺癌的危险性，经常性体力活动可预防结肠癌，并可降低肺癌和乳腺癌的危险性。

### （二）　膳食蛋白质与肿瘤

　　蛋白质的摄入过低或过高均会促进肿瘤的生长。流行病学和动物实验结果表明，膳食中蛋白质含量较低时，可增加机体对致癌物的敏感性，促进人和动物肿瘤的发生，若适当提高蛋白质或补充某些氨基酸，有利于抑制肿瘤的发生。如流行病学的调查表明，食管癌和胃癌病人患病前的饮食中蛋白质的摄入量较正常对照组低。还有以甲基亚硝胺诱发大鼠食管癌，高蛋白动物组发生食管癌的潜伏期长。近期流行病研究表明，大豆摄入量与乳腺癌、胰腺癌、结肠癌、肺癌和胃癌等许多癌症的发病率呈负相关。动物试验和人体癌细胞组织培养的研究结果已经证明大豆中天然存在的化合物具有抗癌作用。异黄酮（isoflavones）、特殊的氨基酸模式（specific amino acid profile）、蛋白酶抑制剂（protease inhibitors）和植酸（phytate）等成分可推迟或预防肿瘤的发生。

但也有实验表明低蛋白膳食能降低某些自发或诱发性肿瘤的发生，如摄取低蛋白饲料大鼠的乳腺癌、白血病发生较少。当然也有试验表明，饲料中蛋白质含量非常高或补充某些氨基酸可促进肿瘤的发生，如色氨酸就与膀胱癌有关。一般说来，当高于正常生理需要量 2～3 倍以上的蛋白质，会促进肿瘤的发生。

### （三） 膳食脂肪与肿瘤

世界上不同地区、不同国家、不同时期、同一国家不同膳食脂肪量以及移民的流行病学调查结果，都认为膳食脂肪与癌特别是乳腺癌和肠癌存在因果关系，包括总脂肪水平高的膳食以及动物性脂肪和（或）饱和脂肪酸水平高的膳食。23 个国家的调查发现，脂肪的摄入量与乳腺癌相关系数为 0.79。除了较多的有关脂肪与乳腺癌、肠癌的资料外，流行病学调查结果说明肺癌、子宫内膜癌和前列腺癌也可能和摄入高脂肪膳食有关。高脂肪食物可能引发乳腺癌、直肠癌、胰腺癌和前列腺癌。也有学者研究关于胆固醇与肿瘤关系。病例对照研究结果表明子宫内膜癌的危险性随胆固醇摄入量的增加而增加，胆固醇可能与肺癌、胰腺癌有关。

能量不平衡导致儿童和成年人中肥胖者越来越多，研究已经发现肥胖、缺乏运动与乳腺癌、结肠癌、肾癌、子宫内膜癌、胰腺癌等多种疾病的发病率呈正相关。不同人群的相关性研究表明，人群的体质指数（BMI）与膳食中脂肪含量有关，因此高脂肪是引起与肥胖有关癌症的间接危险因素。高脂肪造成大肠癌发病的机制，大都认为是高脂肪导致胆汁分泌增多，胆汁中初级胆汁酸在肠道厌氧细菌的作用下，转变为脱氧胆酸及石胆酸的原因。脱氧胆酸和石胆酸是促癌物质。高脂肪膳食促进乳腺癌发生的机制与大肠癌不同，乳腺癌发病的必要因素是激素。雌激素中的雌酮和雄二醇有致癌作用，高脂肪使胆汁分泌增多，产生的雌激素也多，促进乳腺细胞的增生从而增加乳腺癌的危险性。减轻体重、适度增加有氧运动，则可以降低乳腺癌及子宫内膜癌的发病率。肥胖诱发肿瘤发生的作用是多方面的。公认的原因是：脂肪组织可以提高绝经后女性的雌激素水平，雌激素持续不正常的刺激乳腺及子宫内膜，可能引发乳腺癌及子宫内膜癌。另外，腰部脂肪细胞能促使人类产生生长激素，也能诱发某些肿瘤。大腹便便的腹型肥胖人群，更容易发生肠癌等肿瘤，肥胖及运动减少，使得肠蠕动减慢，呼吸减慢，致癌物排出减少、吸收增多、肠道内容物易于沉积。

### （四） 膳食碳水化合物与肿瘤

已证明膳食中碳水化合物占总能量大于 85% 或低于 40% 都是不利于健康的。流行病学数据表明高淀粉膳食能降低结肠癌、直肠癌的危险性。但是，如果摄入的为精制淀粉类食物，这种保护作用消失，精制糖特别是蔗糖含量高的膳食可能增加结肠癌、直肠癌的危险性。膳食纤维作用的主要机制为其在结肠内被细菌发酵，产生短链脂肪酸，如丁酸有抑制 DNA 合成及刺激细胞分化的作用。膳食纤维的吸水性使粪便的体积增大，刺激肠道蠕动，减少了有害物质在体内存积和再吸收的时间。可溶性纤维素如果胶、树胶的吸水性能力比不可溶性纤维强，22 项病因学研究和病例的对照研究结果表明膳食纤维与结肠癌发生呈负相关。Hems 分析了 41 个国家乳腺癌与膳食关系，发现摄入精制糖的量与乳腺癌发生率有关，而膳食纤维可能有预防乳腺癌的作用。膳食纤维抑制癌症发生的机制被认为与其功能有关。

### （五） 维生素与肿瘤

研究较多的有类胡萝卜素、维生素 C、叶酸、维生素 $B_{12}$、视黄醇和维生素 E。研究结果大多表明上述维生素具有降低一些部位肿瘤的发生风险。

1. 维生素 A 和类胡萝卜素

维生素 A 参与上皮细胞的正常分化。实验表明，维生素 A 对多种化学致癌物诱发上呼吸道、胃、食管和皮肤等肿瘤有抑制作用。维生素 A 能促进细胞的正常分化，而癌细胞的特点之一是分化不良，所以充足的维生素 A 可对上皮细胞分化起调节作用，抑制癌细胞的增殖，防止癌细胞的形成。用视黄酸（维生素甲酸）和其所合成的衍生物研究其对致癌物的作用或人类食管癌细胞增殖的影响，发现它们有抑制肿瘤生长的作用。类胡萝卜素是单线氧的有效灭活剂，能直接清除自由基；增加富含类胡萝卜素化合物食物的摄入量可影响细胞生长失调和癌变中发生的生物和生化进程，从而在某种程度上降低癌症发病的风险。

2. 维生素 E

维生素 E 是体内强有力的抗氧化剂，与微量元素硒有协同作用，能捕捉自由基，保护细胞膜免受损伤，维持其正常结构与功能。维生素 E 还能促进微粒体酶蛋白合成，加强混合功能氧化酶的活性，改变致癌物的代谢途径。维生素 E 含量高的膳食有可能降低肺癌和子宫颈癌的危险性。关于膳食中维生素 E 含量高可降低结肠癌、盲肠癌危险性的证据不足，但提示摄入量高者的危险性较低。

3. 维生素 C

维生素 C 参与体内多种代谢过程和广泛的生理功能。近年来研究表明，它可能是一种化学致癌的抑制剂。其对肿瘤的抑制作用机制是多方面的。维生素 C 促进胶原蛋白的合成，维持细胞间质的正常结构，增强正常组织对癌细胞侵袭的防御能力。维生素 C 清除超氧阴离子自由基，不少致癌物必须在体内经过代谢活化形成自由基，去攻击脱氧核糖核酸（DHA）才产生致癌作用，而代谢活化过程中氧自由基起着重要的作用。维生素 C 可与亚硝酸合成中间产物，抑制强致癌物亚硝胺的合成。

（六）矿物质与肿瘤

矿物质与肿瘤有关的研究，特别是微量元素更是人们所关注的。常量元素钙有预防消化道肿瘤的作用，微量元素硒具防癌作用，而镍和 6 价的铬有促癌作用。土壤和水中镍的量与胃癌死亡率呈正相关，镍有促鼻咽癌发生的作用。

1. 硒

硒的防癌作用比较肯定。流行病学的资料表明土壤和植物中的硒含量、人群中硒的摄入量、血清中硒水平与人类各种癌症（肺癌、食管癌、胃癌、肝癌、肠癌、乳腺癌等）的死亡率呈负相关。动物实验表明硒有抑制致癌物诱发食管癌、胃癌、肝癌、乳腺癌的作用。细胞培养表明亚硒酸钠可抑制食管癌、胃癌、肝癌、口腔癌细胞的生长，在抗致突试验中能抑制致癌物的致突变作用。硒能降低化学致癌物的诱变活性；硒又是谷胱甘肽过氧化酶的重要组成成分，它能清除氧自由基，保护细胞膜和 DNA 等大分子免受过氧化损害。硒能增强免疫功能，提高机体对癌症的抵抗力。

2. 锌

在肺癌、食管癌、胃癌、肝癌、膀胱癌、白血病患者血清中均可见到 Cu/Zn 比值升高的现象。在大鼠实验中，用甲基亚硝胺为致癌物，发现锌缺乏的动物诱发的肿瘤发病率高。认为锌缺乏可能与食管癌发生有关。但也有动物实验报告，锌是肿瘤细胞生长必需的，摄入高含量的锌反而抑制免疫功能并抵消了其保护作用而使肿瘤生长加快，其机制尚有待于进一步深入研究。

### 3. 碘

碘缺乏与过多都会增加甲状腺肿瘤的危险性。认为滤泡状甲状腺癌与碘缺乏有关，而乳头状甲状腺癌与碘摄入过量有关。病例对照研究发现碘缺乏与甲状腺癌危险性呈相关性，而长时间大量摄入含碘高的食物（如海产品）可阻断甲状腺对碘的摄取，导致甲状腺肿，也可增加甲状腺癌的危险性。

## 三、 其他膳食因素与肿瘤的关系

谷物、蔬菜、水果、豆类及其他植物性食物除含有维生素和矿物质之外，还含有多种具有生物活性的微量成分。这些生物活性化合物包括：葱属化合物、二硫醇硫铜、异硫氰酸盐、类萜烯化合物、多糖、异黄酮类、植酸、多酚类、类黄酮类、植物固醇、皂苷类等。

### （一） 食物中的活性物质

#### 1. 植物多糖

植物多糖的糖链结合以 $\beta$ – 1，3 或 $\beta$ – 1，6 键为主，有的多糖还带有分支，带有分支链的多糖具有抗肿瘤活性。植物多糖从两方面发挥抗肿瘤作用，一方面提高宿主免疫功能，另一方面直接杀伤肿瘤，即对肿瘤呈现细胞毒作用。由于植物多糖具有补体激活、天然杀伤细胞激活、巨噬细胞激活等提高宿主免疫功能，对癌细胞产生抑制或杀伤，补体 C3a 直接破坏癌细胞，激活和增殖 T 细胞吞噬癌细胞。分枝杆菌多糖的研究表明，其中的 D – 阿拉伯 – D – 半乳糖和 D – 阿拉伯 – D – 甘露聚糖对抗肿瘤效果较好，其主要机制是促使癌细胞周围的基质细胞形成和增生胶原纤维，防止癌细胞增长和扩散，同时活化增殖 T 细胞，将癌细胞分割包围进而吞噬。商陆多糖可溶出肿瘤坏死因子（TNF），从而杀伤肿瘤。目前发现的抗癌多糖较多，其中香菇多糖、灵芝多糖、裂褶多糖均对调节人体免疫功能的 T 细胞有促进作用，可刺激抗体的形成和活化巨噬细胞，降低甲基胆蒽诱发肿瘤的能力，故对癌细胞有强烈的抑制作用。在人体中，香菇多糖能增加 DNA 的合成和外周单核细胞免疫蛋白的产生。目前已发现多糖对头颈部肿瘤、肺癌、胃癌、宫颈癌、乳腺癌等有抑制作用。在治疗上，多糖药物或单独使用或作为化疗、放疗辅助药，可明显提高患者抗辐射能力和耐化疗能力，对恢复机体白细胞数目等有较好的效果，可明显延长晚期癌症患者的生命。

#### 2. 黄酮类化合物

黄酮类化合物是一类天然产物，在自然界中普遍存在，具有生理活性广泛，毒副作用低的特点。近年来，其抗肿瘤作用得到了广泛的关注和研究。已有研究表明，饮食中摄入丰富的黄酮，将降低罹患结肠癌、前列腺癌、乳腺癌等癌症的风险。研究结果表明，黄酮类化合物对多种常见癌症如肺癌、乳腺癌、结肠癌、前列腺癌、肝癌、白血病、卵巢癌、胃癌等皆有显著的防治效果。黄酮类化合物抗肿瘤的机制主要有：抗氧化清除自由基、诱导肿瘤细胞凋亡、影响细胞周期，调节免疫、抑制肿瘤新生血管、抑制环氧合酶 – 2、抑制端粒酶活性等。大量研究表明，木犀草素、槲皮素、芹菜素、宝藿苷、杨梅素等对肺癌都具有良好的治疗作用。异槲皮苷可以抑制肝癌在体内外的发生发展。在葡萄原花青素抑制肝癌异种移植模型血管生成作用的研究中，随着葡萄原花青素浓度的增加，血管内皮生长因子（VEGF）和微血管密度（MVD）的表达逐渐减少。木犀草素 – 7 – O – 葡萄糖苷通过使细胞阻滞在 G2/M 期和产生活性氧抑制肝癌 HepG2 细胞增殖。苦荞麸皮黄酮类化合物在抗增殖实验中能显著抑制人肝癌细胞 HepG2 增殖，并表现出量效关系。芦丁、桑黄素能抑制苯并芘对小鼠皮肤的致癌作用；芹黄素、山奈酚

对黄曲霉毒素 $B_1$ 与 DNA 加成物形成有抑制作用等。黄酮类化合物的抗突变、抗癌机制一方面是化学预防作用，即与最终致癌物、致突变物直接反应达到去毒作用，另一方面可抑制肿瘤细胞 DNA 合成，从而抑制肿瘤细胞生成，发挥细胞毒作用。

### 3. 柠檬烯属类硫化合物

研究表明其对各种直接和间接致癌物诱导产生的个别部位肿瘤都有明显的抑制作用，而且，其抗癌作用在癌症形成的起始阶段和促进阶段都有效，它是癌症的阻断剂，也是抑制剂。柠檬烯的抗癌作用机制被认为是：①能抑制微粒体细胞色素 $P_{450}$ 混合功能氧化酶活性，阻断前致癌物激活为终致癌物；②同时诱导体内解毒系统酶 – 谷胱甘肽 S – 转移酶，使亲电性致癌物与内源性谷胱甘肽结合而排出体外，因而保护了蛋白质、核酸等亲核物质。

### （二）食物中的致癌物

所谓食品中致癌物包括某些食品中自然存在的或是由于人们生产活动形成的污染物是膳食的致癌物或直接前体，如黄曲雷毒素、$N$ – 亚硝基化合物、杂环被等可能启动癌变过程；烧焦（碳化）、烟熏、盐渍、腌制的食品含有多种致癌物，能促进胃病、食管癌的发生。从烘烤油煎（炸）的肉和鱼类食品中分离出 19 种具有致突变作用的杂环胺类物质，其中 10 种能诱发大鼠发生乳腺癌。食物在生产、加工、储存、运输和销售等各个环节中，均可由于自然因素或人为因素的作用，使食物污染上对人体有害的物质，其中有些是致癌物质。常见的污染物有多环芳烃、霉菌毒素、亚硝胺、重金属和某些农药等。如蔬菜、水果在生长过程中施用了含砷或含氯农药，这些农药进入人体就有一定的致癌作用。

### 1. 黄曲霉毒素

黄曲霉毒素 $B_1$ 是一种比较肯定的认为是引起人癌症的膳食致癌物，它是黄曲霉（ *A. flavus* ）、寄生曲霉（ *A. parasiticus* ）产生的次生代谢产物。在我国南方、东南亚和非洲地区的粮油及其制品中污染较严重。黄曲霉毒素在多种动物包括灵长类动物中诱发肿瘤。流行病学调查显示接触黄曲霉毒素同时感染乙肝病毒是引发肝癌的危险因素，血中黄曲霉毒素 – 白蛋白加合物水平以及尿中黄曲霉毒素 – DNA 加合物排出量与患肝癌的危险性呈正相关。

### 2. 亚硝基化合物

在动物包括灵长类动物的实验中亚硝基化合物具有一定的致癌性，并有致畸作用，但对人的致癌作用尚难肯定。流行病学调查表明某些地区食物中的亚硝胺含量与肿瘤发病有关。

### 3. 高温分解产物

（1）杂环胺 由于蛋白质过度加热，出现的劣变产物，目前已分离出十多种。从结构上看，它们多属于氨基咪唑或氨基咪唑喹恶啉，在哺乳类动物体内，可被代谢酶转化为杂环羟胺。其中一些杂环羟胺本身可与 DNA 分子形成复合体，而干扰 DNA 自身复制，还有一些经羟胺酰化或硫酸酯化物是终末致癌物。杂环胺类的产生与烹调方式有关。烧焦、烤煳的肉、鱼等富含蛋白质的食物最容易产生杂环胺。杂环胺是强致突变物质，在实验动物中可引起多种肿瘤。

（2）多环芳烃（PHA） 与不适当的食物加工如熏烤以及包装等有关。多环芳烃对实验动物是有致癌性的，动物和人类摄入多环芳烃可诱导细胞色素 $P_{450}$ 酶和谷胱甘肽还原酶，这些酶可以使某些化合物和药物的代谢能力发生变化，病例对照研究表明烧烤食物与胃癌的危险性有关，但多环芳烃对人的致癌作用仍需进一步研究。

### 4. 酒精

酒精本身无致癌作用，但可加强其他致癌物的作用。其机制可能是其改变了细胞膜的渗透性或者作为致癌物的一种溶剂，使该致癌物容易进入对其敏感的器官组织。饮酒会导致结肠、直肠、乳腺和肝脏发生癌变的危险性增高。酒精可与其他致癌因素起协同作用，如在肝癌的发生过程中，乙醇与黄曲霉毒素 $B_1$ 或乙型肝炎病毒存在协同性；在口腔癌与食管癌的发生过程中，乙醇和烟草的共同作用使危险性成倍增加。

5. 不良饮食习惯

不良的饮食习惯和嗜好与发生胃癌的危险性有关。不按时就餐的人，患胃癌的相对危险性为 2.65；暴饮暴食者，胃癌的相对危险性为 3.82；进食快者胃癌相对危险性为 1.61；进餐时经常生气者胃癌相对危险性为 7.0；饮食习惯中喜食重盐者胃癌相对危险性为 2.64，烫食者胃癌相对危险性为 2.04，干硬食者胃癌相对危险性为 1.80，而喜生食者相对危险性为 0.64，喜冷食者胃癌相对危险性为 0.64；喜好软食者胃癌相对危险性为 0.60，相对危险性较低。一般认为，有不良习惯者易使胃黏膜受损，增加对致癌物质的易感性，并容易导致胃肠功能紊乱，以致全身代谢紊乱。

6. 其他

我国云南、广西、广东部分地区居民有嚼槟榔习惯，国内调查报告指出，嚼槟榔习惯与口腔、喉、食管和胃肿瘤发生有关。食物中含过多的盐被认为与胃癌（尤其在日本）有关，食盐对胃黏膜有刺激作用，可引起胃黏膜层的破坏，导致胃上皮细胞直接接触胃内容物中的致癌物质。

## 四、 预防肿瘤的膳食原则

世界的研究结果表明大多数的肿瘤是可以预防的，对于公共卫生政策和肿瘤的防治有重要的指导意义。肿瘤的预防包括罹患率和延迟癌症发生两部分内容。降低肿瘤危险性的三种主要方法是：避免使用烟草、摄入适宜膳食、限制接触致癌物。世界癌症研究会和美国癌症研究所组织专家组，在评价饮食、营养与癌症的各项研究证据基础上，提出了十四条预防癌症的膳食建议。

1. 食物多样

以营养适宜的植物性食物为主，如蔬菜、水果、豆类和粗粮。

2. 避免体重过轻或过重。

3. 鼓励适当的体力活动和体育锻炼

每天快步走或类似运动至少 1h，并且每周至少参加活动量较大的运动 1h。

4. 摄入新鲜蔬菜和水果

每日摄入 400～800g 的新鲜的蔬菜和水果，蔬菜 3～5 种；水果 2～4 种，特别要注意摄入富含胡萝卜素的深色蔬菜和富含维生素 C 的水果。

5. 每天摄入谷类、豆类、根茎类

多种食物 600～800g，尽量多吃粗加工的谷类，限制摄入精制糖。

6. 鼓励不饮酒

如果饮酒，男性限制在 2 杯以内，女性限制在 1 杯以内。（1 杯酒相当啤酒 250mL，葡萄酒 100mL，白酒 25mL）。

7. 控制红肉（指牛、羊、猪肉及其制品）摄入量

红肉摄入量控制在 80g 以下，尽可能选择禽、鱼肉。

8. 限制摄入脂肪含量高的食物

特别是动物脂肪含量高的食物。选择植物油，尤其是单不饱和脂肪酸含量高、氢化程度低的油。摄入油脂的能量占总能量的 15% ~ 30%。

9. 减少腌制食物和食盐摄入量

食盐摄入量不超过 6g/d。

10. 避免食用被真菌毒素污染并在室温下长期储藏的食物。

11. 易腐败食物应冷藏或用其他适当方法保存。

12. 控制食物中的添加剂、农药及其残留物

控制食物中的添加剂、农药及其残留物在安全限量以下，并且实行适当有效的监督管理。

13. 不食用烧焦的食物

避免把肉、鱼烧焦。尽量少吃火焰上直接熏烤的肉和鱼，以及熏制和烟熏的肉和鱼。

14. 一般不需要服用营养补充剂

虽然吸烟不是膳食行为，但减少烟草的危害却是不应该忽视。除了膳食和吸烟的干预外，还要注意避免与癌症发生有关的感染和环境致癌因素，并且要加强卫生立法；还要注意保持心理平衡、精神愉快。由于人类对癌症的研究取得的成果，对癌症危险因素的认识日益加深，正在利用积累的科学知识制定适宜的癌症防治方针和策略，采取切实可行的措施，降低癌症的发生。

# 第七节　膳食营养与衰老

人类的生、老、病、死是不可抗逆的自然规律，想要"长生不老"是不可能的。但通过改善环境和营养条件等人为因素来延缓衰老过程，深入研究衰老的原因和探讨延缓衰老的对策，达到健康长寿是有可能的。

衰老究竟是怎样发生的？人类在生长发育达到成熟期以后，随着年龄的增长，整个机体的形态结构和生理功能方面出现一系列慢性、进行性和退行性的变化。这些变化使机体的适应能力和储备能力日趋下降。这一变化过程的不断发生和发展统称为衰老。随着人类社会日新月异的进步，人口老龄化的速度将进一步加快，老年人在社会上所占的比重将逐步增大，衰老的研究就成为人们关心的问题，也是老年学的重要组成部分。研究衰老首先要探讨衰老的机制和影响衰老的因素。

## 一、　衰老的机制

现代生物学家对衰老机制也进行广泛深入的研究，积累了丰富的资料。他们根据各自研究的结果，提出不同学说。

1. 遗传学说

遗传学说认为遗传基因不仅对子代的组织结构和生理功能有着重要的影响，而且对寿命和衰老也起着决定性的作用。例如，长寿家族的子代寿命长。衰老的遗传学说有三种不同的见解：一种认为"生物的最高寿限和衰老都是由各自的遗传基因安排的"；另一种认为"衰老是

遗传错误所引起的"，也就是生物体的蛋白质合成时，在转录和翻译过程中发生错误，从而产生异常的蛋白质，这种蛋白质长期累积，逐步增多，对机体产生毒害，从而引起衰老。第三种认为是遗传密码的限制引起的。人体合成蛋白质的氨基酸通常有一个以上遗传密码子，年轻的生物可选择使用氨基酸中的任何一个密码子来合成蛋白质。随着年龄的增长，生物只能使用部分密码子，蛋白质合成速度降低，不能满足机体需要，从而使机体衰老。

**2. 内分泌功能减退学说**

这一学说认为，生物体发育成熟后、随着年龄的增长，人体的内分泌功能特别是胸腺和性腺逐渐减慢，从而引起机体衰老。

**3. 自由基学说**

自由基学说认为人体细胞在代谢过程中产生一类性质极为活泼的自由基。自由基（free radical）是指由化学键断裂而产生的、独立存在的至少含有一个不成对电子的原子或分子基团。自由基种类较多，常见的有超氧离子自由基（$O_2^- \cdot$）、羟自由基（$\cdot OH$）、单线态氧（$^1O_2$）、脂质自由基（$RO \cdot$、$ROO \cdot$）及一氧化氮自由基（$NO \cdot$）等（表3-7）。由于这些自由基的性质极为活泼，很容易与其他物质反应产生新的自由基，形成连锁反应；随着年龄的增长，细胞自由基不断增多，可引起核酸和蛋白质变性，细胞内的成分降解和过氧化脂质生成等一系列的作用，导致机体的衰老和死亡。

表3-7　　　　　　　　　　　人体内主要自由基的种类和生成

| 种类 | 名称 | 生成反应 |
|------|------|----------|
| $O_2^- \cdot$ | 超氧负离子 | $O_2 \xrightarrow{e} O_2^- \cdot$ |
| $HO_2 \cdot$ | 氢过氧基 | $O_2^- \cdot \xrightarrow{H^+} HO_2 \cdot$ |
| $H_2O_2$ | 过氧化氢 | $2O_2^- \cdot \xrightarrow{2H^+ + SOD} H_2O_2 + O_2$ |
| $HO \cdot$ | 羟自由基 | $O_2^- \cdot + H_2O_2 \xrightarrow{Fe^{2+}} HO \cdot + OH^- + O_2$ |
| $R \cdot$ | 有机自由基 | $LH \xrightarrow{\cdot OH + H_2O} L \cdot$ |
| $ROO \cdot$ | 有机过氧基 | $R \cdot + O_2 \rightarrow ROO \cdot$ |
| $^1O_2$ | 单线态氧 | $O_2 \xrightarrow{能量 O_2} {}^1O_2$ |
| $NO \cdot$ | 一氧化氮自由基 | 精氨酸脱氢 $NH_3 \rightarrow NO \cdot$ |
| $NO_2 \cdot$ | 二氧化氮自由基 | $NO \cdot + O_2^- \cdot + H^+ \rightarrow ONOOH \rightarrow NO_2 \cdot + \cdot OH$ |

自由基具有反应性强、顺磁性、寿命短的特点，在体外和体内环境都可以产生，如体外的紫外线辐射、空气污染、烟雾，体内的过渡金属和酶催化反应等。体内的自由基清除依赖于一套完整的由 SOD、谷胱甘肽过氧化物酶（GSH-PX）等抗氧化酶和维生素 E、维生素 C、类胡萝卜素等非酶系统组成的氧化系统。

**4. 细胞代谢失调学说**

这一学说认为生物的寿命是由遗传基因安排的，而衰老的机制则是由代谢来表达的。即使机体未受外界因素影响（假设），机体的衰老过程还是按照遗传基因安排的速度缓慢地进行，达到自然寿命而自然死亡。如果机体道受外界不利因素的袭击，则直接影响细胞的功能而发生代谢异常，从而加速衰老的进程，导致早衰和死亡。

除了以上这些学说之外，还有交联学说、生物膜损伤学说、免疫学说、大脑衰退学说等。这些学说概括起来不外两个论点：一种认为衰老是由遗传基因安排的，另一种认为衰老是细胞器的进行性和积累性破坏的结果。各种衰老学说的提出对研究延缓衰老的对策有很大的启示。

## 二、 延缓衰老的膳食营养措施

既然衰老过程受多种因素所影响，那么延缓衰老也必须采取多种措施。例如创造良好的生活和工作环境，积极参加体育锻炼和体力劳动，坚持有规律的生活，戒除不良的嗜好和及时防治疾病等都是有效的办法。

近年来调查资料表明，营养对人类的健康和寿命有明显的影响，这里主要讨论延缓衰老的营养措施。原则上应注意以下几方面。

1. 维持热量平衡

从壮年步入老年，基础代谢能降低，体力活动减少，代谢强度下降，每日消耗的热量相应地减少，要特别注意热量平衡，每餐进食不宜过饱；如果从食物中摄入过多的热量，很容易转变为脂肪储存于体内，使身体发胖。这些人甚易诱发动脉粥样硬化、高血压、冠心病和糖尿病等疾病。限制热量、维持热量平衡是很多营养学家和老年病专家认为最有希望延缓衰老的措施之一。

老年人的热量来源应以碳水化合物为主。除大米外，应经常吃以玉米、小米、面粉、黄豆、赤豆等制成的食品。经常进行适度的体育活动和体力劳动也是维持热量平衡的有效方法，因为体育活动和体力劳动可促进新陈代谢，使体态清瘦、动作灵活，延缓衰老。

2. 保证蛋白质的质和量

人体在衰老过程中蛋白质的分解代谢加强，血清蛋白降低，血液中各种氨基酸的浓度也有所下降，必须及时补充足量的外源蛋白质，以满足人体组织蛋白质的消耗。因此。摄入足够量的蛋白质对老年人来说是极为重要的。

优质蛋白质对老年人是不可忽视的，应占蛋白质总量的50%左右。乳、禽类、肉类等都属优质蛋白。但世界卫生组织在30个国家调查冠状动脉心脏病与食物的关系时发现肉、蛋等动物性蛋白可促进冠心病的发生，而植物蛋白质则可减少冠心病的发病率。所以老年人应注意增加植物性蛋白的摄入量，特别是大豆，其含蛋白质35%~40%，且含有人体必需的氨基酸，其中赖氨酸含量尤其丰富。大豆蛋白还有明显的降低血清胆固醇的作用，所以大豆是老年人理想的食物。

胶原蛋白是上皮组织的重要成分。它水化能力强，能使上皮细胞丰满、肌肤滋润、皱纹减少。弹性蛋白能侵入的皮肤弹性增强。经常注意摄入含胶原蛋白和弹性蛋白多的食物，如猪蹄和猪皮对肌肤保健和延缓衰老大有益处。

3. 控制脂肪的摄入

动物试验证明，喂高脂肪饲料的大鼠比低脂肪饲料的大鼠较易发胖，并缩短寿命。流行病学调查资料也发现，摄取高脂肪，尤其是富含饱和脂肪酸的脂肪，会诱发动脉粥样硬化并进而发生心血管病和脑血管病；摄入高脂肪还导致结肠癌、乳腺癌和子宫颈癌等。因此，老年人要严格控制脂肪的摄入量，尤其要控制动物性脂肪的摄入，要多吃富含不饱和脂肪酸的植物性脂肪。菜子油、豆油、芝麻油、花生油是老年人较为理想的食用油。

4. 要注意无机盐的摄入和控制

老年人胃酸分泌减少，影响钙和铁的吸收。钙的缺乏容易发生骨质疏松，要注意钙的补充。按我国营养供给标准老年人每天应供给 800mg 钙，膳食中要多供给大豆及其制品（如黄豆、豆腐、豆腐干等）、乳类、海产品（海米、海带等）、脆骨汤等含钙丰富的食物。

铁的缺乏容易引起缺铁性贫血。老年人每天应供给 12mg 铁。含铁丰富的食物有大豆、黑豆、菠菜、猪肝、桂圆等。

氟的缺乏可诱发骨质疏松症的发生。茶叶中含有较丰富的氟，老年人喝点茶，可增加氟的摄入，有利于健康。

老年人常患动脉粥样硬化、高血压、心脏病等疾病，容易引发水肿，必须限制老年人食盐的摄入量。老年人的饮食原则是少盐、限盐、少食含盐较多的卤制品、干咸食品。

5. 增加维生素的供给

实验证明许多维生素有抗衰老的作用。维生素 A、维生素 E、维生素 C 是抗氧化剂，可阻止自由基对细胞的攻击，从而延缓衰老，延长寿命。维生素还可以抑制脂褐素的形成，防止老年斑出现。维生素 A、维生素 E、维生素 C 还能调节机体的免疫功能，提高免疫力。维生素 A 和维生素 $B_2$ 对维持皮肤的健康和滑润有良好的作用。维生素 D 能促进钙的吸收，对防止老年人骨质疏松症的发生有良好的作用。蔬菜含有多种维生素，老年人多吃蔬菜是补充维生素的主要途径。

# 第八节　基因个体特异性和营养基因组学

基因（gene）是遗传信息的基本单位，可以编码蛋白质或 RNA 等具有特定功能的产物，是染色体或基因组的一段 DNA 序列（对以 RNA 作为遗传信息载体的 RNA 病毒而言则是 RNA 序列）。2002 年 2 月 12 日，历时十载、耗资 20 亿美元的人类基因组计划宣布完成，虽然基因组计划得到的基因组序列有代表性，但每个人的基因仍然存在个体差异性，这些差异关系到个体之间的性状差异，称为基因个体特异性。人类基因组测序完成也标志着基因组学从结构基因组学转入功能基因组学，随着功能基因组学技术的发展和渗透，营养领域也出现了营养基因组学这门新兴学科。

## 一、 基因的表现型和多样性

### （一）基因型与表现型

生物体的遗传物质是核酸（nucleic acid），核酸是以核苷酸为基本构成单位的生物大分子，而核苷酸又是通过戊糖环、碱基和磷酸基团连接形成的。天然的核酸有两大类：核糖核酸（ribonucleic acid，RNA）和脱氧核糖核酸（deoxyribonucleic acid，DNA），二者的主要区别在于戊糖环 2 位碳原子和与戊糖环连接的碱基类型。人体 DNA 携带人类遗传信息，存在于细胞核和线粒体中，决定细胞和个体的基因型（genotype）。人类 RNA 主要存在于细胞核内和细胞质中，功能性 RNA 主要参与蛋白质的合成过程，把 DNA 中的遗传信息表达成蛋白质中的氨基酸排列顺序；或者在多个层面（DNA 复制、转录、转录后、翻译、翻译后、表观遗传等）参与基因表达的调控过程。通过基因表达（转录和翻译两个过程），人类的各种遗传性状（表现型，phenotype）体现出来。

基因（gene）是遗传信息的基本单位，可以编码蛋白质或 RNA 等具有特定功能的产物，是染色体或基因组的一段 DNA（RNA）序列。基因有三个基本特性：①复制特性——DNA 以自身为模板合成两个完全相同的 DNA，保证亲代和子代遗传信息的稳定性，RNA 通过复制或逆转录传递遗传信息；②决定表现型——基因通过转录和翻译等过程把碱基顺序转变为蛋白质的氨基酸顺序，决定蛋白质的功能并使其表现出各种性状，即表现型；③突变特性——突变（mutation）是指基因分子中单个或多个核苷酸的异常变化，是生物进化、细胞分化的基础，也有可能引起各种人类疾病。

## （二）　基因与环境

环境中的有害物质可以通过饮食、空气和直接接触在人体内富集起来，使人体细胞处于生存逆境，从而使得人体细胞针对这些逆境环境做出一系列的应答。早在 1902 年，Garrod 就提出基因所体现的生物学效应可能受环境因素修饰的观点。目前，大量的事实证据也表明，环境对细胞的基因转录、基因突变的选择等都有影响。一般来讲，细胞针对环境因素所做的应激反应有两种结果：适应或被伤害。被伤害又可以表现为三种形式：①环境因素导致的细胞内部变化超出细胞的修复能力，引起细胞死亡；②细胞内部的损伤修复足够应对这种环境因素导致的细胞内部变化，细胞继续存活；③细胞的自我修复机制无法完全消除这种变化，诱发疾病的发生。

目前已知的人类疾病绝大部分属于由遗传因素和环境因素共同引起的疾病，称为遗传易感性疾病（genetic susceptive disease），它们是人类的常见病和多发病。在不同的疾病中，遗传因素所起的作用大小各不相同，如消化性溃疡等的发生，环境因素的作用比较重要，而遗传因素的作用较小，遗传率不足 40%；一些疾病如脊柱裂、无脑儿、高血压、冠心病等的发病，遗传因素和环境因素同等重要，遗传率为 50%～60%；而唇裂、腭裂、先天性幽门狭窄等各种先天畸形中遗传因素的作用较大，遗传率都在 70% 以上。近年的研究表明，它们通常是由多个易感基因共同决定遗传易感性的，因此具有常见性、多发性的特点，是目前医学研究的重点。

还有一部分疾病遗传因素占主导，但也需要环境因素的参与才会引发疾病，如单基因遗传病中的苯丙酮尿症是由遗传因素引起的，但只有患者吃了含苯丙氨酸多的食物才会被诱发疾病；葡萄糖 - 6 - 磷酸脱氢酶缺乏症（俗称蚕豆病）在食用蚕豆或服用氧化性药物（如伯氨喹啉等）以后才会引发溶血性贫血。

## （三）　基因的多样性

生物的基因组通常存在一些不影响基因功能的 DNA 序列变异，使得 DNA 的一级结构有所不同，称为单核苷酸多态性（single nucleotide polymorphism，SNP）。一般而言，人群中两个不相关的个体基因组之间在 DNA 序列上约 99.9% 的序列是相同的，彼此之间差别仅在 0.1% 左右，但是因为人体基因组含有 3 亿碱基，这 0.1% 的差异就代表着几百万个碱基的差异，也正是这些碱基差异导致了不同个体对环境的不同反应。如果 SNP 位点位于基因的启动子中，就有可能导致基因转录活性的改变，使该基因的表达水平发生变化，进而导致蛋白质组内关系的改变，最终影响细胞表型和生物学功能；有的 SNP 位于基因的编码区，但是编码序列的改变不影响翻译后的氨基酸序列，因此对个体的表现型没有影响；若位于基因编码区的 SNP 位点影响到了翻译后的氨基酸序列，就可能导致蛋白功能的异常，最终导致其对特定环境或致病因素反应敏感性的改变。

## 二、 营养基因组学

### （一） 营养基因组学的过去、 现在和将来

1986 年，著名生物学家、诺贝尔奖获得者雷纳托·杜尔贝科（Renato Dulbecco）在 Science 杂志上率先提出"人类基因组计划"（Human Genomic Project，HGP），引起学术界巨大反响和热烈争论。经两次会议研究后，1988 年，美国国会批准由美国国立卫生研究院（National Institutes of Health，NIH）和能源署（Department of Energy，DOE）负责执行。1990 年 10 月，美国政府决定出资 30 亿美元正式启动"人类基因组计划"，并由提出 DNA 双螺旋模型而获诺贝尔奖的 Watson 出任"国家人类基因组研究中心"第一任主任，基因组学（genomics）作为一门新兴学科也应运而生。20 世纪 90 年代，随着人类基因基因组测序草图完成，生命科学从此进入了后基因组时代（postgenomic era），基因组研究的战略重点从结构基因组学转向功能基因组学。功能基因组学包括转录组学（transcriptomics）、蛋白质组学（proteomics）和代谢组学（metabolomics，metabonomics）。随着这些功能基因组学技术的迅速发展及其在营养学领域的应用，营养基因组学（nutrigenomics）顺势兴起，并迅速成为营养学研究的新前沿。

营养基因组学是指利用结构基因组学提供的信息，采用高通量的功能基因组学技术研究个体对膳食反应的科学。其主要研究营养素或膳食成分在特定时间对机体细胞、组织或器官的转录组、蛋白质组和代谢组的影响，通过研究膳食营养和基因的交互作用，确认个体对营养素的反应，建立基于个体基因组结构特征的膳食干预方法和营养保健措施，提出更具个性化的营养政策，使营养学研究成果能更有效地应用于疾病的预防，促进人类健康。

目前，营养基因组学研究多侧重于多基因表达的分析，即转录组学的研究。营养转录组学的研究进展主要包括：①测定单一营养素对某种细胞或组织基因表达谱（gene expression profile）的影响，如 Dieck（2005）等利用 DNA 微阵列分析研究了缺锌状况对大鼠肝脂质代谢过程中的分子改变，发现参与肝脏脂质生成和降解的基因群表达水平呈现相反的变化，最终引起肝脏三酰甘油的聚集，肝脏脂肪酸模式变化，脂肪酸氧化降低；Rao（2001）采用代表了 6347 个鼠类基因的高密度寡核苷酸阵列检测了喂饲低硒饲料的 C57BI/6J 小鼠的小肠基因表达水平，结果显示包括 DNA 损伤/氧化诱导的基因及细胞增殖基因在内的基因表达增高，包括谷胱甘肽过氧化物酶（GPX1）、P4503A1、2B9 在内的基因表达降低，表明硒的营养状况可能影响与肿瘤发生有关的多个途径；②膳食健康效应以及营养干预的有益作用，如一个有关能量限制与抗氧化治疗对衰老相关基因表达变化影响的系列研究发现能量限制延长寿命的作用可能与 ROS 清除相关基因转录的改变有关；Adhami（2009）的研究小组通过对绿茶的研究发现绿茶主要成分（表儿茶素 –3 – 没食子酸，EGCG）可诱导人前列腺癌细胞凋亡、抑制癌细胞生长，深入的研究发现绿茶可使前列腺癌相关基因差异表达。

2002 年 2 月和 2003 年 11 月，第一届和第二届国际营养基因组会议先后在荷兰召开，从 2007 年起，国际营养遗传学与营养基因组学学会每年召开一次国际学术会议，凸显出营养基因组学研究的重要性。

未来营养基因组学研究的重点主要有以下几方面：①与人类健康相关的食物功能性成分的功能和安全性；②食物健康效应的分子机制；③基因表型对营养与人体健康的影响；④用于食品功效与危险性评估的生物学标志物；⑤基因组学与其他组学技术相结合，从分子水平了解营养素代谢过程及机制，以寻找健康促进和疾病预防的新型生物标志物；⑥构建营养组学数据库等。

## （二）营养基因组学的研究方法

营养基因组学的研究主要基于功能基因组学技术，包括转录组学技术、蛋白质组学技术、代谢组学技术等。这些技术的不断发展创新推动了营养基因组学的前进，为进一步揭示营养与基因的相互作用提供了必要的技术手段。

### 1. 基因组学技术及转录组学技术

营养素对基因表达的影响是目前营养基因组学的研究热点，应用基因组学技术和转录组学技术从 DNA 和 mRNA 水平研究营养素对细胞中众多基因的调控作用是营养科学普遍而高效的方法。具体包括：①DNA 芯片技术（DNA chip）；②mRNA 差异显示技术（differential display of reverse transcriptional PCR，ddRT‐PCR）；③基因敲除技术（gene knock‐out）；④RNAi 技术（RNA interference，RNAi）。

### 2. 蛋白质组学技术

蛋白质的可变性和复杂多样性等特殊性质导致蛋白质研究技术远比核酸技术困难和复杂，步入后基因时代传统的针对单一蛋白质进行研究的方法已不再适用，因此蛋白质组学技术应运而生。具体包括：①双向电泳分离技术（two‐dimensional gel electrophoresis，2‐DE）；②二维液相色谱分离技术。

### 3. 代谢组学技术

代谢组学的研究对象一般是分子质量 1000u 以下的小分子，生物体内的代谢物具有诸如结构单元、能量载体和储存体、信号分子、神经递质、转录和翻译的调控因子等各种功效，以代谢网络的形式参与生命活动，反映基因组、转录组和蛋白质组受内外环境影响后的相互作用，更接近于对细胞或生物的表型的反映。

代谢组学技术的核心部分是代谢产物的检测、分析及鉴定，所涉及的技术手段包括核磁共振（NMR）、质谱（MS）、液质联用（LC‐MS）和气质联用（GC‐MS）。

## （三）基因表达的营养调节

表型对环境变化的适应是生物的一个共同特征，这种适应很大程度上是由于不同的外界刺激对基因表达的调节不尽相同，环境的变化可以是营养素摄入、温度、感染、辐射等情况。

营养素对简单生物的调节主要是通过转录调节机制完成的，如大肠埃希菌乳糖操纵子（the lac operon）和单细胞真核生物‐酿酒酵母（saccharomyces cerevisiae）半乳糖调节子（the gal regulon），研究者提出营养素是基因表达的遗传调节子（ancestral modulators）。

营养素对高级生物的调节机制相对复杂，包括对 DNA 超螺旋程度的调节以及对染色体状态的调节，既可以可逆性改变 DNA 构象在细胞核水平上控制转录起始，也可以调节核内原始转录体的成熟度及成熟 mRNA 运送至胞质的过程来影响胞质中可供翻译的 mRNA 的量。

### 1. 氨基酸对基因表达的调控

在 20 种天然存在的氨基酸中，必需氨基酸包括缬氨酸、亮氨酸、异亮氨酸、赖氨酸、苯丙氨酸、苏氨酸、酪氨酸和组氨酸八种，任何一种必需氨基酸摄入不足或过量都会导致相应的临床症状。在哺乳动物细胞中，氨基酸不仅可以通过影响相应关键氨基酸代谢酶类的基因转录过程，还可以通过影响 mRNA 的翻译过程参与基因表达的调控。如胶原酶和组织金属蛋白酶抑制剂基因中的启动子区转录活化蛋白‐1 结合元件可以通过 L‐色氨酸介导这些基因的活化；肝细胞中高浓度的谷氨酰胺能诱导精氨基琥珀酸合成酶的 mRNA 转录；氨基酸可影响 mRNA 翻译过程中的磷酸化/脱磷酸过程，从而对 mRNA 的翻译过程进行调节。

2. 核苷酸对基因表达的调控

虽然核苷酸可由氨基酸和磷酸核糖焦磷酸在体内合成，但膳食中核苷酸缺乏依然会导致相应的生理反应。研究发现，小鼠饲料缺乏核苷酸会导致核糖体的降解和蛋白质的合成的降低，载脂蛋白和免疫球蛋白等分泌性蛋白也会随着核苷酸摄入减少而减少。目前有关核苷酸影响蛋白合成的机制还不甚清晰。Walsh 等对分离自小肠或小肠内皮细胞系（IEC - 18）的核进行了系列研究，认为很多控制细胞分裂的基因可能会受到膳食核苷酸的调控。

3. 脂肪酸对基因表达的调控

细胞膜上的脂肪酸组成主要取决于膳食中脂肪酸的组成，膳食脂肪的类型与膜结合酶活性、运载蛋白、与激素结合、信号转导等多种细胞功能有关，$\omega-3$、$\omega-6$ 多不饱和脂肪酸（PUFA）还能直接控制特定基因的转录速度，即使遗传学已经确定出所有依赖于蛋白的酶，但细胞功能也受到信号转导及细胞膜连接过程（membraned - couple process）的调节。这就意味着膳食和细胞中的 $\omega-3$、$\omega-6$ 脂肪酸可对某一特定遗传谱的表达途径产生显著影响。

Clarke 和 Jump 在 $\omega-3$、$\omega-6$ 脂肪酸调节啮齿动物基因转录研究中发现，摄入 PUFA 可通过对基因转录控制来抑制大鼠肝脏中富含的脂肪酸合成酶（FAS）和 S14 mRNA 的表达，抑制脂肪的形成；白细胞与血管内皮细胞的相互作用为炎症反应所必需且由几种黏附因子介导，当出现氧化性低密度脂蛋白、细菌脂多糖和诱导表型变化或内皮细胞活化的炎症细胞因子时，内皮细胞会黏附高浓度白细胞。研究发现适宜浓度的二十二碳六烯酸（DHA）或油酸盐可诱发内皮细胞对血管细胞黏附因子 -1（VCAM -1）的抑制作用。同时，VCAM -1mRNA 的许多诱导反应也相伴发生，这表明其具有对黏附因子基因表达的翻译前调控作用。固醇调节元件结合蛋白（SREBP）参与胆固醇合成基因的固醇调节，过氧化酶体增殖活化受体（PPAR）转录因子家族参与脂肪生成基因的调控。研究发现 PUFA 一方面可减少肝脏 SREBP -1 的前体和成熟体来下调脂肪合成基因的表达，另一方面通过作为 PPARα 的配体活化物来上调脂肪酸氧化和产热基因的表达。

4. 维生素 A 对基因表达的调控

维生素 A 可参与视力、生殖、造血、胚胎发育等各种生命活动中，人体内的维生素 A 主要以视黄醇、视黄醛和视黄酸（RA）等三种形式存在。其中，RA 是生物活性物质，包括全反式视黄酸和9 - 顺式视黄酸两种同分异构体。视黄酸受体包括 RAR 和 RXR 两大类，RAR 对 RA 的两种同分异构体均可产生应答，而 RXR 只对 9 - 顺式视黄酸产生应答。RA 可通过多种方式影响基因的表达：RAR：RXR 杂二聚体与 RA 反映基因的启动子/增强子区域的特定 DNA 序列相互作用，介导 RA 诱导的基因表达；RAR 还可通过"转录对话（transcription cross - talk）"的机制影响其他转录因子的活性，如 RAR 与 AP1 之间的相互作用可以抑制二者反式激活相应靶基因的能力，该机制可以解释维生素 A 类对癌细胞系和非癌细胞系的抗增殖效应；解偶联蛋白（UCP）1 是最重要的产热效应器，通过呼吸链 ATP 合成过程使营养素代谢解偶联产热，而 RA 是 UCP1 基因表达的转录活化因子，通过 RAR：RXR 和 PPAR：RXR 杂二聚体与 UCP1 基因启动子区域非经典的 RARE 序列和 PPAR 反应元件相互作用实现调控目的；脂肪组织中的 RA 可调节脂肪组织的分化，高浓度的 RA（0.1~1μmol/L）可抑制脂肪聚集，若在分化极早阶段加入 RA 还可抑制对脂肪细胞标记物的诱导过程。

5. 微量元素对基因表达的调控

金属硫蛋白（metallothionein，MT）是一种富含半胱氨酸的金属结合蛋白，以由各种结构基因的多种异构体（isoforms）形式存在。金属调节元素与金属调节蛋白（转录因子）的相互作用可启动 MT 基因的转录，哺乳动物的转录因子分别称为金属依赖性转录因子（MTF－1）、金属效应元件结合因子－1（MBF－1）或金属元件结合蛋白（MRE－BP）、金属元件结合蛋白－1（MEP－1）或锌激活蛋白（ZAP）。目前的研究表明 MT 与微量元素关系密切。

（1）锌对金属硫蛋白基因表达的调控　研究发现，锌一般不直接作用于靶基因序列，而是通过锌结合蛋白调控基因的转录，膳食锌调节 MT 表达主要有通过金属调节锌结合蛋白与膳食来源锌在细胞核内的直接作用和锌敏感膜受体信号的间接作用两种机制。锌对机体 MT 基因表达的影响意义深远：当机体处于低锌状态时，MT 基因表达降低，MT 与锌结合减少，可维持血浆中锌的浓度；当机体处于高锌状态时，锌诱导 MT 表达增大，过量的锌与 MT 结合，避免血浆锌浓度过高引起中毒。

（2）镉对金属硫蛋白基因表达的调控　镉是环境和工业污染的重要毒物，人体内的镉大部分与 MT 结合。目前研究表明镉主要通过三种途径影响 MT 基因的表达：①激活 MRE－BP，并与人 MT－Ⅱα 基因启动子结合，促使 MT 转录；②激活 MTF－1，与 MT 启动子上金属效应元件（MRE）结合，使 MT－Ⅰ mRNA 增加；③增强与 MT－Ⅰ基因调控元件结合的 DNA 结合蛋白活性，增加 MT 转录水平。

（3）铜对金属硫蛋白基因表达的调控　铜是一种机体必需元素，与 MT 的亲和力十分强，是镉的 100 倍、锌的 1000 倍，虽然很多实验显示铜在 MT 诱导信号中担任一定角色，但其作用机制至今不明。在 Menk 病动物模型中发现 MT 基因的异常导致了分子结构的改变，MT 的合成速率是正常细胞的两倍，且铜代谢异常。

#### （四）　基因与营养素的相互作用对健康的影响

营养素与基因的相互作用对正常生长、发育及健康长寿都有潜在影响，可能还对造成死亡的疾病有决定性作用。尽管所有细胞中的 DNA 都携带表达人体所有特征的各种基因，但并不是这些基因在所有细胞中都随时表达。这表明存在控制基因表达的机制，它决定要转录哪些编码，并翻译成基因产物。但是，同时会涉及激素、代谢产物、离子、第二信使系统等的代谢控制机制，以及修饰这些基因的表型表达。于是，当一种特殊基因产物的功能特征有异常时，代偿性的代谢控制机制或膳食的选择，或者两者共同作用，可能对机体健康不会有显著的影响。也就是说，有这种遗传学"异常"的个体可以完全表现正常。例如，已经证明有 100 多种遗传学异常与各种类型的糖尿病有关。但新发的病例数随着每年的食物供应、经济状况或某些传染病流行情况的不同而有相当的变异。营养学家将能够为人们推荐摄取一些营养素，以促使人体能增进对良好健康有关的基因表达，而抑制与疾病有关的基因表达。

1. 糖尿病

遗传与环境因素综合作用导致的器官特异性、T 细胞介导自身免疫性胰岛 B 细胞破坏是大部分 1 型糖尿病（T1D）的病因，动物实验、人群病例－对照及流行病学研究表明，生命早期饮食与 T1D 发生的危险度相关。利用联合国粮农组织（FAO）的食物消费数据，采用营养病因学调查发现，40 个国家儿童 T1D 发病率与每日平均动物性食品的摄入量成正比，与蔬菜的摄入量成反比。Muntoni 在世界范围的营养调查发现，肉类与谷类和 T1D 的发病率相关。病例－对照问卷调查显示糖尿病儿童食用的富含蛋白质的固体物明显增多，且 T1D 的发病率与食物中的脂肪无关，食用去除脂肪的肉类后，血浆中某些必需氨基酸的浓度升高，机体产生促胰岛素生成作用，胰岛 B 细胞分泌的胰岛素的强烈刺激会增加发生 T1D 的危险。在有关早期婴儿饮食与胰岛自身免疫性（IA）的临床试验中，断乳前摄入谷类食物，谷蛋白的致糖尿病作用可转变为保护性的口服耐受，而断乳后再接触谷类食物则会引起糖尿病的发生。因此，必须在母乳的保护下把重要的食物成分添加到婴儿饮食中。

### 2. 动脉粥样硬化

作为可能的抗动脉粥样硬化因子和抗炎因子，多不饱和脂肪酸（FA）越来越受到关注，近期的研究表明，$\omega-3$ 多不饱和脂肪酸膳食至少可部分降低动脉粥样硬化的发病率。动脉粥样硬化在早期阶段涉及白细胞对血管内皮的黏附过程（内皮活化），Caterina 领导的研究小组利用细胞因子活化的成年人隐静脉内皮细胞制备了动脉粥样硬化早期症状的体外模型，第一次评估了多种脂肪酸对内皮细胞表面表达的白细胞黏附因子的影响及其与功能的相关性。结果表明，使用二十二碳六烯酸（DHA）处理数小时至数天的细胞显著抑制了任何因素原本能引起的内皮活化。进一步的研究表明，饱和脂肪酸不具有抑制内皮活化的作用，不饱和脂肪酸的抑制作用随双键数目的增加而增强，与链长度和顺反构型无关。因此，膳食中不饱和脂肪酸的摄入量对预防动脉粥样硬化具有重要意义。

### 3. 高血压

高血压是一种常见病、多发病，是多种心血管疾病如心肌肥厚、动脉粥样硬化、心肌梗死、脑卒中等的危险因素，遗传因素和环境因素共同作用导致高血压是目前认可广泛的看法。从高血压的遗传特点来看，主要可分为单基因遗传病和原发性高血压（essential hypertension，EH）两大类，单基因影响的高血压发病机制研究较为透彻，而原发性高血压的发病机制由于环境因素多样性、涉及基因数量庞大、技术局限等原因尚未形成统一的理论。

肾素－血管紧张素－醛固酮（RAAS）系统：肾素作用于血管紧张素原（AGT），使其变成血管紧张素 I，后者在血管紧张素转换酶（ACE）的作用下形成血管紧张素 II。一方面，血管紧张素 II 对血管有强烈的收缩作用，另一方面血管紧张素 II 作用于血管紧张素 II－1 型受体（AT1R）刺激醛固酮的分泌，产生保水保钠效果。

糖皮质激素可矫正的醛固酮增多症（glucocorticoid－remediable aldosteronism，GRA）是一种单基因遗传性高血压，主要表现为高醛固酮、低肾素和盐敏感型高血压，同时伴有尿中 18－OH－皮质醇和 18－O－皮质醇水平升高。正常情况下，位于人 8 号染色体的醛固酮合成酶基因和 11－$\beta$－羟化酶基因分别在肾上腺皮质球状带和束状带表达，二者分别催化皮质酮合成醛固酮和 11－脱氧皮质醇、11－脱氧皮质酮转变为皮质醇、皮质酮的生物过程。研究发现，GRA 患者的 8 号染色体上醛固酮合成酶基因的结构区与 11－$\beta$－羟化酶基因的 5′调控区形成不均衡交叉融合（unequal crossing－over），此杂合基因受促肾上腺皮质激素（ACTH）的调控，可在肾上腺束状带表达醛固酮合成酶，催化皮质酮转变为醛固酮和皮质醇转变为 18－OH－皮质醇、18－O－皮质醇的反应。醛固酮分泌的增加会导致水钠潴留和血容量增多，抑制肾素活性和血管紧张素 II 的生成，但此时醛固酮的分泌不受血管紧张素 II 的反馈调节，血容量无限制增加从而导致血压升高。

原发性高血压是一种多基因遗传病，目前已发现的高血压候选位点有 200 多种，其中 RAAS 系统基因多样性与 EH 的相关性是研究热点。但 EH 不仅在基因层面涉及众多的 SNP 多态性和遗传异质性，诸如肥胖、高钠盐饮食、饮酒等也是其危险因素，其研究复杂性也使得目前仍然缺乏系统的机制阐述。

### 4. 阿尔兹海默症

阿尔兹海默症（alzheimer's disease，AD），又称老年痴呆症，是一种神经退行性疾病。我国流行性学调查显示 65 岁以上老年人 AD 总患病率达到 5.9%。根据 2010 年统计数据推算，我国 65 岁以上 AD 患者在 600 万人以上。在老龄化加剧的中国，这一问题十分严峻。国内外科研工作者针对 AD 的发病机制进行了大量的研究，但目前还没有形成统一的认识，对 AD 的研究仍然处于攻坚阶段。

根据发病年龄（以 65 岁为分界线）可将 AD 分为早发性（early-onset Alzheimer's disease，EOAD）和迟发性（late-onset Alzheimer's disease，LOAD），两种类型的 AD 均受到遗传因素的影响。已经确定 3 个致病基因与 EOAD 有关，目前 LOAD 的致病基因尚未得到确定。

通过对 AD 家系的遗传学研究发现 3 个致病基因：淀粉样前体蛋白基因（$\beta$ – amyloid protein，APP）、早老素 1 基因（presenilin 1，PSEN1）和早老素 2 基因（presenilin 2，PSEN2）与 EOAD 相关。对这些基因的深入研究奠定了以 $\beta$ 淀粉样蛋白（$\beta$ – amyloid protein，A$\beta$）为主要成分的淀粉样斑块在 AD 病理生理机制中的重要地位。

APP 编码淀粉样前体蛋白，经 $\beta$ 和 $\gamma$ 分泌酶的剪切作用形成 AD 淀粉样斑块的主要成分 A$\beta$，正常情况下 A$\beta$ 以 40 个氨基酸的 A$\beta_{40}$ 为主，同时产生少量 42 个氨基酸的 A$\beta_{42}$，但 APP 的 C 端序列基因突变会导致 A$\beta_{42}$/A$\beta_{40}$ 比值增大（A$\beta$ 总量不变），而 A$\beta_{42}$ 比 A$\beta_{40}$ 更易聚集，导致淀粉样斑块增多；瑞典突变（APPKM670/671NL）是一对上游基因的替换突变，该突变不改变氨基酸序列，但会导致 A$\beta$ 的表达量增大 2~3 倍；北极突变（E693G）不会引起 A$\beta$ 总量和 A$\beta_{42}$/A$\beta_{40}$ 比值的变化，但是突变导致 A$\beta$ 的聚集率增加。因此 A$\beta_{42}$/A$\beta_{40}$ 变化、A$\beta$ 总量变化和 A$\beta$ 聚集性变化都会导致 AD 的发病危险性增大。

PSEN1 和 PSEN2 分别编码早老素 1 蛋白和早老素 2 蛋白，二者都是 $\gamma$ 分泌酶复合物的组分，PSEN1 和 PSEN2 突变不会损坏酶切功能，但是会改变酶切位点，从而产生与 APP 的 C 端序列突变类似的效果，引起 A$\beta_{42}$/A$\beta_{40}$ 的比值增大，增加 AD 的发病危险性。

## 🔍 思考题

1. 血浆脂蛋白分为几种类型？其组成成分分别是什么？其合成部位和功能分别是什么？膳食营养对动脉粥样硬化形成的影响是什么？怎么通过膳食手段预防动脉粥样硬化？

2. 高血压的概念是什么？钠、钾、钙、镁和热能怎样影响人体的血压？高血压的膳食预防与控制原则是什么？

3. 糖尿病分为几型？糖尿病的诊断标准是什么？糖尿病人的糖代谢、脂肪代谢和蛋白质代谢发生了怎样的变化？膳食营养因素对糖尿病的发生发展的影响是什么？糖尿病的膳食预防与控制原则是什么？

4. 肥胖发生的原因是什么？肥胖对机体健康状况有什么影响？肥胖症的膳食预防与控制原则是什么？

5. 痛风的概念和病因是什么？怎样通过膳食预防痛风？

6. 肿瘤的概念和发病机制是什么？膳食因素对肿瘤的发病影响是什么？怎样通过膳食预防肿瘤？

7. 衰老的学说有哪些？怎样通过膳食手段延缓衰老？

8. 基因的表现型和多样性表现在几个方面？营养基因组学的研究方法有哪些？举例解释营养素对基因的表达调节，举例说明营养素和基因的相互作用对健康的影响。

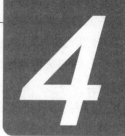

第四章

CHAPTER

# 特定人群的营养

4

[内容提要]

　　本章主要介绍孕妇、乳母、婴幼儿、儿童青少年、老年人等特定人群的生理特点、营养需要和膳食原则等内容。

　　特定人群包括孕妇、乳母、婴幼儿、儿童青少年、老年人等，这些人群的生理特点和营养需要与健康成年人差距较大，因此，需要结合各人群的需要，提供合理营养以提高各自的健康水平。

## 第一节　孕妇的营养

　　从卵子受精到胎儿自母体娩出，孕妇经历了一系列的生理变化并肩负着胎儿营养的供给。孕期合理、科学的营养，不仅利于母体健康，而且利于胎儿正常发育，因此需要为孕妇提供均衡营养。

### 一、孕妇妊娠各期的特点

　　为了适应胎儿的生长发育，妊娠期母体生理代谢发生变化，如血容量与循环血量增加，心脏负担增大；胃酸减少，胃肠蠕动减慢，食欲不佳，易胀气、便秘；肾脏负担加重；子宫增大压迫输尿管导致泌尿系统易感染；甲状腺功能旺盛，新陈代谢率升高等。满足孕妇营养需要，预防母体与胎儿营养缺乏，保证妊娠期合理营养十分重要。

#### （一）怀孕早期

　　怀孕早期是指怀孕前 3 个月，此时与妊娠相关的激素水平发生改变，孕妇需进行生理调整。在怀孕一个半月（停经 6~12 周）时，常会出现不同程度的妊娠反应，表现为恶心、呕吐、挑食、厌食、厌油、头晕、乏力、嗜酸等。孕早期胎儿生长缓慢，每天约增加 1g。

　　在孕早期，各种致畸因素都可能对胎儿产生不良影响，造成胎儿损伤或畸形甚至死亡。因为妊娠 15~60d 是胎儿组织器官分化期，特别容易遭受致畸因素损害，尤以妊娠 30d 最为敏感。这一时期需要特别注意避免各种致畸因素的危害，如电视、电脑等的辐射，工作和生活环境中甲醛气体，各种孕妇不宜使用的药物等。

### （二）　怀孕中期

怀孕中期是指怀孕 4～6 个月，此时胎儿各器官系统迅速生长并建立功能，平均每天增加10g。此时胎儿大脑发育出现第一个高峰（第二高峰是出生后的 3 个月），脑细胞的数量、体积和突起的生长情况将直接影响胎儿将来的智力。如果孕妇营养缺乏，特别是蛋白质摄入不足，会影响细胞增殖，造成胎儿脑细胞数量减少。怀孕 5 个月后胎儿骨骼生长加快，孕妇需要适当补充维生素 D 和钙，防止胎儿出现先天性佝偻病和孕妇软骨病。由于血容量增加，孕妇血液中血红蛋白浓度、红细胞的容积呈下降趋势。此时需要适当补充富含铁的食物，防止孕妇出现缺铁性贫血。

### （三）　怀孕晚期

怀孕晚期是指怀孕 7～9 个月，该阶段是胎儿生长发育最快的时期，也是胎儿脑细胞和脂肪细胞增殖的"敏感期"。与怀孕前相比，孕妇血液容量增加 40%～45%，红细胞数量增加15%～20%。由于血浆增加比红细胞增加得多，血液稀释，容易出现生理性贫血。此外，孕妇肾脏负担加重，水钠潴留增加。妊娠母体体重明显增加，增加 11～12.5kg，容易出现消化不良，但对营养素的吸收增强，特别是钙、铁、叶酸等。

## 二、　孕妇的营养需要

### （一）　能量

妊娠全过程中孕妇体重要增加 12kg 左右，其中胎儿增长 3.2kg，储备脂肪 4.0kg，羊水胎盘 2.0kg，子宫、乳房 2.8kg。中国营养学会建议妊娠中期孕妇每日膳食能量比普通妇女能量增加 300kcal（1.26MJ），孕晚期每日增加 450kcal（1.88MJ）。应注意观察孕妇在孕中、后期增重情况，及时调整能量摄入水平。

### （二）　蛋白质

孕期母体有关器官及胎儿的发育需蛋白质 950g，这些蛋白质需要孕妇在妊娠期间不断从膳食中摄取。中国营养学会建议妊娠中、晚期孕妇蛋白质摄入量比普通妇女的 RNI 值分别增加15g 与 30g，膳食中优质蛋白质至少占蛋白总量的 1/3 以上。

### （三）　脂肪

脂类是胎儿神经系统重要组成，胎儿脑细胞在增殖、生长中需要一定量的必需脂肪酸。中国营养学会推荐孕妇膳食中脂类提供的能量占总能量的 20%～30%。为了胎儿脑发育。孕妇应多摄入富含磷脂的豆类、卵黄以及含 $\omega-3$ 系多不饱和脂肪酸较多的海水鱼，同时注意少摄入饱和脂肪酸含量高的畜肉、禽肉等。

### （四）　碳水化合物

葡萄糖是胎儿唯一的能量来源，因此孕妇葡萄糖消耗较多。如果孕妇碳水化合物摄入不足，需动员体内脂肪，可产生酮体。为了保证脑组织对葡萄糖的需要，预防酮症酸中毒对胎儿的危害，中国营养学会推荐孕妇每天至少摄取 130g 碳水化合物。

### （五）　矿物质

1. 钙

由于胎儿从母体摄取大量的钙来满足自身生长发育的需要，孕妇怀孕中晚期每天需要比普通人多摄取钙 200mg。膳食钙供应不足可导致孕妇血钙浓度降低，甚至出现骨质软化。因此，孕妇需要适当增加钙的摄入量。中国营养学会推荐孕妇膳食钙的 RNI 为孕早期 800mg/d，孕中晚期 1000mg/d。

2. 铁

由于孕妇血容量增加及胎儿生长与储备的需要，孕妇在孕中期和孕后期对铁的需求量显著增加。膳食铁供应不足可导致孕妇出现缺铁性贫血，还可减少胎儿铁的储备。因此，孕妇需要注意摄入含铁丰富的食物如动物的血、肝脏和瘦肉等。中国营养学会推荐孕妇在孕中期膳食中铁的 RNI 增加 4mg/d，孕晚期增加 9mg/d。

3. 锌

锌与胎儿发育关系密切，孕妇严重缺锌可致胎儿发生中枢神经系统畸形，中度缺锌可致婴儿低出生体重、免疫功能差等。因此，孕妇应适当增加锌的摄入量。由于植酸和膳食纤维可抑制锌吸收，孕妇应多采用动物性食物以补充锌。中国营养学会推荐孕妇在妊娠期间膳食锌的 RNI 增加 2mg/d。

4. 碘

碘是甲状腺素的组成成分，甲状腺素与蛋白质合成有关，可促进胎儿生长发育。孕妇甲状腺机能旺盛，碘需要量增加。妇女孕期特别是孕早期碘缺乏可导致胎儿甲状腺功能低下，引起克汀病。通过孕期特别是妊娠前 3 个月补碘，纠正母亲碘缺乏可有效预防克汀病。中国营养学会推荐孕妇怀孕期间膳食碘的摄取量比普通女性增加 110μg/d。

### （六）维生素

1. 维生素 A

妊娠期妇女对维生素 A 的需求量增加。孕妇膳食维生素 A 摄入不足与胎儿宫内发育迟缓、低出生体重和早产有关。但孕早期摄入过多维生素 A 可能导致胎儿先天畸形和自发性流产。中国营养学会建议孕妇通过摄入富含类胡萝卜素的食物来补充维生素 A。与孕前相比，中国营养学会推荐孕妇怀孕中晚期每日维生素 A 摄入增加 70μg RAE（视黄醇活性当量）。

2. 维生素 D

维生素 D 的主要功能是促进钙的吸收与成骨作用，对孕妇妊娠期钙平衡具有重要的作用。维生素 D 缺乏可导致孕妇骨质软化与新生儿低血钙症等，甚至出现胎儿先天性佝偻病。中国营养学会推荐孕妇膳食维生素 D 的 RNI 值为 10μg/d。

3. B 族维生素

（1）叶酸　四氢叶酸是细胞内一碳单位的载体，参与碱基的生物合成作用。由于胎儿生长迅速、母体红细胞增加等，孕妇体内 DNA 合成量大大增加，因此，孕妇膳食中需要适当补充叶酸。叶酸对预防神经管畸形和高同型半胱氨酸血症、促进红细胞成熟和血红蛋白合成极为重要。如果孕早期缺乏叶酸，可能造成胎儿神经管畸形。因此，中国营养学会推荐孕妇在怀孕期间叶酸摄入量增加 200μg DFE/d，即 RNI 为 600μg DFE/d。

（2）维生素 $B_1$　维生素 $B_1$ 主要以焦磷酸硫胺素的形式参与糖类等的氧化脱羧作用，女性怀孕后基础代谢升高，机体对维生素 $B_1$ 的需要量增加，如果孕妇维生素 $B_1$ 摄入不足可能造成新生儿先天性脚气病。中国营养学会推荐怀孕中晚期，孕妇膳食维生素 $B_1$ 分别增加 0.2mg/d 和 0.3mg/d，即孕中晚期的 RNI 分别为 1.4mg/d 和 1.5mg/d。

（3）维生素 $B_2$　维生素 $B_2$ 主要以 FMN 与 FAD 的形式参与生物氧化，由于孕妇的热能与蛋白质需要量增加，维生素 $B_2$ 的需求就会增大。孕中期与孕晚期维生素 $B_2$ 不足及缺乏者占被检测人数的 27% 与 47%。维生素 $B_2$ 摄入不足，孕妇可发生维生素 $B_2$ 缺乏症状，并与胎儿宫内发育迟缓有关。中国营养学会推荐怀孕中晚期孕妇需要摄入维生素 $B_2$ 的 RNI 分别为 1.4mg/d 和 1.5mg/d。

（4）维生素 $B_6$　维生素 $B_6$ 主要以磷酸吡哆醛和磷酸吡哆胺的形式参与蛋白质的代谢，与叶酸、维生素 $B_{12}$ 联用可预防妊娠高血压。中国营养学会推荐孕妇膳食维生素 $B_6$ 的 RNI 为 2.2mg/d。

4. 维生素 C

维生素 C 可促进胶原组织的形成，维持骨骼牙齿的正常发育，参与叶酸转化为四氢叶酸，且对铁的吸收有利，所以孕期不能缺少。孕妇应多吃蔬菜，以增加维生素 C 的摄入量。中国营养学会推荐孕妇怀孕中晚期，膳食中维生素 C 需增加 15mg/d。

# 三、 妊娠期营养不良

## （一） 妊娠期营养不良对母体的影响

### 1. 营养性贫血

妊娠期营养性贫血是孕妇最常见的营养缺乏症之一。2002 年，我国孕妇贫血患病率高达 30% 左右，经过多年努力，2015 年，孕妇贫血患病率仍约 17%。造成营养性贫血的主要原因是铁、叶酸或维生素 $B_{12}$ 缺乏。孕妇贫血可增加妊娠高血压的发病率，降低孕产妇抵抗力，增加孕产妇死亡率。有大量数据显示，孕早期铁缺乏与早产和低出生体重有关。孕妇贫血还会造成胎儿铁储备不足，造成婴儿贫血。

### 2. 骨质软化症

膳食钙摄入不足，体内维生素 D 缺乏会造成孕妇血液钙浓度下降。为了满足胎儿生长发育必须动用母体骨骼钙，从而导致孕妇骨钙不足，引起脊柱、骨盆等骨质软化。

### 3. 妊娠高血压综合征

妊高症表现为高血压、尿蛋白、水肿等，是威胁母婴健康常见的一种疾病，发病率约 9.4%，多发生在妊娠 24 周后。妊高症的发生与遗传、营养状态、营养摄取量等因素有关。常见于初产妇、多胎妊娠、羊水过多或贫血的孕妇，以及有肾炎或高血压基础病的孕妇。

### 4. 妊娠合并糖尿病

本病可能是有糖尿病的妇女怀孕，或原有糖耐量异常的妇女因妊娠而发展为糖尿病，或妊娠后新发生的合并症。妊娠糖尿病可引起羊水过多，妊高症增多 3～7 倍；酮症酸中毒及感染增高，可导致胎儿围产死亡率增高，畸胎增多，巨大儿发生率高于正常妊娠者 10 倍。新生儿可有呼吸困难综合征，低血钙、低血镁、高血磷及其他病变。为预防妊娠合并糖尿病，肥胖妇女要正确减肥，有家族史者更需早作预防。

### 5. 营养不良性水肿

膳食蛋白质摄入量严重不足可导致营养不良性水肿，表现为下肢水肿，严重者出现全身浮肿。

## （二） 妊娠期营养不均衡对胎体的影响

### 1. 先天畸形

若胚胎在器官分化形成初期受到影响胚胎发育的因素干扰，就会导致胎儿器官、组织或身体某个部位发育不全或不发育，使胎儿出现畸形。引起胎儿畸形的因素很多，营养不良是其中之一。如维生素 A 缺乏或过多可导致无眼、小头等畸形；叶酸缺乏可导致胎儿神经管畸形。

### 2. 脑发育受损

胎儿脑细胞数量的快速增长在妊娠中期至出生后 3 个月，其后脑细胞主要以体积增大为主。胚胎期是脑细胞生长发育的关键时期，如果孕妇营养失调，给胎儿大脑发育带来的不良影响将无法弥补。如蛋白质、$w-3$ 系多不饱和脂肪酸和能量摄入不足，对胎儿的大脑发育、智力等都可造成不良影响。

### 3. 低出生体重（low birth weight，LBW）

低出生体重指新生儿出生体重小于 2500g。LBW 婴儿围产期死亡率为正常婴儿的 4～6 倍，而且影响其儿童期和青春期的体能和智力发育。LBW 还与成年后慢性病如糖尿病的发生率增加有关。

### 4. 巨大儿

巨大儿指新生儿出生体重大于 4000g。巨大儿可能是孕妇盲目摄入过多的能量或营养素所造成。巨大儿不仅分娩困难，而且容易造成产伤，还与胎儿成年后慢性病如肥胖、高血压等发生密切相关。

## 四、 妊娠期的膳食原则

孕妇在不同的妊娠期内对营养的需求不同，需根据妊娠期与胎体生长发育状况进行合理调配。中国营养学会在《中国居民膳食指南（2016）》中指出，孕中期开始，由于胎儿生长发育逐渐加速，母体生殖器官发育相应加快，孕妇应合理增加食物摄入量。

### （一） 妊娠早期

#### 1. 多摄入富含叶酸的食物或补充叶酸

育龄妇女应从计划妊娠开始尽可能早地多摄取富含叶酸的食物，从准备怀孕前 3 个月开始每日补充叶酸 400μgDFE，并持续整个孕期。

#### 2. 常吃含铁丰富的食物

为预防早产、流产，满足孕期血红蛋白合成增加和胎儿铁储备的需要，建议孕前期妇女适当多摄入含铁丰富的食物，缺铁或贫血的育龄妇女可适量摄入铁强化食物或在医生指导下补充小剂量的铁剂。

#### 3. 保证摄入加碘食盐，适当增加海产品的摄入

妇女孕前和孕早期碘缺乏均可增加新生儿发生克汀病的危险性。建议孕前和孕早期除摄入碘盐外，每周还应摄入 1～2 次富含碘的海产食品。

#### 4. 戒烟、禁酒

夫妻一方或双方经常吸烟或饮酒，不仅影响精子或卵子的发育，还会造成精子或卵子的畸形，而且影响受精卵在子宫的顺利着床和胚胎发育，导致流产。酒精可以通过胎盘进入胎儿血液，造成胎儿宫内发育不良、中枢神经系统发育异常、智力低下等。

如果早孕反应严重，可少食多餐，选择清淡适口的膳食，保证摄入含必要量碳水化合物的食物，以预防酮血症对胎儿神经系统的损害。

### （二） 妊娠中晚期

在妊娠中晚期，胎儿的身体与大脑发育迅速，母体自身也开始储存脂肪、蛋白质等，同时

缺钙、缺铁现象增加。因此，孕妇应尽可能保证合理、丰富的膳食。①适当增加鱼、禽、蛋、瘦肉摄入量，孕中期增加 50g/d，孕晚期增加 125g/d；②适当增加乳类的摄入，建议每日增加乳类 200g，以满足对优质蛋白质、维生素 A、钙、铁等营养素和能量的需要；③建议每周食用 2~3 次鱼类，以提供对胎儿大脑发育有重要作用的 $w-3$ 系多不饱和脂肪酸；④适量身体活动，以维持体重的适宜增长；⑤禁烟戒酒，少吃刺激性食物。

# 第二节　乳母的营养

产妇分娩后即进入哺乳期，这一时期不仅需要补偿分娩造成的营养损失，还需泌乳喂养婴儿。良好的营养利于母体组织器官的恢复，并为婴儿提供充足的食物。正常情况下，产后第 2d 约分泌乳汁 100mL，至第 2 周分泌乳汁 500mL，产后 14d~1 个月时分泌乳汁 650mL，3 个月时达 750~850mL，但存在个体差异。乳汁中各种营养素全部来自母体，若乳母膳食营养素摄入不足或缺乏，则需要动用母体内营养素的储备来维持乳汁中营养成分的恒定。若哺乳期妇女长期营养不良，乳汁分泌量减少可保证乳汁质量，因此，泌乳量少是母亲营养不良的一个指征，营养严重缺乏甚至可造成停止泌乳。通常可根据婴儿体重的增长率，判断乳母泌乳量是否充足。

## 一、　哺乳对乳母健康的影响

产妇哺乳不仅为婴儿提供了营养丰富的食物，而且有利于母体的健康。哺乳对乳母健康的影响表现为：促进产后子宫恢复；避免发生乳腺炎；延长恢复排卵时间；预防产后肥胖；降低骨质疏松的发病率；降低乳腺癌和卵巢癌的发病几率等。

## 二、　哺乳期的营养需求

### （一）　能量

哺乳期乳母每天分泌约 800mL 乳汁，每 100mL 乳汁含能量 280~320kJ（67~77kcal），母体内能量转化为乳汁能量的效率约 80%，因此，乳母因乳汁分泌需多消耗 2450~3200kJ 能量。孕期储存了一些脂肪，可用于补充部分能量。但由于哺育婴儿的操劳，哺乳期妇女基础代谢率稍高，以及乳腺泌乳活动需要能量，中国营养学会推荐乳母每日能量的 RNI 应较普通妇女增加 2090kJ（500kcal）。

### （二）　蛋白质

乳母蛋白质的摄入量对乳汁分泌能力影响最为显著。乳汁中蛋白质含量稳定，约为 1.2%。正常情况下哺乳期妇女每天分泌 800mL 乳汁，每日乳汁中排出蛋白质约 10g。乳母摄入的蛋白质变成乳汁中蛋白质的转换率为 70%，如果膳食蛋白质质量较差，其蛋白质利用率会降低，同时考虑到乳母个体的差异，中国营养学会建议乳母蛋白质的 RNI 应较普通妇女增加 25g。

### （三）　脂肪

乳母膳食中脂肪含量与脂肪酸的组成可以影响乳汁中脂肪的含量与组成。脂类与婴儿的大脑发育有密切关系，尤其是不饱和脂肪酸对大脑神经的发育特别重要，因此，乳母膳食应适当增加多不饱和脂肪酸的摄入。脂肪每日摄入量占总摄入能量的 20% ~30% 为宜。

### （四） 矿物质

**1. 钙**

乳汁中钙的含量比较恒定，不受哺乳期妇女膳食中钙含量的影响。如果哺乳期妇女膳食中钙不足，机体会动用母体骨骼钙来维持乳汁钙含量的恒定。哺乳期妇女常因钙摄入不足而发生腰腿酸痛、小腿肌肉痉挛等症状，甚至发生骨质软化症。中国营养学会推荐乳母每日钙摄入量较普通成年女性增加 200mg，即 RNI 为 1000mg/d。

**2. 铁**

铁不能通过乳腺输送进入乳汁，所以人乳中铁含量极少。但由于孕后期大量失铁，2015年中国居民营养与健康状况调查显示，我国孕妇贫血率约为 17%。为防治乳母缺铁性贫血，中国营养学会推荐乳母铁的 RNI 为 16mg/d。

**3. 锌和碘**

锌和碘与婴儿神经系统的发育及免疫功能有密切关系，而乳汁中锌与碘的含量受乳母膳食的影响，因此，中国营养学会建议哺乳期妇女膳食中锌与碘含量需比普通成年女性分别增加 4.5mg/d 和 120μg/d，即乳母膳食锌和碘的 RNI 分别达 12mg/d 与 240μg/d。

### （五） 维生素

为了维持哺乳期妇女健康，保证乳汁中各种维生素含量稳定，满足婴儿与乳母的营养需要，哺乳期妇女对各种维生素需要量都应适量增加。在各类脂溶性维生素中，维生素 D 几乎不能通过乳腺分泌；维生素 A 可部分通过乳腺分泌，但膳食中维生素 A 转移到乳汁中的数量有一定限度，乳汁中维生素 A 含量与膳食维生素 A 含量并非按比例增加；维生素 E 具有促进乳汁分泌的作用，中国营养学会推荐哺乳期妇女膳食中维生素 A 和维生素 D 的 RNI 分别为：1300μg RAE/d 和 10μg/d，维生素 E 的 AI 值为 17mgα－TE/d。水溶性维生素可通过乳腺分泌，但乳腺可调节其进入乳汁的量，达到饱和后其含量不再增加。中国营养学会推荐哺乳期妇女膳食中水溶性维生素的 RNI 分别为：维生素 $B_1$ 1.5mg/d、维生素 $B_2$ 1.5mg/d、维生素 $B_6$ 1.7mg/d、烟酸 15mg NE/d 和维生素 $B_{12}$ 3.2μg/d 和维生素 C 150mg/d。

### （六） 水分

乳汁分泌量与哺乳期妇女水分的摄入量密切相关，如果水分摄入不足则影响乳汁的分泌量。哺乳期妇女应多饮水和多摄入流质食物来补充水分。中国营养学会推荐哺乳期妇女每日多饮水 0.6L，包括食物在内所获得的总水量比普通成年女性多 1.1L 水。

## 三、 哺乳期的合理膳食

合理的营养不仅有利于哺乳期妇女身体恢复，而且是乳汁质量与分泌量的保证，因此，哺乳期妇女膳食应当营养丰富、数量充足、搭配合理。中国营养学会在《中国居民膳食指南（2016）》中给出的乳母膳食指南如下所述。

### （一） 增加富含优质蛋白质及维生素 A 的动物性食物和海产品， 选用碘盐

动物性食品如鱼、禽、蛋、瘦肉等可提供丰富的优质蛋白质和一些重要的矿物质和维生素，哺乳期妇女每天应比孕前增加约 80g 的鱼、禽、蛋、瘦肉摄入。为保证乳汁中碘、ω－3 多不饱和脂肪酸（如 DHA）和维生素 A 的含量，哺乳期妇女应选择碘盐烹调食物，适当摄入海带、鱼、贝类等产品，适量增加富含维生素 A 的动物性食物如肝脏、蛋黄等的摄入。乳类是

钙最好的食物来源，哺乳期妇女每天应增饮 200mL 牛乳，使乳品量达 400～500mL，以满足对钙的需要。

### （二）　产褥期食物多样不过量，　重视整个哺乳期营养

"坐月子"是中国传统习俗，其间常过量摄入动物性食物，可导致能量和宏量营养素摄入过剩。产褥期以满足营养需要为原则，无须特别禁忌，要注意保持产褥期食物多样充足而不过量。重视整个哺乳期的营养，食不过量且营养充足，保证乳汁的质与量以持续进行母乳喂养。除营养素外，哺乳期妇女每天应多喝汤水，吃流质的食物。

### （三）　愉悦心情，　充足睡眠，　促进乳汁分泌

哺乳期妇女的心理及精神状态也可影响乳汁分泌，保持愉悦心情以确保母乳喂养的成功。尽量做到生活规律，每天保证 8h 以上睡眠，避免过度疲劳。

### （四）　坚持哺乳，　适度运动，　逐步恢复适宜体重

孕期体重过度增加及产后体重滞留是女性肥胖发生的重要原因之一。坚持哺乳、科学活动和锻炼，有助于机体复原和体重恢复。产褥期的运动方式可采用产褥期保健操，产后 6 周开始可以进行有氧运动如散步和慢跑。

### （五）　忌烟酒，　避免喝浓茶和咖啡

吸烟、饮酒会影响乳汁分泌，烟草中的尼古丁和酒精也可通过乳汁进入婴儿体内，影响婴儿睡眠及精神运动发育。茶和咖啡中的咖啡因有可能造成婴儿兴奋，哺乳期妇女应避免饮用浓茶和大量咖啡。

## 第三节　婴幼儿的营养

婴幼儿（0～2 岁）时期是人一生身心健康发展的重要时期，婴幼儿生长发育迅速、新陈代谢旺盛，这个时期营养与热能的供给是否适宜，对其体力、智力发育有直接的影响。但婴幼儿各种生理功能尚未发育成熟，消化吸收功能较差，故对食物的消化吸收及排泄均有一定限制。所以，婴幼儿膳食有一定特殊要求，食物供给不仅要保证营养需要，且要适合婴幼儿的生理特点，进行合理喂养。根据婴幼儿生理特点又将其分为婴儿期（0～1 岁）和幼儿期（1～2 岁）。

## 一、　婴幼儿的生理特点

### （一）　婴儿期是母体到母体外的过渡期

胎儿在母体内通过脐带获取营养，娩出初期以流质食物作为营养来源，完全依赖母乳营养。婴幼儿时期，孩子的食物中逐渐增加非乳品和固态食物，因此婴幼儿时期是人类从依赖母乳到摄入母乳外食物的营养过渡期。

### （二）　生长发育迅速

1. 身体发育

婴儿期是人类生长发育的第一高峰期，尤其是出生后的前 6 个月。婴儿出生 12 个月后，

平均体重增加 2 倍，身高增加 0.5 倍。大脑重量达到 0.9 ~ 1.0kg，因此婴儿对营养素要求很高。

**2. 脑与神经发育**

婴儿时期是人类大脑发育的关键时期，大脑是全身所有器官中发育得最快的一个。婴儿出生时的脑容量仅有 390cm³；9 个月就达 660cm³；1 岁时达到 800cm³，相当于成年人的 2/3。婴儿期大脑重量增加主要是神经细胞体积的增大、神经突触数量和长度的增加。

### （三） 消化与吸收能力弱

婴儿消化系统尚处于发育阶段，胃容量小，消化液分泌量少，咀嚼能力极弱，因此消化、吸收功能有限。特别是新生儿的胃呈水平位、入口处（贲门括约肌）松弛而幽门括约肌发育良好、食管较松弛，因此新生儿容易发生溢乳。

## 二、 婴幼儿的营养需要

### （一） 能量

婴儿的生长发育需要大量的能量，越小的婴儿生长速度越快，因此，年龄越小代谢越旺盛。婴儿单位体重的能量消耗较成年人多，能量消耗包括：基础代谢，占婴幼儿能量消耗的 50% ~ 60%；食物特殊动力作用，占婴儿能量消耗的 7% ~ 8%；运动能量，1 岁以内小儿活动量较少，需 62.8 ~ 82.7kJ/（kg·d），随着年龄的增长，运动能量需要量逐渐增加；生长发育，生长发育速度越快消耗能量越多，出生后数月内需 126 ~ 167kJ/（kg·d），占总能量的 25% ~ 30%，1 岁时约需 62.7kJ/（kg·d）；排泄消耗，未经消化利用由粪便排出体外的食物，正常婴幼儿摄入的能量约有 10% 在排泄物中丢失。中国营养学会推荐的能量摄入量为：0 ~ 0.5 岁每日 376kJ/kg；0.5 ~ 1 岁每日 335kJ/kg；1 ~ 2 岁为 3767kJ/kg（男），3349kJ/kg（女）。

### （二） 蛋白质

蛋白质不仅补充婴幼儿日常代谢消耗，还要满足其生长发育的需要。因此，要保证正氮平衡状态，就需要数量较多的优质蛋白质。另外，由于婴儿体内的酶功能尚不完善，婴幼儿的必需氨基酸种类和需要量均多于成人。出生 6 个月的婴儿，9 种必需氨基酸的需要量均比成人大 5 ~ 10 倍，且必需氨基酸间比例需合适。

膳食缺乏蛋白质不仅影响婴幼儿大脑发育，也会造成婴幼儿体重和身高增加缓慢、肌肉松弛、抵抗力下降，严重者会引起营养不良性水肿。过量的蛋白质对婴儿无益甚至有害，会导致其出现腹泻、酸中毒、高渗性脱水、发热、血清尿素和氨升高等。中国营养学会推荐的婴幼儿蛋白质摄入量为：0 ~ 0.5 岁为 9g/d；0.5 ~ 1 岁为 20g/d；1 ~ 2 岁为 25g/d。

### （三） 脂肪

由于婴幼儿快速发育、高基础代谢以及大脑容量增长，婴幼儿需要更多的能量和各种脂肪酸。婴幼儿饮食中脂肪供给的能量占总能量的 35% ~ 50%，其中必需脂肪酸提供的能量不应低于总能量的 1% ~ 3%。二十二碳六烯酸（DHA）是大脑和视网膜发育必需的脂肪酸，在婴儿视觉和神经发育中发挥着重要作用。母乳中不饱和脂肪酸含量高达 55%，容易被消化吸收，可以满足婴儿生长发育的需要。

### （四） 碳水化合物

碳水化合物是婴儿能量供应的主要来源，占所需能量的 40% ~ 50%。婴儿最初只能消化葡萄糖、乳糖和蔗糖等低分子糖，母乳中乳糖含量为 6% ~ 7%，因此婴儿所需能量主要由乳糖提供。婴儿出生 3 个月内缺乏淀粉酶，因此不能过早地给婴儿喂食淀粉类食物。婴幼儿摄入过多糖类，最初体重可迅速增长，但日久则肌肉松软、面色苍白呈虚胖样，易感染。

### （五）矿物质

矿物质是婴幼儿生长发育重要的营养物质，婴儿期最容易缺乏的矿物质元素包括钙、铁、碘、锌等。钙是骨骼和牙齿的主要成分，主要由母乳和牛乳供给，如果供应不足或钙吸收不良均会发生佝偻病，严重者出现抽搐、肌肉振颤等。铁是人体血红蛋白和肌红蛋白的重要原料，而母乳铁含量很低。正常新生儿体内有足够的储存铁，可以满足 4～6 个月婴儿的需要，6 月后需给婴儿添加含铁辅助食品。铁摄入不足，婴幼儿会发生缺铁性贫血。锌能促进蛋白质合成和生长发育，婴幼儿缺锌会导致食欲不振、生长停滞、味觉异常等。碘能维持甲状腺的正常生理功能，制造甲状腺素，缺乏时导致甲状腺功能低下。

### （六）维生素

维生素 D 能促进钙的吸收，而母乳中维生素 D 含量较低，因此婴儿需要每天补充 $10\mu g$ 的维生素 D，并应多晒太阳。维生素 A 能促进婴儿生长发育、维持皮肤组织正常结构与视觉。婴儿膳食中缺乏维生素 A，使婴儿易发生上呼吸道感染，甚至夜盲症等。其他的维生素如 B 族维生素、维生素 E、维生素 C 的需要量随婴幼儿需要量的增加而增加。

### （七）水

水是人体最重要的物质，营养的运输、代谢的进行均离不开水。婴幼儿体内水分含量远高于成年人，且新陈代谢旺盛，需水量较多。婴幼儿相对体表面积较大，水分蒸发多，所以需要增加水的供给量。小儿对水的需要比成人更为敏感，失水的后果也较成人严重。若摄水量过少，可能发生脱水症状，若摄水量超过正常需要量，且心、肾和内分泌功能不全时，能发生水中毒。如表 4－1 所示。

表 4－1            不同年龄儿童与青少年每日需要的能量与水

| 年龄/岁 | 能量/［kcal/（kg·d）］ | 水/［mL/（kg·d）］ |
|:---:|:---:|:---:|
| 0～1 | 110 | 150 |
| 1～3 | 100 | 125 |
| 4～7 | 90 | 100 |
| 7～9 | 80 | 75 |
| 10～12 | 70 | 75 |
| 13～15 | 60 | 50 |

注：1kcal＝4.1855kJ。

## 三、婴幼儿的合理喂养

### （一）6 月龄内婴儿的喂养

从营养学角度，母乳是婴儿最佳的天然食物，尤其是新生儿。新生儿出生后的 2～4 周内生长最快，按新生儿中等增长速度计算，每日增长体重30g以上。新生儿补充营养的主要方式为：母乳喂养、混合喂养和人工喂养。中国营养学会在《中国居民膳食指南（2016）》中指出，0~6个月的婴儿最好采取纯母乳喂养，不能用纯母乳喂养时，宜首选婴儿配方食品喂养。

1. 母乳喂养

母乳是最能满足婴儿生长发育所需要的天然营养品。任何一位学识渊博的营养学家，都不可能创造出比母乳更适合于新生儿需要的代乳品。母乳喂养的独特优点包括以下几方面内容。

（1）母乳营养全面，三种主要营养物质蛋白质、脂肪、碳水化合物的比例适宜。母乳蛋白质中约2/3为乳清蛋白，易于被婴儿消化吸收利用；母乳中必需氨基酸比例适当，牛磺酸含量较高，能满足婴儿脑组织发育需要。母乳中脂肪以微小乳球形式存在，必需脂肪酸及其他不饱和脂肪酸如花生四烯酸和二十二碳六烯酸含量高，并含有较多的脂肪酶，易于被消化吸收，有利于婴儿大脑发育。乳糖是母乳中主要的糖类，易被婴儿吸收，且可增强肠道矿物质如钙、镁的吸收，能促进肠内正常菌群生长，能有效抑制致病菌和病毒在肠道内繁殖，利于婴儿肠道健康。母乳中矿物质（除铁外）和维生素（除维生素D外）种类齐全，基本可以满足6个月内婴儿的需要。母乳矿物质含量较牛乳少，钙磷比（Ca/P）为2:1，易吸收，且不会使婴儿肾溶质负荷过度，母乳中铁、锌等生物利用率高。

（2）母乳尤其是初乳中含有丰富的免疫物质（如免疫球蛋白、巨噬细胞、淋巴细胞、乳铁蛋白、补体因子等），可以增强婴儿的抗感染能力；母乳在婴儿肠道内产生促进双歧乳酸杆菌生长的因子，有利于杀灭肠道致病菌。

（3）母乳温度适宜，经济方便，无须专门消毒，最适合婴儿的消化能力。

（4）母乳喂养可以增加婴儿的安全感。当婴儿在同母亲温暖的皮肤接触时，表现得十分安宁，很少出现哭闹不止的情况。

（5）母乳喂养还可以增进母子之间的情感交流。当婴儿用小手抚摸母亲的乳房或用没长牙的小嘴无意识地碰撞母亲时，母亲会感到一种快感，一种心灵上的满足，对孩子慈爱的感情便会油然而生，这是母子之间的情感交往过程。

（6）婴儿吸吮乳头，还可以促进产妇体内激素的分泌，加速子宫收缩，使子宫早日恢复原状，使产妇身体更加健康。

6月龄内婴儿母乳喂养时应注意以下几个方面。

（1）产后尽早开乳，坚持新生儿第一口食物是母乳。尽早开乳可充分利用初乳，使婴儿获得更多营养和健康益处。

（2）坚持6月龄内纯母乳喂养。纯母乳喂养能满足6月龄内婴儿所需要的全部液体、能量和营养素。

（3）顺应喂养，建立良好的生活规律。

（4）婴儿出生后数日开始补充维生素D，不需不补钙。人乳中维生素D含量低，母乳喂养儿不能通过母乳获得足够的维生素D。推荐新生儿出生后补充维生素K，特别是剖宫产的新生儿。

（5）检测体格指标，保持健康生长。身长和体重是反映婴儿喂养和营养状况的直观指标。疾病或喂养不当、营养不足会使婴儿生长缓慢甚至停止。6月龄内婴儿应每半月测一次身长和体重，并根据世界卫生组织的《儿童生长曲线》（2006年）判断婴儿是否得到正确、合理的喂养。

2. 人工喂养

由于某些原因母亲不能喂哺时，可用牛乳、羊乳等乳品或代乳品喂养，称为人工喂养。人工喂养的婴儿最好选用婴儿配方乳喂养，不宜直接用普通液态乳、成人乳粉、蛋白粉、豆乳粉等喂养婴儿。任何婴儿配方乳都不能与母乳相媲美。6 月龄前放弃母乳喂养而选择婴儿配方乳，对婴儿健康是不利的。

3. 混合喂养

当母乳不足或乳母因故不能按时喂哺时，需加配方乳喂养婴儿称为混合喂养。混合喂养比单纯人工喂养好。尽管母乳不足，喂养时应采取补授法，即先喂母乳，然后再用婴儿配方乳补足，也可在 2 次母乳之间喂婴儿配方乳 1 次，母乳最好不少于 1 日 3 次。

### （二）7 ~24 月龄婴幼儿的喂养

母乳中所含的营养足以提供 0 ~6 个月大宝宝的生长需求，但婴儿 6 个月后，单纯母乳喂养已经不能完全满足宝宝能量和营养素需求，必须引入其他营养丰富的食物。与此同时，7 ~24 月龄婴幼儿肠胃道器官的发育、感知和认知能力得到发展，也需要通过接触、感受和尝试，逐步体验和适应多样化食物，从被动接受喂养转变到自主进食。

1. 添加辅食的目的

（1）提供生长所需的均衡饮食　随着月龄增加，母乳或配方乳已经慢慢无法适应宝宝的生长需求了，尤其是铁、蛋白质和维生素等，必须通过添加辅食来补充。

（2）训练吞咽和咀嚼能力　通过食物形态的改变（液态 – 半固态 – 固态），让宝宝练习吞咽和咀嚼，以便于日后进食。

（3）为断乳做准备。

2. 中国营养学会推荐的喂养指南

（1）继续母乳喂养，满 6 月龄起添加辅食　7 ~24 月龄婴幼儿继续母乳喂养可显著减少腹泻、肺炎等传染性疾病，还可减少婴幼儿食物过敏、特应性皮炎等过敏性疾病。由于 6 月龄时，婴儿的消化吸收能力较差，胃肠适应能力弱，容易出现过敏，因此辅食的添加应根据婴儿生长发育的营养需要、消化功能成熟情况，遵循从一种到多种，由少量到多量，由稀到稠，由细到粗的原则。

（2）从富铁泥糊状食物开始，逐渐达到食物多样性　首先添加的辅食应该是富铁的高能量食物，如强化铁的婴儿米粉、肉泥、蛋黄泥等，每次只能引入一种新的食物，逐步达到食物的多样化。辅食应从泥糊状食物开始，逐渐过渡到固体食物。

（3）提倡顺应喂养，鼓励但不强迫进食　喂养者应鼓励并协助婴幼儿自己进食，培养进餐兴趣。进餐时，不看电视、玩玩具，每次进餐时间不超过 20min。进餐时，喂养者应与婴幼儿充分交流，不以食物作为奖励或惩罚。

（4）辅食不加调味品，尽量减少糖和盐的摄入　辅食应保持原味，不加盐、糖以及刺激性调味品，保持淡口味。淡口味食物有利于提高婴幼儿对不同天然食物口味的接受度，减少偏食挑食的风险。13 个月龄后，应让孩子逐渐尝试淡口味的家庭食物。

（5）注意饮食卫生和进食安全　选择新鲜、优质、无污染的食物和清洁水制作辅食，辅食应煮熟、煮透。制作的辅食应及时食用或妥善保存。婴幼儿进食时一定要有成年人看护，以防出现意外。整粒花生米、坚果、果冻等食物不适合婴幼儿食用。

（6）定期检测体格指标，追求健康生长。

# 第四节　学龄前儿童的营养

2~5岁儿童生长发育速率与婴幼儿相比略有下降，但仍然十分旺盛，所以营养的要求比成人高，而消化能力也比幼儿健全，但未到最后的成熟阶段。经过7~24月龄期间膳食模式的过渡和转变，2~5岁儿童摄食的种类和膳食结构已经接近成人，是饮食行为和生活方式形成的关键时期。

## 一、　学龄前儿童的营养素需要

### （一）能量

2~5岁儿童每日能量需要为4.180~5.86MJ，每千克体重需要300~360kJ，比成人约高一倍。

### （二）蛋白质

该阶段儿童体内的器官在继续发育，肌肉组织发育迅速，需要有足够的蛋白质供给。学龄前儿童每日蛋白质供给量为30g，每公斤体重需2g左右蛋白质，比成人高一倍。

### （三）矿物质

学龄前儿童正处于生长发育阶段，骨骼生长迅速，食物需要大量钙。2~3岁儿童每日需要600mg钙，4~5周岁儿童每日需要800mg钙。铁不足可引发缺铁性贫血，影响儿童健康发育，因此，该阶段儿童每日需要从食物中摄入约10mg铁。碘、锌缺乏会影响儿童正常发育和智力水平，4岁儿童每日需要摄入碘90μg和锌5.5mg。

### （四）维生素

学龄前儿童对各种维生素需求量旺盛，2~5岁儿童每日需要摄取的维生素D与成人相同，为10μg。2~5岁儿童每日需要摄取的维生素A为310~360μg，RAE是成年人需要量的一半，儿童对其他维生素如B族维生素及维生素C的需求量也是成人需求量的50%左右。

## 二、　学龄前儿童的合理膳食

2~5岁是儿童生长发育的关键时期，也是良好饮食习惯培养的关键时期。足量食物，平衡膳食，规律就餐，不偏食不挑食，每天饮奶多饮水，避免含糖饮料是学龄前儿童获得全面营养、健康成长、构建良好饮食行为的保障。中国营养学会对学龄前儿童膳食的关键推荐包括以下几点。

### （一）规律就餐，自主进食不挑食，培养良好饮食习惯

合理安排三餐，并在此基础上至少有两次加餐，加餐以乳类、水果为主，配以少量松软面点。用餐时尽可能固定餐位，定时定量，避免追喂、边吃边玩等行为，一餐时间不超过30min。对孩子不喜欢吃的食物，可通过变更烹调方式或盛放容器，鼓励尝试并给予表扬等方式解决孩子就餐难问题，家长应避免采取以食物作为奖励或惩罚的措施。

### （二）每天饮乳，足量饮水，正确选择零食

乳及乳制品中富含钙且吸收率高，是儿童钙的最佳来源，每天饮用300~400mL乳及乳制

品，可保证 2 ~ 5 岁儿童钙的供应。儿童活动量大，需要水分量也大，建议每天饮水以白开水为主，避免喝含糖饮料。正确选择零食，多选择新鲜、天然、易消化的食物如乳、水果、坚果等，少选油炸食品和膨化食品。

### （三）　食物应合理烹调，易于消化，少调料、少油炸

烹调宜采用整蒸、煮、炖、煨等烹调方式，尽量少用油炸、烤、煎等方式。3 岁以下幼儿膳食应专门单独烹制，并选用适合的烹调方式和加工方式，应将食物切碎煮烂，易于幼儿咀嚼、吞咽和消化。食物烹调时应保持原汁原味，尽可能少用或不用味精、鸡精、色素、糖精等调味品。多选用富含必需脂肪酸的植物油，控制食盐用量。

### （四）　参与食物选择与制作，增进对食物的认知与喜爱

在保证安全的情况下，鼓励儿童参与家庭食物的选择和制作，帮助儿童了解食物，增加对食物的认知，减少儿童对某些食物的偏见。

### （五）　经常户外活动，保障健康生长

2 ~ 5 岁儿童每天应进行至少 60min 的体育活动，每天看电视、玩平板电脑的时间累计不超过 2h。

# 第五节　学龄儿童少年的营养

学龄儿童少年是指从 6 岁到不满 18 岁的未成年人。学龄儿童正处于在校学习阶段，生长发育迅速，对能量和营养素的需要量相对高于成年人。但我国学龄儿童营养缺乏、饮食行为不合理现象普遍。农村地区特别是贫困地区学龄儿童营养不良情况依然严峻，而城市儿童超重肥胖率快速增加，因此应关注学龄儿童的平衡膳食和合理营养。

## 一、　学龄儿童少年的营养需要

学龄儿童处于生长发育阶段，基础代谢率高，活泼好动，体力和脑力活动量大。进入小学高年级和初中后，孩子进入青春发育期，对各种营养素的需要量达到最大值。充足的营养是孩子健康发育的基础。

### （一）　能量

学龄儿童对能量的需要量与生长速度和活动量成正比，为满足孩子快速生长发育和大量活动所需要的能量，中国营养学会制定了能量推荐摄入量：6 岁男孩 6.69MJ/d，女孩 6.07MJ/d；10 岁男孩 8.58MJ/d，女孩 7.95MJ/d；11 岁男孩 9.83MJ/d，女孩 8.58MJ/d，均已超过轻体力活动成年人；14 ~ 17 岁男孩 11.92MJ/d，女孩 9.62MJ/d，均超过中等体力活动的成年人。

### （二）　蛋白质

蛋白质是身体各组织的物质基础，学龄儿童少年快速生长，因此需要足够的蛋白质来维持其正氮平衡。中国营养学会推荐的蛋白质摄入量：7 岁 40g/d，11 岁男生 60g/d，女生 55g/d，与成年人推荐摄入量基本持平；14 ~ 17 岁男生 75g/d，女生 60g/d，均高于成年人推荐摄入量。

### （三）　矿物质

身高与体重的快速增加及青春发育，要求孩子膳食中钙、铁、锌、碘等矿物质供应充足。

中国营养协会推荐学龄儿童少年的钙摄入量：7～10 岁孩子为 1000mg/d，11～13 岁孩子为 1200mg/d，14～17 岁孩子为 1000mg/d，均高于普通成年人需要量（800mg/d）。中国营养学会推荐的学龄孩子铁摄入量：7 岁孩子为 13mg/d，男生 11～13 岁为 15mg/d，14～17 岁孩子为 16mg/d，超过成年男性铁推荐摄入量（12mg/d）；女生 11～17 岁为 18mg/d，比成年女性（20mg/d）推荐摄入量略低。学龄孩子锌的推荐摄入量：7～10 岁孩子为 7mg/d，男生 11～13 岁为 10mg/d，14～17 岁为 12mg/d；女生 11～13 岁为 9mg/d，14～17 岁为 8.5mg/d，均超过成年女性的推荐摄入量（7.5mg/d）。

### （四）维生素

为了配合学龄孩子的能量消耗，与能量代谢有关的各种 B 族维生素均要适量增加。该年龄段的孩子对维生素 D 的需求量与成年人持平，推荐每日摄入量为 10μg。为保证孩子的生长发育和增强抵抗力，维生素 C 的摄入量也不断增加，4～11 岁孩子推荐摄入量为 65mg/d，11 岁以上孩子为 90～100mg/d。

## 二、学龄儿童少年的膳食原则

学龄儿童少年总的膳食原则是能量供应充足，保证优质蛋白供应，注意补充钙、铁、锌、碘等矿物质和多种维生素。中国营养学会对学龄儿童少年关键的膳食指南如下所述。

### （一）认识食物，学习烹饪，提高营养科学素养

学龄儿童应了解食物和营养相关的知识，学会选择与合理搭配食物，并养成健康饮食行为。鼓励学龄儿童参与食物的准备和烹调，学会享受食物和珍惜食物。

### （二）三餐合理，规律进食，培养健康饮食行为

饮食应多样化，保证营养齐全，并且做到清淡饮食。经常食用含钙丰富的乳及其制品和大豆及其制品，保证钙的足量摄入，以促进学龄儿童骨骼的发育和健康。经常吃富含铁的食物，同时搭配富含维生素 C 的食物，可促进铁的吸收。经常吃富含维生素 D 的食物，可促进钙的吸收。天天喝乳，每天喝乳及乳制品 300mL。足量饮水，少量多次饮水，6～10 岁儿童每天饮水量为 800～1000mL，11～17 岁学龄儿童每天应饮水 1100～1400mL。天气炎热或运动出汗较多时，应增加饮水量。

相对固定一日三餐时间，做到定时定量，进餐时要细嚼慢咽。每天吃好早餐，一顿营养充足的早餐至少应包括三类及以上食物，即谷薯类、肉蛋类、乳豆类和蔬果类。午餐应提供能量最多，晚餐要适量，少吃高盐、高糖、高脂肪的快餐。

### （三）合理选择零食，足量饮水，不喝含糖饮料

选择卫生、营养丰富的食物做零食，如乳与乳制品、坚果、水果和能生吃的蔬菜、谷类和薯类等，零食量以不影响正餐为宜，不能用零食代替正餐。不喝或少喝含糖饮料，更不能用饮料代替水，因为过多摄入含糖饮料会增加学龄儿童龋齿、肥胖的风险。

### （四）不偏食节食，不暴饮暴食，保持适宜体重增长

要避免盲目节食或采用极端减肥方式控制体重，也要避免暴饮暴食，做到遵循进餐规律，减缓进食速度。及时发现和纠正儿童的偏食、挑食行为，增加食物种类，提高孩子对食物的接受程度。引导孩子正确认识体重合理增长及青春期体型变化，通过合理饮食和积极运动，可预防营养不良或超重肥胖。

### （五） 保证每天至少活动 **60min**，增加户外活动时间

每天应累计进行 60min 中等到高强度身体活动，以有氧运动为主，每次最好 10min 以上。每周至少进行 3 次高强度身体活动如长跑、游泳、打篮球等，3 次抗阻力运动如俯卧撑、引体向上、仰卧起坐。制定合理的作息时间，保证充足睡眠，小学生每天 10h，初中生每天 9h，高中生 8h。

营养不良的儿童，在保证能量摄入充足的基础上，增加鱼、禽、蛋、瘦肉、豆制品等富含优质蛋白质的食物，经常食用乳及乳制品。已经超重肥胖的儿童，在保证正常生长发育的前提下，应调整膳食结构，控制总能量的摄入，并减少高脂肪、高能量食物的摄入，做到食物多样，适当多吃杂粮、蔬菜、水果和豆制品。纠正不健康行为，合理安排三餐，避免摄入零食和含糖饮料，同时增加运动频率和强度。

# 第六节 老年人的营养

老年人是指 65 岁以上的人群。按照我国第六次人口普查的结果，到 2015 年，我国 65 周岁以上人口达 1.37 亿，占总人口的 10.1%。膳食营养是保证老年人健康的基石，与老年人生活质量、家庭、社会经济和医疗负担都有密切关系。与青年和中年时期相比，老年人身体功能会出现不同程度衰退，对营养素的消化、吸收和利用能力下降。

## 一、 老年人的生理代谢特点

### （一） 代谢功能降低

人体的基础代谢率随年龄增加而降低；老年人消化腺体萎缩，消化液分泌量减少，消化能力下降；胰岛素分泌减少，对葡萄糖的耐量减退。

### （二） 身体成分改变

老年人机体组成成分中代谢不活跃的部分比重增加，而瘦体组织量减少。与 20 岁相比，65 岁老人体脂多出部分可达体重的 10% ~20%；细胞内水分随年龄增长呈减少趋势，出现肌肉组织和脏器萎缩；骨骼中无机盐含量增加，而钙含量减少；骨骼的弹性和韧性降低，脆性增加，易出现骨质疏松症，极易发生骨折。

### （三） 器官功能改变

老年人器官功能减退，尤其是消化吸收功能、代谢功能、排泄功能及循环功能减退。如心肌萎缩，发生纤维样变化，使心肌及心内膜硬化，导致心脏泵血效率下降，血流速度减慢，对氧利用率下降；肝细胞数目减少、纤维组织增多，故解毒能力和合成蛋白的能力下降；肾脏萎缩，肾小球滤过率及肾小管重吸收能力下降，导致肾功能减退；神经细胞数量逐渐减少，脑重减轻等。

### （四） 体内氧化损伤加重

随着年龄增加，人体抗氧化酶活性降低，使过多自由基得不到及时清除，造成人体内脂质过氧化产物丙二醛、脂褐素等明显增加并沉积在细胞中，导致老年人出现老年斑和神经功能改变。

### （五） 免疫功能下降

胸腺萎缩、T 淋巴细胞数量减少。

## 二、 老年人的营养需要

### （一） 能量

老年人活动量逐渐减少，能量消耗降低，机体内脂肪组织增加，而肌肉组织和脏器功能减退，机体代谢过程明显减慢，基础代谢一般比青壮年时期降低 10% ~ 15%，75 岁以上老人可降低 20% 以上。因此，老年人每天应适当控制能量摄入。中国营养学会推荐的能量摄入量：65 岁以上老人，男性为 8.58 ~ 9.83MJ/d，女性为 7.11 ~ 8.16MJ/d；80 岁以上老人，男性为 7.95MJ/d，女性为 6.28MJ/d。

### （二） 蛋白质

老年人对蛋白质的利用率下降，维持机体氮平衡所需要的蛋白质数量要高于青壮年时期，而且老年人对甲硫氨酸、赖氨酸的需求量也高于青壮年，因此，老年人补充足够蛋白质极为重要。中国营养学会推荐老年人每日蛋白质摄取量不低于青壮年时期，一般 65 岁以上男性每日蛋白质摄取量为 65g，女性为 55g。

### （三） 脂肪

由于消化脂肪的能力下降，老年人的血清总脂、甘油三酯及胆固醇均高于青壮年。高胆固醇血症和高甘油三酯血症是动脉粥样硬化的因素，所以老年人不宜过多进食脂肪，尤其是动物源性脂肪。老年人脂肪摄入量一般不应超过总能量的 25%。除了各种食物中所含脂肪外，应尽量选择含胆固醇少且不饱和脂肪酸含量适宜的食用油如大豆油、葵花子油、花生油等植物油。

### （四） 碳水化合物

老年人胰岛素分泌减少，糖耐受量降低，血糖调节作用减弱，容易出现血糖升高。人体血糖过多不仅易引发糖尿病，而且过多摄入的糖在体内可转变成脂肪，引发肥胖和高脂血症。所以，老年人碳水化合物的适宜摄入量为总能量的 50% ~ 65%。应控制糖果、精制甜点的摄入量，可食用一些含果糖多的食物，如各种水果、蜂蜜等。

### （五） 膳食纤维

膳食纤维对于老年人具有重要作用。因为老年人消化系统功能减弱，肠胃蠕动缓慢，便秘的发病率增高。适量的膳食纤维可刺激肠蠕动，有效防治老年性便秘。膳食纤维还有防治高血脂、结肠癌以及降血糖等功效。因此，老年人的膳食要注意摄入足够的膳食纤维，在每日膳食中应安排一定数量的粗粮、蔬菜及水果。

### （六） 矿物质

1. 钙

老年人常因胃酸分泌减少、胃肠功能减退，对钙的吸收能力降低。另外，老人对钙的储存及利用能力下降，常发生负钙平衡状况。随着年龄增长，老年人容易发生骨质疏松症。老年人应注意每日摄入一些含钙丰富的食品，并且经常晒太阳。中国营养学会推荐老年人膳食钙供给量为 1000mg/d。

2. 铁

缺铁是世界性的老年营养问题，这是因为老年人对铁的吸收利用能力下降，容易发生缺铁性贫血。中国营养学会推荐老年人铁的摄入量为 12mg/d，这些铁应由含血红素铁的食物如动物血、瘦肉、鱼类等提供。

3. 其他矿物质

铬是体内葡萄糖耐量因子的重要组成成分，有利于预防糖尿病和动脉粥样硬化，故老年人膳食应注意对铬的补充。硒与心肌代谢有关，缺硒会引起心肌损害，使某些肿瘤发病率增加，所以，不能忽视老年人对硒的补给。

### （七）　维生素

1. 维生素 A

维生素 A 能维护上皮组织健康，增强抗病能力，具有抗癌作用，对于老年人保持健康十分重要。由于富含维生素 A 的食品如动物肝脏、蛋黄等同时也富含胆固醇，因此可选择一些含有类胡萝卜素的胡萝卜、绿色蔬菜或营养补充剂，进行维生素 A 的补充。

2. 维生素 D

由于骨钙流失加快，老年人容易出现腰腿酸痛和骨质疏松症，而维生素 D 可促进钙的吸收并调节钙平衡。中国营养学会推荐的 65 岁以上老年人维生素 D 摄入量为 15μg/d，同时提倡老年人适当增加户外晒太阳的时间。

3. 维生素 E

维生素 E 是有效的抗氧化剂，能减少体内脂质过氧化物的产生，稳定生物膜结构，对机体具有保护作用。维生素 E 还具有降低血液胆固醇、增强机体免疫力的功能。中国营养学会制定的老年人维生素 E 的适宜摄入量为 14mg/d。

4. 水溶性维生素

维生素 C 能增强机体免疫力，促进铁的吸收，参与脂肪代谢调节等功能，对于老年人保持身体健康和防治疾病十分必要。中国营养学会推荐维生素 C 的摄入量为 100mg/d，故老人应经常进食足量新鲜蔬菜和水果。各种 B 族维生素如硫胺素、核黄素、尼克酸等也需要适当补充。

### （八）　水

老年人细胞内液量减少，而且饮水欲望减退加重了体内水分的不足，故老年人应养成饮水习惯，每日摄入水量应控制在 1500 ～ 1700mL。从膳食安排上应适当增加一些汤、羹类食物。正确的饮水方法应是少量多次。清晨饮适量开水，有利于刺激食欲、促进循环。

## 三、　老年人膳食原则

老年人的饮食应根据各自的生理特点而定，总的原则是"四足四低"，即老年人的膳食中应有足够的蛋白质、矿物质、维生素和膳食纤维，同时应当是低能量、低脂肪、低胆固醇和低盐。中国营养学会针对老年人给出的膳食指南，重点推荐如下。

### （一）　少量多餐细软，　预防营养缺乏

老年人因咀嚼吞咽能力和消化能力减退，食物摄入量减少，营养风险增加。因此，通过将食物切小切碎或延长烹调时间，采用炖、煮、蒸、烩、焖、烧等烹调方法使食物细软，更适合老年人食用。老年人每天应吃足量肉、鱼、虾等动物性食物以获得优质蛋白和多种微量营养素，天天喝乳，吃大豆及豆制品。合理选择高钙食物，预防骨质疏松。食物摄入不足时，可选择营养强化食品进行钙、铁、维生素 A、维生素 D 等的补充。

## （二） 主动足量饮水， 积极户外运动

老年人每日应饮水 1500~1700mL，不应低于 1200mL，饮水首选温热的白开水。正确的饮水方法是少量多次饮水，每次 50~100mL，清晨一杯温开水，睡前 1~2h 饮 1 杯水。老年人需根据自身情况，合理安排户外活动，以利于体内维生素 D 的合成，延缓骨质疏松进程。

## （三） 延缓肌肉衰减， 维持适宜体重

吃动结合、保持健康体重是延缓老人肌肉衰减的重要方法。老年人体重过低和肥胖都可增加死亡风险，因此建议老年人 BMI 最低不低于 $20.0kg/m^2$，最高不超过 $26.9kg/m^2$。老年人应时常监测体重变化，使体重保持在一个合适的稳定水平。如果没有采取减重措施，体重在 30d 内减少 5% 以上或 6 个月内减少 10% 以上，应引起高度重视。

## （四） 摄入足量食物， 鼓励陪伴进餐

老年人每天应至少摄入 12 种及以上的食物，采用多种方法增加食欲和进食量，吃好三餐。

### 🔍 思考题

1. 我国一直提倡母乳喂养，母乳喂养有何优点？
2. 简述婴儿添加辅食的时间和理由。
3. 简述婴幼儿的营养特点及膳食原则。
4. 学龄前儿童存在的主要营养问题是什么？
5. 简述学龄儿童少年的营养特点及膳食原则。
6. 老年人的膳食原则是什么？

# 公共营养

[内容提要]

　　本章主要介绍膳食营养素参考摄入量、膳食结构与膳食指南、营养食谱的编制、居民营养状况调查以及食品营养标签等内容。

　　公共营养（public nutrition）又称社区营养（community nutrition），是从社会角度研究人类营养问题的理论、实践和方法。它密切结合社会生活实际，以人类社会中某一限定区域内各种人群作为总体，从宏观上研究其合理营养与膳食的理论、方法及相关的制约因素。其目的是使特定社区内人群膳食营养合理化，提高其营养水平和健康水平。

## 第一节　膳食营养素参考摄入量的制定

### 一、营养需要量与膳食营养供给量

　　营养（生理）需要量（nutritional requirements）是指维持人体正常生理功能所需要的营养素数量，某营养素摄入量低于该数量时会对机体产生不良影响，或者说能满足身体维持生命、发育、生长、妊娠及哺乳所需营养素的最低量，无安全缓冲限。为满足这一数量，人体必须摄入足够的食物以提供能量、蛋白质、矿物质及维生素。每个健康人体因膳食种类、身高、年龄、性别、生理状态和体力活动等不同而对营养素有不同的需要量，必须考虑个体差异。

　　每日膳食营养供给量（recommended dietary allowances，RDA）又称营养素供给量标准，是在正常生理需要量的基础上，考虑了人群间个体差异、饮食习惯、应激状态、食物生产、社会发展等多方面因素而制定的、膳食中必须含有的各种营养素的数量。每日膳食营养供给量是由各国行政当局或营养权威团体根据营养科学的发展，结合各自具体情况，提出的对社会各人群一日膳食中应含有的能量和各种营养素种类、数量的建议，是一种为保证正常人群健康而提出的膳食质量指标，是为人群取得良好营养状况而设计的膳食营养准则。膳食营养供给量制定时既要保证人体得到能量和各种营养素的生理需要量，又要保持它们之间的平衡。

## 二、 膳食营养素参考摄入量

膳食营养素参考摄入量（dietary reference intakes，DRIs）是为了保证人体合理摄入营养素而设定的每日平均膳食营养素摄入量的一组参考值，是在每日膳食供应量（RDA）基础上发展起来的。随着营养学的发展，DRIs 内容逐渐增加。2000 年，第一版 DRIs 包括 4 个营养水平指标，分别是平均需要量、推荐摄入量、适宜摄入量与可耐受最高摄入量。2013 年，修订版增加了与非传染性慢性病（NCD）有关 3 个参数，分别是宏量营养素可接受范围、预防非传染性慢性病的建议摄入量和某些膳食成分的特定建议值。

### （一） 平均需要量 （estimated average requirement，EAR）

平均需要量指某一特定性别、年龄及生理状况群体中所有个体对某营养素需要量的平均值。按照 EAR 水平摄入营养素，根据某些指标判断可以满足这一群体中 50% 个体营养需要量的水平，但不能满足另外 50% 个体对该营养素的需要。EAR 是制定推荐摄入量（RNI）的基础，由于某些营养素的研究尚缺乏足够的人体需要量资料，因此，并非所有营养素都能制定出 EAR。

### （二） 推荐营养素摄入量 （recommended nutrient intake，RNI）

推荐营养素摄入量是指可以满足某一特定性别、年龄及生理状况群体中绝大多数个体（97% ~ 98%）需要量的某种营养素摄入水平。长期摄入 RNI 水平可以满足机体对该营养素的需要，维持组织中有适当的储备和机体健康。RNI 相当于传统意义上的 RDA。RNI 的主要用途是作为个体每日摄入该营养素的目标值。

RNI 是根据某一特定人群中体重在正常范围内的个体需要量而设定的。对个别身高、体重超过此参考范围较多的个体，可能需要按每公斤体重的需要量调整其 RNI。当个体营养素摄入低于 RNI 时，并不一定表明该个体未达到适宜的营养状态，个体的平均摄入量达到或超过了 RNI，可以认为该个体没有摄入不足的危险。

RNI 以 EAR 为基础制定，如果 EAR 呈正态分布，则 RNI = EAR + 2SD（标准差）；如果 EAR 的资料不足以计算标准差时，一般设 EAR 的变异系数为 10%，即 10% EAR = 1SD，则 RNI = 1.2EAR。

能量需要量（estimated energy requirement，EER）是指能长期保持良好的健康状态、维持良好的体型、机体构成以及理想活动水平的个体或群体，达到能量平衡时所需要的膳食能量摄入量（WHO，1985）。

群体的能量推荐摄入量直接等同于该群体的能量 EAR，而不是像蛋白质等其他营养素那样等于 EAR 加 2 倍标准差。所以能量的推荐摄入量不用 RNI 表示，而直接使用 EER 来描述。

EER 的制定须考虑性别、年龄、体重、身高和体力活动的不同。成人 EER 的定义为：一定年龄、性别、体重、身高和身体活动水平的健康群体中，维持能量平衡所需要摄入的膳食能量。儿童 EER 的定义为，一定年龄、体重、身高、性别（3 岁以上儿童）的个体，维持能量平衡和正常生长发育所需要的膳食能量摄入量。孕妇的 EER 包括胎儿组织沉积所需要的能量；对于乳母，EER 还需要加上泌乳的能量需要量。

中国营养学会 2013 年提出 EAR 和 RNI 的营养素有蛋白质、总碳水化合物、维生素 A、维生素 D、维生素 $B_1$、维生素 $B_2$、维生素 $B_6$、维生素 $B_{12}$、维生素 C、烟酸、叶酸、钙、磷、镁、铁、锌、碘、硒、铜、钼、水、膳食纤维。

## （三）适宜摄入量（adequate intake，AI）

当某种营养素的个体需要量研究资料不足而不能计算出 EAR，从而无法推算 RNI 时，可通过设定 AI 来提出这种营养素的摄入量目标。AI 是通过观察或实验获得的健康群体某种营养素的摄入量。例如，纯母乳喂养的足月产健康婴儿，从出生到 6 个月，他们的营养素全部来自母乳，故摄入母乳中的营养素数量就是婴儿所需各种营养素的 AI。因此，AI 与真正的平均需要量之间的关系不能肯定，只能为营养素摄入量的评价提供一种不精确的参考摄入量。

AI 的主要用途是为个体营养素摄入量的目标。当健康个体摄入量达到 AI 时，出现营养缺乏的危险性很小。AI 与 RNI 的相似之处是二者都可用作目标人群中个体营养素摄入量的目标，能满足目标人群中几乎所有个体的需要。但值得注意的是，AI 的准确性远不如 RNI，可能显著高于 RNI。因此，使用 AI 作为推荐标准时要比使用 RNI 更加小心。

中国营养学会 2013 年提出 AI 的营养素有：亚油酸、亚麻酸、EPA + DHA、维生素 E、泛酸、生物素、钾、钠、氯、氟、锰、铬。

## （四）可耐受最高摄入量（tolerable upper intake level，UL）

可耐受最高摄入量是指平均每日某营养素的摄入安全上限，是一个健康人群中几乎所有个体都不会产生毒副作用的最高摄入水平。UL 主要用途是检查个体摄入量过高的可能，避免发生中毒。多数情况下，UL 包括膳食、强化剂和添加剂等各种来源的营养素之和。对一般群体来说，当摄入量低于 UL 时，可以肯定不会产生毒副作用；当摄入量超过 UL 时，发生毒副作用的危险性增加。但达到 UL 水平对健康人群中最敏感的成员也不至于造成危害，所以应慎重使用 UL 评估人群发生毒副作用的危险性。因此，UL 并不是一个建议的摄入水平。目前，有些营养素还没有足够的资料来制定 UL，所以没有提出 UL 的营养素并不意味着过多摄入这些营养素没有潜在的危险。

中国营养学会 2013 提出 UL 的营养素及膳食成分有：维生素 A、维生素 D、维生素 E、维生素 $B_6$、维生素 C、叶酸、烟酸、胆碱、钙、磷、铁、锌、硒、氟、锰、钼、叶黄素、大豆异黄酮、番茄红素、原花青素、植物甾醇、L – 肉碱、姜黄素。如图 5 – 1 所示。

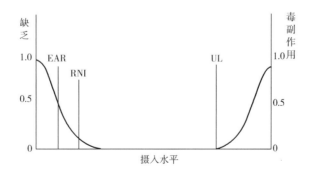

图 5 – 1  营养素摄入不足和过多的危险性图解

## （五）宏量营养素可接受范围（acceptable macronutrient distribution ranges，AMDR）

宏量营养素可接受范围指蛋白质、脂肪和碳水化合物理想的摄入量范围，该范围可以提供人体对这些必需营养素的需要，并且有利于降低慢性病的发生危险，常用占能量摄入量的百分比表示。

蛋白质、脂肪和碳水化合物都属于产能营养素，三者的摄入比例影响微量营养素的摄入状况。当产能营养素摄入过量时可能导致机体能量储存过多，增加非传染性慢性病（NCD）的发生风险。因此有必要提出 AMDR，以预防营养素缺乏，同时减少摄入可避免导致非传染性慢性病发病的风险。

AMDR 显著的特点之一是具有上限和下限。如果一个个体的摄入量高于或低于推荐的范围，可能引起罹患慢性病的风险增加，或导致必需营养素缺乏的可能性增加。

**（六） 预防非传染性慢性病的建议摄入量 （proposed intake for preventing non-communicable chronic diseases， PI-NCD， 简称建议摄入量， PI）**

膳食营养素摄入量过高或过低导致的非传染性慢性病（NCD）一般涉及肥胖、高血压、血脂异常、脑中风、心肌梗死以及某些癌症。PI 以 NCD 的一级预防为目标，提出必需营养素的每日摄入量。当 NCD 易感人群某些营养素的摄入量接近或达到 PI 时，可以降低发生 NCD 的风险。

PI 的主要用途是 NCD 的一级预防，对于 NCD 危险人群而言，某些营养素的摄入量应该超过身体的基本需要量，即 PI 高于 RNI 或 AI，例如维生素 C 和钾；而另一些营养素则需要限制摄入量，使其低于 RNI 或 AI，如钠。

**（七） 特定建议值 （specific proposed level， SPL）**

近几十年的研究证明传统营养素以外的某些膳食成分具有改善人体生理功能、预防慢性疾病的生物学作用，其中多数属于植物化合物。特定建议值（SPL）是指某些疾病易感人群膳食中某些成分的摄入量达到或接近这个建议水平时，有利于维护人体健康。

需要指出的是，将 DRIs 实际应用到 NCD 预防时，应当把计划当作是几年或更长时间实施的工作。而且，不应该以一种营养素或膳食成分的计划实现慢性病的预防，而要充分考虑与该慢性病相关联的其他危险因素，以综合角度制定预防措施。

## 三、 确定膳食营养素参考摄入量的方法

DRIs 制定的基础是营养素生理需要量，需要对人体进行全面的生理、生化测定。确定 DRIs 的每一个指标都要做大量的工作，如在有代表性人群中，以特定年龄组人群为对象，求出其平均需要量，再按每一年龄组内统计学上的个体差异，求出健康人群所需要增加的营养素数量。这些数值一般通过以下方法获得。

**（一） 人群观察研究**

在正常健康人群中收集食物消费种类、数量及营养素摄入量的数据资料。

**（二） 人体代谢研究**

可以严格掌握营养素的摄入和排出，并能重复抽取血液等生物样品，以测定营养素摄入量和有关生物标志物间的关系，但该法试验周期短、受试对象受到限制，试验结果不能完全推至自由生活的人群。

**（三） 随机性临床实验研究**

对营养缺乏病例进行研究，通过耗空和补充试验，对特定受试者，按最低限度供给特定营养素，使之处于低的或轻度缺乏的状态，再补充定量的该种特定营养素，观察改善状况。

**（四） 动物实验研究**

用动物模型研究营养素生理需要量，然后外推到人体的需要量上。该法的缺点是动物和人

体需要的相关性不是特别清楚，而且对动物可行的剂量水平和给予途径可能对人体不适用。

## 四、 膳食营养素参考摄入量的应用

DRIs 不仅对于专业人员评价和计划个体及群体的膳食营养起着重要作用，而且在社会生产和生活的许多领域可以得到应用。

### （一） 在制定营养政策中的应用

制定营养政策的目的是为了保证居民的营养需求，使各类人群尽可能达到营养素参考摄入量，保持人体健康状态。因此，制定营养政策时都会直接或间接地应用中国居民 DRIs。我国国务院先后于 1990 年、2000 年和 2014 年制定发布了《中国食物与营养发展纲要》，对中国农业生产、食品加工和消费起到重要的引领作用。这些纲要的起草都是根据《中国居民 DRIs》中有关数据，结合我国居民目前食物消费的模式，推算出粮食、肉类、乳品、蔬菜等各种食物的需要量，以便指导食物生产和加工的合理发展。

### （二） 在制定 《中国居民膳食指南》 中的应用

《中国居民膳食指南》是以食物为基础制定的，其中包括了具有中国特色的"平衡膳食宝塔"。该宝塔将五类食物置于五层内，而且为每类食物列出了推荐的摄入量。这些食物的摄入量是根据 DRIs 推荐的营养素摄入量推算出来的。因此，可以说《中国居民膳食指南》和"平衡膳食宝塔"是《中国居民 DRIs》在食物消费领域的体现。

### （三） 在制定食品营养标准中的应用

许多国家食品标准涉及人体每日需要摄入的营养素，例如 GB 10765—2010《食品安全国家标准　婴儿配方食品》、GB 14880—2012《食品安全国家标准　食品营养强化剂使用标准》、GB 28050—2011《食品安全国家标准　预包装食品营养素标签通则》等。这些标准要求各种营养素的含量既要满足人体的营养需求，又不能超过可耐受的最高摄入量，在制定中均以《中国居民 DRIs》作为科学依据。

### （四） 在临床营养中的应用

DRIs 使用对象主要是健康的个体及群体，也适用于那些患有轻度高血压、血脂异常、糖尿病等疾病的人群，其中 AMDR、PI 和 SPL 对某些疾病危险人群的膳食指导尤为重要。

### （五） 在研发和评审营养食品中的应用

近年来，我国食品企业对产品的营养性能关注度日益提高，满足不同人群营养素需要已成为食品企业研发、生产和销售过程的重要目标。因此，《中国居民 DRIs》也成为食品企业研发的依据，以及国家有关部门对营养食品研发成果进行审评的依据。

# 第二节　膳食结构与膳食指南

## 一、 膳 食 结 构

膳食结构是指膳食中各类食物的数量及其在膳食中所占的比重。根据各类食物所能提供的能量和各种营养素的数量与比例来衡量膳食结构的组成是否合理。膳食结构的形成与多种因素有关，一般一定人群因生活习惯、自然环境、科学知识水平等因素形成相对稳定的膳食结构。

根据膳食中动物性、植物性食物所占的比例以及能量、蛋白质、脂肪和糖类的供给量，可将世界不同地区的膳食结构分为以下 4 种类型。

1. 西方膳食结构

该膳食结构以动物性食物为主，是多数发达国家如西欧、北美等国家的典型膳食结构，以提供高能量、高脂肪、高蛋白质、低膳食纤维为特点，属于营养过剩型膳食。食物摄入的特点是动物性食物及食糖摄入量大，但粮谷类食物摄入量少，蔬菜与水果摄入量少。年人均消费肉类多达 100kg，乳类 100～150kg，还消费大量家禽、蛋等，而谷类消费仅为 50～70kg。该膳食结构的优点是蛋白质、矿物质、维生素等丰富，缺陷是容易造成肥胖、高血压、冠心病、糖尿病等营养过剩性慢性病。

2. 东方膳食结构

该膳食结构以植物性食物为主，是大多数发展中国家如东南亚、非洲的一些国家的膳食结构。其食物摄入特点是谷物性食物摄入量大，动物性食物摄入量少，属于营养缺乏型膳食。年人均消费粮食多在 140～200kg，而肉、蛋、乳及鱼虾共计年人均消费仅 20～30kg。该膳食蛋白质和脂肪摄入量较低，容易缺乏铁、钙、维生素 A 等来自动物性食物的营养素，使人易患营养缺乏性疾病。

3. 日本膳食结构

该膳食结构是一种动植物食物较为平衡的膳食结构，以日本为代表。其特点是谷物与动物性食物摄入量比列适当，蛋白质、脂肪与碳水化合物供应比例适合，既保留了东方膳食的特点，又吸取了西方膳食的长处。人均日摄入蛋白质为 70～80g，动物性蛋白占总蛋白的 50% 左右，脂肪为 50～60g，还摄入适量的膳食纤维。这种膳食结构基本合理，有利于避免营养缺乏病和营养过剩性疾病。

4. 地中海膳食结构

该膳食结构是居住于地中海地区居民所特有的，意大利、希腊可作为该膳食结构的代表。其特点是膳食富含植物性食物，每天食用适量的鱼、禽、蛋、乳等，食用红肉次数不多，主要的食用油是橄榄油，且大部分成年人有饮用葡萄酒的习惯。其膳食结构中饱和脂肪酸摄入量少，不饱和脂肪酸摄入量多，并含有大量的植物性食物，属于营养平衡型膳食。

## 二、 中国居民膳食指南

膳食指南（dietary guidelines，DG）是根据营养科学原则和百姓健康需要，结合当地食物生产供应情况及人群生活实践，给出的食物选择和身体活动的指导意见。为给居民提供最根本、准确的健康膳食信息，指导居民合理营养、增强体质，预防疾病，我国于 1989 年首次发布了我国居民膳食指南，之后于 1997 年和 2007 年进行了两次修订。为了更加切合当前我国居民营养状况和健康需求，2014 年起，国家卫生计生委疾控局委托中国营养学会再次启动指南修订工作。修订过程中，根据《中国居民营养与慢性病状况报告（2015）》中指出的我国居民面临营养缺乏和营养过剩双重挑战的情况，结合中华民族饮食习惯以及不同地区食物可及性等多方面因素，参考其他国家膳食指南制定的科学依据和研究成果，最终形成《中国居民膳食指南（2016）》。《中国居民膳食指南（2016）》由一般人群膳食指南、特定人群膳食指南和中国居民平衡膳食实践三个部分组成。同时推出了中国居民膳食宝塔（2016）、中国居民平衡膳食餐盘（2016）和儿童平衡膳食算盘（2016）等 3 个可视化图形，可指导大众在日常生活中进行具体实践。

### （一）膳食指南

《中国居民膳食指南（2016）》中一般人群膳食指南适用于 2 岁以上健康人群，共有 6 条核心推荐条目，具体内容如下所述。

**1. 食物多样，谷类为主**

人体必需的营养素有 40 余种，这些营养素均需要从食物中获得。人类需要的食物一般可分为谷薯类、蔬菜水果类、畜禽鱼蛋乳类、大豆坚果类和油脂类 5 大类。不同食物中的营养素及有益膳食成分的种类和含量不同。因此，只有多种食物组成的膳食才能满足人体对能量和各种营养素的需要。只有一日三餐食物多样化，才有可能达到平衡膳食。

膳食指南建议每天的膳食应包括谷薯类、蔬菜水果类、畜禽鱼蛋乳类、大豆坚果类等食物。平均每天摄入 12 种以上食物，每周 25 种以上。每天摄入谷薯类食物 250～400g，其中全谷物和杂豆类 50～150g，薯类 50～100g。食物多样、谷类为主是平衡膳食模式的重要特征。

若量化一日三餐的食物"多样"性，建议指标为：谷类、薯类、杂豆类的食物品种数平均每天 3 种以上，每周 5 种以上；蔬菜、菌藻和水果类的食物品种数平均每天有 4 种以上，每周 10 种以上；鱼、蛋、禽肉、畜肉类的食物品种数平均每天 3 种以上，每周 5 种以上；乳、大豆、坚果类的食物品种数平均每天有 2 种，每周 5 种以上。按照一日三餐食物品种数的分配，早餐至少摄入 4～5 个食物品种，午餐摄入 5～6 个食物品种；晚餐 4～5 个食物品种；加上零食 1～2 个品种。

该模式所推荐的食物种类和比例，能最大程度地满足人体正常生长发育及各种生理活动的需要，可降低包括心血管疾病、高血压等多种疾病的发病风险，是保障人体营养和健康的基础。

**2. 吃动平衡，健康体重**

各年龄段人群都应天天运动、保持健康体重。食不过量，控制总能量摄入，保持能量平衡。坚持日常身体活动，每周至少进行 5d 中等强度身体活动，累计 150min 以上；主动身体活动最好每天 6000 步。减少久坐时间，每小时起来动一动。

健康体重是指维持机体各项生理功能正常进行，充分发挥身体功能的体重，体重构成的各组分比例恰当。体重过低或过高、或体重构成的组分比例失衡（如体脂过高、去脂体重过低）都是不健康的表现。

进食量和运动是保持健康体重的两个主要因素，通过合理的"吃"和科学的"动"，不仅可以保持健康体重，打造美好体型，还可以增进心肺功能，提高生活质量。每个人都应保持足够的日常身体活动，相当于每天 6000 步（相当于 30min 活动量）或以上。充分利用外出、工作间隙、家务劳动和闲暇时间，尽可能地增加"动"的机会，减少"静坐"的时间。同时，将运动融入日常生活中，每天进行中等强度运动 30min 以上，每周 5～7d，如快走、游泳、乒乓球、羽毛球、篮球、跳舞等；每 2～3d 进行 1 次肌肉力量锻炼；天天进行伸展和柔韧性运动 10～15min，如颈、肩、肘、腕、髋、膝、踝各关节的屈曲和伸展活动，上、下肢肌肉的拉伸活动。

**3. 多吃蔬果、乳类、大豆**

蔬菜水果是平衡膳食的重要组成部分，乳类富含钙，大豆富含优质蛋白质。餐餐有蔬菜，保证每天摄入 300～500g 蔬菜，深色蔬菜应占 1/2。天天吃水果，保证每天摄入 200～350g 新鲜水果，果汁不能代替鲜果。吃各种各样的乳制品，相当于每天液态乳 300g。经常吃豆制品，适量吃坚果。

蔬菜和水果富含维生素、矿物质、膳食纤维，且能量低，对于满足人体微量营养素的需要，保持人体肠道正常功能以及降低慢性病的发生风险等具有重要作用。乳类富含钙，是优质蛋白质和 B 族维生素的良好来源。我国居民钙长期摄入不足，每天摄入 300g 乳或相当量乳制品可较好补充钙的不足。增加乳类摄入有利于儿童少年生长发育，促进成人骨健康。大豆富含优质蛋白质、必需脂肪酸、维生素 E，并含有大豆异黄酮、植物固醇等多种植物化合物。如表 5-1 所示。

表 5-1　　不同人群蔬果、乳、豆类建议摄入量（中国营养学会，2016）

| 食物类别 | 单位 | 幼儿/岁 | | 儿童少年/岁 | | | 成人/岁 | |
|---|---|---|---|---|---|---|---|---|
| | | 2～ | 4～ | 7～ | 11～ | 14～ | 18～ | 65～ |
| 蔬菜 | g/d | 200～250 | 250～300 | 300 | 400～450 | 450～500 | 300～500 | 300～450 |
| | 份/日 | 2.0～2.5 | 2.5～3.0 | 3.0 | 4.0～4.5 | 4.5～5.0 | 3.0～5.0 | 3.0～4.5 |
| 水果 | g/d | 100～150 | 150 | 150-200 | 200～300 | 300～350 | 200～350 | 200～300 |
| | 份/日 | 1.0～1.5 | 1.5 | 1.5～2.0 | 2.0～3.0 | 3.0～3.5 | 2.0～3.5 | 2.0～3.5 |
| 乳类 | g/d | 500 | 350～500 | 300 | 300 | 300 | 300 | 300 |
| | 份/日 | 2.5 | 2.0～2.5 | 1.5 | 1.5 | 1.5 | 1.5 | 1.5 |
| 大豆 | g/周 | 35～105 | 105 | 105 | 105 | 105～175 | 105～175 | 105 |
| | 份/周 | 1.5～4.0 | 4.0 | 4.0 | 4.0 | 4.0～7.0 | 4.0～7.0 | 4.0 |
| 坚果 | g/周 | - | - | - | 50～70（2～3 份） | | | |

### 4. 适量吃鱼、禽、蛋、瘦肉

鱼、禽、蛋和瘦肉摄入要适量。每周吃鱼 280～525g，畜禽肉 280～525g，蛋类 280～350g，平均每天摄入总量 120～200g。优先选择鱼和禽。吃鸡蛋不弃蛋黄。少吃肥肉、烟熏和腌制肉制品。

鱼、禽、蛋和瘦肉含有丰富的蛋白质、脂类、维生素 A、B 族维生素、铁、锌等营养素，是平衡膳食的重要组成部分，是人体营养需要的重要来源。但是此类食物的脂肪含量普遍较高，有些含有较多的饱和脂肪酸和胆固醇，摄入过多可增加肥胖、心血管疾病的发生风险，因此其摄入量不宜过多，应当适量摄入。目前我国部分城市居民食用动物性食物较多，尤其是食入猪肉过多。应适当多吃鱼、禽肉，减少猪肉摄入。

烟熏食品可能含有苯并芘或亚硝酸盐等有害成分，不宜多吃。食物合理储藏可以保持新鲜，避免受到污染。

### 5. 少盐少油，控糖限酒

培养清淡饮食习惯，少吃高盐和油炸食品。成人每天食盐不超过 6g，每天烹调油 25～30g。控制添加糖的摄入量，每天摄入不超过 50g，最好控制在 25g 以下。每天反式脂肪酸摄入量不超过 2g。足量饮水，成年人每天 7～8 杯（1500～1700mL），提倡饮用白开水和茶水；不喝或少喝含糖饮料。儿童少年、孕妇、乳母不应饮酒。成人如饮酒，男性一天饮用酒的酒精量不超过 25g，女性不超过 15g。

高血压流行病学调查证实，人群的血压水平和高血压的患病率均与食盐的摄入量密切相关。中国营养学会建议健康成年人一天食盐（包括酱油和其他食物中的食盐量）的摄入量不超过 6g。但 2012 年的调查显示，我国居民每人日平均摄入食盐 10.5g。因此，减少食盐量仍需努力。

烹调油不仅能增加食物的风味，还是人体必需脂肪酸和维生素 E 的重要来源，且有助于食物中脂溶性维生素的吸收利用，但是脂肪摄入过多是引起肥胖、高血脂、动脉粥样硬化等多种慢性疾病的危险因素之一。

糖是纯能量食物，过多摄入会增加龋齿及超重肥胖发生的风险。因此，平衡膳食中不要求添加糖，若机体需要摄入，建议每天摄入量不超过 50g，最好控制在 25g 以下。

水是膳食的重要组成部分，是一切生命必需的物质。进入体内的水和排出来的水基本相等，处于动态平衡。饮水不足或过多都会对人体健康带来危害。饮水应少量多次，要主动，不要感到口渴时再喝水。饮水最好选择白开水。

许多科学证据证明酒精是造成肝损伤、胎儿酒精综合征、痛风、结直肠癌、乳腺癌、心血管疾病的危险因素。此外，由于酒含有较多的能量，特别是高度白酒，经常饮酒会造成能量过剩；同时，酒会影响食物营养素的吸收，造成营养素缺乏。从健康的考虑出发，男性和女性成年人每日饮酒应该不超过 25g 和 15g 酒精。孕妇和儿童青少年应忌酒。

6. 杜绝浪费，兴新食尚

珍惜食物，按需备餐，提倡分餐不浪费。选择新鲜卫生的食物和适宜的烹调方式。食物制备应生熟分开、熟食二次加热要热透。学会阅读食品标签，合理选择食品。多回家吃饭，享受食物和亲情。传承优良文化，树饮食文明新风。

我国食物从生产到消费环节，存在着巨大的浪费。2013 年调查资料显示，我国消费者仅在中等规模以上餐馆的餐饮消费中，每年最少倒掉约 2 亿人一年的食物或口粮；全国各类学校、单位规模以上集体食堂每年至少倒掉了可养活 3000 万人一年的食物。浪费会增加污染、能源消耗，对经济和社会发展不利。

食物放置时间过长就会引起变质，可能产生对人体有毒有害的物质。另外，食物中还可能含有或混入各种有害因素，如致病微生物、寄生虫和有毒化学物等。吃新鲜卫生的食物是防止食源性疾病、实现食品安全的根本措施。

### （二）　中国居民平衡膳食模式图示

《中国居民膳食指南（2016）》以平衡膳食模式（balanced dietary pattern）为目标，并考虑实践中的可行性和可操作性。平衡膳食模式是经过科学设计的理想膳食模式，推荐的食物种类和比例能最大限度地满足不同年龄阶段、不同能量需要水平的健康人群的营养与健康需求。

为了更好地理解和传播中国居民膳食指南和平衡膳食的理念，中国营养学会同时推出了中国居民膳食宝塔（2016）、中国居民平衡膳食餐盘（2016）和儿童平衡膳食算盘（2016）等三个可视化图形，指导大众在日常生活中进行具体实践。

1. 中国居民平衡膳食宝塔

中国居民平衡膳食宝塔（Chinese Food Guide Pagoda）是根据《中国居民膳食指南（2016）》的核心内容和推荐，结合中国居民膳食的实际情况，把平衡膳食的原则转化为各类食物的数量和比例的图形化表示。平衡膳食宝塔共分5层，各层面积大小不同，体现5类食物和食物量的多少。5类食物包括谷薯类、蔬菜水果、畜禽鱼蛋类、乳类、大豆和坚果类以及烹饪用油盐，其食物数量是根据不同能量需要而设计的，宝塔旁边用文字注释成人日均各类食物摄入量。

谷薯类食物位于膳食宝塔底层，成人每人每日应摄入谷薯类250～400g，其中全谷物50～150g（包括杂豆类），新鲜薯类50～100g。蔬菜水果居第二层，每天应摄入蔬菜300～500g，水果200～350g；鱼、禽、肉、水产品和蛋等动物性食物位于第三层，每天应摄入120～200g（畜禽肉40～75g，水产品40～75g，蛋类40～50g）；乳类、大豆和坚果合居第四层，推荐每天应食用相当于鲜乳300g的乳类及其制品，相当于干豆25～35g的大豆及豆制品，坚果类建议每周摄入70g左右。第五层塔顶是食油和食盐，推荐每天摄入烹调油不超过25～30g，食盐摄入量不超过6g。

图5-2中还包括运动和饮水，强调增加身体活动和足量饮水的重要性。轻体力活动成年人每天至少饮水1500～1700mL（7～8杯）。运动或身体活动是能量平衡和保持身体健康的重要手段。鼓励养成天天运动的习惯，坚持每天多做一些消耗体力的活动。推荐成年人每天进行至少相当于快步走6000步以上的身体活动，每周最好进行150min中等强度的运动。如图5-2所示。

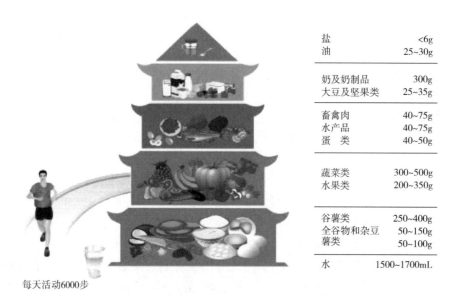

| 盐 | <6g |
| 油 | 25~30g |
| 奶及奶制品 | 300g |
| 大豆及坚果类 | 25~35g |
| 畜禽肉 | 40~75g |
| 水产品 | 40~75g |
| 蛋 类 | 40~50g |
| 蔬菜类 | 300~500g |
| 水果类 | 200~350g |
| 谷薯类 | 250~400g |
| 全谷物和杂豆 | 50~150g |
| 薯类 | 50~100g |
| 水 | 1500~1700mL |

每天活动6000步

图5-2 中国居民平衡膳食宝塔（中国营养学会，2016）

### 2. 中国居民平衡膳食餐盘

中国居民平衡膳食餐盘（food guide plate）（图5-3）是按照平衡膳食原则，在不考虑烹饪用油盐的前提下，描述一个人一餐中膳食的食物组成和大致比例。餐盘更加直观，一餐膳食食物组合搭配轮廓清晰明了。

餐盘分为4部分，分别是谷薯类、动物性食品和富含蛋白质的大豆、蔬菜和水果，餐盘旁的一杯牛乳提示其重要性。结合餐盘图中色块显示，蔬菜和谷物面积最大，是膳食中重要部分；按重量计算蔬菜为膳食总重量的34%～36%；谷薯类占总膳食重量的26%～28%；水果占总膳食重量的20%～25%；提供蛋白质的动物性食物和大豆最少，占总膳食重量的13%～17%；一杯牛乳为300g。按照这个重量比例计划膳食，很容易达到营养需求。

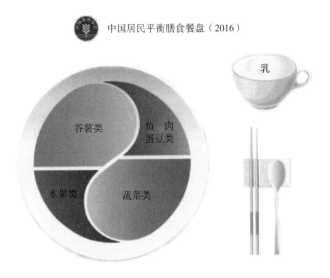

图 5 - 3 中国居民平衡膳食餐盘（中国营养学会，2016）

3. 中国儿童平衡膳食算盘

平衡膳食算盘（food guide abacus）是根据平衡膳食的原则转化各类食物的分量图形化的表示，算盘主要针对儿童。与宝塔相比，在食物分类上把蔬菜和水果分为两类，算盘分成 6 行，用不同色彩的彩珠标示食物多少。橘色表示谷物，绿色表示蔬菜，蓝色表示水果，紫色表示动物性食物，黄色表示大豆和乳类，红色是油盐。此算盘分量可供 8～11 岁儿童中等活动水平计算，与儿童易沟通。

平衡膳食算盘简单勾画了膳食结构图，给儿童一个大致膳食模式的认识。跑步的儿童身挎水壶，表达了鼓励喝白开水、不忘天天运动。如图 5 - 4 所示。

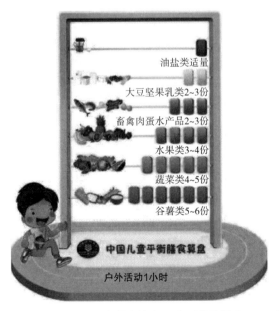

图 5 - 4 中国儿童平衡膳食算盘（中国营养学会，2016）

（三） 中国居民平衡膳食宝塔的应用

1. 确定适合自己的能量水平

膳食宝塔中建议的每人每日各类食物适宜摄入量范围适用于一般健康成人，在实际应用时要根据个人年龄、性别、身高、体重、劳动强度、季节等情况适当进行调整。

2. 根据自己的能量水平确定食物需要

膳食宝塔建议的每人每日各类食物适宜摄入量范围适用于一般健康成年人，应用时要根据自身的能量需要进行选择。

3. 食物同类互换，调配丰富多彩的膳食

应用膳食宝塔可把营养与美味结合起来，按照同类互换、多种多样的原则调配一日三餐。

4. 要因地制宜充分利用当地资源

我国幅员辽阔，各地的饮食习惯及物产不尽相同，只有因地制宜充分利用当地资源才能有效地应用膳食宝塔。

5. 要养成习惯，长期坚持

膳食对健康的影响是长期的结果。应用于平衡膳食，好的进食习惯需要自幼养成，并坚持不懈，才能充分体现其对健康的重大促进作用。

# 第三节　营养食谱的编制

## 一、　食谱编制的原则

健康饮食的核心是平衡膳食与合理营养。合理营养要求膳食能供给机体所需的全部营养素，应不缺乏也不过量。平衡膳食则从膳食方面保证营养素的需要，不仅需要考虑食物中营养素的种类和数量，还需考虑加工方法、烹饪过程中食物营养素的损失，以及其对消化率的影响。

营养配餐是实现平衡膳食的一种措施，是按照人们身体的需要。根据食物中各种营养物质的含量，设计一天、一周或一个月的食谱，使人体摄入的蛋白质、脂肪、碳水化合物、维生素和矿物质等几大营养素比例合理，即达到平衡膳食。

### （一）　营养配餐的理论依据

1. 中国居民膳食营养素参考摄入量（DRIs）

编制营养食谱时，首先需要以各营养素的推荐摄入量（RNI）为依据确定需要量，一般以能量需要量为基础。制定出食谱后，还需要以各营养素的 RNI 为参考评价食谱制定的是否合理，如果与 RNI 相差不超过 10%，说明编制的食谱合理可用，否则需要加以调整。

2. 中国居民膳食指南和平衡膳食宝塔

膳食指南是合理膳食的基本规范，食谱设计的原则。平衡膳食宝塔则是膳食指南量化和形象化的表达，根据平衡膳食宝塔，可以很方便地制定出营养合理、搭配适宜的食谱。

3. 食物成分表

食物成分表是营养配餐工作必不可少的工具。"食部"是去掉不可食部分之后所剩余的可食部分所占的比例。通过食物成分表,在编制和评价食谱时才能将营养素的需要量转换为食物的需要量,从而确定食物的品种和数量。

4. 营养平衡理论

膳食中三种宏量营养素需要保持一定的比例平衡,其中蛋白质占10%~15%,脂肪占20%~30%,碳水化合物占55%~65%。打破这种适宜的比例,将不利于健康。

优质蛋白质与一般蛋白质保持一定的比例,保证优质蛋白质占蛋白质总供给量的1/3以上。动物性蛋白质和大豆蛋白质所含的必需氨基酸种类齐全、比例恰当,人体利用率高,与多种食物混合食用,才容易使膳食氨基酸组成符合人体需要的模式。

饱和脂肪酸、单不饱和脂肪酸和多不饱和脂肪酸之间的平衡。饱和脂肪酸提供的能量占脂肪总能量的7%左右,单不饱和脂肪酸提供的能量占总能量的比例在10%以内,剩余的能量均由多不饱和脂肪酸提供为宜。

酸碱平衡,如果酸、碱性食物搭配不当,容易引起人体酸碱平衡失调。但酸碱食物的摄入是否会对人体的酸碱平衡产生重要影响还存在一定的争议。

### (二) 营养食谱的编制原则

1. 保证营养平衡

制定食谱首先需保证营养平衡,根据中国居民膳食营养素摄入量 DRIs(2013 版),根据膳食者的年龄和劳动强度确定能量、蛋白质、脂肪,以及各种矿物质和维生素需要量,且各种营养素之间比例应适宜。食物的搭配要合理,注意主食与副食、杂粮与精粮、荤与素的平衡搭配。膳食制度要合理,一般应定时定量,成人一日三餐。

2. 照顾饮食习惯,注意饭菜口味

采用适合的烹调方法,在可能的情况下,既保证膳食多样化,又照顾就餐者的膳食习惯。注重烹调方法,做到色香味美、质地宜人、形状优雅。

3. 考虑季节和市场供应情况。

4. 兼顾经济条件

既要使食谱符合营养要求,又要保证进餐者在经济上能承受,才会使食谱有实际意义。

## 二、 食谱编制的方法

目前编制食谱的方法主要有营养成分计算法、食物交换份法和计算机食谱编制法。

营养成分计算法是营养食谱编制最早采用的一种方法,也是其他两种食谱编制方法的基础。它主要是根据膳食对象的营养素需求情况,根据膳食组成,计算蛋白质、脂肪和糖类摄入量,参考每日维生素、矿物质摄取量,查阅食物营养成分表,选定食物种类和数量的方法。

食物交换份法是根据不同能量需要,按照蛋白质、脂肪和糖类的比例,计算出各类食物的交换份数,并按照每份食物等值交换选择,再将这些食物分配到一日三餐中,得到的营养食谱。

计算机食谱编制法是使用一系列营养软件,利用食物成分数据库进行膳食营养素含量的计算、膳食营养结构分析和食谱编制等。

另外,利用平衡膳食宝塔也可以进行食谱编制(平衡膳食宝塔法)。该方法主要根据一般健康成人所需能量的平均值〔低能量(约 7.5MJ)、中等能量(约 10MJ)和高能量(约 11.7MJ)〕,依据平衡膳食宝塔建议的不同能量膳食的各类食物参考摄入量(g/d)进行配餐。

### （一）营养成分计算法的编制步骤

**1. 确定用餐对象全日能量供给量**

用餐者一日三餐的能量供给量可参照膳食营养素参考摄入量中能量的推荐摄入量，根据用餐对象的劳动强度、年龄、性别等确定。例如办公室男性职员按轻体力劳动计，其能量供给量为 10.03MJ（2400kcal）。集体就餐对象的能量供给量标准可以以就餐人群的基本情况或平均数值为依据，包括人员的平均年龄、平均体重，以及 80% 以上就餐人员的活动强度。

**2. 计算宏量营养素全日应提供的能量**

能量主要来源为蛋白质、脂肪和碳水化合物，它们占总能量比例应当适宜，一般蛋白质占 10%~15%，脂肪占 20%~30%，碳水化合物占 55%~65%，具体可根据本地生活水平，调整上述三类能量营养素占总能量的比例，由此可求得三种能量营养素的一日能量供给量。

**3. 计算三种产能营养素每日需要数量**

将三种产能营养素的能量供给量折算为需要量，即具体的质量，这是确定食物品种和数量的重要依据。由于食物中的产能营养素不可能全部被消化吸收，消化率各不相同，消化吸收后在体内也不一定完全彻底被氧化分解产生能量。因此，食物中产能营养素产生能量的多少按如下关系换算：即 1g 碳水化合物产生能量为 16.7kJ（4.0kcal），1g 脂肪产生能量为 37.6kJ（9.0kcal），1g 蛋白质产生能量为 16.7kJ（4.0kcal）。根据三大产能营养素的能量供给量及其能量折算系数，可求出全日蛋白质、脂肪、碳水化合物的需要量。

注：对体重正常的健康人群也可以调整步骤 2 和 3，即通过推荐摄入量（RNI）先查得蛋白质一日需要量，然后计算其所提供的能量占全日总能量的百分比，再求得另两种能量营养素的一日能量供给量和需要数量。

**4. 计算三种产能营养素每餐需要量**

已知三种产能营养素全日需要量后，可以根据三餐的能量分配比例计算出三大供能营养素的每餐需要量。一般三餐能量的适宜分配比例为：早餐占 30%，午餐占 40%，晚餐占 30%。

**5. 主副食品种和数量的确定**

根据三种供能营养素的需要量和食物成分表，可以确定主食和副食的品种和数量。

计算步骤如下所述。

（1）计算主食中含有蛋白质的重量。

（2）用应摄入的蛋白质重量减去主食中蛋白质重量，即为副食应提供的蛋白质重量。

（3）设定副食中蛋白质的 2/3 由动物性食物供给，1/3 由豆制品供给，据此可求出各自的蛋白质供给量。

（4）查表并计算各类动物性食物及豆制品的供给量。

（5）设计蔬菜的品种和数量。

（6）确定纯能量食物的量。

**6. 食谱的评价与调整**

根据以上步骤设计出营养食谱后，还应该对食谱进行评价，确定编制的食谱是否合理。应参照食物成分表初步核算该食谱提供的能量和各种营养素的含量，与 DRIs 进行比较，相差在 10% 上下，可认为合乎要求，否则要增减或更换食品的种类或数量。值得注意的是，制定食谱时，不必严格要求每份营养餐食谱的能量和各类营养素均与 DRIs 保持一致。一般情况下，每天的能量、蛋白质、脂肪和碳水化合物的摄入量出入不应该很大，其他营养素以一周为单位进行计算、评价即可。

（二） 食物交换份法的编制步骤

1. 根据膳食指南，按常用食物所含营养素的特点划分为五大类食物

第一类为谷类及薯类，主要提供碳水化合物、蛋白质、膳食纤维、B 族维生素。第二类为动物性食物，包括肉、禽、鱼、乳、蛋等，主要提供蛋白质、脂肪、矿物质、维生素 A 和 B 族维生素。第三类为豆类及制品，主要提供蛋白质、脂肪、膳食纤维、矿物质和 B 族维生素。第四类为蔬菜水果类，主要提供膳食纤维、矿物质、维生素 C 和胡萝卜素。第五类为纯能量食物，包括动植物油、淀粉、食用糖和酒类，主要提供能量。植物油还可提供维生素 E 和必需脂肪酸。

2. 计算各类食物营养素含量

按照食物的习惯食用量，确定一份食物的重量，并计算出每份食物中三大产能营养素和能量提供量。如 50g 一份的谷、薯类食物大约可提供能量 756kJ、蛋白质 4g、碳水化合物 38g。50g 一份肉蛋类动物性食物大约可提供能量 378kJ、蛋白质 9g、脂肪 6g。

3. 编排每日膳食

按照中国居民平衡膳食宝塔上标出的数量安排每日膳食组成。

4. 根据各种食物需要量，参考食物交换代量表，确定不同能量供给量的食物交换份数

食物交换份法是一个比较粗略的方法，实际应用中，可将计算法与食物交换份法结合使用，首先用计算法确定食物的需要量，然后用食物交换份法确定食物种类及数量。通过食物的同类互换，可以以一日食谱为模本，设计出一周、一月食谱。

（三） 计算机食谱编制法 （营养配餐软件） 介绍

营养工作者使用营养配餐软件可方便、快捷、准确、高效地完成营养配餐工作。目前的营养配餐软件尽管表面形式有所不同，但大都具备以下几种功能：食物分类检索功能、食物营养成分检索功能、菜点的营养成分计算功能、营养素摄入量计算功能以及营养评价功能等。另外，特殊营养配餐软件还有减肥配餐的设计功能、常见病患者膳食的设计功能、体育运动员膳食的设计功能以及其他特膳食谱设计功能等。

（四） 食谱编制示例

以一名身高 168cm，体重 55kg 的 20 岁女性大学生为例，为其编制一日营养食谱（计算法）。营养食谱编制步骤如下所述。

1. 确定能量、蛋白质、脂肪、碳水化合物的一日需要量，如式（5 – 1）所示。

标准体重：168 – 105 = 63（kg）

体质指数：BMI = 体重/身高的平方 = $55/1.68^2$ = 19.49  18.5 < 19.49 < 24 体重标准

大学生：中体力劳动者

则其能量需要量：35kcal/kg 标准体重

总能量（kcal） = 标准体重（kg）×能量供给标准（kcal/kg 标准体重） = 63×35 = 2205（kcal/d）

$$(5 – 1)$$

三种产能营养素供能比通常为蛋白质占 10% ~ 15%，脂肪占 20% ~ 30%，碳水化合物占 55% ~ 65%，该膳食中三种产能营养素占总能量的比例取中等值分别为蛋白质占 15%、脂肪占 25%、碳水化合物占 60%，则三种产能营养素每日需要量如下所述。

蛋白质：2205×15%/4 = 88.69g

脂肪：2205×25%/9 = 61.25g

碳水化合物：2205×60%/4 = 330.75g

注：1kcal＝4.1855kJ。

**2. 计算三种供能营养素每餐需要量**

根据中国营养学会推荐的三餐能量分配比例：早餐 25%，中餐 40%，晚餐 35%，计算三餐所需的能量摄入量。

能量：

早餐：$2205 \times 25\% = 551.25$（kcal）

中餐：$2205 \times 40\% = 882$（kcal）

晚餐：$2205 \times 35\% = 771.75$（kcal）

蛋白质：

早餐：$\dfrac{2205 \times 15\%}{4} \times 25\% = 20.67g$

中餐：$\dfrac{2205 \times 15\%}{4} \times 40\% = 35.48g$

晚餐：$\dfrac{2205 \times 15\%}{4} \times 35\% = 28.94g$

脂肪：

早餐：$\dfrac{2205 \times 25\%}{9} \times 25\% = 15.31g$

中餐：$\dfrac{2205 \times 25\%}{9} \times 40\% = 24.5g$

晚餐：$\dfrac{2205 \times 25\%}{9} \times 35\% = 21.44g$

碳水化合物：

早餐：$\dfrac{2205 \times 60\%}{4} \times 25\% = 82.69g$

中餐：$\dfrac{2205 \times 60\%}{4} \times 40\% = 132.3g$

晚餐：$\dfrac{2205 \times 60\%}{4} \times 35\% = 115.76g$

**3. 计算主食摄入量**

我国居民膳食结构是以碳水化合物为主要能量供应来源，因此从碳水化合物入手计算主食摄入量。计算时先将蔬菜类固定，一般摄入量 300～500g，这些蔬菜可提供的碳水化合物约 15g，剩下的碳水化合物由主食供给。

例如：午餐选择大米，大米中碳水化合物含量在 80% 左右，则

大米需要量（g）＝（132.3－15）/80%＝146.6g。

午餐主食大米需要 146.6g，再以 146.6g 大米为基数，计算其蛋白质和脂肪含量。查食物成分表可知，每 100g 大米含蛋白质 7g，脂肪 2g，故大米供应的蛋白质量和脂肪量为：

蛋白质 $7 \times 146.6/100 = 10.26g$；脂肪 $2 \times 146.6 \div 100 = 2.93g$。

**4. 计算副食摄入量**

主食提供的蛋白质和脂肪算出后，依据摄食对象的需要量，其不足部分由副食补充。

午餐蛋白质为 35.48g。除豆类外，蔬菜中蛋白质含量一般很低。为了计算方便，通常以 100g

蔬菜含2g蛋白质计，如选用400g蔬菜，则400g蔬菜含蛋白质8g。因此，17.22g（35.48 - 10.26 - 8 = 17.22g）蛋白质选用不含碳水化合物的动物性食物。纯瘦肉、鱼类中蛋白质含量约为19%，鸡蛋蛋白质含量约12%，则折算鱼肉类需要量为17.22/19% = 90.63g。

午餐脂肪需要量为24.5g，减去主食大米和鱼肉类提供的脂肪量，不足部分可以用植物油来补充。精瘦肉中脂肪含量8%左右，鸡脯肉脂肪含量5%左右，需用精瘦肉作为蛋白质重要来源时，午餐有14.32g（24.5 - 90.63 × 8% - 2.93 = 14.32g）油脂需要由植物油来补充。

根据食物多样性的原则，高蛋白动物性植物选择精瘦肉40g、鱼肉50g、菜籽油14g，以及常用蔬菜如苋菜150g、胡萝卜150g、丝瓜100g。

5. 食谱的制定

根据主副食需要量，结合各人的饮食喜好进行食谱设计，如表5-2所示。

表5-2 女大学生的一日食谱

| 餐次 | 食物名称 | 食物名称与定量 （食部） |
|---|---|---|
| 早餐 | 馒头、牛乳、鸡蛋、苹果 | 小麦粉80g，鸡蛋40g，牛乳200g，苹果100g |
| 午餐 | 米饭、红烧带鱼、胡萝卜烧肉、蒜蓉苋菜、丝瓜汤 | 大米130g，带鱼50g，瘦肉40g，胡萝卜100g，苋菜100g，丝瓜50g，植物油15g |
| 晚餐 | 红薯玉米粥、干煸四季豆、青菜烧豆腐、橙子 | 玉米面50g，红薯200g，豆腐60g，四季豆100个，青菜100g，橙子150g，植物油10g |

6. 食谱结构分析与营养评价

将制定食谱与中国居民平衡膳食宝塔中的数据进行比较，确定食谱中谷薯类、蔬果类、肉蛋水产品类、乳品和豆类等与膳食宝塔要求接近，并可借助食物成分表对食谱进行营养评价，对不合理的食谱安排进行调整，使食谱满足膳食者的营养需求。

# 第四节 居民营养状况调查

营养调查（nutritional survey）是调研特定人群或个人的膳食摄入量、膳食组成、营养状态、体质与健康、生活消费以及经济水平，为改善人群营养和健康状况进行的营养监测，并为制定营养政策提供基础资料，也为食物的生产消费、营养缺乏或过剩的防治提供科学依据。我国于1959年、1982年、1992年和2002年进行过四次全国营养与健康调查。为了更好反映我国居民膳食模式变迁与疾病谱改变关键时期的营养与健康状况变化，2010—2013年国家卫计委决定将每10年开展一次的中国居民营养与健康调查的方式变换为常规营养监测，每3~4年完成一个周期的全国营养与健康监测工作。

## 一、 营养调查的目的

营养调查的目的是了解居民膳食摄取情况及其与营养供给量之间的对比情况；了解与营养

状况有密切关系的居民体质与健康状态，发现营养不平衡的人群，为进一步营养监测和研究营养政策提供基础资料；通过综合性或专题性的科学研究，如某些地方病、疾病与营养关系，研究某些生理常数、营养水平判定指标，复核营养推荐供给量等，也为制定政策法规和社会发展规划提供科学依据。

## 二、 营养调查的组织

营养调查的对象应包括调查范围内的全体居民，按居民地址、职业、性别、年龄、经济生活水平、就餐方式等按比例分层抽样调查。应在调查年份的每个季节各调查一次，至少要在夏秋和冬春进行两次调查以反映季节特点，每次调查应不少于 4d，其中不应包含节假日。调查质量取决于工作计划的科学性、严密性和可行性，各级领导、调查对象的合作支持程度，执行计划的工作人员的专业理论、技能水平和认真负责态度。

## 三、 营养调查的内容

营养调查一般包括膳食调查、体格测量、人体营养水平的生化检验、营养不足或缺乏的临床检验。并在此基础上对被调查者个体进行营养状况的综合判定，对人群营养条件、问题、改进措施进行研究分析。营养调查既可用于人群社会实践，也可用于营养学的科学研究。

### （一） 膳食调查

膳食调查的目的是了解一定时间内调查对象通过膳食所摄取的能量和各种营养素的数量和质量，及其满足正常营养需要的程度。膳食调查是营养调查的一个基本组成部分，它本身又是相对独立的内容。单独膳食调查结果就可以成为对所调查的单位或人群改善营养和进行咨询、指导的主要工作依据。膳食调查通常采用下列几种方法。

1. 称重法

称重法是将某一伙食单位所消耗的食物全部进行称重的方法。即将被调查者每日每餐各种食物的消耗量逐项称量并记录，计算出每人每日营养素的摄入量。

称重法调查步骤包括：①称取每餐食物的生重、熟重和剩余熟重；②计算生熟折合率；③记录每餐就餐人数；④计算每人每天摄入各种熟食重量和生食物重量；⑤统计每人每天各项食物消耗量以及摄入的各种营养素数量。

该方法与膳食同步进行，可以得到调查对象摄取食物种类、数量等一手资料，调查结果准确度高。但费时费力，对调查人员要求高。

2. 记账法

记账法也称查账法，对建有伙食账目的集体食堂可查阅一定时间内食堂各种食物的消耗总量，并根据同一时间段内的进餐人数，粗略估计每人每日各种食品的消耗量，由此计算出每人每日能量与各种营养素的摄入量。

记账法调查步骤包括：①核实一定时期内各种食物的消耗量；②核实该时期内进餐人数；③计算每人每天食物消耗量，并计算出各种营养素摄入量。

记账法容易掌握，节省人力物力，可以调查较长时间食物消耗量而减少误差，适用于大样本调查。但获得的数据是平均数据，准确度较称量法低。

3. 24h 回顾法

24h 回顾法也称询问法，通过询问的方法使被调查对象回顾和描述在调查时刻以前 24h 内摄入的所有食物的数量和种类，据此进行估计与评价的一种方法。一般选用 3d 连续调查方法，连续 3 个 24h 回顾可提高调查准确度。该法是目前最常使用的膳食调查方法。

24h 询问法调查步骤包括：①较详细了解被调查者的食物构成、进餐次数、时间和粗细搭配情况；②要求被调查者回顾和描述 24h 内摄入的全部食物种类和数量；③计算每人每天食物消耗量，并计算出各种营养素摄入量。

该方法具有方便、快捷的优点，但要求调查人员具有一定问询技巧并熟悉相关食品知识才能得到较为准确的结果，而且询问中存在被调查对象对食物量判断不准、误报和漏报现象。

4. 化学分析法

将调查对象的一日内全部熟食收集齐全，在实验中进行化学分析，测定其能量和各种营养素含量的方法。该法手续复杂，除非特殊需要精确测定，一般不做。

### （二）　人体营养水平的生化检验

人体营养水平鉴定指的是借助生化、生理实验手段，发现人体临床营养不足症、营养储备水平低下或营养过剩，以便较早掌握营养失调征兆和变化动态，及时采取必要的预防措施。我国通常使用各种营养素的血清含量作为人体营养水平诊断指标。理论上，生化指标能直接而准确地反映营养素缺乏或过剩情况，但仍需注意个体差异、测量仪器、方法、环境等因素的影响。

### （三）　营养不足或缺乏的临床检查

通过临床检查发现人体临床营养缺乏或过剩的症状、体征，是一种辅助诊断营养失调的手段。但该类方法特异性尚不够，需做进一步生化检查及膳食调查等。

### （四）　体格测量

体格测量是指对人体整体及各部位的长度、宽度、围度、重量进行测定，是反映人体营养状况的综合指标，能反映机体营养状况的整体水平。

身体形态和人体测量资料可以较好地反映营养状况，但不同年龄组选用指标不同。常用的有身高、体重；上臂围与皮褶厚度；深入调查时还可以选用胸围、头围、骨盆径、小腿围、背高、坐高、肩峰距和腕骨 X 线等；人体测量资料的各种评价指数；人体脂肪含量测定。

1. 体重和身高

体重和身高是人体测量资料中最基础的数据，比较确切、直观地反映人体营养状况。身高可反映较长时期个体或人群的营养变化；体重反映一定时间内营养状况的变化。

（1）理想体重（ideal weight）　即标准体重，用于衡量成年人实际体重是否在适宜范围，常用的计算公式如式（5-2）～式（5-4）所示。

$$国外常采用 Broca 公式：标准体重（kg）= 身高（cm）- 100 \qquad (5-2)$$

$$国内常采用 Broca 改良公式：标准体重（kg）= 身高（cm）- 105 \qquad (5-3)$$

$$平田公式：标准体重（kg）= [身高（cm）- 100] \times 0.9 \qquad (5-4)$$

实际体重在理想体重 $\pm 10\%$ 为正常；$\pm 10\% \sim 20\%$ 为消瘦或超重；$\pm 20\%$ 以上为极消瘦或肥胖。

（2）体质指数（body mass index，BMI）　体质指数是目前国际最常用的衡量人体胖瘦程度的一个指标，用来度量体重与身高比例的工具。可以利用身高和体重之间的比例去衡量一个人的营养状况，判断人的体型。如式（5-5）、表（5-3）、表（5-4）所示。

$$BMI = 体重（kg）/ 身高（m^2） \qquad (5-5)$$

表 5-3 　　　　　成年人超重肥胖判断标准 （BMI） 　　　　　单位：kg/m²

| 情况 | BMI | | |
|---|---|---|---|
| | WHO 标准[1] | 亚太标准[2] | 中国建议[3] |
| 正常值 | 18.5~24.9 | 18.5~22.9 | 18.5~23.9 |
| 消瘦 | <18.5 | <18.5 | <18.5 |
| 超重 | 25~29.9 | ≥23 | 24~27.9 |
| 肥胖 | ≥30 | ≥25 | ≥28 |

资料来源：1 源自 WHO 标准（1997 年）；2 源自亚洲标准（2000 年）；3 源自中国营养学会（2007 年）。

表 5-4 　　　　7~17 岁儿童青少年超重肥胖判断标准 （BMI）　　　　单位：kg/m²

| 年龄 | 女 | | 男 | |
|---|---|---|---|---|
| | 超重 | 肥胖 | 超重 | 肥胖 |
| 7 | 18.9>BMI≥17.2 | BMI≥18.9 | 19.2>BM≥17.4 | BMI≥19.2 |
| 8 | 19.9>BMI≥18.1 | BMI≥19.9 | 20.3>BMI≥18.1 | BMI≥20.3 |
| 9 | 21.0>BMI≥19.0 | BMI≥21.0 | 21.4>BM≥18.9 | BMI≥21.4 |
| 10 | 22.1>BMI≥20.0 | BMI≥22.1 | 22.5>BMI≥19.6 | BMI≥22.5 |
| 11 | 23.3>BMI≥21.1 | BMI≥23.3 | 23.6>BMI≥20.3 | BMI≥23.6 |
| 12 | 24.5>BMI≥21.9 | BMI≥24.5 | 24.7>BMI≥21.0 | BMI≥24.7 |
| 13 | 25.6>BMI≥22.6 | BMI≥25.6 | 25.7>BMI≥21.9 | BMI≥25.7 |
| 14 | 26.3>BMI≥23.0 | BMI≥26.3 | 26.4>BMI≥22.6 | BMI≥26.4 |
| 15 | 26.9>BMI≥23.4 | BMI≥26.9 | 26.9>BMI≥23.1 | BMI≥26.9 |
| 16 | 27.4>BMI≥23.7 | BMI≥27.4 | 27.4>BMI≥23.5 | BMI≥27.4 |
| 17 | 27.7>BMI≥23.8 | BMI≥27.7 | 27.8>BMI≥23.8 | BM≥27.8 |

资料来源：中国营养学会（2007 年）。

（3）其他身高体重指标　对于儿童来讲，判断营养状况的方法为身高别体重（weight for height）和年龄别身高（height for age）。身高别体重反映儿童当前营养状况，如果达不到相同身高儿童应有的体重标准，即表示为消瘦。年龄别身高则反映儿童生长时期的营养状况，如果儿童身高较同龄人矮小，则表示长期营养不良造成生长发育迟缓。

2. 上臂围与皮褶厚度

测量上臂围时一般量取左上臂肩峰至鹰嘴线中点的臂围长。我国 1~5 岁儿童上臂围 13.5cm 以上为营养良好，12.5~13.5cm 为营养中等，12.5cm 以下为营养不良。

皮褶厚度主要表示皮下脂肪厚度，WHO 推荐选用肩胛下、三头肌和腹部三个测量点。腹部测量处为脐水平线与乳头垂直线的交界处；肩胛下为左肩胛骨下角约 2cm 处；三头肌部为左上臂背侧中点上约 2cm 处。三头肌 + 腹部 + 肩胛下脂肪厚度为：男性 <10mm、10~40mm 和 >40mm 分别为瘦、中等和肥胖；女性 <20mm、20~50mm 和 >50mm 分别为瘦、中等和肥胖。

## 四、 营养调查结果的分析评价

营养调查结果可分析评价下列问题。

（1）居民膳食营养摄取量，食物组成结构与来源，食物资源生产加工、供应分配，就餐方式、习惯。

（2）居民营养状况与发育状况，营养缺乏与营养过剩的种类、发病率、原因、发展趋势和控制措施等。

（3）营养方面一些值得重视的问题，如动物性食品过多所致的过营养、肥胖症、心血管系统疾病，长期摄食精白米面所致的 B 族维生素不足，方便食品和快餐食品及滥用强化或其他不良食品的影响等。

（4）第二代发育趋势及原因分析。

（5）各种人群中有倾向的营养失调趋势。

（6）全国或地区特有的营养问题解决程度，经验和问题。

## 五、 中国居民的营养状况

我国最新的中国居民营养与健康状况监测结果如下所述。

### （一） 居民膳食摄入结构趋于稳定

1. 粮谷类及薯类食物

2010—2012 年，中国城乡居民谷类食物平均摄入量为 337.3g，其中城镇居民摄入量为 281.4g，农村居民摄入量为 390.7g，与 2002 年相比基本持平，符合平衡膳食宝塔中 250~400g 的推荐摄入量范围。但薯类摄入量急剧下降，2010—2012 年我国城乡居民平均每标准人日薯类食物摄入量比 1992 年减少了 50.8g，比 2002 年减少了 13.3g。农村地区，薯类消费量下降尤为明显，20 年间下降了 60.4%。如表 5-5 所示。

表 5-5 　　　　　　　　　中国城乡主要膳食能量构成 　　　　　　　　单位：%

| 项目 | 合计 | | | 城市 | | | 农村 | | |
|---|---|---|---|---|---|---|---|---|---|
| | 1992 年 | 2002 年 | 2012 年 | 1992 年 | 2002 年 | 2012 年 | 1992 年 | 2002 年 | 2012 年 |
| 谷类食物功能比例 | 66.8 | 57.9 | 53.1 | 57.4 | 48.5 | 47.1 | 71.7 | 61.5 | 58.8 |
| 动物性食物功能比例 | 9.3 | 12.6 | 15.0 | 15.2 | 17.6 | 17.6 | 6.2 | 10.7 | 12.5 |
| 脂肪功能比例 | 22.0 | 29.6 | 32.9 | 28.4 | 35.0 | 36.1 | 18.6 | 27.5 | 29.7 |

2. 蔬菜水果

2010—2012 年，中国城乡居民日均蔬菜摄入量为 269.4g，其中城镇居民摄入量为 283.3g，农村居民摄入量为 256.1g，虽然城市居民新鲜蔬菜摄入量较 2002 年上升 31.4g，但仍未达到 300~500g 的推荐摄入量。

中国居民水果类摄入量一直处于较低水平，2010—2012 年居民日均水果摄入量仅为 40.7g。其中城市居民摄入量持续下降，比 2002 年减少了 20.6g。

3. 动物性食物

中国城乡居民畜禽肉类消费量呈增加趋势，全国日均畜禽肉类食物的摄入量为 89.7g。其中 2010—2012 年城市居民日均摄入量较 2002 年平均减少了 5.9g，农村居民日均摄入量为 81.2g，较 2002 年增加了 12.5g，均高于 50 ~ 75g 的推荐摄入量。

中国城乡居民鱼虾类消费量近 10 年来有所下降，居民日均摄入量为 23.7g，其中城市居民摄入量由 2002 年的 44.9g 降低到 2010—2012 年的 32.4g，摄入量远低于 50 ~ 100g 的推荐摄入量范围。

4. 大豆类及坚果类

2010—2012 年我国居民日均大豆类及豆制品摄入量为 10.9g，与 1992 年基本持平但比 2002 年减少 3.5g。坚果消费量基本稳定，总体来看城市居民摄入量略高于农村。

5. 乳类及蛋类食物

2010—2012 年我国居民乳类日均摄入量为 24.7g，其中城市居民日均摄入量为 37.8g，较 2002 年减少 28.0g，农村居民人均摄入 12.1g，仍处于较低水平。

我国居民 2010—2012 年蛋类日均消费量为 24.3g，比 2002 年略有降低。

6. 食用油和食盐

2010—2012 年我国居民食用油日均摄入量为 42.1g，与 2002 年基本持平。但大城市居民食用油摄入量减少了 5g，且动物油脂和饱和脂肪酸的摄入量下降。

烹调盐的摄入量则呈下降趋势，2010—2012 年全国平均食盐摄入量为 10.5g，比 2002 年减少 1.5g，仍比推荐摄入量 6.0g 高 70%。

## （二）居民健康状况得到改善

1. 儿童青少年生长发育水平稳步提高

与 2002 年相比，我国居民身高、体重均有所增长，尤其是 6 ~ 17 岁儿童青少年身高、体重增幅明显。城市男性儿童青少年身高平均增长 2.3cm，女生增长 1.8cm；男生体重平均增加 3.6kg，女生平均增加 2.1kg。我国农村儿童青少年身高平均增长 4.1cm，女生增长 3.5cm；男生体重平均增加 4.7kg，女生平均增加 3.4kg。农村增长幅度高于城市。

2. 居民营养不良状况改善明显

与 2002 年比，2012 年我国成人营养不良率由 8.5% 下降到 6.0%，儿童青少年生长迟缓率由 6.3% 下降到 3.2%，消瘦率由 13.4% 降低至 9.0%。

我国城市居民贫血患病率显著下降，贫血率由 2002 年的 20.1% 降低至 9.7%。其中 6 ~ 11 岁儿童贫血率由 12.1% 降至 5.0%，孕妇贫血率由 29.95% 降至 17.2%。

## （三）居民营养与健康仍需关注

1. 膳食结构不尽合理

我国居民动物性食物消费总量基本充足，但结构不合理，畜肉摄入过多而禽肉和鱼虾类摄入偏低。脂肪提供的能量比例达到 35.5%，超过中国居民膳食指南推荐的 30% 的上限。而我国城市居民谷物食物供能比仅 47%，低于中国居民膳食指南推荐的 55% ~ 65% 的适宜范围。

我国居民乳类、豆类和水果的摄入量偏低，人均摄入量远低于中国居民膳食指南推荐的 300g、25g 和 200 ~ 350g 的水平。

盐的摄入量虽有所下降，但仍然偏高，58.2%的居民盐摄入量超过膳食指南推荐的 6g 水平。食用油的摄入量也远高于中国居民膳食指南推荐量。

2. 膳食纤维摄入量下降，微量营养素缺乏依然存在

2010—2012 年中国居民膳食纤维摄入量为 10.8g，与 2002 年相比，无论城市还是农村，平均摄入量均有下降。

中国居民维生素 A、硫胺素、核黄素、钙、锌等微量营养素摄入不足。2010—2012 年，全国城乡居民日均视黄醇当量的摄入量为 443.5μg，人群中约有 71% 的人存在摄入不足的风险；77.8% 居民存在硫胺素摄入不足的风险，90.2% 的居民存在核黄素摄入不足的风险。2010—2012 年，全国城乡居民日均钙摄入量为 366.1mg（城市居民为 412.4mg，农村居民为 321.4mg），未达推荐摄入量的一半。

3. 超重肥胖问题凸显

超重肥胖率持续上升。与 2002 年比，2012 年全国 18 岁及以上成人超重率为 30.1%，肥胖率为 11.9%，比 2002 年上升了 7.3% 和 4.8%；6~17 岁儿童青少年超重率为 9.6%，肥胖率为 6.4%，比 2002 年分别上升了 5.1% 和 4.3%。不论成人还是青少年，超重肥胖增长幅度都高于发达国家。

4. 慢性非传染性疾病不断增加

2016 年调查发现慢性非传染性疾病已成为威胁我国居民健康的主要因素，高血压、高血脂、糖尿病患病率不断上升。2012 年我国 18 岁及以上成人中高血压患病率为 25.2%，糖尿病患病率为 9.7%。

# 第五节　食品营养标签

营养标签（nutrition labeling）是在食品的外包装上向消费者提供食物营养特性的一种描述，是预包装食品标签的一部分。在肉类、水果、蔬菜以及其他各种加工食品上描述其热能和营养素含量，使消费者直观了解食品营养组分、特征。因此，营养标签是均衡膳食，提高公众健康的基础性内容。

许多国际组织、国家和地区都非常重视食品营养标签。世界卫生组织（World Health Organization，WHO）2004 年调查显示，74.3% 的国家有食品营养标签管理法规。国际食品法典委员会（Codex Alimentarius Commission，CAC）先后制定了 Codex Stan 146—1985（2003 年修订）《特殊膳食用途的预包装食品标签与声称》、CAC/GL 2—1985（1993 年修订、2003 年修订）《营养标签》和 CAC/GL 23—1997《营养声称的使用》（2001 年修订、2003 年修订）等相关标准。美国早在 1994 年就开始强制实施营养标签法规，我国台湾地区和香港特别行政区也已对预包装食品采取强制性营养标签管理制度。

我国卫生部在参考 CAC 和国内外管理经验的基础上，组织制定了 GB 28050—2011《预包装食品营养标签通则》（以下简称"营养标签标准"），于 2013 年 1 月 1 日起正式实施。通过实施营养标签标准，要求预包装食品必须标示营养标签内容。

# 一、营养标签的定义及组成

营养标签是指预包装食品标签上向消费者提供食品营养信息和特性的说明，包括营养成分表、营养声称和营养成分功能声称。

营养成分表是标有食品营养成分名称、含量和占营养素参考数值（nutrient reference values，NRV）百分比的规范性表格。表格中强制标示的营养成分包括能量、核心营养素及强化营养剂，此外还可以选择性标示其他营养成分。

核心营养素是食品中存在的与人体健康密切相关，具有重要公共卫生意义的营养素，摄入缺乏可引起营养不良，影响儿童和青少年生长发育和健康，摄入过量则可导致肥胖和慢性病发生。考虑我国居民营养健康状况和慢性病发病状况，结合国际贸易需要与我国社会发展需求等多种因素，目前确定的核心营养素包括蛋白质、脂肪、碳水化合物、钠四种。

营养声称是指食品营养标签上对食物营养特性的确切描述和说明，如能量水平、蛋白质含量水平。营养声称包括含量声称和比较声称。

含量声称指描述食物中能量或营养成分含量水平的声称。声称用语包括"含有""高""低"或"无"等。例如牛乳是钙的来源、低脂乳、高膳食纤维饼干等。

比较声称指与消费者熟知同类食品的营养成分含量或能量值进行比较后的声称。声称用语包括"增加"或"减少"等。所声称的能量或营养成分含量与基准食品相比差异必须≥25%。例如，普通乳粉可作为脱脂乳粉的基准食品；普通酱油可作为强化铁酱油的基准食品等。

营养成分功能声称指某营养成分可以维持人体正常生长、发育和正常生理功能等作用的声称。能量：人体需要能量来维持生命活动；适当的能量可以保持良好的健康状况等。蛋白质：蛋白质是人体生命活动中必需的重要物质，有助于组织的形成和生长；蛋白质有助于构成或修复人体组织等。

# 二、营养标签的标示

## （一）营养标签的标示要求

营养标签的标示具有以下基本要求。

1. 营养标签标示的任何营养信息

应真实、客观，不得标示虚假信息，不得夸大产品的营养作用或其他作用。

2. 营养标签应使用中文

如同时使用外文标示的，其内容应当与中文相对应。其中外文字号不得大于中文字号。

3. 营养标签应标在向消费者提供的最小销售单元的包装上

此外，对标签中营养成分表、含量标示及格式等内容均有具体要求。

## （二）营养标签的标示内容

1. 营养成分的标示

（1）能量和核心营养素的标示　对食品进行营养成分标示时，应首先标示能量及四种核心营养素（蛋白质、脂肪、碳水化合物、钠）及其含量。当标示其他成分时，应采取适当形式使能量和核心营养素的标示更加醒目，如增大字号、改变字体（如斜体、加粗、加黑）、改变颜色（字体或背景颜色）、改变对齐方式或其他方式。

如表 5-6 所示，营养成分表中增加了维生素 C、钙和铁的标示后，能量及核心营养素用加粗的方式使其醒目。

表 5-6 营养成分表

| 项目 | 每 100g | 营养素参考值/% | 项目 | 每 100g | 营养素参考值/% |
|---|---|---|---|---|---|
| 能量 | kJ | % | 钠 | mg | % |
| 蛋白质 | g | % | 维生素 C | mg | % |
| 脂肪 | g | % | 钙 | mg | % |
| 碳水化合物 | g | % | 铁 | mg | % |

（2）营养强化剂的标示 使用了营养强化剂的预包装食品，在营养成分中应标示强化的营养成分。既是营养强化剂又是食品添加剂的物质，如维生素 C、维生素 E、$\beta$-胡萝卜素、核黄素、碳酸钙等，若按照 GB 14880《食品营养强化剂使用标准》规定作为营养强化剂使用时，应当按照要求进行标示，若仅作为食品添加剂使用，可不在营养标签中标示。

（3）其他营养成分的标示 企业可自愿标示除能量和核心营养素外的其他营养成分，如饱和脂肪（酸）、胆固醇、糖、膳食纤维等，因与人体健康相关，也是常见标示的重要营养成分，在营养成分表中这些成分应区别于能量和核心营养素进行标示。此外，食品配料含有或生产过程中使用了氢化和（或）部分氢化油脂时，在营养成分表中还应标示出反式脂肪（酸），但食品中天然存在的反式脂肪酸不要求强制标示，可以自愿选择是否标示。

2. 营养成分的名称和顺序

（1）标签中营养成分按照通用名称进行标示 能量和营养成分的名称如表 5-7 所示。当某营养素有两个名称时，如烟酸（烟酰胺），可以选择标示"烟酸"或"烟酰胺"，也可以标示"烟酸（烟酰胺）"；饱和脂肪（酸）可标示为"饱和脂肪"或"饱和脂肪酸"，也可标示为"饱和脂肪（酸）"；此外，类似的还有"反式脂肪（酸）""单不饱和脂肪（酸）""多不饱和脂肪（酸）"等。

（2）营养成分依照表 5-7 的顺序标示 常见顺序为：①能量；②蛋白质；③脂肪——饱和脂肪（酸）——不饱和脂肪（酸）——反式脂肪（酸）；④胆固醇；⑤碳水化合物——糖；⑥膳食纤维——可溶性膳食纤维——不溶性膳食纤维；⑦钠；⑧钙；⑨维生素 A；⑩其他维生素包括维生素 D、维生素 E、维生素 K、维生素 $B_1$（硫胺素）、维生素 $B_2$（核黄素）、维生素 $B_6$、维生素 $B_{12}$、维生素 C（抗坏血酸）、烟酸（烟酰胺）、叶酸、泛酸、生物素和胆碱；⑪其他矿物质包括磷、钾、镁、铁、锌、碘、硒、铜、氟、铬、锰和钼。

当营养成分表中缺少项目时，营养成分顺序依序上移；对于使用营养强化剂的食品，若强化的营养成分不属于表 5-7 所列范围，其标示顺序应排列于表中所列营养素之后，但对其排列顺序不作要求。

（3）营养成分的表达单位 按照表 5-7 所示的要求进行标示。可使用选择表格中的中文或括号中的英文表达，也可两者都使用，但不可以使用其他单位。如维生素 D 的含量单位只能用"微克"或"μg"标示，不可以用国际单位"IU"标示。

表 5-7　　　　　　　　能量和营养成分名称、顺序及表达单位

| 能量和营养成分的名称和顺序 | 表达单位 |
| --- | --- |
| 能量 | 千焦（kJ） |
| 蛋白质 | 克（g） |
| 脂肪 | 克（g） |
| 饱和脂肪（酸） | 克（g） |
| 反式脂肪（酸） | 克（g） |
| 单不饱和脂肪（酸） | 克（g） |
| 多不饱和脂肪（酸） | 克（g） |
| 胆固醇 | 毫克（mg） |
| 碳水化合物 | 克（g） |
| 糖（乳糖） | 克（g） |
| 膳食纤维（或单体成分，或可溶性、不可溶性膳食纤维） | 克（g） |
| 钠 | 毫克（mg） |
| 维生素 A | 微克视黄醇当量（$\mu$g RE） |
| 维生素 D | 微克（$\mu$g） |
| 维生素 E | 毫克 $\alpha$-生育酚当量（mg$\alpha$-TE） |
| 维生素 K | 微克（$\mu$g） |
| 维生素 $B_1$（硫胺素） | 毫克（mg） |
| 维生素 $B_2$（核黄素） | 毫克（mg） |
| 维生素 $B_6$ | 毫克（mg） |
| 维生素 $B_{12}$ | 微克（$\mu$g） |
| 维生素 C（抗坏血酸） | 毫克（mg） |
| 烟酸（烟酰胺） | 毫克（mg） |
| 叶酸 | 微克（$\mu$g）或微克叶酸当量（$\mu$g DFE） |
| 泛酸 | 毫克（mg） |
| 生物素 | 微克（$\mu$g） |
| 胆碱 | 毫克（mg） |
| 磷 | 毫克（mg） |
| 钾 | 毫克（mg） |
| 镁 | 毫克（mg） |
| 钙 | 毫克（mg） |
| 铁 | 毫克（mg） |
| 锌 | 毫克（mg） |
| 碘 | 微克（$\mu$g） |
| 硒 | 微克（$\mu$g） |
| 铜 | 毫克（mg） |
| 氟 | 毫克（mg） |
| 锰 | 毫克（mg） |

**3. 营养成分的含量标示**

（1）营养标签中强制标示出各营养成分的含量值 营养成分包括能量、核心营养素、营养强化剂、其他营养成分及反式脂肪酸。营养成分含量以每100g（100mL）和/或每份食品中的含量数值标示，如"能量1000kJ/100g"，不能使用范围值标示，如"≤XX""≥XX""40～1000"等。

营养成分的含量数值可通过产品检测或原料计算获得。直接检测应选择国家标准规定的检测方法，在没有国家标准方法的情况下，可选用AOAC推荐的方法或公认的其他方法，通过检测产品直接得到营养成分含量数值。此外，还可以利用原料的营养成分含量数据和可信赖的食物成分数据库数据，根据原料配方计算获得。食品中能量与蛋白质的折算系数如表5-8和表5-9所示。

表5-8 食品中产能营养素的能量折算系数

| 成分 | kJ/g | 成分 | kJ/g |
| --- | --- | --- | --- |
| 蛋白质 | 17 | 乙醇（酒精） | 29 |
| 脂肪 | 37 | 有机酸 | 13 |
| 碳水化合物 | 17 | 膳食纤维* | 8 |

注：*包括膳食纤维的单体成分，如不消化的低聚糖、不消化淀粉、抗性糊精等，也按照8kJ/g折算。

表5-9 不同食品中蛋白质折算系数

| 食物 | 折算系数 | 食物 | 折算系数 |
| --- | --- | --- | --- |
| 纯乳与纯乳制品 | 6.38 | 肉与肉制品 | 6.25 |
| 面粉 | 5.70 | 花生 | 5.46 |
| 玉米、高粱 | 6.24 | 芝麻、向日葵 | 5.30 |
| 大米 | 5.95 | 大豆蛋白制品 | 6.25 |
| 大麦、小米、燕麦、裸麦 | 5.83 | 大豆及其粗加工制品 | 5.71 |

注：蛋白质计算公式为：蛋白质（g/100g）＝总氮量（g/100g）×蛋白质折算系数。
对于含有两种或两种以上蛋白质来源的加工食品，统一使用折算系数6.25。

（2）在营养成分表中还应标示出以营养成分含量占营养素参考值（NRV）的百分比（NRV） 能量和32种营养成分参考数值，如表5-10所示。NRV%用于比较和描述能量或营养成分含量的多少。计算公式如式（5-6）所示。

$$NRV（\%）＝\frac{X}{NRV}×100\% \qquad (5-6)$$

式中 $X$——食品中某营养素的含量；

NRV——该营养素的营养素参考值。

营养标签中强制标示能量和核心营养素占营养素参考值（NRV）的百分比；使用营养强化剂的食品，应标示强化后食品中该强化营养成分的NRV%；食品中未规定NRV值的营养成分如糖、不饱和脂肪酸、反式脂肪酸等，其营养标签中"NRV%"可以空白，也可以用斜线、横线等方式表达。

表 5 - 10 营养素参考值 （NRV）

| 营养成分 | NRV | 营养成分 | NRV |
|---|---|---|---|
| 能量ᵃ | 8400kJ | 叶酸 | 400μgDFE |
| 蛋白质 | 60g | 泛酸 | 5mg |
| 脂肪 | ≤60g | 生物素 | 30μg |
| 饱和脂肪酸 | ≤20g | 胆碱 | 450mg |
| 胆固醇 | ≤300mg | 钙 | 800mg |
| 碳水化合物 | 300g | 磷 | 700mg |
| 膳食纤维 | 25g | 钾 | 2000mg |
| 维生素 A | 800μg RE | 钠 | 2000mg |
| 维生素 D | 5μg | 镁 | 300mg |
| 维生素 E | 14mgα - TE | 铁 | 15mg |
| 维生素 K | 80μg | 锌 | 15mg |
| 维生素 B₁ | 1.4mg | 碘 | 150μg |
| 维生素 B₂ | 1.4mg | 硒 | 50μg |
| 维生素 B₆ | 1.4mg | 铜 | 1.5mg |
| 维生素 B₁₂ | 2.4μg | 氟 | 1mg |
| 维生素 C | 100mg | 锰 | 3mg |
| 烟酸 | 14mg | | |

注：a 能量相当于 2000kcal；蛋白质、脂肪、碳水化合物供能分别占总能量的 13% 、27% 与 60% 。

**4. 营养声称与功能声称的标示**

（1）当某营养成分含量标示值符合表 5 - 11 的含量要求和限制性条件时，可对该成分进行含量声称。含量声称是指描述食品中能量或营养成分含量水平的声称，如"含有""高""低"或"无"等声称用语。例如，当食品中蛋白质含量 ≥12g/100g 或 ≥6g/100mL 或 ≥6g/420kJ 时，可以声称"高"蛋白或"富含"蛋白质。能量和营养成分的含量声称方式如表 5 - 11 所示。

表 5 - 11 能量和营养成分的含量声称要求、 条件和声称方式

| 项目 | 含量声称方式 | 含量要求 | 限制性条件 |
|---|---|---|---|
| 能量 | 无能量 | ≤17kJ/100g（固体）或 100mL（液体） | 其中脂肪提供的能量≤总能量的 50% |
| | 低能量 | ≤170kJ/100g 固体<br>≤80kJ/100mL 液体 | |

续表

| 项目 | 含量声称方式 | 含量要求 | 限制性条件 |
|------|------------|---------|-----------|
| 蛋白质 | 低蛋白质 | 来自蛋白质的能量≤总能量的5% | 总能量指每100g/mL 或每份 |
| | 蛋白质来源，或含有蛋白质 | 每100g 的含量≥10% NRV<br>每100mL 的含量≥5% NRV 或者每420kJ 的含量≥5% NRV | |
| | 高，或富含蛋白质 | 每100g 的含量≥20% NRV<br>每100mL 的含量≥10% NRV 或者每420kJ 的含量≥10% NRV | |
| 脂肪 | 无或不含脂肪 | ≤0.5g/100g（固体）或100mL（液体） | |
| | 低脂肪 | ≤3g/100g 固体；≤1.5g/100mL 液体 | |
| | 瘦 | 脂肪含量≤10% | 仅指畜肉类和禽肉类 |
| | 脱脂 | 液态乳和酸乳：脂肪含量≤0.5%；<br>乳粉：脂肪含量≤1.5% | 仅指乳品类 |
| | 无或不含饱和脂肪 | ≤0.1g/100g（固体）或100mL（液体） | 指饱和脂肪及反式脂肪的总和 |
| | 低饱和脂肪 | ≤1.5g/100g 固体<br>≤0.75g/100mL 液体 | 1. 指饱和脂肪及反式脂肪的总和<br>2. 其提供的能量占食品总能量的10%以下 |
| | 无或不含反式脂肪酸 | ≤0.3g/100g（固体）或100mL（液体） | |
| 胆固醇 | 无或不含胆固醇 | ≤5mg/100g（固体）或100mL（液体） | 应同时符合低饱和脂肪的声称含量要求和限制性条件 |
| | 低胆固醇 | ≤20mg/100g 固体<br>≤10mg/100mL 液体 | |
| 碳水化合物（糖） | 无或不含糖 | ≤0.5g/100g（固体）或100mL（液体） | |
| | 低糖 | ≤5g/100g（固体）或100mL（液体） | |
| | 低乳糖 | 乳糖含量≤2g/100g（mL） | 仅指乳品类 |
| | 无乳糖 | 乳糖含量≤0.5g/100g（mL） | |

续表

| 项目 | 含量声称方式 | 含量要求 | 限制性条件 |
|---|---|---|---|
| 膳食纤维 | 膳食纤维来源或含有膳食纤维 | ≥3g/100g（固体）<br>≥1.5g/100mL（液体）或<br>≥1.5g/420kJ | 膳食纤维总量符合其含量要求；或者可溶性膳食纤维、不溶性膳食纤维或单体成分任一项符合含量要求 |
| | 高或富含膳食纤维或良好来源 | ≥6g/100g（固体）<br>≥3g/100mL（液体）或<br>≥3g/420kJ | |
| 钠 | 无或不含钠 | ≤5mg/100g 或 100mL | 符合"钠"声称的声称时，也可用"盐"字代替"钠"字，如"低盐""减少盐"等 |
| | 极低钠 | ≤40mg/100g 或 100mL | |
| | 低钠 | ≤120mg/100g 或 100mL | |
| 维生素 | 维生素×来源或含有维生素× | 每100g中≥15% NRV<br>每100mL中≥7.5% NRV 或<br>每420kJ中≥5% NRV | 含有"多种维生素"指3种和（或）3种以上维生素含量符合"含有"的声称要求 |
| | 高或富含维生素× | 每100g中≥30% NRV<br>每100mL中≥15% NRV 或<br>每420kJ中≥10% NRV | 富含"多种维生素"指3种和（或）3种以上维生素含量符合"富含"的声称要求 |
| 矿物质<br>（不包括钠） | ×来源，或含有× | 每100g中≥15% NRV<br>每100mL中≥7.5% NRV 或<br>每420kJ中≥5% NRV | 含有"多种矿物质"指3种和（或）3种以上矿物质含量符合"含有"的声称要求 |
| | 高，或富含× | 每100g中≥30% NRV<br>每100mL中≥15% NRV 或<br>每420kJ中≥10% NRV | 富含"多种矿物质"指3种和（或）3种以上矿物质含量符合"富含"的声称要求 |

（2）当某营养成分含量与参考食品的差异≥25%时，可对该成分进行比较声称。比较声称指与消费者熟知的同类食品的能量值或营养成分含量进行比较之后的声称，如"增加""减

少"等。被比较的成分可以代表同组（或同类）或类似食品的基础水平，而不是人工加入或减少了某一成分含量的食品。例如，不能以脱脂牛乳为参考食品，比较其他牛乳的脂肪含量高低。比较声称的方式与要求如表 5 - 12 所示。

| 表 5 - 12 | 比较声称的方式与要求 |
| --- | --- |
| **比较声称方式** | **要求** |
| 减少能量 | 与参考食品比较，能量值减少 25% 以上 |
| 增加或减少蛋白质 | 与参考食品比较，蛋白质含量增加或减少 25% 以上 |
| 减少脂肪 | 与参考食品比较，脂肪含量减少 25% 以上 |
| 减少胆固醇 | 与参考食品比较，胆固醇含量减少 25% 以上 |
| 增加或减少碳水化合物 | 与参考食品比较，碳水化合物含量增加或减少 25% 以上 |
| 减少糖 | 与参考食品比较，糖含量减少 25% 以上 |
| 增加或减少膳食纤维 | 与参考食品比较，膳食纤维含量增加或减少 25% 以上 |
| 减少钠 | 与参考食品比较，钠含量减少 25% 以上 |

（3）当某营养成分的含量标示值符合含量声称或比较声称的要求和条件时，可按照规定使用相应的一条或多条营养成分功能声称。但不能对功能声称用语进行任何形式的删改、添加和合并。规定的能量和营养成分功能声称标准用语如表 5 - 13 所示。

| 表 5 - 13 | 能量和营养成分功能声称标准用语 |
| --- | --- |
| **能量与营养成分** | **功能声称** |
| 能量 | 人体需要能量来维持生命活动 |
|  | 机体的生长发育和一切活动都需要能量 |
|  | 适当的能量可以保持良好的健康状况 |
|  | 能量摄入过高、缺少运动与超重和肥胖有关 |
| 蛋白质 | 蛋白质是人体的主要构成物质，并提供多种氨基酸 |
|  | 蛋白质是人体生命活动中必需的重要物质，有助于组织的形成和生长 |
|  | 蛋白质有助于构成或修复人体组织 |
|  | 蛋白质有助于组织的形成和生长 |
|  | 蛋白质是组织形成和生长的主要营养素 |
| 脂肪 | 脂肪提供高能量 |
|  | 每日膳食中脂肪提供的能量比例不宜超过总能量的 30% |
|  | 脂肪是人体的重要组成成分 |
|  | 脂肪可辅助脂溶性维生素的吸收 |
|  | 脂肪提供人体必需脂肪酸 |

续表

| 能量与营养成分 | 功能声称 |
| --- | --- |
| 饱和脂肪 | 饱和脂肪可促进食品中胆固醇的吸收 |
| | 饱和脂肪摄入过多有害健康 |
| | 过多摄入饱和脂肪可使胆固醇增高，摄入量应少于每日总能量的10% |
| 反式脂肪酸 | 每天摄入反式脂肪酸不应超过2.2g，过多摄入有害健康 |
| | 反式脂肪酸摄入量应少于每日总能量的1%，过多摄入有害健康 |
| | 过多摄入反式脂肪酸可使血液胆固醇增高，从而增加心血管疾病发生的风险 |
| 胆固醇 | 成人一日膳食中胆固醇摄入总量不宜超过300mg |
| 碳水化合物 | 碳水化合物是人类生存的基本物质和能量主要来源 |
| | 碳水化合物是人类能量的主要来源 |
| | 碳水化合物是血糖生成的主要来源 |
| | 膳食中碳水化合物应占能量的60%左右 |
| 膳食纤维 | 膳食纤维有助于维持正常的肠道功能 |
| | 膳食纤维是低能量物质 |
| 钠 | 钠能调节机体水分，维持酸碱平衡 |
| | 成人每日食盐的摄入量不超过6g |
| | 钠摄入过高有害健康 |
| 维生素A | 维生素A有助于维持暗视力 |
| | 维生素A有助于维持皮肤和黏膜健康 |
| 维生素D | 维生素D可促进钙的吸收 |
| | 维生素D有助于骨骼和牙齿的健康 |
| | 维生素D有助于骨骼形成 |
| 维生素E | 维生素E有抗氧化作用 |
| 维生素$B_1$ | 维生素$B_1$是能量代谢中不可缺少的成分 |
| | 维生素$B_1$有助于维持神经系统的正常生理功能 |
| 维生素$B_2$ | 维生素$B_2$有助于维持皮肤和黏膜健康 |
| | 维生素$B_2$是能量代谢中不可缺少的成分 |
| 维生素$B_6$ | 维生素$B_6$有助于蛋白质的代谢和利用 |
| 维生素$B_{12}$ | 维生素$B_{12}$有助于红细胞形成 |
| 维生素C | 维生素C有助于维持皮肤和黏膜健康 |
| | 维生素C有助于维持骨骼、牙龈的健康 |
| | 维生素C可以促进铁的吸收 |
| | 维生素C有抗氧化作用 |

续表

| 能量与营养成分 | 功能声称 |
|---|---|
| 烟酸 | 烟酸有助于维持皮肤和黏膜健康 |
| | 烟酸是能量代谢中不可缺少的成分 |
| | 烟酸有助于维持神经系统的健康 |
| 叶酸 | 叶酸有助于胎儿大脑和神经系统的正常发育 |
| | 叶酸有助于红细胞形成 |
| | 叶酸有助于胎儿正常发育 |
| 泛酸 | 泛酸是能量代谢和组织形成的重要成分 |
| 钙 | 钙是人体骨骼和牙齿的主要组成成分，许多生理功能也需要钙的参与 |
| | 钙是骨骼和牙齿的主要成分，并维持骨密度 |
| | 钙有助于骨骼和牙齿的发育 |
| | 钙有助于骨骼和牙齿更坚固 |
| 镁 | 镁是能量代谢、组织形成和骨骼发育的重要成分 |
| 铁 | 铁是血红细胞形成的重要成分 |
| | 铁是血红细胞形成的必需元素 |
| | 铁对血红蛋白的产生是必需的 |
| 锌 | 锌是儿童生长发育的必需元素 |
| | 锌有助于改善食欲 |
| | 锌有助于皮肤健康 |
| 碘 | 碘是甲状腺发挥正常功能的元素 |

# 三、 营养标签的格式

GB 28050—2011《预包装食品营养标签通则》规定了预包装食品营养标签的格式。根据食品的营养特性、包装面积的大小和形状等因素，在保证符合基本格式要求和确保不对消费者造成误导的基础上，选择使用或适当调整（文字格式、背景和表格颜色等）以下6种格式中的1种进行营养标签的标示。

1. 仅标示能量和核心营养素的格式

仅标示能量和核心营养素的营养标签见示例1。

示例1：

## 营养成分表

| 项目 | 每100g 或 100mL 或每份 | 营养素参考值/% 或 NRV/% |
|---|---|---|
| 能量 | 千焦（kJ） | % |
| 蛋白质 | 克（g） | % |
| 脂肪 | 克（g） | % |
| 碳水化合物 | 克（g） | % |
| 钠 | 毫克（mg） | % |

2. 标注更多营养成分

标注更多营养成分的营养标签见示例2。

示例2：

### 营养成分表

| 项目 | 每100g或100mL或每份 | 营养素参考值%或NRV% |
|---|---|---|
| 能量 | 千焦（kJ） | % |
| 蛋白质 | 克（g） | % |
| 脂肪 | 克（g） | % |
| 饱和脂肪 | 克（g） | % |
| 胆固醇 | 毫克（mg） | % |
| 碳水化合物 | 克（g） | % |
| 糖 | 克（g） | |
| 膳食纤维 | 克（g） | % |
| 钠 | 毫克（mg） | % |
| 维生素A | 微克视黄醇当量（μg RE） | % |
| 钙 | 毫克（mg） | % |

注：核心营养素应采取适当形式使其醒目。

3. 附有外文的格式

附有外文的营养标签见示例3。

示例3：

### 营养成分表

| 项目 | 每100g或100mL或每份 100g/100mL | 营养素参考值/%或（NRV/%） |
|---|---|---|
| 能量 | 千焦（kJ） | % |
| 蛋白质 | 克（g） | % |
| 脂肪 | 克（g） | % |
| 碳水化合物 | 克（g） | % |
| 钠 | 毫克（mg） | % |

4. 横排格式

横排格式的营养标签见示例4。

示例4：

### 营养成分表

| 项目 | 每100g/mL或每份 | 营养素参考值/%或NRV% | 项目 | 每100g/mL或每份 | 营养素参考值/%或NRV% |
|---|---|---|---|---|---|
| 能量 | 千焦（kJ） | % | 碳水化合物 | 克（g） | % |
| 蛋白质 | 克（g） | % | 钠 | 毫克（mg） | % |
| 脂肪 | 克（g） | % | — | — | % |

注：根据包装特点，可将营养成分从左到右横向排开，分为两列或两列以上进行标示。

5. 文字格式

包装的总面积小于100cm²的食品，如进行营养成分标示，允许用非表格的形式，并可省略营养素参考值（NRV）的标示。根据包装特点，营养成分从左到右横向排开，或者自上而下排开，如示例5。

示例5：

营养成分/100g：能量××kJ，蛋白质××g，脂肪××g，碳水化合物××g，钠××mg。

6. 附有营养声称和（或）营养成分功能声称的格式

附有营养声称和（或）营养成分功能声称的营养标签见示例6。

示例6：

营养成分表

| 项目 | 每100g 或100mL 或每份 | 营养素参考值/% 或 NRV/% |
|---|---|---|
| 能量 | 千焦（kJ） | % |
| 蛋白质 | 克（g） | % |
| 脂肪 | 克（g） | % |
| 碳水化合物 | 克（g） | % |
| 钠 | 毫克（mg） | % |

营养声称如：低脂肪××。

营养成分功能声称如：每日膳食中脂肪提供的能量比例不宜超过总能量的30%。

营养声称、营养成分功能声称可以在标签的任意位置。但其字号不得大于食品名称和商标。

## 四、 营养标签的制作

以产品A为例，采用计算法制作营养标签。

第一步：确认产品A的配方和原辅材料清单。

| 原辅材料名称 | 占总配方百分比/% |
|---|---|
| 原料 A | X |
| 原料 B | X |
| 原料 C | X |
| 原料 D | X |

第二步：收集各类原辅材料的营养成分信息，并记录每个营养数据的来源。

| 原辅材料名称 | 原辅材料的营养成分信息/100g | | | | 数据来源 |
|---|---|---|---|---|---|
| | 蛋白质/g | 脂肪/g | 碳水化合物/g | 钠/mg | |
| 原料 A | X | X | X | X | 中国食物成分表第一册 |
| 原料 B | X | X | X | X | 供应商提供 |
| 原料 C | X | X | X | X | 供应商提供 |
| 原料 D | X | X | X | X | 中国食物成分表第二册 |

第三步：通过上述原辅材料的营养成分数据，计算产品 A 的每种营养成分数据和能量值，并结合能量及各营养成分的允许误差范围，对能量和营养成分数值进行修约。

| 项目 | 100g（修约前） | 100g（修约后） |
|---|---|---|
| 能量 | X | X |
| 蛋白质 | X | X |
| 脂肪 | X | X |
| 碳水化合物 | X | X |
| 钠 | X | X |

第四步：根据修约后的能量、营养成分数值和营养素参考值，计算 NRV%，并根据包装面积和设计要求，选择适当形式的营养成分表。

**思考题**

1. 什么是膳食营养素参考摄入量（DRIs）？DRIs 有哪些指标？
2. 什么是营养生理需要量？
3. 什么是 BMI？其如何评价人体营养状况？
4. 何谓膳食结构？简述当今世界膳食结构类型及优缺点。
5. 何谓食物多样性？在日常生活中为什么要求食物多样性？
6. 何谓膳食平衡？谈谈膳食平衡对人体健康的重要性。日常生活中如何达到膳食平衡？
7. 没有不好的食物，只有不好的搭配，关键是平衡。你如何理解这句话？
8. 膳食平衡主要包含哪几大平衡？如何对膳食平衡进行评价？
9. 现阶段我国居民营养状存在的问题有哪些？
10. 什么是膳食调查，包括哪些内容？
11. 什么是营养标签？其基本组成包括哪些？
12. 什么是营养标签中的营养声称？
13. 营养标签中营养成分的含量标示包括哪些标示值？
14. 营养标签中功能声称与含量标示的关系是什么？

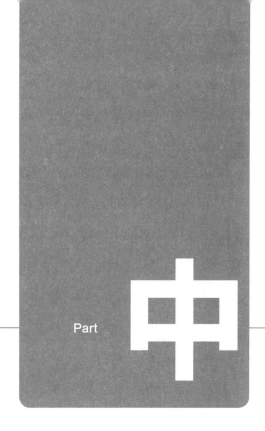

Part **中**

中篇

# 食品营养学

第六章

# 各类食物的营养保健特性

[内容提要]

　　本章主要介绍食物营养价值的评价原则和标准，谷类、豆类、果蔬类、畜禽类、水产类、乳类、蛋类及其他食物类的一般营养特点和保健特性。并对各类重要食物的营养保健特点分别进行介绍，还介绍了贮藏加工对食物营养价值的影响等内容。

## 第一节　概　　述

### 一、食　物　分　类

　　人类的食物来源广泛，种类繁多。食物按其来源和性质可分为三大类：①动物性食物：如畜禽肉类、乳类、蛋类、水产类等，主要提供优质蛋白质、脂肪、脂溶性维生素、矿物质等；②植物性食物：如谷类、豆类、薯类、果蔬类、坚果类等，主要提供能量、蛋白质、碳水化合物、脂肪、大部分维生素和矿物质等；③各类食物的制品：指以天然的动物性、植物性食物为原料，通过加工制作的食品，如食用油、糖果、酒、醋、酱油、罐头、糕点、饮料等。依据其代谢产物的性质可分：①酸性食物（acid - forming food）指凡食品中含非金属硫、磷、氯等矿物质元素的总量较高，在体内经代谢最终产生较多酸性物质，使体液相对呈弱酸性，这些食物在生理上被称为酸性食物，如肉、蛋、花生、核桃、榛子、精米、精面等；②碱性食物（alka-line - forming food）指凡食物中含金属钾、钠、钙、镁等矿物质元素含量较高，在体内经代谢最终产生较多碱性物质，使体液相对呈弱碱性，这些食品在生理上被称为碱性食物，如蔬菜、水果、豆类、乳类、杏仁、栗子、椰子等；③中性食物（neutral - forming food）指凡食物中不含成酸、成碱的矿物质元素或者这两类矿物质元素的量相当，体内代谢后呈中性，这些食品在生理上被称为中性食物，如食用油、黄油、食糖、淀粉等。

　　在中国传统饮食习惯里，人们总是把食物区分为主食和副食两大类，前者主要指粮食，后者主要指肉、蛋、乳、水果、蔬菜等。

## 二、　食物营养价值的相对性

食物是人类获取能量和营养素的基本载体，作为食物应当都具有一定的营养价值（nutritional value），但一种天然食物往往难以满足人体的全部营养需求，不同食物所含的营养素不同，能满足人体需求的程度也不同。食物种类繁多，营养素组成千差万别，除个别食品外，食品的营养价值都是相对的。其相对性主要体现在以下几方面。①几乎所有的天然食物中都含有人体所需要的一种以上的营养素。②食物的营养价值受储存、加工和烹调的影响。③不同食物提供的热能和营养素量不同，如谷类食物对碳水化合物、能量需要来说，营养价值较高，但对蛋白质来说赖氨酸含量较少，营养价值较低；乳类对蛋白质来说是营养价值较高的，但严重缺乏铁和维生素 C；肉类中蛋白质、脂溶性维生素的营养价值较高，但脂肪中含有大量饱和脂肪酸，营养价值较低。④同一种食物的不同品种、不同部位、不同产地、不同成熟度之间也有很大的差别。⑤有些食物中存在一些天然抗营养因子或有毒有害物质。⑥有些食物含有特殊天然活性成分。⑦食品的安全性是首要问题。

## 三、　食物营养价值的评价原则

由于不同食物所含营养素的种类、数量、质量等不同，大多数食物的营养价值都是相对的，但并不是说对其营养价值就无法评价，通常我们评价食物的营养价值可依据以下基本原则。

1. 营养成分

食物中营养素的种类是否齐全，数量多少，品质高低，相互比例是否适宜，以及是否易于消化、吸收、利用等。一般来说，食品中所提供的营养素种类及其含量越接近人体需要，则该食品的营养价值就越高。另外，若某些食物中含有人类膳食中普遍容易缺乏的营养素，即使在其他方面营养价值较低，但综合考虑我们仍可以说这类食物的营养价值较高，如胡萝卜、黄色的玉米等。

2. 保健成分

作为普通食物，并不特别强调其是否含有保健成分，但事实上，许多天然食物在为人类提供基本营养素的同时，也往往还提供一些保健成分，它们在促进人类健康，降低疾病风险方面具有重要作用，如大蒜中的大蒜素，香菇、山药、枸杞等中的活性多糖，茶叶中的茶多酚，番茄中的番茄红素，葡萄中的原花青素，荞麦中的芦丁，薏米中的内酯等。

3. 抗营养因子（anti‐nutrition factor）或有毒有害物质

有些食物含有的非营养成分具有抗营养作用甚至具有毒性，如大豆中的抗胰蛋白酶因子和血球凝集素，菠菜中的草酸，高粱中的单宁，杏仁中的杏仁苷，发芽土豆中的龙葵素，鲜黄花菜中的类秋水仙碱等，这些物质有的可影响营养素的消化、吸收和利用，有的可直接对人体健康产生危害，甚至引起中毒。因此，在食物加工过程中应充分考虑他们是否已被消除，以保证食物营养价值和食用安全性。

4. 储藏加工方法

食物在储藏加工过程往往会发生营养价值的改变，合理的加工有利于提高食物的营养价值，不合理的加工往往会降低食物的营养价值，甚至产生有害成分。

## 四、　食物营养价值的评价指标

不同的营养素，其评价指标不尽相同。有的营养素有多种评价指标，譬如，蛋白质的主要营养评价指标有消化率、生物价、氨基酸评分、净利用率、功效比值等，碳水化合物的营养评价指标有血糖生成指数（GI）、血糖负荷（GL）等，脂肪的营养评价指标有脂肪酸的种类与含量、油脂的消化率与稳定性等，但营养质量指数（index of nutrition quality，INQ）是常用的评价食物营养价值的简明指标，即营养密度（该食物所含某重要营养素占推荐摄入量或适宜摄入量的比值）与能量密度（该食物所含能量占推荐摄入量的比值）之比。营养素评价指标是一种结合能量和营养素对食物进行综合评价的方法。能直观、综合反映食物能量和营养素供求情况。INQ = 1，表示食物提供该营养素能力与提供能量能力达到平衡，为"营养质量合格食物"；INQ > 1，表示食物提供该营养素能力大于提供能量能力，为"营养质量较高食物"；INQ < 1，表示食物提供该营养素能力小于提供能量能力，为"营养价值较低食物"，若长期食用该食物，可能发生该营养素的不足或能量过剩。

以往常通过食物中单一营养素含量来衡量食物的营养价值，但随着人类对食物营养价值认识的不断深入，对食物营养价值的评价越来越重视食物间的合理搭配和食物的多样化。因此，包括聚类分析等方法在内的多因素分析方法已开始应用于食物的营养价值评价中了。

## 五、 食物营养价值的评价意义

（1）通过了解天然食物的组成成分，找出其营养缺陷，制订合理的改进措施，科学地进行食物的改造或创新，以充分利用现有的食物资源。

（2）通过了解食物储藏加工过程中营养素的变化及其影响因素，改进储藏加工工艺和烹调方法，在考虑食物可食性的同时，最大限度地保护食物中的营养素，以提高食物的营养价值。

（3）通过了解食物中非营养物质的特性，以便趋利避害，有的放矢，充分发挥其潜能。

（4）可以科学地指导人们选择食物和合理地搭配食物，以达到膳食更加合理，营养更加均衡的目的。

# 第二节　谷类的营养保健特性

谷类（grain）是禾本科植物的种子，主要包括小麦、稻米、玉米、小米、高粱、荞麦、燕麦、大麦、青稞等。在不同国家和地区居民膳食中，食用谷类的种类和数量有所不同，我国居民膳食以大米和小麦为主，被称为细粮，其他谷类被称为粗粮。在我国居民膳食中，50%～65%的能量和50%～60%的蛋白质以及大部分矿物质和B族维生素主要来源于谷类食物。

## 一、 谷类种子结构和营养素分布

各种谷类种子形态大小不一，但其结构基本相似，去壳后的谷粒由皮层、糊粉层、胚乳、胚芽四部分组成（图6-1）。

（1）皮层（silverskin） 脱壳以后的种子的最外层，占谷物重量的6%～7%，含有丰富的膳食纤维、B族维生素、矿物

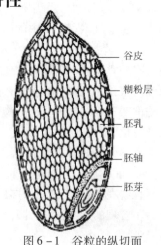

谷皮

糊粉层

胚乳

胚轴

胚芽

图6-1　谷粒的纵切面示意图

质和脂肪，不含淀粉。

（2）糊粉层（aleurone layer） 介于皮层和胚乳之间，仅有几个细胞的厚度，占谷物重量的6%～7%，含有丰富的蛋白质、脂肪、B族维生素和矿物质，还含有一定量的活性成分，具有保健功能，但在碾磨加工时，易随谷皮脱落，构成糠麸（bran），对谷类食物的营养价值产生较大影响。

（3）胚乳（endosperm） 是谷粒的主要部分，位于种子中部，占谷物重量的83%～87%，主要成分是淀粉，其次是蛋白质和少量脂肪，矿物质、维生素和膳食纤维则很少。胚乳的外围蛋白质含量丰富，营养也较高，越接近粒心，蛋白质含量越低。

（4）胚（embryo） 由胚芽、胚轴、子叶和胚根组成，位于谷粒的一端，占谷物重量的2%～3%，富含脂肪、蛋白质、矿物质、B族维生素和维生素E，其营养价值较高，但因其淀粉酶、蛋白酶活性较强，脂肪含量又高，加工时若谷粒留胚多则易变质。胚和胚乳连接不太紧密，胚本身又比较柔软而有韧性，在加工过程中容易被完整碾去混入糠麸中。大米、小麦子粒各部分的化学组成如表6-1所示。

表6-1　　　　　　　　大米、小麦子粒各部分的化学组成　　　　　　　　单位:%

| 化学组成 | 小麦胚乳 | 小麦胚芽 | 小麦皮层+糊粉层 | 全麦 | 大米胚乳 | 大米胚芽 | 大米皮层+糊粉层 |
|---|---|---|---|---|---|---|---|
| 水分 | 13.0 | 12.5 | 12.5 | 14.5 | 12.4 | 12.4 | 13.5 |
| 蛋白质 | 10.5 | 35.7 | 16.4 | 11.0 | 7.6 | 21.6 | 14.8 |
| 碳水化合物 | 74.3 | 13.7 | 43.6 | 69.0 | 78.8 | 29.1 | 35.1 |
| 脂肪 | 0.8 | 13.1 | 3.3 | 1.2 | 0.3 | 20.7 | 18.2 |
| 灰分 | 0.7 | 5.7 | 6.0 | 1.7 | 0.5 | 8.7 | 9.4 |
| 纤维素 | 0.7 | 1.8 | 18.0 | 2.6 | 0.4 | 7.5 | 9.0 |

谷类因品种、地区、生长环境与条件以及加工方法的不同，其营养价值不尽相同，通常全谷物食品的营养价值更高，保健功能也更强。目前，全球倡导食用全谷物食品。

## 二、谷类的营养特性

### （一）蛋白质

不同谷类食物中蛋白质含量差别较大，多数谷类蛋白质含量在7.5%～16%。蛋白质主要由清蛋白（albumin）、球蛋白（globulin）、醇溶蛋白（prolamin）和谷蛋白（glutelin）组成。

不同谷类食品各种蛋白质所占比例不同（表6-2）。多数谷类蛋白质中主要是醇溶蛋白和谷蛋白，占蛋白质总量的80%以上。

表6-2　　　　　　　　　　几种谷类食品的蛋白质组成　　　　　　　　　单位:%

| 谷物 | 清蛋白 | 球蛋白 | 醇溶蛋白 | 谷蛋白 |
|---|---|---|---|---|
| 大米 | 5 | 10 | 5 | 80 |
| 小麦 | 3～5 | 6～10 | 40～50 | 30～40 |

续表

| 谷物 | 清蛋白 | 球蛋白 | 醇溶蛋白 | 谷蛋白 |
|------|--------|--------|----------|--------|
| 玉米 | 4 | 2 | 50~55 | 30~45 |
| 高粱 | 1~8 | 1~8 | 50~60 | 32 |
| 燕麦 | 63.4 | 15.2 | 8.2 | 13.2 |

谷类蛋白质的氨基酸组成不合理，一般清蛋白和球蛋白中含较多赖氨酸，醇溶蛋白和谷蛋白中则含赖氨酸较少，而含亮氨酸较多，特别是醇溶蛋白中赖氨酸含量极少，因此谷类蛋白质一般都缺乏赖氨酸（表6-3），营养价值不及动物蛋白。

表6-3 　　　　　　　　　几种谷类蛋白质中的限制性氨基酸

| 食物 | 第一限制性氨基酸 | 第二限制性氨基酸 | 第三限制性氨基酸 |
|------|------------------|------------------|------------------|
| 小麦 | 赖氨酸 | 苏氨酸 | 缬氨酸 |
| 大麦 | 赖氨酸 | 苏氨酸 | 甲硫氨酸 |
| 燕麦 | 赖氨酸 | 苏氨酸 | 甲硫氨酸 |
| 大米 | 赖氨酸 | 苏氨酸 | — |
| 玉米 | 赖氨酸 | 色氨酸 | 苏氨酸 |

为了改善谷类蛋白质的营养价值，可采用强化限制性氨基酸或根据食物蛋白质的互补性来提高谷类蛋白质的营养价值。如米粉、面粉用0.3%赖氨酸强化或加入含赖氨酸多的适量豆粉后，其蛋白质的生物价明显得到提高。此外，利用基因工程育种的手段，也可以改善谷类的营养价值，如高营养玉米，与普通玉米相比，其赖氨酸、含硫氨基酸、苏氨酸、色氨酸含量分别提高了30%、50%、18%和100%。

## （二）碳水化合物

碳水化合物是谷类的主要成分，占谷物总量的70%~80%，以淀粉为主，主要集中在胚乳的淀粉细胞内。此外谷类还含有少量的糊精、戊聚糖、葡萄糖和果糖以及膳食纤维等。淀粉经烹调后容易消化吸收，是人类最理想、最经济的能量来源。在我国居民膳食中，约60%的能量来自于谷类的碳水化合物。

淀粉是由 D - 葡萄糖以 α - 糖苷键连接而成的高分子化合物，根据葡萄糖分子的连接方式不同，谷类中的淀粉可分为直链淀粉（amylose）和支链淀粉（amylopectin）两种类型，其含量因品种而异，多数谷物以支链淀粉为主，一般为70%~80%（表6-4）。两种类型的淀粉消化难易程度不同，支链淀粉不易消化。

表6-4 　　　　　　　　　重要粮食的淀粉含量 　　　　　　　　　单位:%

| 种类 | 直链淀粉 | 支链淀粉 | 种类 | 直链淀粉 | 支链淀粉 |
|------|----------|----------|------|----------|----------|
| 大米 | 17 | 83 | 马铃薯 | 22 | 78 |
| 甜玉米 | 70 | 30 | 甘薯 | 20 | 80 |

续表

| 种类 | 直链淀粉 | 支链淀粉 | 种类 | 直链淀粉 | 支链淀粉 |
|------|----------|----------|------|----------|----------|
| 玉米 | 26 | 74 | 豌豆 | 75 | 25 |
| 高粱 | 27 | 73 | 荞麦 | 28 | 72 |
| 小麦 | 24 | 76 | 糯米 | 0 | 100 |

### （三）脂肪

谷类中脂肪含量较低，一般低于2%，玉米和小米约为4%，莜麦为5.5%～7.2%，小麦胚芽可达10%。谷类脂肪主要集中在糊粉层和胚芽中，在加工时，易转入糠麸中。

从米糠中提取的米糠油以及从玉米和小麦的胚芽中提取的胚芽油，约80%为不饱和脂肪酸，其中亚油酸占60%，是一种营养保健价值很高的食用油，具有降血脂、防止动脉粥样硬化的作用。另外，谷胚中还含有少量植物固醇、卵磷脂等功能性类脂。

### （四）矿物质

谷类中矿物质含量为1.5%～3%，其分布常和纤维素是平行的，主要分布在皮层和糊粉层中，加工时容易转入糠麸中。谷类含矿物质的种类超过30种，其中主要是磷和钙，此外还有镁、钾、钠、硫、氯、锰、锌、钼、镍、钴、硼等。由于多以植酸盐形式存在，消化吸收较差。谷类食物铁含量少，为1.5～3.0mg/100g。

### （五）维生素

谷类是膳食中B族维生素特别是维生素$B_1$、泛酸、烟酸和维生素$B_6$的重要来源，多集中在糊粉层和胚中。谷类加工精度越高，保留的胚芽和糊粉层越少，维生素损失就越多。谷类胚芽中含有丰富的维生素E，以小麦和玉米胚芽中含量较高，是维生素E的良好来源。玉米中的烟酸为结合型，不易被人体利用，需经过适当加工使其转变成游离型后方能被吸收利用。黄色的玉米和小米中含有一定量的类胡萝卜素。谷类几乎不含维生素A、维生素D和维生素C。

## 三、重要谷类的营养与保健特性

### （一）大米

大米（rice）中的蛋白质含量一般为10%左右，主要为谷蛋白。根据品种不同，大米分为籼米、粳米和糯米。大米的营养价值与其加工精度有直接的关系。精白米与糙米相比，蛋白质、脂肪、纤维素、钙、维生素$B_1$、维生素$B_2$、烟酸分别少8.4%、56%、57%、44%、59%、29%、48%。

在谷物食物中，大米具有突出的优势，如大米蛋白含有较高的赖氨酸，营养较高，生物价达77；大米蛋白具有低过敏性；大米淀粉容易消化吸收以及抗腹泻等。正是由于大米的以上特性，使其构成了婴儿营养米粉的主体，很适合作为婴儿食品。

除上述大米外，我国还有黑米、紫米等品种，其营养保健功能高于一般的白大米。黑米被认为是稻米中的珍品。黑米中锰、锌、铜等无机盐含量大都比大米高1～3倍；维生素$B_1$、维生素$B_2$、磷、铁、钼等也很丰富，还含有一定量的黑色素、叶绿素、花青素、胡萝卜素及强心苷等特殊活性成分，因而黑米比普通大米更具营养保健功能。我国民间把黑米俗称"药米""月家米"，作为产妇和体虚衰弱病人的滋补品，也用于改善孕产妇、儿童缺铁性贫血状况。

因此被人们称为"补血米""长寿米"。《本草纲目》和《神农本草经》中记载，黑米有滋阴补肾、健脾开胃、补中益气、活血化淤等功效。

## （二）小麦粉

小麦粉（wheat flour）含蛋白质12%～16%，面筋蛋白占总蛋白质的80%以上。面粉营养价值的高低，与其加工精度十分密切。普通粉加工精度较低，保留了较多的胚芽和麸皮，因此，各种营养素的含量较高。精白粉加工精度较高，胚芽和麸皮保留很少，维生素和矿物质损失很多。但精白粉色较白，含脂肪少，易保存，感官性状较好，口感好，而且因植酸及纤维含量较少，消化吸收率比普通粉高。面粉中的矿物质、维生素含量与其加工精度密切相关。在特一粉、特二粉、标准粉和普通粉四个等级面粉中，灰分含量分别小于0.70%、0.85%、1.10%和1.40%。如表6-5所示。

表6-5　　　　　　　　　　面粉出粉率与部分维生素含量的关系　　　　　　　　　单位：μg/g

| 出粉率/% | 维生素 $B_1$ | 维生素 $B_2$ | 烟酸 |
|---|---|---|---|
| 85 | 3.42 | 0.68 | 25.00 |
| 80 | 2.67 | 0.46 | 19.00 |
| 70 | 0.70 | 0.37 | 10.00 |

## （三）玉米

玉米（corn）含蛋白质8%～13%，主要为醇溶蛋白。赖氨酸和色氨酸含量低，但苏氨酸、含硫氨基酸较大米高，胚中富含多不饱和脂肪酸、卵磷脂和维生素E。黄玉米含有一定量的类胡萝卜素，譬如$\beta$-胡萝卜素、玉米黄素、叶黄素和隐黄素等。

德国营养保健协会研究表明，在所有主食中，玉米的营养价值和保健功能算是比较高的，尤其是黄玉米，其维生素含量非常高，为稻米、小麦的5～10倍。另外还含有钙、镁、硒、多不饱和脂肪酸以及丰富的类胡萝卜素等。在对抗眼睛疾病方面有特殊功效。

## （四）小米

小米（millet）：又称粟米，含蛋白质9.2%～14.7%，脂肪3.0%～4.6%及较多硫胺素、核黄素和$\beta$-胡萝卜素等。小米蛋白质主要为醇溶蛋白和谷蛋白，占总蛋白的66%，其中赖氨酸含量低，而甲硫氨酸、色氨酸较其他谷物高。

小米具有良好的药用价值，可以养胃健脾。色氨酸含量高，有调节睡眠的作用。

## （五）薏米

薏米（pearl barley），又称薏苡仁。薏米营养价值高，被誉为"世界禾本科植物之王"。其氨基酸组成类似于大豆蛋白，必需氨基酸齐全，比例接近人体需要，其中以酪氨酸、亮氨酸含量最多。含有功能较强的薏苡仁内酯、薏苡素等特殊活性成分。薏米具有消炎、利尿、化脓、镇痛、消肿等作用，还能润肤、美容、去疲劳、防高血压、抑制某些癌细胞增殖、增强免疫力、降血糖、抗肿瘤及促消化等功效。

自古以来，薏米就属于滋补食品，并被视为一味名贵中药，被日本政府列为"21世纪的功能食品"而被广泛研究开发。我国现代药膳中也广泛应用。

## （六）荞麦

荞麦（buckwheat）属于蓼科（*Polygonaceae*）荞麦属（*Fagopyrum*），主要有甜荞（*Fagopy-*

*rum esculentum Moench*，也叫普通荞麦）和苦荞（*Fagopyrum tararicum Gaerth*，也叫鞑靼荞麦）两个栽培品种。荞麦中蛋白质含量为9%～11%，必需氨基酸特别是赖氨酸含量丰富，其含量是大米和小麦的2.7～2.8倍。B族维生素、类胡萝卜素含量较高，维生素 $B_1$ 较大米多1.3倍，较面粉多6.2倍，维生素 $B_2$ 比大米多4倍。微量矿物质元素（如镁、铁、铜、铬等）和膳食纤维也比较丰富。荞麦，尤其荞麦芽含有丰富的生物活性成分黄酮类化合物（flavonoids），具有降低毛细血管脆性，改善微循环，稳定血糖和血压，提高人体免疫力等作用，尤其适合于"三高"人群食用。

### （七）燕麦

燕麦（oats）含蛋白质15.6%，富含必需氨基酸、脂肪、铁、锌等，营养价值高。含有丰富的亚油酸，占全部不饱和脂肪酸的35%～52%。每100g燕麦中含钙50～100mg。B族维生素的含量居各种谷类粮食之首，尤其富含维生素 $B_1$，能够弥补精米精面在加工中丢失的大量B族维生素。膳食纤维也极其丰富。

燕麦自古入药，味甘、性温、具有健胃、益脾、催产、止虚汗和止血等功效。燕麦面汤是产妇、婴幼儿、慢性疾病患者、病后体弱者的食疗补品。能有效地降低人体中的胆固醇，是预防动脉粥样硬化、高血压、心脑血管疾病的理想食品。对糖尿病、脂肪肝、便秘、浮肿等有辅助疗效。燕麦是老少皆宜的食疗食品。

# 第三节　豆类的营养保健特性

我国食用豆类（legumes）资源丰富、种类繁多，分布于全国各地。我国的食用豆类品种主要有大豆、蚕豆、豌豆、绿豆、小豆、菜豆、豇豆、饭豆、小扁豆等20余种。按照营养成分含量可将豆类分为两大类：一类是大豆，包括黄大豆、黑大豆、青大豆等。它们含有较多的蛋白质（35%～40%）和脂肪（15%～21%），而碳水化合物相对较少。另一类是除大豆以外的其他豆类（又称杂豆），如绿豆、赤小豆、豌豆、蚕豆、芸豆等，它们含有较多的碳水化合物（55%～65%），中等量的蛋白质（20%～30%）和少量的脂肪（一般低于2%）。前者以提供蛋白质和脂肪为主，后者以提供淀粉为主。通常所说的豆制品主要是指大豆制品，如豆腐、豆浆、豆腐脑、豆腐干、豆芽、腐竹等，有时也包括杂豆制品。它们均是我国居民膳食中优质蛋白质的重要来源。

## 一、大豆的营养保健特性

### （一）大豆的营养特性

1. 蛋白质

大豆中蛋白质含量为35%～40%，是植物性食物中蛋白质含量最高的。大豆蛋白质由清蛋白、球蛋白、谷蛋白和醇溶蛋白组成，其中球蛋白含量最多，占大豆总蛋白量的80%～90%。大豆蛋白质的氨基酸组成接近人体氨基酸模式，赖氨酸含量较高，甲硫氨酸含量略低，是谷类蛋白质理想的互补食品。大豆蛋白质属于优质蛋白质，几乎能代替动物蛋白质，被称为"植物肉"。

#### 2. 脂肪

大豆中脂肪含量为15%～20%，部分品种可达25%左右，消化率高达97.5%，不饱和脂肪酸占脂肪酸总量的85%，其中油酸32%～36%，亚油酸51%～57%，亚麻酸2%～10%。此外，大豆中还含有1.1%～3.2%的磷脂和维生素E、豆固醇。大豆脂肪有利于降低血液胆固醇和软化血管，是高血压、动脉粥样硬化患者的理想用油。

#### 3. 碳水化合物

大豆中的碳水化合物含量为20%～30%，主要成分为蔗糖、棉子糖、水苏四糖等低聚糖和半乳聚糖、纤维素、半纤维素、果胶等多糖类，淀粉含量很少（不到1%）。除蔗糖和淀粉外，其余碳水化合物很难被人体消化吸收，但对人体的保健具有重要功能。

#### 4. 维生素和矿物质

大豆中B族维生素（如硫胺素、核黄素、烟酸等）明显高于谷类。还含有一定量的胡萝卜素、维生素E和维生素K。干豆中几乎不含维生素C，但豆芽中含量明显增多。

大豆中矿物质含量约4%，包括钾、钠、钙、镁、磷、铁、锌、硒等，是一种高钾、高钙、高镁、低钠食品。铁的含量较为丰富，为8.2mg/100g，但受抗营养因子的影响，钙、铁消化吸收率偏低。

### （二）大豆的保健功能

大豆中含有较多的特殊活性成分，如大豆皂苷、大豆异黄酮、大豆低聚糖及大豆膳食纤维等，它们对人类健康具有特殊功效。

#### 1. 大豆低聚糖

大豆低聚糖是大豆中含有的低分子可溶性糖类，在大豆中约含10%，主要是棉子糖、水苏糖和蔗糖，其中棉子糖和水苏糖属于益生元（prebiotics），具有重要的保健功能，它们不能被人体消化可直接到达大肠，能促进肠道内益生菌（probiotics）双歧杆菌、乳杆菌等增殖并增强其活性，从而抑制病原菌，改善肠道功能，防止腹泻、便秘，并起到保护肝脏、降低血脂、增强免疫等作用。

#### 2. 大豆异黄酮

异黄酮在大豆中含量为0.1%～0.2%，其主要成分为染料木素、染料木苷、大豆苷、大豆苷元，其在人体内可转化成具有雌激素活性的成分，因此被称为植物雌激素。具有降血脂、抗动脉硬化、抗肿瘤、抗骨质疏松、保护心脑血管等作用。

#### 3. 大豆皂苷

大豆皂苷是存在于大豆种子中的五环三萜类化合物，具有降低血中胆固醇和甘油三脂含量、抑制肿瘤细胞生长、抗病毒、抗氧化、提高免疫力等作用。

### （三）大豆中的抗营养因子

抗营养因子（anti-nutritional factors，ANFs）是指存在于天然食物中，影响某些营养素的吸收和利用，对人体健康和食品质量产生不良影响的因素。大豆中含有一些抗营养因子，如果加工时不消除，可对人体或产品质量产生不良影响。

#### 1. 蛋白酶抑制剂（protease inhibitor，PI）

指存在于大豆、棉子、花生、油菜子等植物中，是抑制胰蛋白酶、糜蛋白酶、胃蛋白酶等酶活性的物质统称。其中以胰蛋白酶抑制剂存在最普遍，在大豆和绿豆中的含量可达6%～8%，它能与小肠液中的胰蛋白酶结合，生成无活性的复合物，降低胰蛋白酶的活性，影响蛋白质的消化吸收，引起胰腺肥大，对动物的生长有抑制作用。采用常压蒸汽加热 30min 或 1kg 压力加热 20min 来破坏大豆胰蛋白酶抑制剂。大豆中的脲酶比胰蛋白酶抑制因子耐热能力强，且测定方法简便，故常用脲酶的活性来判断大豆中胰蛋白酶抑制因子是否已被破坏。我国食品卫生标准中明确规定，含有豆粉的婴幼儿代乳品，脲酶试验必须是阴性。然而，近年来国外一些研究表明，一些蛋白酶抑制剂具有抑制肿瘤和抗氧化作用，因此对其评价和应用还有待于进一步研究。

2. 植物红细胞凝集素（phytohematoagglutinin，PHA）

存在于大豆、豌豆、蚕豆、扁豆等中，是能凝集人和动物红细胞的一种蛋白质。食用数小时可引起恶心呕吐、腹泻等，影响动物的生长发育，加热即被破坏。

3. 植酸（phytic acid）

大豆中含量为 1% ~ 3%。在消化道内可与锌、钙、镁、铁等矿物质结合，也可与食物蛋白质的碱性残基结合，抑制胃蛋白酶和胰蛋白酶活性，影响矿物质和蛋白质的吸收利用。为了去除植酸，可将大豆浸泡在 pH 为 4.5 ~ 5.5 的水中，使植酸大部分溶解，也可以通过大豆发芽，提高植酸酶活性，酶解植酸。

4. 豆腥味（beany flavor）

构成豆腥味的物质达 40 多种，主要是由于脂肪氧化酶氧化产生小分子醛、醇、酮等挥发性物质的结果。通常采用 95℃加热 10 ~ 15min，再用乙醇处理钝化大豆脂肪氧化酶，可以较好地脱去豆腥味，也可通过生物发酵、微波照射、溶剂萃取等方法脱去豆腥味。

5. 胀气因子（flatus – producing fact）

大豆胀气因子是大豆中所含的 α – 半乳糖苷寡聚糖，即棉子糖和水苏糖。由于人体缺乏 α – D – 半乳糖苷酶和 β – D – 果糖苷酶，它们不能被人体消化吸收，在肠道微生物作用下可产生气体，引起肠道胀气，故称之为胀气因子。通过合理加工成豆制品，胀气因子可被去除。近年来的研究表明，棉子糖和水苏糖却是有益于人体健康的一类新的益生元，在功能性保健食品的开发方面，具有良好的应用前景。

## 二、　杂豆的营养保健特性

### （一）绿豆

绿豆（mung bean），又名青小豆，富含蛋白质、碳水化合物、矿物质和维生素。蛋白质以球蛋白为主，亮氨酸含量较多，甲硫氨酸、色氨酸和酪氨酸含量较少。

《本草纲目》记载"绿豆煮食，可消肿下气、清热解毒、消暑止渴"，现代医学研究证实，绿豆具有抗菌、利尿、排毒等功效。

### （二）赤豆

赤豆（adzuki bean），又名赤小豆，富含蛋白质、碳水化合物、矿物质和维生素。赤豆常被用来做粥和豆沙馅，很受人们喜爱。

赤豆含有一定量的皂苷，可刺激肠道，有良好的利尿作用，还能解酒、解毒，对心脏病、肾病、水肿均有一定的疗效，对润肠通便、预防结石、健美减肥也有一定的作用。产妇多吃赤豆，还有催乳的功效。

### （三）芸豆

芸豆（kidney bean）含有丰富的蛋白质和膳食纤维，矿物质钙、铁及 B 族维生素含量也很高。芸豆颗粒饱满肥大，色泽鲜明，营养丰富，可煮可炖，是制作糕点、豆馅、豆沙的优质原料，具有较高的营养价值。

芸豆含有皂苷、尿毒酶等独特成分，具有提高人体免疫能力，增强抗病能力，激活淋巴 T 细胞，促进脱氧核糖核酸的合成等功能，对肿瘤细胞有抑制作用，其所含尿素酶应用于肝昏迷患者效果很好。尤其适合心脏病、动脉硬化、高血脂、低血钾症和忌盐患者食用。

### （四） 蚕豆

蚕豆（vicia），又名胡豆、罗汉豆，富含蛋白质，其氨基酸种类较为齐全，特别是赖氨酸含量较高。

蚕豆含有丰富磷脂，有健脑作用。蚕豆皮中的粗纤维有降低胆固醇、促进肠蠕动的作用。传统医学认为蚕豆能益气健脾，利湿消肿。但蚕豆中含有有毒的 $\beta$ - 氰基氨基酸和 L-3，4-二羟基苯丙氨酸，前者是一种神经毒素，后者能导致急性溶血性贫血。因此，蚕豆不宜生吃，应充分煮熟后食用。

### （五） 豌豆

豌豆（pea）未成熟时可作蔬菜炒食，子实成熟后又可磨成豌豆粉食用。因豌豆豆粒圆润鲜绿，常被用来作为配菜，以增加菜肴的色彩，促进食欲。

豌豆荚和豆苗的嫩叶中富含维生素 C 和能分解体内亚硝胺的酶，可以分解亚硝胺。豌豆中富含胡萝卜素，食用后可防止人体致癌物质的合成，从而减少癌细胞的形成，具有抗癌防癌的作用。豌豆中富含粗纤维，能促进大肠蠕动，保持大便通畅，起到清洁大肠的作用。

豌豆，性平，味甘。豌豆中所含的叶绿酸可有效抗癌。有研究表明，吃豌豆可以降低体内甘油三酯的含量，减少心脏病的发病率，降低胆固醇。此外，多吃豌豆可缓解更年期妇女的不适现象。

### （六） 饭豆

饭豆（rice bean）是一种富含营养的豆类食物。富含蛋白质、碳水化合物以及较丰富的矿物质和维生素。与其他豆类比较，饭豆含钙较为丰富。

饭豆也是一种古老的民间药材，其药用价值在我国 2000 多年前的古医书中就有记载，以粒小而赤褐色者较佳。据《中药大词典》记载："红饭豆种子性平、味甘酸，无毒，入心、小肠经。有利水、除湿和排血脓，消肿解毒的功效。对治疗水肿、脚气、黄疸、便血、痈肿等病有明显的疗效，作药材比小豆更好。"

## 三、 豆制品的营养价值

豆制品是指以大豆和杂豆为原料加工而成的产品。其中，大豆制品是我国传统的主要豆制品，分为非发酵性豆制品（如豆浆、豆腐、豆腐干、腐竹、豆芽等）和发酵性豆制品（如腐乳、豆豉、臭豆腐、豆瓣酱等）。杂豆制品主要有粉丝、粉皮等。

非发酵性豆制品经各种处理，去除了大豆中抗营养因素和部分纤维素，同时 B 族维生素因溶于水而部分被丢失，但蛋白质消化率得到了提高。发酵性豆制品因其蛋白质被部分分解，游离氨基酸提高，味道鲜美，且维生素 $B_{12}$ 和维生素 $B_2$ 有所增加，营养价值较高。

### （一） 豆浆

豆浆（soybean milk）是最简单的大豆加工品，只需将大豆浸泡磨浆后煮沸即可。豆浆保存了大豆的所有成分，经煮沸以后，不但使大豆中的蛋白酶抑制剂和红细胞凝集素失活，而且使大豆蛋白质的消化率从生豆的40%提高到90%以上。豆浆属于营养素含量丰富的传统食品。

### （二）豆腐

向煮沸的豆浆中加入石膏（硫酸钙），或卤水（硫酸钙和硫酸镁的混合物），或者葡萄糖酸内酯，使豆浆中的蛋白质凝固，压榨除水就成了豆腐（soybean curd）或豆腐干。其含水因加工方法不同而已，北豆腐含水80%左右，南豆腐含水87%左右，内酯豆腐含水高达90%，豆腐干含水70%左右。豆腐中的B族维生素含量可能由于加热时破坏或压榨除水时流失较豆浆低很多。由于大豆本身含有较丰富的钙质，凝固时又添加了钙盐凝固剂，因此，豆腐是膳食中钙的良好来源。大豆中的蛋白质在豆腐中几乎完全得以保存，其消化吸收率可达95%。

### （三）豆芽

豆芽（bean sprout）主要有大豆芽和绿豆芽。大豆经发芽后，其原有的抗营养因子（蛋白酶抑制剂、植酸、红细胞凝集素等）含量减少或消失，营养素的消化吸收率得到改善，维生素C的含量明显提高。

# 第四节　蔬菜、水果类的营养保健特性

蔬菜和水果是人们日常生活中的主要副食，消费量很大，种类繁多，但大多具有共同特点，即水分含量高，蛋白质和脂肪含量低，含有一定量的碳水化合物，矿物质和维生素相当丰富，营养价值很高。蔬菜、水果属于碱性食品，对保持人体的酸碱平衡具有重要作用。同时蔬菜、水果含有多种有机酸、芳香物质、色素等赋予食物以良好的感官性状，对增进食欲、促进消化具有重要意义。此外，许多蔬菜、水果含有特殊的活性成分，对降低人类疾病风险，促进人体健康具有重要的保健功能。

## 一、蔬菜类的营养保健特性

按植物结构部位可将蔬菜分为五类：①叶菜类：白菜、油菜、菠菜、茼蒿、香菜、茴香等。②根茎类：萝卜、芋头、马铃薯、山药、红薯、藕、葱、蒜等。③鲜豆类：毛豆、扁豆、蚕豆、绿豆、豌豆、豇豆等。④花芽类：菜花、黄花菜及各种豆芽等。⑤瓜茄类：冬瓜、黄瓜、苦瓜、西葫芦、茄子、青椒、西红柿等。

### （一）蔬菜的营养特性

1. 碳水化合物

蔬菜中碳水化合物含量一般为4%左右，根茎类可达20%以上，主要是果糖、葡萄糖、蔗糖等，还富含纤维素、半纤维素和果胶。含单糖和低聚糖较多的蔬菜有胡萝卜、番茄、南瓜等。根茎类蔬菜大多含淀粉较多，如马铃薯、芋头、藕等。菇类、木耳等含有活性多糖，具有保健功能。

2. 蛋白质

多数蔬菜中蛋白质含量很低，一般为1%~2%，且赖氨酸、甲硫氨酸含量偏低。但鲜豆类可达4%，香菇可达20%，必需氨基酸含量较高，营养价值较高。

3. 脂肪

蔬菜脂肪含量极低，一般不超过1%。

4. 维生素

蔬菜中含有除维生素 D（香菇例外）和维生素 $B_{12}$ 之外的几乎所有维生素，尤其新鲜蔬菜是核黄素、叶酸、维生素 C 和胡萝卜素的重要来源。叶酸以绿叶菜中含量较多。维生素 C 一般在蔬菜代谢旺盛的叶、花、茎内含量丰富。一般深绿色的蔬菜维生素 C、维生素 K 含量较浅色蔬菜高。胡萝卜素在绿色、黄色或红色蔬菜中含量较多。辣椒含极丰富的维生素 C 和胡萝卜素。一般瓜茄类维生素 C 含量低，但苦瓜中含量高。

5. 矿物质

蔬菜中含有丰富的钾、钙、磷、镁、铁、铜、锰、硒等多种矿物质，其中以钾最多，钙镁含量也丰富，这些碱性矿物质元素对维持体内酸碱平衡起重要作用。在各种蔬菜中，一般以叶菜类含矿物质较多，尤其深色、绿色叶菜中铁、钙、镁含量丰富，如雪里蕻、苋菜、菠菜等。但一些蔬菜中由于存在草酸，导致钙、铁等矿物质元素吸收率不高。菌藻类中铁、锌和硒的含量相当丰富，海产植物还含有丰富的碘。

### （二） 蔬菜的保健特性

许多蔬菜不但营养价值高，而且还含有重要的生物活性成分，具有较高的保健功能，如：①洋葱中的黄酮类具有抗冠心病、抗动脉硬化、降低血脂黏度等作用；②牛蒡、生姜中的生姜酚等能抑制细胞癌化，具有抗癌作用；③南瓜、苦瓜中的活性肽、铬等能促进胰岛素的分泌，具有降血糖作用；④黄瓜中的丙醇二酸能抑制糖类转化为脂肪，具有减肥作用；⑤番茄中的番茄红素具有降低患前列腺癌的作用；⑥甘蓝中的萝卜子素可杀死幽门螺旋杆菌，具有治疗各种胃病的作用；⑦白菜中的吲哚三甲醇具有分解同乳腺癌有关的致癌雌激素的作用；⑧菠菜中的抗氧化成分，具有抗衰老、减少老年人记忆力减退的作用；⑨白萝卜中的芥子油、淀粉酶等，具有促进消化，增强食欲，加快胃肠蠕动和止咳化痰的作用。

另外，一些蔬菜中也存在着影响人体对营养素吸收利用的抗营养因子，除了植物细胞凝集素、蛋白酶抑制剂和草酸外，木薯中的氰苷可抑制人和动物体内细胞色素酶的活性，甘蓝、萝卜和芥菜等中的硫苷化合物可导致甲状腺肿，茄子和马铃薯表皮中的龙葵素可引起喉部口腔的瘙痒和灼热感。

## 二、 水果类的营养保健特性

水果种类繁多，其中以木本植物的带肉果实或种子为主。水果一般分为以下 6 类：①仁果类：苹果、梨、刺梨、山楂、木瓜等。②核果类：桃、杏、李、梅、枣等。③浆果类：葡萄、柿子、猕猴桃、桑椹、无花果等。④柑橘类：柑、橘、橙、柚、金橘、柠檬等。⑤瓜果类：西瓜、甜瓜、哈密瓜等。⑥亚热带和热带类：芒果、榴莲、椰子、荔枝、枇杷、龙眼、菠萝、香蕉等。

水果的特点是不经烹调可直接食用。新鲜水果与新鲜蔬菜相似，主要为人体提供丰富的维生素和矿物质，尚含有多种有机酸。此外，许多水果还含有多种活性成分，具有重要的保健功能。

### （一） 水果的营养特性

1. 蛋白质和脂肪

新鲜水果含水分多，营养素含量相对较低，蛋白质、脂肪含量均不超过1%。

2. 碳水化合物

水果中碳水化合物含量较蔬菜多，一般为 4%～25%，主要是果糖、葡萄糖和蔗糖以及丰富的纤维素、半纤维素和果胶。苹果和梨以含果糖为主，桃、梨、杏、柑橘以含蔗糖为主，葡萄、草莓、猕猴桃则以葡萄糖和果糖为主。水果未成熟时，碳水化合物多以淀粉为主，随着水果逐渐成熟，淀粉逐渐转化为可溶性糖，甜度增加。水果中的膳食纤维以果胶为主。常见水果含糖量如表 6-6 所示。

表 6-6　　　　　　　　　　　常见水果含糖量　　　　　　　　　　单位:%

| 含糖量 | <8 | 8～9 | 9～13 | 13～19 | 19～25 |
|---|---|---|---|---|---|
| 品种 | 石榴、西瓜、草莓、枇杷、香瓜、樱桃 | 鸭梨、柠檬、鲜菠萝、椰子肉、李子、樱桃、柚子 | 哈密瓜、葡萄、桃子、鲜柿子、杏、鲜荔枝、橙子、苹果、橘子 | 中华猕猴桃、无花果、鲜桂圆、杨梅、沙果、甜瓜、石榴 | 香蕉、海棠、鲜枣、鲜山楂、红果、柿子、干枣、蜜枣、柿饼、葡萄干、杏干、干桂圆 |

3. 矿物质

水果中含有人体所需的各种矿物质，其中钙、磷、钾、镁等含量最为突出。除个别水果外，矿物质含量相差不大。

4. 维生素

新鲜水果中维生素 $B_1$、维生素 $B_2$ 含量不高，胡萝卜素和维生素 C 含量因品种不同差异很大，其中含胡萝卜素较多的水果有沙棘、刺梨、柑橘、芒果、蜜瓜、杏、鲜枣等，含维生素 C 较多的水果有刺梨、酸枣、鲜枣、沙棘、番石榴等。

（二）水果的保健特性

许多水果含有重要的活性成分，具有抗氧化、抗衰老、抗肿瘤、降血脂、调节免疫、保护心脑血管等作用。柑橘含柠檬烯，具有抗癌作用。木瓜含有木瓜蛋白酶，具有助消化作用。紫色葡萄含有较多的原花青素，具有抗氧化作用。苹果含果胶丰富，具有降胆固醇、预防胆结石作用。香蕉富含钾、镁、色氨酸、维生素 $B_6$ 等，具有抗忧郁、镇定、安眠等作用。

## 三、 重要蔬菜、 水果的营养保健特性

（一） 马铃薯

马铃薯（potato），又称土豆。水分含量为 63.2%～86.9%，蛋白质含量为 0.75%～4.6%，其中赖氨酸和色氨酸含量较高，淀粉含量为 8%～29%，还含有丰富的维生素和矿物质。

马铃薯兼有谷物和蔬菜的特性，提供的营养更加均衡、全面。马铃薯是生长在地下的蔬菜，富含矿物质元素，维生素 C 含量也丰富。由于马铃薯种植范围广、产量高、营养合理，能较好地解决粮食危机，联合国曾在第 62 届大会上宣布 2008 年为"国际马铃薯年"。

（二） 红薯

红薯（sweet potato），又称地瓜。含水分 60%～80%、淀粉 10%～30%、可溶性糖 5%，

以及丰富的矿物质和维生素。同时还含有少量的蛋白质、脂肪、膳食纤维等。红薯中的胡萝卜素、维生素 C 及一些矿物质含量达到或超过蔬菜和水果中的含量，营养价值较高，被称为营养均衡的食品。

红薯还具有多种保健功能。《本草纲目》《本草纲目拾遗》等古代文献及当代《中华本草》对其均有描述。日本国立癌症预防研究所对有明显抗癌效应的蔬菜进行了排名，其中熟红薯、生红薯被排在第一位和第二位。美国生物学家瑟·施瓦茨教授从红薯中分离出一种叫 DHEA 的活性物质。他将这种物质注入用于培养癌细胞而喂养的白鼠体内，结果发现这些小白鼠比一般的白鼠寿命延长 1/3，具有明显的抗癌效果。

### （三）魔芋

魔芋（konjac），又称蒟蒻，为天南星科魔芋属的多年生草本植物，地下的扁球形块茎可供人们利用。魔芋块茎中主要成分是葡甘聚糖（KGM），是目前发现的、唯一能大量提供葡甘露聚糖的经济作物。每100g魔芋粉中，葡萄甘露聚糖含量为44%～64%。魔芋葡甘聚糖是一种功能成分，可以促进肠胃蠕动，帮助人体对蛋白质等营养物质的消化与吸收，能消除心血管壁上的脂肪沉淀物。魔芋血糖生成指数 GI 为 28，适合作为糖尿病人的食品。魔芋还是一种理想的减肥、抗癌食品。

### （四）山药

山药（yam），又称薯蓣。富含淀粉、皂苷、胆碱、果胶、多巴胺、黏液质、糖蛋白、维生素、纤维素、硒、磷、钙、铁、多酚氧化酶和人体所需的多种氨基酸等多种营养和保健成分，脂肪含量低。

山药中的多巴胺能扩张血管、改善血液循环。皂苷有抗肝脏脂肪浸润的作用，防止冠心病和脂肪肝的发生。黏液蛋白能预防心血管系统脂肪沉积，保持血管弹性，防止动脉粥样硬化过早发生，减少皮下脂肪沉积，以免出现肥胖。山药可作为抗肿瘤和放、化疗及术后体虚者的辅助药物。

### （五）番茄

番茄（tomato）被称为神奇的菜中之果。新鲜的番茄含有丰富的抗氧化剂，如 $\beta$ - 胡萝卜素、番茄红素（lycopene）、维生素 C 与维生素 E，具有保护视力、抗衰老的作用。

番茄中的抗氧化成分番茄红素，能保护细胞不受伤害，也能修补已受损的细胞，能抑制乳腺癌、肺癌和子宫癌等细胞的成长，具有防癌抗癌的能力。

### （六）芦笋

芦笋（asparagus）原产于南欧到西亚一带，2000 多年前就是希腊人手中宝贵的药材，17世纪更是法国皇宫宴客必备的佳肴，是不可多得的保健蔬菜。芦笋鲜嫩翠绿的茎干含有丰富的叶酸，能够促进机体细胞的生长和繁殖，有效降低新生儿的神经管缺陷，是孕妇不可多得的保健蔬菜。芦笋还具有降低心脏病风险、防癌抗癌的功效。

### （七）西蓝花

西蓝花（cauliflower）含蛋白质 3.5%～4.5%，矿物质成分比其他蔬菜更全面，钙、磷、铁、钾、锌、锰等含量丰富，比同属的十字花科的白菜花高出很多。维生素 C 含量也明显高于其他普通蔬菜。而且，西蓝花中的维生素种类非常齐全，尤其是叶酸的含量丰富。

西蓝花不仅营养丰富，更是一种保健蔬菜。经常食用有爽喉、开音、润肺功效。由于西蓝花的止咳功效，欧洲常称其是"天赐的良药""穷人的医生"。西蓝花还具有保护关节的作用，被誉为"关节卫士"。所含的萝卜硫素（sulforaphane），是一种能预防癌细胞生长的功能成分，同属十字花科的菜花、紫甘蓝抗癌效果也很好。

### （八）　菌菇类

菌菇类（mushrooms）是香菇、草菇、蘑菇、平菇、金针菇、猴头菇等大型真菌类食品的总称。我国是世界菌菇类生产大国，其品种多达 300 多个，年产量已超过 200 万 t，世界菌菇类贸易总额的 30% 来自中国。

菌菇类食品是一种高蛋白、低脂肪、富含天然维生素的独特食品，每 100g 干品中含蛋白质 13~26g，脂肪 1.8~2.9g，碳水化合物 60~65g，还含有维生素 A、维生素 $B_1$、维生素 $B_2$、维生素 $B_{12}$、维生素 D、维生素 C 及矿物质钙、磷、铁、镁等。

菌菇类被公认为保健食品。含有丰富的活性多糖、多肽、嘌呤等功能成分，有增强人体免疫功能，是理想的免疫促进剂，具有很好的抗癌效果。猴头菇是名贵的食药两用菌，自古就有"山珍猴头，海味燕窝"之说。猴头菇性平味甘，有助消化、利五脏的功能，可辅助治疗消化不良、胃溃疡、十二指肠溃疡、神经衰弱等疾病，且对消化道恶性肿瘤患者恢复健康有较好的作用。

### （九）　木瓜

木瓜（papaya）含有丰富的 $\beta$-胡萝卜素与维生素 C，能增强人体免疫能力。大量的可溶性果胶，有助于减少人体对胆固醇和有害重金属的吸收。此外，木瓜中蛋白酶丰富，生吃能促进蛋白质的消化与吸收，和肉类一起食用，可助消化，减轻肠胃的负担。

### （十）　苹果

苹果（apple）的营养价值和食疗价值都很高。含有丰富的碳水化合物、有机酸、维生素、矿物质、膳食纤维等营养物质。苹果中的糖类主要是蔗糖、果糖和葡萄糖。苹果中丰富的有机酸（苹果酸、酒石酸、柠檬酸等）和芳香醇对提高食欲、促进消化很有益处。

苹果中含有多种活性成分，是著名的保健水果，西方有句古谚：An apple a day，keeps the doctor away（每天一个苹果，可以让你远离医生）。苹果属于典型的高钾、低钠食品，是高血压患者的理想食疗食品。苹果中丰富的果胶，有助于减少人体对胆固醇和有害重金属的吸收。苹果中绿原酸、儿茶素、原花色素、槲皮素等具有较好的抗氧化作用，对降低心血管疾病和癌症的风险有积极意义。常食苹果还可润肤、益气、利尿、消肿。据报道，苹果还可促进人体产生干扰素，提高人体免疫力。

### （十一）　大枣

大枣（jujube）又称红枣，在我国已有 3000 多年的种植历史。大枣味道甘美，营养丰富。维生素 C 在鲜枣中含量很高，每 100g 鲜枣果肉含维生素 C 410mg，有的品种可达 800mg，是橘子的 13 倍、山楂的 6~8 倍，是苹果、葡萄、香蕉的 60~80 倍，因此有"天然维生素丸"之美称。干制红枣中虽也含有维生素 C，但在枣的干制过程中破坏较多，一般干红枣每 100g 果肉含维生素 C 12 mg，仅为鲜枣中含量的 3% 左右。

另外，鲜枣中还富含环磷酸腺苷功能成分，对冠心病、心肌梗死、心源性休克等疾病有显著疗效。据报道，在水果中，大枣和酸枣中含这种物质最高，也是目前所测高等植物中含量最高的。富含环磷酸腺苷的鲜枣水提液可显著抑制癌细胞的生长，并能使部分癌细胞恢复正常，因此，鲜枣是人们理想的营养保健果品。

### （十二） 草莓

草莓（strawberry）又称红莓，草莓营养丰富，含有果糖、蔗糖、柠檬酸、苹果酸、水杨酸、氨基酸以及钙、磷、铁等矿物质。此外，它还含有多种维生素，尤其是维生素 C 含量非常丰富，每 100g 草莓含维生素 C 60mg。草莓还含有丰富的果胶。

草莓具有去火、清热、明目养肝、促进消化、润肠通便等功能，是老少皆宜的保健食品。草莓中所含有的鞣花酸能保护人体组织不受致癌物质的伤害，具一定的抑制恶性肿瘤细胞生长的作用。

### （十三） 柚子

柚子（pomelo）营养价值很高，每 100g 柚子含蛋白质 0.7g、脂肪 0.6g，维生素 C 57mg，还含有丰富的有机酸、膳食纤维以及钙、磷、镁、钠等人体必需的元素。

柚子不但营养价值高，还具有健胃、润肺、补血、清肠、利便、降脂、降糖、促进伤口愈合等功效。柚子富含钾，几乎不含钠，是心脑血管病及肾脏病患者最佳的食疗水果之一。柚子含有丰富的果胶，能降低血液中的胆固醇。柚子含有的生理活性物质柚皮苷，可降低血液黏滞度，减少血栓的形成。鲜柚含有的类似胰岛素的成分，能降低血糖，更是糖尿病患者的首选水果。柚子对呼吸器官系统疾病，尤其是感冒、咽喉疼痛等疾病有很好的预防和康复功能。

### （十四） 桂圆

桂圆（longan）又称龙眼，营养价值较高，每 100g 鲜桂圆含糖 16.2g，还含有少量蛋白质和脂肪，维生素 C 以及硫胺素、核黄素、尼克酸等含量丰富，钙、磷、铁的含量也比较多，此外还含有酒石酸、腺嘌呤、胆碱等。

桂圆是补血益心的佳品，产后、病后的人食用，对康复有益。对增强记忆、消除疲劳特别有效。对大脑皮质有很好的镇静作用。抗衰老作用也特别突出，是不可多得的抗老防衰水果。由于桂圆性平和，可以久食，还可用于肿瘤患者的康复，是肿瘤患者不可多得的保健食品。但凡虚火旺盛、风寒感冒、消化不良、内有痰火或湿滞时不宜多食，孕妇也不宜多食。

# 第五节　畜、禽类的营养保健特性

畜、禽类主要提供优质蛋白质、脂肪、矿物质和维生素，是人类膳食构成的重要组成部分。

## 一、 畜类的营养特性

畜肉（livestock meat）是指猪、牛、羊、马、骡、驴、鹿、狗、兔等牲畜的肌肉、内脏及其制品。各营养素分布因动物种类、肥瘦、部位等不同而差异较大。

### （一） 蛋白质

畜肉蛋白质主要分布在肌肉组织中，含量为 10% ~ 20%。通常牛、羊肉的蛋白质含量高于猪肉。按照蛋白质在肌肉组织中存在的部位不同，又分为肌浆蛋白质（占 20% ~ 30%）、肌原纤维蛋白质（占 40% ~ 60%）和间质蛋白质（占 10% ~ 20%）。

畜肉蛋白质为完全蛋白质，营养价值高，但结缔组织中的间质蛋白质（主要是胶原蛋白和弹性蛋白）因缺乏色氨酸和甲硫氨酸等必需氨基酸，营养价值较低，属于不完全蛋白质。

### （二）　脂类

不同品种、不同部位畜肉中的脂类含量差异较大，低者不到 10%（如瘦牛肉），高者达 90% 以上（如肥猪肉），平均 10%～30%。

畜肉中的脂类主要是甘油三酯，又以饱和脂肪酸含量较多。还有少量卵磷脂和胆固醇等。瘦肉中胆固醇含量较低，每 100g 含 70mg 左右，肥肉中比瘦肉中高 3～5 倍，内脏和脑组织中含量更高，如每 100g 猪肝含 288mg，猪肾 354mg，猪脑 2571mg，牛肝 297mg，牛脑 2447mg。高胆固醇血症患者不宜过量摄取动物内脏和脑组织。

### （三）　碳水化合物

畜肉中的碳水化合物含量很少，一般为 1%～3%，主要以糖原的形式存在于肌肉和肝脏之中。另外，还含有少量葡萄糖（0.01%）和微量的果糖。动物在宰前过度疲劳，糖原含量下降，宰后放置时间过长，也可因酶的作用，使糖原含量降低，而乳酸相应增高，pH 下降。

### （四）　维生素

畜肉可提供多种维生素，主要以 B 族维生素和维生素 A 为主。内脏中的含量高于肌肉中的，其中肝脏中的含量最为丰富，它是动物组织中多种维生素最丰富的器官，特别是富含维生素 A 和核黄素。瘦肉中以含维生素 $B_1$ 较高，基本不含维生素 A 和维生素 C。

### （五）　矿物质

畜肉中含矿物质为 0.8%～1.2%，多集中在内脏及瘦肉中。畜肉含铁较多，为 6.2～25mg/100g，铁主要以血红素形式存在，消化吸收率高。畜肉还是锌、铜、硒、锰等多种微量元素的良好来源，尤其在牛肾和猪肾中硒的含量是其他一般食品的数 10 倍。钙的含量较低，仅为 7～11mg/100g。人类对肉类的各种矿物质元素的吸收都高于植物性食品。

## 二、　禽类的营养特性

禽肉（poultry）是指鸡、鸭、鹅、鸽、鹌鹑、火鸡等的肌肉、内脏及其制品。禽肉的营养价值与畜肉相似。

### （一）　蛋白质

禽肉含蛋白质 10%～22%。其中鸡肉 22%，鸭肉 17%，鹅肉 10%，能提供各种必需氨基酸，属于优质蛋白质。禽肉结缔组织较畜肉柔软并均匀地分布于一切肌肉组织内，比畜肉更细嫩，更容易消化。

### （二）　脂肪

禽肉脂肪含量很不一致，鸡肉约为 2.5%，而肥鸭、肥鹅可达 10% 或更高。禽肉脂肪含有丰富的亚油酸，其含量约占脂肪总量的 20%，营养价值高于畜肉脂肪。

### （三）　维生素

B 族维生素含量与畜肉接近，但烟酸较高，并含维生素 E。禽肉内脏富含有丰富的维生素 A 和维生素 $B_2$，对视觉细胞内感光物质的合成与再生，维持正常视觉有重要作用。禽肉内脏也含有较高的胆固醇，血脂高的人不宜食用过多。

### （四）　矿物质

禽肉中钙、磷、铁、锌等均高于畜肉，微量元素硒含量明显高于畜肉。禽肝中的铁为猪、牛肝中含量的 1～6 倍。

### （五）含氮浸出物

禽肉中含氮浸出物与其年龄有关，同一品种幼禽肉汤中含氮浸出物低于老禽。禽肉的质地较畜肉细嫩且含氮浸出物较多，故禽肉炖汤的味道较畜肉更鲜美。

## 三、重要畜、禽类的营养保健特性

### （一）猪肉

猪肉（pork）含有丰富的优质蛋白质，并提供血红素（有机铁）和促进铁吸收的半胱氨酸，能改善缺铁性贫血；具有补肾养血，滋阴润燥的功效；但由于猪肉中胆固醇含量偏高，故肥胖人群及血脂较高者不宜多食。

### （二）牛肉

牛肉（beef）富含肌氨酸、肉毒碱、丙氨酸、维生素 $B_6$、维生素 $B_{12}$ 以及丰富的钾、锌、铁、镁和必需氨基酸，这些营养物质可以促进新陈代谢，增加肌肉力量，修复肌体损伤，从而起到强壮身体的作用。牛肉中的肌氨酸含量明显高出其他食品，对增长肌肉、增强力量特别有效。牛肉中的维生素 $B_6$ 有助于增强免疫力，促进蛋白质的新陈代谢和合成。牛肉中的肉毒碱含量远高于鸡肉、鱼肉，有利于促进脂肪的代谢，产生支链氨基酸，对健美运动员增长肌肉起重要作用。牛肉中富含大量的铁，有助于缺铁性贫血的治疗。牛肉中含有的锌是一种有助于合成蛋白质、能促进肌肉生长的抗氧化剂，对防衰抗癌具有积极意义。牛肉中含有的钾对心脑血管系统、泌尿系统有改善作用。含有的镁则可提高胰岛素合成代谢的效率，有助于糖尿病的治疗。中医学认为，牛肉补中益气、滋养脾胃的作用，寒冬食牛肉，有暖胃作用，为冬季补益佳品。

### （三）羊肉

羊肉（mutton）质地细嫩，容易消化，高蛋白、低脂肪、含磷脂多，较猪肉和牛肉的脂肪含量少，胆固醇含量低，是冬季防寒温补的美味之一；羊肉性温味甘，既可食补，又可食疗，为优良的强壮祛疾食品，有益气补虚，温中暖下，补肾壮阳，生肌健力，抵御风寒之功效。

### （四）乌鸡肉

乌鸡（black chicken）又称乌骨鸡。从营养价值上，乌鸡的营养远远高于普通鸡类，吃起来口感非常细嫩。乌鸡有相当高的滋补药用价值，特别是富含极高药用价值的黑色素，有滋阴、补肾、养血、添精、益肝、退热、补虚等作用，能调节人体免疫功能和抗衰老，自古享有"药鸡"之称。《本草纲目》认为乌鸡有补虚劳赢弱，益产妇，治妇人崩中带下及一些虚损诸病的功用。

乌鸡虽然营养丰富，但多食能生痰助火、生热动风，故体肥、患严重皮肤疾病者宜少食或忌食，患严重外感者也不宜食用。

### （五）鸭

鸭（duck）在我国历来被视为补养佳品之一。鸭肉所含蛋白质略低于鸡肉，脂肪含量高于鸡肉，维生素 A 和核黄素的含量比鸡肉多，铁、锌、铜的含量也多于鸡肉。鸭子吃的食物多为水生物，故其肉性寒、味甘，具有滋阴养胃、利水消肿、健脾、补虚、清暑的功效。凡体内有热的人适宜食鸭肉，体质虚弱，食欲不振，发热，大便干燥和水肿的人食之更为有益。

### （六）鹅肉

鹅肉（goose）蛋白质含量略低于鸡肉，脂肪含量高于鸡肉一倍多，含有多种维生素，核黄素比鸡肉的含量高，矿物质元素铁、锌、铜等含量高于鸡肉。鹅肉性平味甘，具有益气补虚、和胃止渴、止咳化痰、解铅毒等作用。适宜身体虚弱、气血不足、营养不良的人食用。可补虚益气，暖胃生津，凡经常口渴、乏力、气短、食欲不振者，可常喝鹅汤，食鹅肉。可辅助治疗和预防咳嗽病症，尤其对治疗感冒和急慢性气管炎、慢性肾炎、老年浮肿、肺气肿、哮喘痰壅等有良效。特别适合在冬季进补。

### （七）鹌鹑肉

鹌鹑肉（quail）既有营养价值，又有药用价值。鹌鹑肉营养价值比鸡肉高，有"动物人参"之称。其味鲜美，易消化吸收，适宜孕妇、产妇、老年体弱者食用，肥胖症、高血压病患者也可选食。另外，鹌鹑肉性味甘、平，有补五脏、益中气、清利湿热。对脾虚食少，腹泻，水肿，肝肾不足的腰膝酸软者有一定治疗保健作用。

### （八）鸽子肉

鸽子肉（pigeon）营养丰富，营养保健作用与鸡肉类似，而且比鸡肉更易消化吸收，所以民间有"三鸡不如一鸽"之说。鸽子肉中蛋白质含量十分丰富，血红蛋白也较多，脂肪含量比较低，维生素 E、尼克酸、核黄素等含量都比鸡肉高。鸽子肉对用脑过度引起的神经衰弱、健忘、失眠、夜尿频繁等症状都有一定的辅助治疗作用，也适用于虚羸、消渴、妇女血虚等症，尤其对体质虚弱者和产妇有较好的滋补作用。

# 第六节　水产类的营养保健特性

水产类（fishery products）是指在水域中捕捞、获取的水产资源，如鱼类、软体类、甲壳类、海兽类和藻类等动植物。常见的水产品有鱼类、甲壳类和软体类。

## 一、水产类的营养特性

### （一）蛋白质

鱼类含蛋白质 15%～25%，氨基酸组成较合理，赖氨酸丰富，属于优质蛋白质，是膳食蛋白质的良好来源。另外，鱼肉中结缔组织较少，肉质鲜嫩，易消化，特别适合小孩和老人食用。

河蟹、对虾、章鱼的蛋白质含量约为 17%。贝类的牛磺酸含量普遍高于鱼类。

### （二）脂肪

鱼类的脂肪含量为 1%～3%，但个别鱼类中含量相差较大，如鳗鱼中高达 12.8%，而鳕鱼中含量仅为 0.5%，不饱和脂肪酸含量高达 60% 以上，消化吸收率 95%。鱼油中含大量维生素 A、维生素 D，是儿童成长期不可缺少的物质，可防止软骨病、夜盲症等发生。鱼类，尤其是海鱼类含丰富二十二碳六烯酸（DHA），是大脑营养必不可少的多不饱和脂肪酸，还含丰富的二十碳五烯酸（EPA），有降低胆固醇、防血栓形成及减少动脉粥样硬化发生的作用，并有抗癌防病功效。EPA 和 DHA 可由亚麻酸转化而来，但在鱼体合成量少，主要由海水中的浮游生物和海藻类合成，通过食物链进入鱼体，并以三酰甘油的形式储存，且在冷水鱼中含量较高。蟹、河虾等脂肪含量约为 2%，软体动物的脂肪含量平均为 1%。通常贝壳类和软体类水产品中的胆固醇含量高于一般鱼类，一般为 100mg/100g，但蟹黄、鱼子中胆固醇含量更高，高胆固醇血症患者应少食用。

### （三） 碳水化合物

鱼类中碳水化合物的含量很低，约为 1.5%，主要以糖原形式存在于鱼类肝脏和肌肉内。有些鱼类几乎不含碳水化合物，如草鱼、银鱼、鲑鱼、鲢鱼、鲈鱼等。软体动物的碳水化合物含量平均为 3.5%，海蜇、鲍鱼、牡蛎和螺蛳等可达 6%～7%。

### （四） 维生素

鱼类含有丰富的 B 族维生素和脂溶性维生素，是维生素 A 和维生素 D 的重要来源，也是维生素 $B_2$ 的良好来源，维生素 E 和维生素 $B_1$ 的含量也较高。鱼类中维生素 $B_6$、维生素 $B_{12}$、烟酸、泛酸、叶酸含量不高，主要存在于鱼类内脏中。鱼类几乎不含维生素 C。

### （五） 矿物质

鱼类中含矿物质为 1%～2%，高于畜禽肉，其中磷、钾、钙、镁、铁、锌均较丰富，还含有铜。鲐鱼、金枪鱼含铁量较高。海鱼含碘丰富，为 50～100mg/100g。河虾的钙含量达 325mg/100g。河蚌中锰含量达 59.6mg/100g。软体动物含矿物质 1.0%～1.5%，其中钙、钾、铁、锌、硒和锰含量丰富。墨鱼含钾达 400mg/100g。牡蛎、泥蚶和扇贝含锌量均高于 10mg/100g。海蟹、牡蛎和海参的硒含量均超过 50μg/100g。

## 二、 重要水产类的营养保健特性

### （一） 鲫鱼

鲫鱼（carassius auratus）有益气健脾、利水消肿、清热解毒、通络下乳等功能。腹水患者用鲜鲫鱼与赤小豆共煮汤服食有疗效。用鲜活鲫鱼与猪蹄同煨，连汤食用，可治产妇少乳。鲫鱼油有利于心血管功能，还可降低血液黏度，促进血液循环。

### （二） 墨鱼

墨鱼（cuttlefish）有滋肝肾、补气血、清胃去热等功能。墨鱼是妇女的理想保健食品，有养血、明目、通经、安胎、利产、止血、催乳等功能。

### （三） 黄鳝

黄鳝（rice field eel）又称鳝鱼。含有丰富的卵磷脂、DHA 和 EPA，具有较高的保健作用和药用价值。黄鳝入肝、脾、肾三经，有补虚损、祛风湿、强筋骨等功能。黄鳝所含活性成分"鳝鱼素"能调解血糖，是糖尿病患者的理想食物。

### （四） 泥鳅

泥鳅（loach）属于高蛋白、低脂肪食品，含有多种微量元素，并富含维生素 A、维生素 $B_1$、维生素 $B_2$、维生素 $B_{12}$ 和烟酸。与鲤鱼、鲫鱼、黄鱼、带鱼等相比，泥鳅的营养价值更胜一筹，是老人、儿童、孕妇和肝炎、贫血患者的理想食物。泥鳅味甘，性平，有补中益气、祛除湿邪、解渴醒酒、祛毒除痔、消肿护肝、养肾生精的功效。

### （五） 海参

鲜海参（sea cucumber）含水分 77.1%、蛋白质 18.1%、碳水化合物 0.9%、脂肪 0.2%、矿物质 3.7%，并含有维生素 $B_1$、维生素 $B_2$、烟酸等。海参在营养上的突出特点是，胆固醇含量极低，脂肪含量相对少，属于典型的高蛋白、低脂肪、低胆固醇滋补珍品，有"百补之首"的美誉。对高血压、高脂血症、高血糖和冠心病患者尤为适宜。

另外，海参还含有皂苷、酸性黏多糖、海胆紫酮、牛磺酸等多种活性成分，其中海参皂苷和酸性黏多糖具有较强的抗肿瘤作用，可用于肿瘤病人的辅助治疗。

海参不仅是珍贵的保健食品，也是名贵的药材。据《本草纲目拾遗》中记载：海参具有补肾、益精髓、壮阳疗痿的功效。

### （六）鲍鱼

鲍鱼（abalone）肉质细嫩，滋味鲜美，营养价值极为丰富。鲜鲍鱼含水分 77.5%、蛋白质 12.6%、脂肪 0.8%、碳水化合物 6.6%、矿物质 2.5%，并含有多种维生素。鲍鱼属于低胆固醇食物，维生素 E 含量丰富，是预防心血管疾病的健康食品。

从鲍肉中提取的鲍灵素能够较强抑制癌细胞生长，有显著的抗癌效果。鲍肉的提取物还可以促进淋巴球细胞增生，是目前已知增强人体免疫力效果最显著的水产品之一。

### （七）鱼翅

鱼翅（shark's fin）是取自鲨鱼鳍中的软骨。主要成分是胶原蛋白，与燕窝、鲍鱼、海参等相比，其营养价值并不高，而且鱼翅所含的胶原蛋白缺少色氨酸，属于不完全蛋白质，消化吸收率较低。

目前，还没有确凿的科学根据证明鱼翅对人类健康有突出功效。而且，由于鲨鱼处于海洋食物链的顶端，与其他鱼类相比，鲨鱼体内往往会积累更多的重金属，人若食用过多，可能对中枢神经系统及肾脏等内脏、系统有一定的伤害。

### （八）燕窝

燕窝（bird's nest）又称燕菜，为雨燕目雨燕科的部分雨燕和金丝燕属的几种金丝燕衔食海中小鱼、海藻等生物后，经胃消化腺分泌出的唾液与绒羽筑垒而成的巢穴，多建筑在海岛的悬崖峭壁上，形状似陆地上的燕子窝，故而得名。其中以"宫燕"营养价值最高，其次为"毛燕"，"血燕"品质最差。100g 干燕窝内含蛋白质 49.9g、碳水化合物 30.6g、钙 42.9mg、磷 3mg、铁 4.9mg 以及较多的生物活性成分。

燕窝既是名贵的山珍海味、高级宴席上的美味佳肴，又是一种驰名中外的高级滋补品。《本草纲目》记载：燕窝甘淡平，化痰止咳，补而能清，为调理虚劳之圣药。中医认为燕窝养阴润燥、益气补中、治虚损、咳痰喘、咯血、久痢，适宜于体质虚弱，营养不良，久痢久疟，痰多咳嗽，老年慢性支气管炎、支气管扩张、肺气肿、肺结核、咯血和胃痛病人食用。现代医学发现，燕窝可促进免疫功能，有养颜美容，使皮肤光滑、有弹性和光泽，延缓人体衰老，延年益寿的功效。对呼吸系统疾病的治疗作用可以说是燕窝的经典疗效了。从古至今，各种医籍无不强调燕窝对呼吸系统疾病的治疗作用。另外，对于有吸烟不良嗜好的人来说，燕窝是不可多得的"洗肺"佳品。燕窝作为天然滋补食品，男女老少均可食用。

## 第七节　乳类的营养保健特性

乳类（milk）是指动物的乳汁，为各种哺乳动物哺育其幼仔最理想的天然食物，包括人乳、牛乳、羊乳、马乳等。不同乳类在成分组成上虽有差异，但它们的营养素种类齐全，组成比例适宜，容易消化吸收，能满足初生幼仔迅速生长发育的全部需要，也是各类人群的理想食品。目前，市场上销售的主要是牛乳，其次为羊乳。乳类经浓缩、发酵等工艺可制成乳制品，如乳粉、酸乳、炼乳等。

## 一、 乳类的营养保健特性

乳类主要是由水、脂肪、蛋白质、乳糖、矿物质、维生素等组成的一种复杂乳胶体，水分含量为 86% ~90%。另外，乳的组成随动物的品种、饲养方式、季节变化、挤乳时间等不同而有一定的差异，波动较大的是脂肪，其次是蛋白质和乳糖，维生素和矿物质也有一定波动。

### （一） 蛋白质

牛乳中的蛋白质含量平均为 3.0%，羊乳蛋白质含量为 1.5%，人乳蛋白质含量为 1.3%。牛乳蛋白质主要由酪蛋白（casein）、乳清蛋白（lactalbumin）和乳球蛋白（lactoglobulin）组成，三者约占总蛋白的 80%、15% 和 3%。牛乳蛋白质属于完全蛋白质，具有较高的营养价值。酪蛋白是一种含磷的复合蛋白质，对促进机体对钙的吸收有积极作用。乳清蛋白对热不稳定，加热易发生沉淀。乳球蛋白与机体免疫有关，作为新生儿被动免疫的来源，可增强婴儿的抗病能力。牛乳中的乳铁蛋白（lactoferrin）含量为 20 ~200μg/mL，具有调节铁代谢、促进生长和抗氧化等作用。人乳蛋白质适合婴儿消化，且分娩后第一天初乳蛋白质含量达 5% 以上。人乳蛋白质组成与牛乳有极大差异，酪蛋白、清蛋白之比为 0.3∶1，而牛乳则为 4∶1，在生产配方乳粉（formula milk power）时，需通过添加乳清蛋白将二者调整到接近母乳的蛋白质比例。

### （二） 脂肪

牛乳中脂肪含量为 2.8% ~4.0%，与人乳大致相同。脂肪酸中饱和脂肪酸与不饱和脂肪酸比例约为 2∶1，其中油酸 30%、亚油酸 5.3%、亚麻酸 2.1%。乳脂颗粒较小，呈高度分散状态，易消化，吸收率达 98%。乳脂中的短链脂肪酸含量较高，构成了乳脂的特殊风味。另外，乳中含磷脂 20 ~50mg/100mL，胆固醇 13mg/100mL。水牛乳脂肪含量在各种乳类当中最高，达 9.5% ~12.5%。

### （三） 碳水化合物

乳中的碳水化合物含量为 3.5% ~7.5%，几乎全部为乳糖（lactose），人乳中含量最高，羊乳居中，牛乳最少。乳糖的甜度仅为蔗糖的 1/6，能在人体小肠中水解成 1 分子葡萄糖和 1 分子半乳糖，有调节胃酸、促进胃肠蠕动和消化液分泌的作用，还能促进钙的吸收和促进肠道乳酸杆菌繁殖，抑制腐败菌的生长，因此对婴幼儿的消化道具有重要意义。个别人由于消化道缺乏乳糖酶，饮用牛乳以后，因乳糖不能被水解而导致腹泻、胃胀等不适症，即乳糖不耐症（lactose intolerance），这类人群可以试喝脱乳糖的乳、乳糖酶解的乳（譬如舒化乳）或酸乳。

### （四） 矿物质

牛乳中的矿物质含量为 0.70% ~0.75%，富含钙、磷、钾等，其中部分与酪蛋白结合以及与酸结合形成盐类。牛乳中含钙 110mg/100mL，且吸收率高，是人类优质钙的来源。牛乳中铁的含量仅为 0.30mg/100mL，属缺铁食物，用牛乳喂养婴儿时应注意铁的补充，但牛初乳中铁的含量较高，可达常乳的 10 ~17 倍。此外，乳中还含有多种微量元素铜、锌、硒、碘等。母乳中矿物质含量均低于牛乳，几乎不含钾、钠和硒，钙含量为 30mg/100mL，铁含量为 0.1mg/100mL。由于婴幼儿泌尿系统的发育尚不完全，对尿液浓缩和稀释功能也不完善，排泄相同量溶质所需的水分比成年人多，摄入矿物质含量高的食物时易导致脱水或水肿。虽然母乳矿物质含量低于牛乳，但既可满足婴幼儿生长发育的需要又不增加婴儿肾脏负担。

### （五） 维生素

乳中含有人类所需的各种维生素。牛乳中的维生素含量受饲养方式和季节影响较大，如放牧期牛乳中维生素 A、维生素 D、胡萝卜素和维生素 C 含量，较冬春季在棚内饲养明显增多。人乳含丰富的维生素 A，约为牛乳的两倍，羊乳中维生素 A 含量高于牛乳。人乳及牛乳含维生素 D 均很低，婴幼儿应注意补充。牛乳维生素 E 的含量远低于人乳，约为 0.6mg/L。人乳维生素 K 的含量低于牛乳，初乳中几乎不含维生素 K，单纯母乳喂养的婴儿易发生维生素 K 缺乏。

乳是 B 族维生素的良好来源，人乳中维生素 $B_1$、维生素 $B_2$ 的含量分别为 0.02mg/100mL 和 0.03mg/100mL。乳中维生素 C 含量很低，尤其高温消毒后的牛乳其含量更低。

## 二、 乳制品的营养保健功能

乳制品（milk products）是指将鲜乳经过加工制成的产品，主要包括消毒牛乳、乳粉、酸乳、炼乳、乳油和乳酪等。

### （一） 消毒牛乳

消毒牛乳（sterilized milk）为鲜牛乳经过过滤、加热杀菌后分装出售的液态乳，常见的品种有全脂乳、半脱脂乳、脱脂乳等。消毒牛乳蛋白质含量不低于 2.9%。脂肪的含量全脂乳不低于 3.1%，半脱脂乳为 1.0%～2.0%，脱脂乳为 0.5%，特浓乳可达 3.6%～4.5%。消毒牛乳除维生素 $B_1$ 和维生素 C 有损失外，其他营养成分与鲜牛乳差别不大。消毒牛乳主要有两类。①巴氏杀菌乳（pasteurized milk）：通常指将生乳加热到 72～85℃，瞬间杀死致病微生物，保留有益菌群。优点是对牛乳营养物质破坏少，充分保持牛乳的新鲜度，缺点是只能低温保存，保存时间较短。②超高温杀菌乳（ultra high temperature sterilization milk，UHT milk）：在135～150℃下对牛乳进行瞬间杀菌处理，完全破坏其中可生长的微生物和芽孢。优点是常温下可保存较长时间，缺点是高温下易导致较多营养素损失。

### （二） 乳粉

乳粉（milk powder）为鲜牛乳经消毒、脱水并干燥成的粉状食品。与鲜乳相比，其最大的优点为易于运输保存，速溶乳粉冲调快速，食用方便。乳粉主要分为全脂乳粉、脱脂乳粉和调制乳粉。①全脂乳粉（whole milk powder）：鲜乳消毒后，除去 70%～80% 的水分，采用喷雾干燥法，将乳粉制成雾状微粒。产品溶解性好，对蛋白质性质、乳的色香味及其他营养成分影响很少。此产品适合于血脂正常的多数人群食用。②脱脂乳粉（skimmed milk powder）：其生产工艺同全脂乳粉，但原料乳经过脱脂处理。此产品中的脂肪含量降至 1.3%，脂溶性维生素损失较多，其他成分变化不大。此种乳粉适合于腹泻的婴儿及要求低脂膳食的人群食用。③调制乳粉（formula milk powder）：是以牛乳为基础，调整其营养成分，再根据不同人群的营养需要，加入适量的维生素、微量元素等调制而成。各种营养素的含量、种类和比例更趋合理。其产品主要包括婴幼儿配方乳粉、孕妇乳粉、儿童乳粉、中老年乳粉等。

### （三） 酸乳

酸乳（yogurt）通常是将鲜乳加热消毒后接种乳酸菌，在30℃左右下培养，经 4～6h 发酵制成。鲜乳制成酸乳后，乳糖变成了乳酸，有效地提高了钙、磷在人体中的利用率，同时也有助于提高食欲，增进消化。游离氨基酸和肽增加，提高了蛋白质的营养价值。脂肪的部分水解，形成了独特风味。叶酸含量增加 1 倍，维生素 C 含量也有所提高。酸乳中含有的乳酸杆菌和双歧杆菌为肠道益生菌，能减轻腐败菌在肠道内毒素的产生，调节肠道有益菌群的水平，对人类有重要的保健功能。由于酸乳比纯乳更容易消化吸收，营养保健功能更强，对乳糖不耐症者的症状也有所减轻，因此，酸乳几乎适合于任何人群食用。

### （四）炼乳

炼乳（condensed milk）由鲜牛乳加热浓缩而成，分为淡炼乳和甜炼乳。①淡炼乳：是将鲜乳在低温真空条件下蒸去 2/3 的水分，经均质、灭菌制成。蛋白质的含量不低于 6.0%，脂肪含量不低于 7.5%。加工过程中，维生素特别是维生素 $B_1$ 受到一定程度的破坏，故常用维生素予以强化。②甜炼乳：在鲜乳中添加 15% 的蔗糖后，经减压浓缩而成。蛋白质的含量不低于 6.8%，脂肪含量不低于 8.0%，含糖高达 45%。由于含糖量高，食用时需较多水分稀释，营养成分降低，不宜供婴儿食用。

### （五）乳酪

乳酪（cheese）是在原料乳中加入适量的乳酸菌发酵剂或凝乳酶，使蛋白质发生凝固，并加盐、压榨、去乳清之后的产品。乳酪的主要成分是酪蛋白，经发酵后，产生了更多的游离氨基酸、小分子肽类以及特殊风味成分。乳酪含原料乳中的多种维生素，脂溶性维生素较好得以保留，水溶性维生素有所损失，维生素 C 几乎全部损失。

# 第八节　蛋类的营养保健特性

常见的蛋类有鸡蛋、鸭蛋、鹅蛋、鹌鹑蛋、鸽子蛋及其蛋制品等。其中产量最大，食用最普遍，食品加工业中使用最广泛的是鸡蛋。蛋类在我国居民膳食结构中占有重要地位，主要提供优质蛋白质。

## 一、蛋类的结构

各种禽蛋的结构都很相似。主要由蛋壳（egg shell）、蛋清（egg white）、蛋黄（egg yolk）三部分组成。以鸡蛋为例，每只蛋平均重约 50g，蛋壳重量占全蛋的 11%，其主要成分是 96% 碳酸钙，其余为碳酸镁和蛋白质。蛋壳表面布满直径为 $15 \sim 65\mu m$ 的角质膜，在蛋的钝端角质膜分离成一气室。蛋壳的颜色由白到棕色，深度因鸡的品种和饲料构成而异。颜色是由于有卟啉的存在，与蛋的营养价值关系不大。蛋清占全蛋的 57%，由两部分组成，外层为中等黏度的稀蛋清，内层包围在蛋黄周围的为稠蛋清。蛋黄占全蛋的 32%，由无数富含脂肪的球形微包所组成，表面包有蛋黄膜，有两条韧带将蛋黄固定在蛋的中央。

## 二、蛋类的营养保健特性

### （一）蛋清

蛋清和蛋黄分别约占总可食部的 2/3 和 1/3。蛋清中营养素主要是蛋白质，其含量一般在 12% 左右，主要由卵清蛋白、卵黏蛋白、卵球蛋白等组成。含有人体所需要的必需氨基酸，且氨基酸组成与人体组成模式接近，生物学价值达 95 以上。全蛋碳水化合物含量为 1%~3%，蛋清略低于蛋黄，主要是葡萄糖，占 98%，其余为果糖、甘露糖、阿拉伯糖等。维生素的含量较少，主要是核黄素。脂肪含量仅为 0.02%，不含胆固醇。蛋中的矿物质主要存在于蛋黄部分，蛋清中含量较低。

生蛋清中含有抗生物素和抗胰蛋白酶，前者妨碍生物素的吸收，后者抑制胰蛋白酶的活力，但当蛋煮熟时，即被破坏。

（二）蛋黄

蛋黄比蛋清含有较多的营养成分。蛋黄中蛋白质含量高于蛋清，平均约为15%。碳水化合物含量较少，主要是葡萄糖，大都以蛋白结合形式存在。脂肪含量达28%～33%，其中三酰甘油占62%～65%，磷脂占33%（主要是卵磷脂和脑磷脂），还有4%～5%的胆固醇和微量脑苷脂等。全蛋胆固醇含量为500～700mg/100g，以蛋黄中含量较高，鸡蛋黄1510mg/100g，鸭蛋黄1576mg/100g，鹅蛋黄中约为1696mg/100g，而乌鸡蛋黄含量最高，达2057mg/100g。蛋黄含矿物质1.0%～1.5%，其中磷最为丰富，占60%以上，钙约占13%，铁含量也较丰富，但因有卵黄高磷蛋白的干扰，其吸收率只有3%。蛋黄还含有较多的维生素，以维生素A、维生素E、维生素$B_2$、维生素$B_6$、泛酸为主。维生素D的含量随季节、饲料组成和鸡受光照的时间不同而有一定变化。蛋黄的颜色来自于核黄素、胡萝卜素和叶黄素等，其颜色深浅与饲料成分有关，如果饲料中类胡萝卜和维生素A含量高，则蛋黄颜色深，营养价值高，对眼睛有很好的保健作用。

蛋类的甲硫氨酸含量相对较高，与豆类和谷类食品混合食用时，能补充谷类和豆类食品蛋白质中甲硫氨酸的不足，以提高营养价值。全蛋蛋白质几乎能被人体完全吸收利用，是食物中最理想的优质蛋白质。在进行各种食物蛋白质的营养质量评价时，常以全蛋蛋白质作为参考蛋白。各种鲜蛋全蛋的营养成分，如表6-7所示。

表6-7　　　　　　　　　各种鲜蛋全蛋的营养成分　　　　　　　　单位：g/100g 食部

| 蛋类 | 水分 | 能量/kcal | 蛋白质 | 脂肪 | 矿物质 |
|------|------|-----------|--------|------|--------|
| 鸡蛋 | 73.7 | 167 | 12.6 | 12.0 | 1.07 |
| 鸭蛋 | 70.8 | 195 | 12.8 | 15.0 | 1.08 |
| 鹅蛋 | 69.5 | 198 | 13.8 | 14.4 | 1.00 |
| 鸽子蛋 | 76.8 | 136 | 13.4 | 8.7 | 1.10 |
| 鹌鹑蛋 | 67.5 | 204 | 16.6 | 14.6 | 1.23 |

注：1kcal = 4.1855kJ。

# 第九节　其他食物类的营养保健特性

## 一、坚果、种子类的营养保健特性

坚果（nut）又称壳果，这类食物可食部分多为坚硬果核内的种仁子叶或胚乳，富含淀粉和油脂。植物的干种子在商业上常与坚果放在一起，可分成两个亚类。①树坚果，包括杏仁、腰果、开心果、榛子、山核桃、松子、核桃、板栗、白果（银杏）等。②种子，包括花生、葵花子、南瓜子、西瓜子等。

坚果、种子类的蛋白质含量为3.8%～28.5%，其中，花生仁、南瓜子、杏仁、腰果、开心果含量较高，均在20%以上。该类食物蛋白质的必需氨基酸种类大都比较齐全、结构合理。开心果的赖氨酸含量高，葵花籽富含甲硫氨酸和胱氨酸。坚果、种子类的脂肪含量除栗子含量低外，多数在50%左右。其脂肪酸绝大部分是不饱和脂肪酸，并且单不饱和脂肪酸所占比例较高，如杏仁、夏威夷果和开心果单不饱和脂肪酸占总脂肪酸的比例分别高达71%、82%和68%，对人体具有重要保健功能。碳水化合物含量不高，熟制品多数在20%左右，栗子相对较高。富含矿物质，每100g熟制的山核桃、杏仁、开心果和葵花子的钙含量分别达132、174、108和112mg，铁的含量分别达6.0、5.3、4.4和9.1mg，锌和硒的含量也普遍较高。坚果、种子类多数是维生素E和B族维生素的良好来源。

## 二、 调味品类的营养保健特性

### （一） 食盐

食盐按来源分为海盐、井盐、矿盐、池盐（湖盐）四种。按加工精度分为粗盐和精盐。粗盐色深、味苦，氯化钠含量约为94%，还含有氯化钾、氯化镁、硫酸钙、硫酸钠等，多用于腌制咸菜和鱼、肉等。精盐色白、味纯，氯化钠含量达99.6%以上，适合于烹饪调味。目前，市场上的食盐多为强化营养盐。

### （二） 食醋

食醋（vinegar）由粮食或水果等经醋酸菌发酵酿造而成。食醋按原料可分为粮食醋和水果醋；按照生产工艺可分为酿造醋、配制醋和调味醋；按照颜色可分为黑醋和白醋。酿造食醋的pH为3~4，总酸含量为5%~8%，老陈醋总酸含量可高于10%。食醋中蛋白质含量为0.05%~3.0%，含氮物质中有一半为氨基酸态氮。碳水化合物的含量为3%~4%，老陈醋可达12%，白米醋仅为0.2%。酿造醋中含有较为丰富的维生素$B_1$、维生素$B_2$、维生素C和矿物质钙、铁等，属于碱性食物。有增进食欲、帮助消化、消除疲劳和延缓衰老的性能，同时对降低血压、防止动脉硬化、降低胆固醇等也有一定的疗效。果醋兼有水果和食醋的营养保健功能，是集营养、保健、食疗等功能为一体的新型饮品。

### （三） 酱油

酱油（soya sauce）分为酿造酱油、配制酱油和化学酱油。酿造酱油用脱脂大豆（或豆饼）或小麦（或麦麸）经酿造而成；配制酱油以酿造酱油为主体，与酸水解植物蛋白调味液等配制而成；化学酱油用富含蛋白的原料，经盐酸水解，碱中和制成。无论从色、香、味还是营养价值来讲，以酿造酱油质量最好。酱油有生抽和老抽之分，生抽用于提鲜，老抽用于提色。含氮化合物的含量是衡量其品质的重要标志。酱油总氮含量为1.3%~1.8%，其中氨基酸态氮越高，酱油的等级就越高，营养价值越高，按照我国酿造酱油的标准，氨基酸态氮≥0.8g/100mL为特级。酱油中含有少量的葡萄糖、麦芽糖、糊精等。还含有一定量的维生素，其中，维生素$B_1$为0.01mg/100g，维生素$B_2$为0.05~0.20mg/100g，烟酸含量在1.0mg/100g以上。酱油中所含氯化钠在12%~14%。还含有多种酯类、醛和有机酸等，是其香气的主要来源。

### （四） 酒类

酒类由原料中的碳水化合物酿造而成。酒类品种繁多，按酿造方法分为发酵酒、蒸馏酒和配制酒；按酒精度分为低度酒、中度酒和高度酒；按原料来源分为白酒、黄酒和果酒；按香型分为茅香型、泸香型、汾香型（清香型）、米香型等。

酒都含有不同量的乙醇，每克乙醇可提供7kcal的能量。在所有酒中，蒸馏酒（譬如白酒）营养价值最低。氨基酸和短肽在黄酒、葡萄酒、啤酒等发酵酒类中含量较高，果酒中含量较低，而蒸馏酒中几乎不含。矿物质和维生素含量与酿酒的原料、水质、工艺等关系密切。葡萄酒、黄酒、啤酒和果酒中含有较多的矿物质和维生素。酒类除了上述常见营养成分外，还含有很多其他非营养成分，包括有机酸、酯、醇、醛、酮及酚类等，虽然含量不多，但这些成分对酒的品质影响较大，同时，对酒的营养、保健作用也有较大影响。

### （五） 食糖

食糖主要分为白糖和红糖两类，其主要成分为蔗糖，由甘蔗和甜菜制成，其中白糖又分为白砂糖和绵白糖两类。根据 GB 13104—2014《食品安全国家标准 食糖》，该标准中的食糖主要包括白砂糖、绵白糖、赤砂糖、红糖、方糖和冰糖等。白砂糖纯度高，蔗糖含量达 99% 以上，而绵白糖仅为 96%，同时含有少量糖蜜成分或果糖成分。红糖含蔗糖 84% ~87%，还含有少量葡萄糖、果糖及铁、铬等矿物质。李时珍在《本草纲目》中记载，红糖有"和脾缓肝""补血、活血、通淤、排恶露"之说。冰糖是以白砂糖为原料，经加水溶解、除杂、清汁、蒸发、浓缩、冷却结晶制成。冰糖品质比砂糖更纯正。冰糖性温，有止咳化痰的功效，广泛用于食品和医药行业生产的高档补品和保健品。

### （六） 蜂蜜

蜂蜜由蜜蜂从开花植物的花中采得的花蜜在蜂巢中酿制而成，其成分主要是葡萄糖和果糖，含量为 65% ~80%，而蔗糖的含量极少，不到 5%，还含有多种维生素、矿物质、氨基酸和多种酶类，有较高的营养保健作用，具有滋养、润燥、解毒的功效。1kg 的蜂蜜约含有 2940kcal 的热量。由于蜂蜜糖含量非常高，耐藏性非常好，常温下可长期保存。

### （七） 味精与鸡精

味精（monosodium glutamate，MSG）是以粮食为原料，经发酵产生的谷氨酸钠盐。它在 pH 为 6.0 左右鲜味最强，在 pH > 7.0 时失去鲜味。市场上销售的"鸡精""牛肉精"等复合鲜味调味品中含有味精、核苷酸、糖、盐、肉类提取物、蛋白水解物、香辛料和淀粉等成分，能赋予食品一定的美味。

# 第十节 储藏加工对食物营养价值的影响

多数食物在食用前往往经过储藏和加工后食用，储藏和加工对食物营养价值具有重要影响。合理的储藏和加工将有利于食物营养价值的提高，反之，将不利于食物营养价值的改善，甚至产生有毒有害成分。

### （一） 加工对谷类营养价值的影响

谷皮含纤维素、半纤维素多，口感差，影响营养素的消化吸收，但加工精度高，矿物质和维生素损失较多。因此，既提高消化率、改善口感，又要最大限度地保留谷类的营养成分，是碾磨加工时必须遵循的原则。

酵母发酵消耗了面粉中的可溶性糖和游离氨基酸，但增加了 B 族维生素的含量，并且酵母菌本身的植酸酶水解了面粉中的大部分植酸以及伴随的轻微乳酸发酵所产生的乳酸，大大提高了钙、铁、锌等矿物质的吸收率。

焙烤过程中，赖氨酸会与还原糖发生美拉德反应产生诱人的色、香、味，但赖氨酸的生物利用率有所降低。焙烤中维生素也有破坏，如面包中，维生素 $B_1$ 损失 10% ~20%，维生素 $B_2$ 损失 3% ~10%，烟酸损失低于 10%。

油炸的高温会使谷物的维生素 $B_1$ 损失殆尽，维生素 $B_2$ 和烟酸损失在 50% 以上，是各种加工方式中营养素损失最大的一种。

大米淘洗时，各种营养素均有不同程度的损失，譬如矿物质会损失 40% ~ 70%、维生素 $B_1$ 损失 20% ~ 60%、维生素 $B_2$ 和烟酸损失 20% ~ 25%、蛋白质损失约 10%、脂肪损失约 4%、碳水化合物损失 2% 等。建议用凉水淘洗 1 ~ 2 次即可。

家庭烹调谷类食物时，淀粉糊化，蛋白质变性，消化吸收率提高，但营养素损失率会因烹调方式不同而不同。蒸、烤、烙时营养素损失较少，高温油炸时营养素损失较多。在各种营养素中，损失最多的是 B 族维生素，尤其是维生素 $B_1$。

### （二）加工对豆类营养价值的影响

由于豆类中存在营养抑制因子，必要的合理加工将有助于营养抑制因子的消除，从而提高豆类食物的营养价值。传统的豆腐、豆浆、豆腐脑等制品，不但将蛋白质的消化率从 40% 提高到 90% 以上，而且大部分营养抑制因子也会被有效地消除。

### （三）储藏加工对果蔬类营养价值的影响

蔬菜和水果在储藏加工中主要损失维生素和矿物质。维生素的损失程度取决于维生素的种类、加热温度、加热时间、氧和金属离子等作用。各种维生素对热的稳定性不同，其中维生素 $B_1$ 和维生素 C 最不稳定，故热加工时损失最多。一般加热条件下，维生素 A、维生素 D、维生素 $B_2$、维生素 $B_6$、烟酸等均比较稳定。在切碎、清洗等过程中，水溶性维生素损失较多。

1. 加工对果蔬类营养价值的影响

脱水蔬菜因长时间暴晒或烘干，维生素 C 损失率最高可达 100%，胡萝卜素会氧化会造成褐色。腌制的蔬菜因经过反复的洗、晒、烫，其水溶性维生素和矿物质损失严重。速冻蔬菜经过清洗、热烫等工艺，水溶性维生素有一定的损失，但胡萝卜素损失不大。

蔬菜常常烹调后食用，蔬菜种类及烹调方法对营养素的稳定性有较大影响。如辣椒切丝后油炒 1.5min，加盐，维生素 C 保存率为 78%，胡萝卜素保存率为 90%。菠菜切段，油炒 9 ~ 10min 后，维生素 C 保存率为 84%，胡萝卜素保存率为 87%。蔬菜烹调的较好方式是凉拌、急火快炒和快速蒸煮。通常炒菜的维生素 C 的保存率在 45% ~ 94%，大多在 50% ~ 70%。烹调时适当加醋，有利于维生素 C 的稳定性。烹调好的蔬菜，尤其叶菜类，最好当餐吃完，以免增加有害物质亚硝酸盐含量。

水果类的加工品，主要损失的营养素也是维生素 C，胡萝卜素损失不大。水果干制可导致 10% ~ 50% 的维生素 C 损失，但矿物质得以浓缩，干制果品是矿物质的良好来源。

2. 储藏对果蔬类营养价值的影响

蔬菜和水果采收后仍然是有生命的生物体，细胞中的各种酶仍具有活性，呼吸代谢仍在进行，营养素含量可能会发生较显著的变化。

萎蔫和高温加速了维生素 C 的损失。绿叶蔬菜在室温下储存，不仅维生素的含量会逐渐下降，而且有害成分亚硝酸盐含量会逐渐增加，温度越高，变化越快。

需要短时间储藏蔬菜时，以 0 ~ 4℃ 袋装为好，可防水分散失。酸性的水果在常温储藏中维生素 C 的保存率较高，如柑橘类水果。蔬菜在 -18℃ 以下冻藏 3 个月，营养素含量的变化不大。在 -18℃ 以上储藏则会发生劣变。-5℃ 储藏时，维生素 C 的降解速度甚至高于在 4℃ 下储藏。水果和蔬菜罐头中的维生素保存率随储藏温度升高和储藏时间延长而降低。干制蔬菜容易受氧化作用的影响，因此应当在真空包装中保存，并降低储藏温度。

### （四） 储藏加工对畜、 禽、 鱼类营养价值的影响

畜、禽、鱼类等食物在加工中主要损失维生素 $B_1$，维生素 $B_2$ 和烟酸等水溶性维生素，其他营养素的变化不大，仅有部分可溶性蛋白质、脂肪和矿物质溶入汤汁中。高温煎炸和烧烤可使肉类蛋白质的生物价值降低。温度过高时蛋白质焦糊，会产生有毒有害物质，并失去其营养价值。

传统的干燥方法使肉类表层的必需脂肪酸受到氧化，并可能受到微生物的作用而使蛋白质分解，但这也是肉干产生特殊风味的原因之一。冷冻干燥对营养素的影响较小。

肉类食物的储藏温度应在 $-18℃$ 以下。时间过长或温度不够低会导致蛋白质分解，脂肪氧化，B 族维生素损失等问题。罐藏肉制品在常温下储藏 2 年后，其蛋白质损失不大，但 B 族维生素损失约为 50%。但是如果在 0℃ 存放，损失仅在 10% 以下。因此，罐头食品也应尽可能放在冰箱中储藏。

### （五） 储藏加工对蛋类营养价值的影响

鸡蛋经蒸、煮、炒之后，其蛋白质的消化吸收率均在 95% 以上。煎蛋和烤蛋中维生素 $B_1$、维生素 $B_2$ 的损失率分别为 15% 和 20%，叶酸损失高达 65%。

制作咸蛋对营养素的含量影响不大，制作松花蛋使维生素 $B_1$ 受到一定程度的破坏，制作蛋粉对蛋白质的利用率无影响，但如果在室温下储藏 9 个月，其中的维生素 A 可损失 75% 以上，维生素 $B_1$ 有 45% 左右的损失，其他维生素基本稳定。0℃ 保存鸡蛋时，维生素 $B_2$、烟酸和叶酸损失在 10% 以上，其他营养素无明显改变。

### （六） 储藏加工对乳类营养价值的影响

在各种牛乳处理中，维生素 A、维生素 D、核黄素、尼克酸和生物素等损失均很小，维生素 C 和叶酸损失较大，但因含量较低，牛乳并非这两种营养素的重要膳食来源。乳制品加工中普遍进行维生素 A 和维生素 D 的强化，使加工后其含量上升。乳粉中可进行多种维生素和矿物质的强化。

高温处理后，牛乳蛋白消化率提高，蛋白质抗原性降低，有利于减少过敏风险。但长时间的高温加热会导致美拉德反应，引起赖氨酸的损失，也可能会产生异赖氨酰丙氨酸等蛋白质异常交联产物，降低蛋白质利用率。

---

### 🔍 思考题

1. 如何理解食品营养价值的相对性？
2. 如何评价食品的营养价值？评价食品营养价值有何意义？
3. 简述谷物食品的营养特性。
4. 简述谷粒中营养素分布的特点。
5. 简述大豆类食品的营养保健特性？其抗营养因素有哪些？
6. 为何说谷物食品与大豆食品是很好的互补食品？
7. 简述蔬菜水果对人类的重要性。如何最大限度地保留其营养价值？
8. 分别简述畜禽类、水产类和蛋类的营养特点。
9. 酸乳和纯牛乳相比，哪个营养保健功能更好？为什么？
10. 从营养价值上，举例说明动物性食物与植物性食物的异同点？
11. 储藏加工对食品中的营养素有何影响？

第七章

# 食品的营养强化

[内容提要]

　　本章主要介绍食品营养强化的分类、发展简况、基本原则、重要营养强化剂和使用标准、食品营养强化技术、强化食品的种类以及我国强化食品的对策等内容。

## 第一节　概　　述

### 一、概　　述

#### （一）食品营养强化与食品强化剂

　　食品应有良好的色、香、味、形态和质地等感官性状，更应有一定的营养价值。人类的营养需要是多方面的，但是，几乎没有一种完整的天然食品能满足人体所需的各种营养素，而且食品在烹调、加工、储存等过程中往往有部分营养素损失。因此，为了满足人类的营养需要，维持和提高人们的健康水平，提出了食品营养强化的概念。根据营养需要向食品中添加一种或多种营养素，或者其他营养成分，提高食品的营养价值的过程称为食品营养强化，或简称食品强化（food fortification）。这种经过强化处理的食品称为强化食品（fortified food）。所添加的营养素或含有营养素的物质（包括天然的和人工合成的）称为食品强化剂（food fortifier）。

　　我国 GB 14880—2012《食品安全国家标准　食品营养强化剂使用标准》规定，"营养强化剂是指为了增加食品的营养成分（价值）而加入到食品中的天然或人工合成的营养素和其他营养成分。营养素是指食物中具有特定生理作用，能维持机体生长、发育、活动、繁殖以及正常代谢所需的物质，包括蛋白质、脂肪、碳水化合物、矿物质、维生素等。其他营养成分是指除营养素以外的具有营养和（或）生理功能的其他食物成分"。此外，GB 14880—2012《食品安全国家标准　食品营养强化剂使用标准》还引入了"特殊膳食用食品"这一概念，"特殊膳食用食品是为满足特殊的身体或生理状况和（或）满足疾病、紊乱等状态下的特殊膳食需求，专门加工或配方的食品。这类食品的营养素和（或）其他营养成分的含量与可类比的普通食品有显著不同"。

食品营养强化根据目的的不同，大体可分为以下四类。

**1. 营养素的强化（fortification）**

即向食品中添加原来含量不足的营养素，如向谷类食品中添加赖氨酸。

**2. 营养素的恢复（restoration）**

即补充食品在加工过程中损失的营养素，如谷物精细加工过程中 B 族维生素和铁的损失，土豆制品在加工过程中维生素 C 的损失等。

**3. 营养素的标准化（standardization）**

为使一种食品尽可能满足食用者全面的营养需要而加入各种营养素。如人乳化配方乳粉、宇航食品等的生产，可使营养素达到某一标准。

**4. 维生素化（vitaminization）**

向原来不含某些维生素的食品中添加该种维生素，如对极地探险或在职业性毒害威胁下特别强调食品中要富含某种维生素（如维生素 C）。

### （二）食品营养强化发展简况

**1. 国外食品营养强化发展简况**

最早的食品营养强化是在 1883 年提出的，当时法国化学家 Boussingault 尝试着向食盐中加碘，以防止甲状腺肿大。1915 年，美国出现了商品化的碘盐。1936 年，美国营养审议会建议在牛乳和人造黄油中强化维生素 A 和维生素 D，这个措施消灭了美国幼儿的佝偻病。1941 年美国立法规定，必须在面粉和面包中强化维生素 $B_1$、维生素 $B_2$、烟酸和铁，这个措施在美国彻底消灭了癞皮病。

此后，各国纷纷对食品采取营养强化，许多国家颁布了与营养强化有关的法令和规定。例如，加拿大于 1944 年起效仿美国，规定在面粉及其制品中强化维生素 $B_1$、维生素 $B_2$、烟酸和铁，此后国民的营养状况明显改善。日本在 1949 年成立了关于食品强化的研究委员会，1952年在其国民经济趋于稳定时即建议食品要强化，并制定了食品强化标准，颁布了"营养改善法"。菲律宾于 1948 年开始在大米中强化维生素 $B_1$、尼克酸和铁，第一年就取得了极其显著的效果，在味精中强化维生素 A 的项目也十分成功。欧洲各国在 20 世纪 50 年代先后对食品强化建立了政府的监督、管理体制，对食品进行了强化，有些国家还通过法律规定对某些主食食品强制添加一定的营养素。1955 年，世界卫生组织（WHO）和联合国农粮组织（FAO）建议，运往发展中国家的牛乳中应强化维生素 A 和维生素 D，WHO 及 FAO 于 1982 年公布可以在婴幼儿食品中添加的矿物质有 11 种，维生素有 16 种。

此后，营养强化工作的注意力从消灭大规模的营养缺乏病症转移到保证日常生活的营养平衡方面。随着妇女外出工作、母乳喂养减少等情况的广泛出现，各种婴儿配方食品与最新的营养知识，像雨后春笋一样涌现出来，使人工喂养婴儿的营养状况得到很大改善。随着生活节奏的加快，营养强化的快餐食品、饮料、休闲食品和调味品应运而生。

美国食品药物管理局（FDA）已经确定了 21 种可以添加入食品中的营养素，它们是蛋白质、维生素 A、维生素 $B_1$、维生素 $B_2$、维生素 $B_6$、维生素 $B_{12}$、维生素 C、维生素 D、维生素 E、生物素、叶酸、尼克酸、泛酸、钙、磷、镁、钾、锰、铁、锌和碘。目前在美国有 25% 的食品强化了铁，25% 的乳制品强化了维生素 A，面包中几乎全部强化了 B 族维生素。而许多美

---

国营养学家认为，在面粉中强化 3 种 B 族维生素和 1 种矿物质是不够的，希望能够扩大到 6 种维生素（增加维生素 $B_6$、叶酸和维生素 A）和 4 种矿物质（增加钙、镁和锌）。

近年来，在发达国家中营养强化工作的注意力转向为控制热量和其他营养成分的人以及为营养供应有特殊要求的人制作营养食品。例如，希望减肥的人会减少自己的食物数量，这样做的结果是，在降低了热能摄入量的同时也减少了其他营养素的摄入，从而造成营养问题。在专门配制的减肥膳食中往往需要强化热能以外的其他营养素，尤其是钙和微量营养素。容易发生营养问题的人群包括长期减肥者、对食物特别挑剔的人、大量饮酒者、吸烟者、口服避孕药者、生活压力大的人、饮食不规律的人、孕妇和乳母等。他们都可以从营养强化食品中获得益处。

总之，强化食品的发展方向已经从过去的"预防营养缺乏病"转移到了"提高人类生活质量"的方向上来了。在典型的营养缺乏症已经少见的发达国家中，人们需要合理的营养素供应，以改善体质、预防疾病、增强活力。虽然对于强化的数量和方式还有争议，但是营养强化越来越紧密地与保健目的相结合的趋势似乎是不可改变的。

2. 我国食品营养强化发展简况

由于历史的原因，以及经济、文化等条件所限，我国食品营养强化的发展起步较晚。我国从 1954 年开始以大豆、大米为主要原料，强化动物骨粉、维生素 A、维生素 D 等营养素制成的婴儿代乳粉，开创了我国食品营养强化的先例。20 世纪 50—60 年代，当时我国的制药工业落后，仅可供应少数几种营养素，大多来源于一些含量较高的食物资源，主要通过浓缩和简单提取获得。20 世纪 70 年代，营养素工业取得缓慢发展，已有能力生产若干种 B 族维生素。20 世纪 80 年代，我国已能生产除生物素以外的各种维生素，但主要的中间体仍依赖进口。有重要意义的是，我国开始采取食物营养强化措施，如面粉中强化钙、铁、赖氨酸等营养素。20 世纪 90 年代之后，我国各种维生素及中间体的生产技术相继有了突破性进展。起初人们对食品营养强化的基本原则和要求等尚不很清楚。特别是在商品经济的推动下，尽管许多强化食品相继问世、发展很快，但尚未进入科学轨道，存在一些问题，如强化目的意义不明、载体食品选择不当、强化工艺不合理、强化剂量不当、夸大功能宣传、审批市场管理不严等，这些都影响了营养强化食品的健康发展。为规范营养强化食品与营养素的生产、销售和管理，卫生部于 1986 年底开始颁布《食品营养强化剂卫生管理办法》，使营养素的研发、生产、应用步入正轨。1994 年 11 月，我国卫生部颁布第一部有关食品营养强化方面的标准法规——GB 14880—1994《食品营养强化剂使用卫生标准》，进一步规范了营养素和强化食品的生产和销售环节，促进了我国食品营养强化行业的发展。结合我国居民的最新营养状况和食品营养强化的实际情况，2012 年我国颁布了修订的 GB 14880—2012《食品安全国家标准 食品营养强化剂使用标准》，这使我国食品营养强化走入了科学轨道，从而保证了人民的身体健康。

### （三）食品营养强化的社会意义

食品强化是人类饮食文化发展的必然，它的先决条件是人类对自己的营养需要和营养供应有充分的了解，能够生产所需要的各种营养素，并了解如何用适当的工艺来制造所设计的食品。各种食品在营养上均有其缺陷，食物在加工处理之后也总会产生某种程度的营养素损失。人们通过食品强化，可以把一些天然食物与另一些天然食物或人工合成营养素恰当地配合，为人类提供最佳的营养平衡。这种能力可使人类能摆脱完全依赖天然食品获取营养素的状况，能够根据需要调整食品的营养素含量，从而满足不同人群的营养需要。

在许多发展中国家，人口众多、资源匮乏的现状，使得食物供应难以达到良好的营养平衡状态。即使在发达国家，也总有人因宗教信仰、口味习惯、营养知识有限或时间的原因得不到均衡的营养素。尤其是在现代社会中，人们的体力活动量在不断下降，为保持适当的体重，食物摄入量必然降低，这就影响了重要营养素的提供，所以，提高食物的营养素密度就显得更为重要。所谓营养素密度（nutrient density）就是指食物中满足人体需要的某营养素程度与满足人体需要能量程度的比值。

与完全食用天然食品来满足营养需要相比，营养强化的方式在经济上具有极大的优势。由于适当的营养强化，人们可以用较少量的食品更好地满足身体的营养需求，从而可以减少对食品的总需求量，减轻对耕地资源和环境的压力，减轻仓储和运输负担。

经过将近一个世纪的实践证明，对食物进行合理的营养强化，是各种营养干预手段之中最为廉价、有效、迅速、简便的方法，因此越来越广泛地得到各国政府的重视和食品企业的响应。我国人民在满足了温饱的需求之后，对食物质量的要求日益提高。对我国这样一个农业资源相对短缺的国家来说，强化食品对于满足人民日益增长的物质生活需求，改善民族的体质，具有重要而深远的意义。

### （四）　食品营养强化的作用

1. 弥补天然食物的营养缺陷

天然食品中几乎没有一种天然食品能满足人体的全部营养需要。例如，以米、面为主食的地区，除了可能有多种维生素缺乏外，人们对其蛋白质的"质"和"量"均感不足，特别是赖氨酸等必需氨基酸的不足更严重地影响了其营养价值。在新鲜果蔬中含有丰富的维生素 C，但是蛋白质和能源物质欠缺。而在那些含有丰富优质蛋白质的乳、肉、禽、蛋等食物中强化维生素，同样会达到满足人类的营养均衡摄取的需要。

2. 补充食品在加工、储存及运输过程中营养素的损失

许多食品在消费之前往往需要加工（工厂化生产或家庭烹调）、储存及运输，在这一系列过程中，由于机械的、化学的、生物的因素均会引起食品部分营养素的损失，有时甚至可造成某种或某些营养素的大量损失。例如，在碾米和小麦磨粉时有多种维生素和矿物质的损失，而且加工精度越高，损失越大。又如，在果蔬的加工过程中，在加工水果、蔬菜罐头过程中，很多水溶性和热敏性维生素均损失较大。此外，用小麦面粉烤制面包时，其中赖氨酸损失约10%，用小麦面粉烤制饼干时，其赖氨酸的损失更大，甚至高达50%以上。

因此，为了弥补营养素在食品加工、储存等过程中的损失，满足人体的营养需要，在上述各食品中适当增补一些营养素是很有意义的。

3. 简化膳食处理，方便摄食

由于天然的单一食物仅含有人体所需的部分营养素，不能全面满足人体的营养需要，因此，人们为了获得全面的营养需要就必须同时进食多种食物。例如，我国饮食以谷类为主，谷类能够满足机体能量需要，但其蛋白质不仅含量低，而且质量差，维生素和矿物质也不足，必须混食肉类、豆类、水果、蔬菜等。这在膳食的处理上是比较繁琐的。为了适应现代生活的变化，满足人们的营养和嗜好要求，现已有许多方便食品与快餐食品提供给人们，非常方便。

婴儿的膳食处理更加繁杂。即使母乳喂养的婴儿，在 6 个月以后，也需按不同月龄增加辅助食品，如肝酱、蛋黄、肉末、米粥、菜泥、菜汤和果泥等，以补充其维生素等营养素的不足。辅助食品原料的购买及制作均较麻烦，且易疏忽，因此会影响婴儿的成长、发育和身体健康。若采用强化食品，例如在乳制品中强化维生素 A、维生素 C、维生素 D、维生素 $B_1$、维生

素 $B_2$、维生素 $B_6$、维生素 $B_{12}$ 及烟酸等制成调制乳粉供给婴儿食用，不仅可以满足婴儿的营养需要，而且可大大简化膳食处理，方便婴儿摄食。

此外，对于某些特殊人群，例如对行军作战人员，他们在战斗进行中不可能自己"埋锅做饭"，而且由于军事活动体力消耗大、营养要求高，对食品的要求既要进食简便，又要求营养全面，因此各国的军粮采用强化食品的比例很高，特别是在战时，大多采用强化食品。从事地质勘探和极地探险的人也大多食用强化食品。

4. 适应不同人群生理及职业的需要

对于不同年龄、性别、工作性质，以及处于不同生理、病理状况的人来说，他们所需要营养的情况是不同的，对食物进行不同的营养强化可分别满足他们的营养需要。婴儿阶段是人一生中生长、发育最快的时期，1 岁婴儿的体重为出生时的 3 倍，这就需要有充分的营养素供应。婴儿以母乳喂养最好，一旦母乳喂养有问题，则需要有适当的"代乳食品"。此外，随着孩子的长大，不论是以人乳喂养还是代乳品喂养都不能完全满足孩子生长、发育的需要，这就有必要给予辅助食品，或选用营养强化食品。例如人乳化配方乳粉就是以牛乳为主要原料，以类似人乳的营养素组成为目标，通过添加和调整某些成分，使其组成成分不仅在数量上，而且在质量上都接近母乳，更适用于婴儿的喂养。这除了需要按人乳成分改变牛乳的乳清蛋白和酪蛋白的比例、降低矿物质含量外，尚需要增加不饱和脂肪酸、乳糖或可溶性多糖的含量，并应当增加维生素等微量营养成分。至于孕妇、乳母，由于其特殊的营养需要，除了应全面增加高质量膳食的供应外，还需注意对最易缺乏的钙和铁等元素的强化。

不同职业的人群对营养素的需要有所不同。例如对钢铁厂高温作业的人，在增补维生素 A、维生素 $B_2$、维生素 C 后，其血清中维生素 A、维生素 $B_2$ 和维生素 C 的含量增加，营养状况可大为改善，从而可减轻疲劳，提高工作效率。对于接触铅的工作人员，由于铅可由消化道和呼吸道进入人体内引起慢性或急性铅中毒，如果给予经维生素 C 强化的食品，可显著减少铅中毒的发生。对于接触苯的作业人员则应供给维生素 C 和铁强化的食品，以减轻苯中毒并防止贫血。

5. 防病、保健及其他

从预防医学的角度看，食品营养强化对预防和减少营养缺乏病，特别是某些地方性营养缺乏病具有重大意义。例如对缺碘地区的人采取食盐加碘可大大降低当地甲状腺肿的发病率（下降率可达 40% ~ 95%），用维生素 $B_1$ 防治食米地区的脚气病，用维生素 C 防治坏血病等早已人所共知。

近年来对谷类制品强化赖氨酸的营养效果颇引人注意。据报道，小麦粉用 0.25% L - 赖氨酸盐酸盐强化后其营养价值可提高 128%，大米用 0.05% L - 赖氨酸盐酸盐强化后其营养价值可提高 44%。日本必需氨基酸协会从 1984 年开始在全国许多地区的小学午餐中供给小学生 L - 赖氨酸强化面包，一年后检查他们的身高、体重后发现，L - 赖氨酸强化组的孩子比全国同龄孩子平均身高增加 5.7cm，平均体重增加 4.4kg。我国广西南宁妇幼保健院采用强化赖氨酸防治儿童营养不良症，效果显著。

此外，某些食品强化剂尚可提高食品的感官质量和改善食品的保藏性能。例如 $\beta$ - 胡萝卜素和核黄素既具有维生素的作用，又可作为食品着色剂使用，可达到改善食品色泽的目的。维生素 C 和维生素 E 在食品中还具有良好的抗氧化性能，在食品加工中可作为抗氧化剂使用。此外，当它们在肉制品中和亚硝酸盐并用时还具有阻止亚硝胺生成的作用。

## 二、 食品营养强化的基本原则

虽然经过营养强化的食品功能和优点是多方面的，但其强化过程必须从营养、卫生及经济效益等方面全面考虑，并需适合各国的具体情况。进行食品营养强化时应遵循以下基本原则。

### （一） 有明确的针对性

在对一个地区（或特定人群）进行食品营养强化前，必须对本地区（人群）的食物种类及人们的营养状况作全面细致的调查研究，从中分析缺少哪种营养成分，确定需要进行强化的食品（载体）以及强化剂的种类和数量。例如，我国南方多以大米为主食，而且由于生活水平的提高，人们多喜食精米，致使有的地区脚气病流行。因此，除了提倡食用标准米以防止脚气病外，在有条件的地方也可考虑对精米进行适当的维生素强化。

### （二） 符合营养学原理

人体所需各种营养素在数量之间有一定的比例关系。因此，所强化的营养素除了考虑其生物利用率之外，还应注意保持各营养素之间的平衡。食品强化的主要目的是改善天然食物存在的营养素间的不平衡关系，即通过加入其所缺少的营养素，使之达到平衡，以适应人体需要。强化的剂量应适当，如若不当，不但无益，甚至反而会造成某些新的不平衡，产生某些不良影响。这些平衡关系大致有：必需氨基酸之间的平衡，产能营养素之间的平衡，维生素 $B_1$、维生素 $B_2$、烟酸与热能之间的平衡，以及钙、磷平衡，饱和脂肪酸、单不饱和脂肪酸和多不饱和脂肪酸之间的平衡等。

### （三） 符合国家的卫生标准

食品营养强化剂的卫生和质量应符合国家标准，同时还应严格进行卫生管理，切忌滥用，特别是对于那些人工合成的衍生物更应通过一定的卫生评价方可使用。

人们在食品中经常使用的营养强化剂有 10 余种，其强化剂量各国大多根据本国人民摄食情况以及每日膳食中营养素供给量标准确定。由于营养素为人体所必需，往往易于注意到其不足或缺乏的危害而忽视过多摄入时对机体产生的不良作用。如水溶性维生素因易溶于水，且有一定的肾阈，过多的量可随尿排出，难以在组织中大量积累。但是，脂溶性维生素则不同，它们可在体内积累，若摄入量过大则可蓄积在机体内发生中毒性反应。因此，对强化剂使用的剂量，要遵循营养学中最高耐受剂量原则。

### （四） 易被机体吸收利用

食品强化用的营养素应尽量选取那些易于吸收、利用的强化剂。例如，可作为钙强化用的强化剂很多，有氯化钙、碳酸钙、硫酸钙、磷酸钙、磷酸二氢钙、柠檬酸钙、葡萄糖酸钙和乳酸钙等。其中人体对乳酸钙的吸收最好。在强化时，尽量避免使用那些难溶且难吸收的物质如植酸钙、草酸钙等。此外，钙强化剂的颗粒大小与机体的吸收、利用性能密切相关。胶体碳酸钙颗粒小（粒径 $0.03 \sim 0.05 \mu m$），可与水形成均匀的乳浊液，其吸收利用比轻质碳酸钙（粒径 $5 \mu m$）和重质碳酸钙（粒径 $30 \sim 50 \mu m$）好。

在钙强化时也可使用某些含钙的天然物质，如骨粉及蛋壳粉。它们分别由脱胶骨和鸡蛋壳制成，生物有效性很高。通常，骨粉约含钙 30%，其钙的生物有效性为 83%；蛋壳粉含钙约 38%，其生物有效性为 82%。

另外，在强化某些矿物质和维生素的同时，注意相互间的协同或拮抗作用，以提高营养素的利用率。

### （五） 稳定性高

食品营养强化剂如多种维生素和氨基酸均易因光、热和氧化等作用被破坏，在食品的加工、储存等过程中减量。因此在强化时除了考虑适当增加强化剂量外，更重要的是应努力提高它们的稳定性。通常在以下几个方面采取措施。

1. 改变强化剂的结构

维生素类强化剂最易破坏损失。在提高它们的稳定性时，很重要的一个方法就是在保证安全和不影响生理活性的情况下改变其化学结构。例如，维生素 $B_1$，人们现已合成 10 多种具有一定生理活性而又各具特点的维生素 $B_1$ 的衍生物，如硫胺素硝酸盐、硫胺素硫代氰酸盐、二苯酰硫胺素、硫胺素三十二烷酸盐、硫胺素二月桂基硫酸盐及二苯基硫胺素等。目前，用于面粉强化的维生素 $B_1$ 多已改用这些新的衍生物。其中，用二苯基硫胺素强化的面粉经储存 11 个月后的保存率为原来的 97%，用其烤制面包后尚保存 80% 左右。

再如，维生素 C 是热敏性最强、最易破坏的维生素。应用维生素 C 磷酸酯镁或维生素 C 磷酸酯钙具有与维生素 C 同样的生理功能，并且比较稳定，即使在金属离子（$Cu^{2+}$、$Fe^{2+}$）存在下煮沸 30min 也基本无变化，而维生素 C 在同样条件下可损失 70% ~ 80%。

在制作维生素 A 强化食品时，以前多用维生素 A 乙酸酯，现在则大多改用维生素 A 棕榈酸酯，因为后者稳定性较高。

2. 添加稳定剂

某些维生素对氧化极为敏感，如维生素 C 在空气中极易被破坏。对于易氧化破坏的维生素，在强化时可适当添加抗氧化剂和螯合剂等作为稳定剂。

在强化乳粉的研究中，有人曾用丁基羟基茴香醚（BHA）、没食子酸丙酯（PG）、卵磷脂及乙二胺四乙酸（EDTA）对维生素 C 的保护作用进行了试验研究。结果表明 EDTA 的保护作用最好。

此外，有些天然食物对维生素 C 也有保护作用。据报道，黄豆、豌豆、扁豆、荞麦、燕麦粉及牛肝等对维生素 C 有保护作用。这有可能是该食物蛋白质中所含硫氢基化合物或谷胱甘肽先被氧化，因而减少了维生素 C 的破坏。

3. 改进加工工艺

要提高强化剂在食品中的稳定性，以改进食品加工工艺为最好。实际上，当人们充分认识了强化剂的特性以后，便可在食品加工过程中避免那些不利因素，从而达到提高其稳定性的目的。具体方法很多，如采用烫漂方法可钝化酶，保护食品中原有的和添加进去的营养素免遭破坏；改进热加工，在果汁生产、乳品消毒等方面现多采用缩短加热时间的新工艺和新设备，以减少维生素 C 的损失；采用强化米的涂膜，可将强化剂的水洗损失减少一半以上；改善包装和储存条件，目前采用真空充氮包装，并且降低储存温度保存。通常，储存温度越高，维生素等的分解作用就越快，维生素 C 的分解速度在 20℃时比 6 ~ 8℃时快 2 倍。

### （六）保持食品原有的色、 香、 味等感官性状

食品大多有其美好的色、香、味等感官性状。而食品营养强化剂也多具有本身特有的色、香、味。在强化食品时，不应损害食品的原有感官性状而致使消费者不能接受。例如，用甲硫氨酸强化食品时很容易出现异味，各国实际的应用甚少。当用大豆粉强化食品时易产生豆腥味，故多采用大豆浓缩蛋白或分离蛋白。此外，维生素 $B_2$ 和类胡萝卜素呈黄色，铁剂呈黑色，维生素 C 味酸，维生素 $B_1$ 即使有少量破坏也可产生异味，鱼肝油则更有一股令人难以耐受的

腥臭味。上述这些物质如若强化不当则可降低人们的食欲。

　　然而，根据不同强化剂的特点，选择好强化对象（载体食品）与之配合，则不但无不良影响，而且还可提高食品的感官质量和商品价值。例如，人们可用 $\beta$-胡萝卜素对乳油、人造乳油、干酪、冰淇淋、糖果、饮料等进行着色。这既有营养强化作用，又可改善食品色泽，提高感官质量。铁盐呈黑色，若用于酱或酱油的强化时，因这些食品本身就有一定的颜色和味道，在一定的强化剂量范围内，可以完全不致使人们产生不快的感觉。至于用维生素 C 强化果汁饮料可无不良影响，而将其用于肉制品的生产时，其还可起到发色助剂的作用，即起到帮助肉制品显色的作用。同时，不得以营养强化来掩盖食品的质量缺陷。

## （七）经济合理，利于推广

　　食品营养强化的目的主要是提高人们的营养和健康水平。通常，食品的营养强化需要增加一定的成本，但应注意价格不能过高，否则不易被推广，起不到应有的作用。要使营养强化食品在经济上合理并且便于推广，科学地选择载体食品是关键。

　　食品营养强化时，必须选择大众都用得着、买得起的食品作为载体食品，如食盐、酱油、面粉、面条、米粉、乳、乳粉、饮料等。

# 第二节　食品营养强化剂

　　食品营养强化剂主要是氨基酸及含氮化合物、维生素、矿物质三类。此外，也包括用于营养强化的其他营养素和营养成分，如脂肪酸和膳食纤维等对食品的营养强化，现简介如下所述。

## 一、氨基酸及含氮化合物

　　氨基酸是蛋白质的基本组成单位，尤其是必需氨基酸则更应是食品营养强化剂的组成部分。至于氨基酸以外的含氮化合物有很多，例如核苷酸和一些维生素均含氮，这里重点介绍牛磺酸。

### （一）氨基酸

　　作为食品营养强化用的氨基酸，实际应用最多的主要是人们食物最易缺乏的一些限制性氨基酸，如赖氨酸、甲硫氨酸、苏氨酸、色氨酸等。

　　赖氨酸是应用最多的氨基酸强化剂。这不仅因为它是人体必需氨基酸，而且还是谷物食品如大米、小麦、玉米等中的第一限制氨基酸。其含量仅为肉、鱼等动物蛋白质含量的1/3。这对广大以谷物为主食，且动物性蛋白质食品摄入不足的人们来说，确实有进行营养强化的必要。但是，赖氨酸很不稳定，因此，作为谷物食品营养强化用的赖氨酸制剂多是赖氨酸的衍生物，如 L-盐酸赖氨酸和 L-赖氨酸天门冬氨酸盐等。

　　GB 14880—2012《食品营养强化剂使用标准》规定 L-赖氨酸可用于面包、大米及其制品、小麦粉及其制品与杂粮粉及其制品中，使用量为 1~2g/kg。小麦粉中的赖氨酸在制面包时可损失 9%~24%（取决于焙烤方式）。若将面包再行烘烤，还可损失 5%~10%，故添加赖氨酸的面包在使用前不宜再切片烘烤。

### （二）牛磺酸

牛磺酸又称作牛胆酸（$H_2N-CH_2-CH_2-SO_3H$），因其最早从牛胆中提取出来而得名。其化学名为 2 - 氨基乙磺酸。它既可从外界摄取，也可在体内由甲硫氨酸或半胱氨酸的中间代谢产物磺基丙氨酸脱酸形成，并在体内游离存在。其作用主要是促进大脑生长发育，维护视觉功能，有利于脂肪消化吸收等，尤其对婴幼儿的正常生长发育，特别是智力发育有益。

人乳可保证婴儿对牛磺酸的需要，但它在人乳中的含量会随婴儿出生后的天数增加而下降。此外，尽管它可在人体内合成，但婴儿体内磺基丙氨酸脱羧酶活性低，合成速度受限，而牛乳中的牛磺酸含量又很低，故很有必要进行营养强化。作为食品营养强化剂的牛磺酸系由人工合成，主要用于婴幼儿食品，特别是乳制品的强化。

GB 14880—2012《食品营养强化剂使用标准》规定牛磺酸的使用量为：固体饮料，1.1 ~ 1.4g/kg；豆粉、豆浆粉、果冻，0.3 ~ 0.5g/kg；豆浆，0.06 ~ 0.1g/kg；含乳饮料，0.1 ~ 0.5g/kg 等。

## 二、维　生　素

维生素是一类小分子有机物质，与蛋白质等大分子物质不同的是无须分解即可被吸收，并运送到全身各组织发挥它们的特定功能，一旦摄入不足，就会导致相关新陈代谢过程的紊乱，出现各种特有的症状，严重时会危及生命。现将常用于食品强化的维生素介绍如下所述。

### （一）水溶性维生素

**1. 维生素 C**

维生素 C 即抗坏血酸，是最不稳定的维生素之一，在食品加工过程中极易破坏而失去活性。实际应用时多使用其衍生物如 L - 抗坏血酸钠、L - 抗坏血酸钾、L - 抗坏血酸钙、维生素 C 磷酸酯镁和 L - 抗坏血酸 - 6 - 棕榈酸盐（抗坏血酸棕榈酸酯）等（表7 - 1），所使用的维生素 C 磷酸酯镁和 L - 抗坏血酸 - 6 - 棕榈酸盐等的稳定性很高，有的甚至可作为高温加工食品的营养强化剂。例如，抗坏血酸磷酸酯镁经 200℃ 15min 处理后的存留率为 90%，生物效应基本不变，而普通维生素 C 可完全丧失活性。

GB 14880—2012《食品营养强化剂使用标准》规定维生素 C 的使用量为：风味发酵乳、含乳饮料，120 ~ 240mg/kg；水果罐头，200 ~ 400mg/kg；豆粉、豆浆粉，400 ~ 700mg/kg；调制乳粉（仅限孕产妇用乳粉），1000 ~ 1600mg/kg；调制乳粉（仅限儿童用乳粉），140 ~ 800mg/kg；其他调制乳粉（儿童用乳粉和孕产妇用乳粉除外），300 ~ 1000mg/kg；胶基糖果，630 ~ 13000mg/kg 等。

**2. 维生素 $B_1$（硫胺素）**

维生素 $B_1$ 不稳定，用于食品营养强化的品种多是其衍生物，如盐酸硫胺素和硝酸硫胺素等（表7 - 1），日本尚许可使用硫胺素鲸蜡硫酸盐、硫胺素硫氰酸盐、硫胺素萘 - 1, 5 - 二磺酸盐、硫胺素月桂基磺酸盐等。上述硫胺素衍生物的水溶性比硫胺素小，不易流失，且更稳定，它们主要用于谷类食品尤其是婴幼儿食品的营养强化。

GB 14880—2012《食品营养强化剂使用标准》规定维生素 $B_1$ 的使用量为：大米及其制品、小麦粉及其制品与杂粮粉及其制品，3 ~ 5mg/kg；含乳饮料，1 ~ 2mg/kg；胶基糖果，16 ~ 33mg/kg；豆粉、豆浆粉，6 ~ 15mg/kg；豆浆，1 ~ 3mg/kg；果冻，1 ~ 7mg/kg；调制乳粉（仅限孕产妇用乳粉），3 ~ 17mg/kg；调制乳粉（仅限儿童用乳粉），1.5 ~ 14mg/kg 等。

3. 维生素 $B_2$（核黄素）

维生素 $B_2$ 在水中溶解度低，而核黄素 - 5′ - 磷酸钠在水中的溶解度比核黄素大约 100 倍，便于分散在液体食品中，因此，近年来，多用核黄素 - 5′ - 磷酸钠代替核黄素进行液体食品的强化（表 7 - 1）。

GB 14880—2012《食品营养强化剂使用标准》规定维生素 $B_2$ 的使用量为：大米及其制品、小麦粉及其制品与杂粮粉及其制品，3 ~ 5mg/kg；调制乳粉（仅限孕产妇用乳粉），4 ~ 22mg/kg；调制乳粉（仅限儿童用乳粉），8 ~ 14mg/kg；豆粉、豆浆粉，6 ~ 15mg/kg；豆浆，1 ~ 3mg/kg；含乳饮料，1 ~ 2mg/kg；胶基糖果，16 ~ 33mg/kg；果冻，1 ~ 7mg/kg 等。

4. 烟酸

烟酸稳定性好，通常用于食品营养强化的品种即为人工合成的烟酸和烟酰胺（表 7 - 1），美国尚许可使用烟酰抗坏血酸酯。本品也主要用于谷物食品和婴幼儿食品的营养强化。

GB 14880—2012《食品营养强化剂使用标准》规定烟酸的使用量为：大米及其制品、小麦粉及其制品与杂粮粉及其制品，40 ~ 50mg/kg；调制乳粉（仅限孕产妇用乳粉），42 ~ 100mg/kg；调制乳粉（仅限儿童用乳粉），23 ~ 47mg/kg；豆粉、豆浆粉，60 ~ 120mg/kg；豆浆，10 ~ 30mg/kg；固体饮料类，110 ~ 330mg/kg；饮料类（包装饮用水类、固体饮料类涉及品种除外），3 ~ 18mg/kg 等。

5. 维生素 $B_6$

用于维生素 $B_6$ 营养强化的品种主要是人工合成的盐酸吡哆醇和 5 - 磷酸吡哆醛（表 7 - 1），它主要用于乳粉、饮料和饼干等食品的营养强化。

GB 14880—2012《食品营养强化剂使用标准》规定维生素 $B_6$ 的使用量为：调制乳粉（仅限孕产妇用乳粉），4 ~ 22mg/kg；调制乳粉（仅限儿童用乳粉），1 ~ 7mg/kg；其他调制乳粉（儿童用乳粉和孕产妇用乳粉除外），8 ~ 16mg/kg；固体饮料类，7 ~ 22mg/kg；饮料类（包装饮用水类、固体饮料类涉及品种除外），0.4 ~ 1.6mg/kg；饼干，2 ~ 5mg/kg；其他焙烤食品，3 ~ 15mg/kg 等。

6. 叶酸

叶酸在食物中含量甚微，且生物利用率低，易于缺乏，尤其对于孕妇、乳母和婴幼儿更易缺乏，有必要进行一定的营养强化。商业上常用的叶酸强化剂为蝶酰谷氨酸（表 7 - 1），其稳定性较好，主要用于婴儿食品、保健食品、谷物和饮料的强化。

GB 14880—2012《食品营养强化剂使用标准》规定叶酸的使用量为：调制乳（仅限孕产妇用调制乳），0.4 ~ 1.2mg/kg；调制乳粉（仅限孕产妇用乳粉），2 ~ 8.2mg/kg；调制乳粉（仅限儿童用乳粉），0.42 ~ 3mg/kg；其他调制乳粉（儿童用乳粉和孕产妇用乳粉除外），2 ~ 5mg/kg；固体饮料类，0.6 ~ 6mg/kg；饼干，0.39 ~ 0.78mg/kg，其他焙烤食品，2 ~ 7mg/kg 等。

7. 维生素 $B_{12}$

作为维生素 $B_{12}$ 营养强化用的则通常是氰钴胺、盐酸氰钴胺或羟钴胺（表 7 - 1）。它们主要用于乳粉、饮料等食品的营养强化。

GB 14880—2012《食品营养强化剂使用标准》规定维生素 $B_{12}$ 的使用量为：调制乳粉（仅限孕产妇用乳粉），10 ~ 66μg/kg；调制乳粉（仅限儿童用乳粉），10 ~ 33μg/kg；固体饮料类，10 ~ 66μg/kg；饮料类（包装饮用水类、固体饮料类涉及品种除外），0.6 ~ 1.8μg/kg，其他焙烤食品，10～70μg/kg 等。

此外，用于营养强化的水溶性维生素还有泛酸和生物素等（表 7 - 1），常用于乳粉和饮料等食品的营养强化。

表 7 - 1　　　　我国许可使用的部分水溶性维生素类营养强化剂化合物种类

| 营养强化剂 | 化合物来源 |
| --- | --- |
| 维生素 $B_1$ | 盐酸硫胺素<br>硝酸硫胺素 |
| 维生素 $B_2$ | 核黄素<br>核黄素 - 5′- 磷酸钠 |
| 维生素 $B_6$ | 盐酸吡哆醇<br>5′- 磷酸吡哆醛 |
| 维生素 $B_{12}$ | 氰钴胺<br>盐酸氰钴胺<br>羟钴胺 |
| 维生素 C | L - 抗坏血酸<br>L - 抗坏血酸钙<br>维生素 C 磷酸酯镁<br>L - 抗坏血酸钠<br>L - 抗坏血酸钾<br>L - 抗坏血酸 - 6 - 棕榈酸盐（抗坏血酸棕榈酸酯） |
| 烟酸（尼克酸） | 烟酸<br>烟酰胺 |
| 叶酸 | 叶酸（蝶酰谷氨酸） |
| 泛酸 | D - 泛酸钙<br>D - 泛酸钠 |
| 生物素 | D - 生物素 |

### （二）脂溶性维生素

1. 维生素 A

用于营养强化的维生素 A，既可以将天然物中高单位维生素 A 油皂化后经分子蒸馏、浓缩、精制而成的，也可以用化学法合成。常用的品种多为维生素 A 油，这多是将鱼肝油经真空蒸馏等精制而成的，也可将视黄醇与乙酸或棕榈酸制成醋酸维生素 A 或棕榈酸维生素 A（表 7 - 2）后再添加至精制植物油中予以应用。它们主要用于油脂如色拉油、人造乳油、乳和乳制品等的营养强化，也可根据需要在面粉中进行强化。$\beta$ - 胡萝卜素也可作为维生素 A 的强化剂使用，其强化量则按 $1\mu g\ \beta$ - 胡萝卜素 $= 0.167\mu g$ 视黄醇计算。

GB 14880—2012《食品营养强化剂使用标准》规定维生素 A 的使用量为：调制乳，0.6～1.0mg/kg；调制乳粉（仅限孕产妇用乳粉），2～10mg/kg；调制乳粉（仅限儿童用乳粉），

1.2～7mg/kg；其他调制乳粉（儿童用乳粉和孕产妇用乳粉除外），3～9mg/kg；固体饮料类，4～17mg/kg；含乳饮料，0.3～1mg/kg；饼干，2.33～4mg/kg；植物油、人造黄油及其类似制品，4～8mg/kg等。

2. 维生素 D

利用维生素 D 来防治儿童佝偻病的发生具有很重要的作用，我国曾以此取得明显成效。作为维生素 D 强化剂应用的主要是维生素 D₂ 和维生素 D₃（表7－2）。前者由麦角固醇经紫外线照射转化制得，后者则由7－脱氢胆固醇经紫外线照射制得，后者的活性比前者稍大。维生素 D 可用于多种食品的强化，在强化过程中一般采取稀释的方法添加，一般稀释倍数达到上千倍。

GB 14880—2012《食品营养强化剂使用标准》规定维生素 D 的使用量为：调制乳，10～40μg/kg；调制乳粉（仅限孕产妇用乳粉），23～112μg/kg；调制乳粉（仅限儿童用乳粉），20～112μg/kg；调制乳粉（儿童用乳粉和孕产妇用乳粉除外），63～125μg/kg；固体饮料类，10～20μg/kg；含乳饮料，10～40μg/kg；饼干，16.7～33.3μg/kg；其他焙烤食品，10～70μg/kg；人造黄油及其类似制品，125～156μg/kg等。

3. 维生素 E

商品维生素 E 强化剂产品溶于酒精和脂肪，不溶于水。维生素 E 强化剂有多种化合物来源（表7－2），其中 dl－α－醋酸生育酚是一种常用的液态强化剂。各种形式的生育酚均有吸收氧的能力，因而具有营养和抗氧化双重功能。除作为营养补剂添加于强化食品外，维生素 E 还作为抗氧化剂被广泛用于油脂类食品、油炸食品、儿童食品、休闲食品中。维生素 E 常用于婴儿食品、饮料、人造乳油和油脂加工中。

GB 14880—2012《食品营养强化剂使用标准》规定维生素 E 的使用量为：调制乳，12～50mg/kg；调制乳粉（仅限孕产妇用乳粉），32～156mg/kg；调制乳粉（仅限儿童用乳粉），10～60mg/kg；调制乳粉（儿童用乳粉和孕产妇用乳粉除外），100～310mg/kg；固体饮料类，76～180mg/kg；饮料类（包装饮用水类、固体饮料类涉及品种除外），10～40mg/kg；人造黄油及其类似制品，100～180mg/kg等。

4. 维生素 K

维生素 K 通常很少缺乏，但人乳中维生素 K 含量偏低（约2μg/L），且哺乳婴儿胃肠功能不全，故可应用植物甲萘醌（表7－2）对婴幼儿食品进行适当的营养强化。

GB 14880—2012《食品营养强化剂使用标准》规定维生素 K 的使用量为：调制乳粉（仅限儿童用乳粉），420～750μg/kg；调制乳粉（仅限孕产妇用乳粉），340～680μg/kg。

表7－2　　　　我国许可使用的部分脂溶性维生素类营养强化剂化合物种类

| 营养强化剂 | 化合物来源 |
| --- | --- |
| 维生素 A | 醋酸视黄酯（醋酸维生素 A） |
| | 棕榈酸视黄酯（棕榈酸维生素 A） |
| | 全反式视黄醇 |
| | β－胡萝卜素 |
| 维生素 D | 麦角钙化醇（维生素 D₂） |
| | 胆钙化醇（维生素 D₃） |

续表

| 营养强化剂 | 化合物来源 |
| --- | --- |
| 维生素 E | $d-\alpha-$生育酚 |
| | $dl-\alpha-$生育酚 |
| | $d-\alpha-$醋酸生育酚 |
| | $dl-\alpha-$醋酸生育酚 |
| | 混合生育酚浓缩物 |
| | 维生素 E 琥珀酸钙 |
| | $d-\alpha-$琥珀酸生育酚 |
| | $dl-\alpha-$琥珀酸生育酚 |
| 维生素 K | 植物甲萘醌 |

# 三、 矿物质

人体所需矿物质种类很多，日常饮食一般均能满足需要，3 种矿物质（钙、镁、磷）和 6 种微量矿物质（铜、氟、碘、铁、锰、锌）强化剂常用于食品的强化。但在公共用水和瓶装水中，氟被限制使用。其他一些矿物质，如铬、钾、钼、锡、钠一般不作为强化剂使用，一方面因为大多数食品中均含有这些矿物质，另一方面是因为各国很少对这些矿物质摄入水平进行规定。

相对维生素来说，矿物质优点在于具有良好的稳定性，在食品加工和储存条件下通常表现出极好的稳定性；缺点或困难在于生物可利用率和溶解性差，易与其他营养素发生不利的相互作用，并且易导致食品色泽发生变化等。因此，在为特定产品选择合适形式的矿物质时需格外慎重，必须考虑产品配方中的其他原料和营养素的特性。

## （一）钙

国家标准中可以用于营养强化的钙盐有 10 多种，既有无机钙盐，也有有机钙化合物，我国许可使用的一些钙强化剂品种如表 7-3 所示。其中柠檬酸钙、葡萄糖酸钙、乳酸钙、乙酸钙、氨基酸钙等钙盐可溶于水，使用方便，但价格较高。在含有蛋白质的液态食品（如液态乳、植物蛋白饮料等）中使用，容易引起蛋白质变性，破坏产品原有的性状。碳酸钙和磷酸氢钙等不溶于水，在液态食品中使用时会产生沉淀。此外，还可使用骨粉等制品对食品进行一定的钙强化。

表 7-3　　　　　　　我国许可使用的一些钙强化剂品种及其含钙量　　　　单位:%

| 名称 | 元素钙含量 | 名称 | 元素钙含量 |
| --- | --- | --- | --- |
| 碳酸钙 | 40 | 葡萄糖酸钙 | 8.9 |
| 氯化钙 | 36 | 苏糖酸钙 | 13 |
| 磷酸氢钙 | 15.9 | 甘氨酸钙 | 21 |
| 乙酸钙 | 22.7 | 天门冬氨酸钙 | 23 |
| 乳酸钙 | 13 | 柠檬酸苹果酸钙 | $19\sim26$ |
| 柠檬酸钙 | 21.08 | | |

许多生物学试验表明，不同钙盐在人体中的吸收利用率无显著性差异。从吸收利用率来考虑，碳酸钙是最经济、最安全、人体吸收利用率相对较高的钙盐，而且含钙量也较高。骨粉是用动物骨头加工而成的，由于动物体内很大部分重金属元素沉积于骨骼中，也容易引起重金属超标。另外，骨头来源及成分复杂，使骨钙质量难以控制。因此，用骨粉进行营养强化时应保证其安全性。

葡萄糖酸钙可溶于水，口感较好，适用于钙强化饮料。氨基酸钙的人体吸收利用率较其他钙盐高，但由于价格较高，一般食品企业不容易接受。乳酸钙是目前食品企业使用较多的钙盐，食品企业应注意选择具有左旋结构的乳酸钙，这种乳酸钙的人体吸收效果好一些。国内生产的乳酸钙一般都是采用发酵工艺，有些产品有发酵后产生的特殊气味，因此应根据产品特点及工艺选择不同品质的乳酸钙。干混工艺一般不宜选择气味过大的乳酸钙。乙酸钙具有特殊的乙酸气味，除可用于生产高钙醋和酸味饮料外，一般食品中不宜使用。

GB 14880—2012《食品营养强化剂使用标准》规定钙的使用量为：调制乳，250～1000mg/kg；调制乳粉（仅限儿童用乳粉），3000～6000mg/kg；调制乳粉（儿童用乳粉除外），3000～7200mg/kg；固体饮料类，2500～10000mg/kg；饮料类（包装饮用水类、果蔬汁类和固体饮料类涉及品种除外），160～1350mg/kg；大米及其制品、小麦粉及其制品和杂粮粉及其制品，1600～3200mg/kg；豆粉、豆浆粉，1600～8000mg/kg；饼干，2670～5330mg/kg；其他焙烤食品，3000～15000mg/kg等。

### （二）铁

在GB 14880—2012《食品营养强化剂使用标准》中规定了许可使用的铁强化剂品种及其铁含量（表7-4）。

表7-4　　　　　　　　　　　铁强化剂品种及其铁含量　　　　　　　　　单位:%

| 名称 | 元素铁含量 | 名称 | 元素铁含量 |
| --- | --- | --- | --- |
| 硫酸亚铁（七水物） | 20 | 柠檬酸铁铵 | 16 |
| 碳酸亚铁 | 48 | 焦磷酸铁 | 30 |
| 乳酸亚铁（三水物） | 19 | EDTA-铁钠（三水物） | 13 |
| 琥珀酸亚铁 | 32 | 氯化高铁血红素 | 9 |
| 富马酸亚铁 | 33 | 铁卟啉 | 9 |
| 葡萄糖酸亚铁（二水物） | 12 | 电解铁 | 100 |
| 柠檬酸铁（五水物） | 16.67 | 还原铁 | 100 |

显然，如果铁强化剂的元素铁含量高则有利于食品的铁营养强化。在表7-4中所列的各品种元素铁含量相差很大。通常无机铁化合物的铁元素含量比有机铁盐的铁含量高。但这并非选用时的唯一因素，还应考虑机体对铁强化剂的生物利用率，即机体对铁强化剂的实际吸收、利用的比率。血红素铁的吸收率比非血红素铁高2～3倍，其生物利用率比非血红素铁大得多（表7-5）。非血红素铁的生物利用率也有所不同。

表7-5　　　　　　　　　　某些铁强化剂品种的生物利用率　　　　　　　　　　单位:%

| 名称 | 生物利用率 | 名称 | 生物利用率 |
|---|---|---|---|
| 硫酸亚铁 | 100 | 柠檬酸铁 | 73 |
| 富马酸亚铁 | 100 | 焦磷酸铁 | 45 |
| 柠檬酸铁铵 | 107 | 还原铁 | 37 |
| 葡萄糖酸亚铁 | 97 | 碳酸亚铁 | 2 |
| 琥珀酸亚铁 | 92 | | |

机体对还原铁（二价铁）的生物利用率远比氧化铁（三价铁）大，故应尽量选取那些生物利用率高的铁强化剂品种。在实际应用时，除了考虑铁元素含量和生物利用率以外，还需考虑铁强化剂品种的稳定性和成本价格。例如，氯化高铁血红素（血红素铁）的生物利用率很高，但其元素铁含量的百分率低，若其生产成本过高，也难以推广使用。对于无机铁化合物如硫酸亚铁，尽管它是非血红素铁，生物利用率不如血红素铁高，但其可溶性好、利于吸收，相对的生物利用率也高，稳定性也好，又因其铁元素含量不但远比氯化高铁血红素高，而且价格低廉，使用方便，因此目前国内许多婴儿配方食品和其他许多食品都普遍使用无机铁化合物。值得注意的是，对于所有铁营养强化剂的应用都不应影响食品的色、香、味等感官性状。

GB 14880—2012《食品营养强化剂使用标准》规定铁的使用量为：调制乳，10～20mg/kg；调制乳粉（仅限孕产妇用乳粉），50～280mg/kg；调制乳粉（仅限儿童用乳粉），25～135mg/kg；调制乳粉（儿童用乳粉和孕产妇用乳粉除外），60～200mg/kg；固体饮料类，95～220mg/kg；饮料类（包装饮用水类、固体饮料类涉及品种除外），10～20mg/kg；大米及其制品、小麦粉及其制品和杂粮粉及其制品，14～26mg/kg；豆粉、豆浆粉，46～80mg/kg；饼干，40～80mg/kg；其他焙烤食品，50～200mg/kg 等。

（三）锌

锌是人体极易缺乏的无机元素之一。人体缺锌主要表现为食欲不振、生长停滞、味觉减退、性发育迟缓、创伤愈合不良及皮炎等。尤其是儿童和孕妇，缺锌将造成胎儿畸形、孩子神经系统发育不良。解决人体缺锌的方法，除了多食含锌高的海产品外，可口服含锌制剂及进行营养强化。近年来，国内外开发了许多有机锌剂，国际上允许使用的锌源有10多种，我国部分许可使用的锌强化剂品种及其含量如表7-6所示，其中以葡萄糖酸锌的生物利用率最高，约为硫酸锌的1.6倍。

从锌强化剂的种类分析中可以看出，各类锌强化剂各有特点，因此选择锌强化剂必须从生物利用率、加入后食物的色香味和稳定性以及添加成本等几方面来综合考虑，但有时不可兼得。无机锌的锌含量总体比有机锌及其他锌营养强化剂的锌含量高，但是对胃有一定的刺激作用。如果被强化的食品中含较多的植酸，则会减少机体对锌的吸收和内源性锌的再吸收。而对于有机锌而言，一般认为，小分子的有机锌络合物具有易吸收、生物利用率高等特点。

GB 14880—2012《食品营养强化剂使用标准》规定锌的使用量为：调制乳，5～10mg/kg；调制乳粉（仅限孕产妇用乳粉），30～140mg/kg；调制乳粉（仅限儿童用乳粉），50～175mg/kg；调制乳粉（儿童用乳粉和孕产妇用乳粉除外），30～60mg/kg；固体饮料类，60～180mg/kg；饮料类（包装饮用水类、固体饮料类除外），3～20mg/kg；大米、小麦粉和杂粮粉及其制品，10～40mg/kg；豆粉、豆浆粉，29～55.5mg/kg；饼干，45～80mg/kg等。

表7-6　　　　　　　　　锌强化剂品种及其含量　　　　　　　　单位:%

| 名称 | 元素锌含量 | 名称 | 元素锌含量 |
|---|---|---|---|
| 硫酸锌 | 22.7 | 氯化锌 | 48 |
| 葡萄糖酸锌 | 14 | 乙酸锌 | 29.8 |
| 乳酸锌（三水物） | 22.2 | 氧化锌 | 80 |

### （四）碘和硒

利用食盐加碘来防治甲状腺肿在我国乃至全球缺碘性地方确已收到显著成效。作为碘强化剂的品种主要是用人工化学合成的碘化钾与碘酸钾。此外，我国尚许可使用由海带等海藻中提制的海藻碘。碘强化剂除广泛应用于食盐外，还可应用于婴幼儿食品中。

GB 26878—2011《食用盐碘含量》规定碘的使用量为：食盐，20～30mg/kg（以碘元素计）。

在食品加工过程（包括精制、烧煮等）中，食物中的硒易受损失，故需要强化食品。补硒最简单的方法是口服化学合成的亚硒酸钠和硒酸钠，除此以外，我国尚许可使用富硒酵母、硒化卡拉胶和硒蛋白等。这主要是将无机硒化物通过一定的方法将其与有机物结合，用以获取有机硒化物。例如，富硒酵母即是以添加亚硒酸钠的糖蜜等为原料经啤酒酵母发酵后制成的。通常，有机硒化物的毒性比无机硒化物低，且有更好的生物有效性和生理增益作用。硒强化剂主要在缺硒地区使用，且多应用于谷类及其制品、乳制品中。富硒酵母等有机硒尚可做成片、粒或胶囊等应用。

GB 14880—2012《食品营养强化剂使用标准》规定硒的使用量为：调制乳粉（仅限儿童用乳粉），60～130μg/kg；调制乳粉（儿童用乳粉除外），140～280μg/kg；大米及其制品、小麦粉及其制品和杂粮粉及其制品，140～280μg/kg；饼干，30～110μg/kg等。

### （五）其他

我国尚许可使用硫酸铜、硫酸镁、硫酸锰以及葡萄糖酸钾等营养强化剂，多应用于婴幼儿配方食品。

## 四、脂肪酸

用于食品营养强化的脂肪酸为多不饱和脂肪酸，它们主要是 $\gamma$ -亚麻酸和花生四烯酸等。$\gamma$ -亚麻酸、花生四烯酸并非机体必需脂肪酸，它们可由亚油酸在体内转化而成。将其对食品进行营养强化，可减少机体对亚油酸的需要，尤其是对婴幼儿来说，其生理功能不全，转化不足，故有必要进行一定的营养强化。

### （一）$\gamma$ -亚麻酸（$C_{18:3}\omega-6$）

$\gamma$ -亚麻酸在体内可由亚油酸去饱和转化而来。在某些含油的植物种子如月见草和黑加仑种子中有一定量的存在。但作为食品营养强化剂用的 $\gamma$ -亚麻酸则多由微生物发酵制成。我国已批准使用 $\gamma$ -亚麻酸作为食品营养强化剂应用于调和油、乳及乳制品，以及强化 $\gamma$ -亚麻酸饮料中。

### （二） 花生四烯酸（$C_{20:4}\omega-6$）

花生四烯酸（arachidonic acid，AA 或 ARA）在体内可由 $\gamma$-亚麻酸在羧基端延长，并进一步去饱和转化而来。在许多植物种子（如花生）中多有存在。作为食品营养强化用的也可由微生物发酵制得。我国现已许可将花生四烯酸作为婴幼儿配方乳粉的营养强化剂。

### （三） 二十碳五烯酸（$C_{20:5}\omega-3$）与二十二碳六烯酸（$C_{22:6}\omega-3$）

二十碳五烯酸（eicosapentaenoic acid，EPA）、二十二碳六烯酸（docosahexaenoic acid，DHA）的生物学作用逐渐被认识，也进一步将其应用于食品的营养强化中。EPA 和 DHA 可由机体的亚麻酸（$\alpha$-亚麻酸 $C_{18:3}\omega-3$）转化而来。它们在海鱼油中含量丰富，作为食品营养强化剂用的 DHA、EPA 多从海鱼油中浓缩、精制而成，主要应用于婴幼儿配方乳粉中。

### （四）1，3-二油酸-2-棕榈酸甘油三酯（1，3-olein-2-palmitin，OPO）

2008 年，中华人民共和国卫生部第 13 号公告批准了 1，3-二油酸-2-棕榈酸甘油三酯作为营养强化剂可用于婴儿配方乳粉中，并规定了其生产技术指标及强化量。OPO 能够较好地改善婴儿对配方乳粉中各营养成分的吸收情况，同时也在婴儿胃肠功能成熟等方面有一定的促进作用。

OPO 作为一种新资源食品，是由脂肪酶催化酯交换反应，使脂肪酸在甘油分子上的位置重新排列而得。人乳中的棕榈酸大多结合在甘油三酯的 $sn-2$ 位上，而植物油和婴儿配方乳粉中结合在 $sn-1$，3 位置上的棕榈酸不易被吸收，易形成不溶性的皂化钙，能随粪便排出体外，导致能量和钙的流失。OPO 与人乳脂肪结构相似，在参与消化时不易形成钙皂而产生便秘，使婴儿能更好地吸收矿物质和能量。

## 五、膳食纤维

膳食纤维具有有益于人体健康的多种作用，如防止肥胖、预防便秘，以及防止心血管病和降低结肠癌的发病率等，因而有必要用其对食品进行营养强化。

用于食品强化的膳食纤维可由多种不同的植物原料制成。例如，人们可用米糠、麸皮等制成含有一定量膳食纤维的米糠粉和麸皮粉，也可用某些蔬菜、水果制成不同的膳食纤维。美国 1997 年正式批准将制糖用甜菜在水提取糖后制成甜菜纤维作为食品添加剂应用。它既可作为食品营养强化使用，也可作为抗结、分散、增稠、稳定和填充剂等应用。其总纤维含量不低于 70%，可溶性纤维不低于 20%，主要应用于焙烤制品和乳制品中。

## 六、抗氧化成分

过去，抗氧化成分的添加主要是防止维生素的氧化破坏。随着人们对机体氧化、抗氧化机制和对健康和衰老作用的不断认识，在食品中强化抗氧化成分也是必然的选择，特别在老年食品和特膳食品中。抗氧化成分包括直接的抗氧化作用的物质有维生素 E、维生素 C、类黄酮等，还包括可以提高机体抗氧化水平的物质，如 SOD 酶、谷胱甘肽等。

## 七、添加其他功能性成分

功能性食品就是添加了某些功能性成分的食品。随着人们对功能食品的重视，在食品中添加功能性成分也成为潮流，如在食品中添加双歧杆菌、乳酸菌素、活性肽、功能性多糖、磷脂等。

# 第三节 食品营养强化技术

根据食品营养强化的目的和基本原则，把营养强化剂添加到食品中，不仅要选择适宜的强化方法，而且必须要提高营养强化剂在强化食品中的保存率。

## 一、 强 化 方 法

食品营养强化技术随着科学技术的发展而日臻完善。食品强化剂的添加方式有四种：添加纯化合物；直接添加片剂、微胶囊、薄膜或块剂；添加配制成的溶液、乳浊液或分散悬浊液；添加经预先干式混合的强化剂。采取何种添加方式应以能使营养素在制品中均匀分布并保持最大限度的稳定为准。此外，还应考虑营养素及食品的化学和物理性能，以及添加后食品加工后续工艺环节等因素，应掌握好添加时间，使营养素受热越少越好，在空气中暴露的时间越短越好。

食品的强化因目的、内容及食品本身性质等的不同，强化方法也不同。国家法令规定的强化项目，大多是人体普遍缺少的必需营养成分。这类食品一般在日常必需食物或原料中预先加入。对于国家法令未作规定的强化食品，可根据商品性质，在食品加工过程中添加。总之，食品强化的方法有多种，综合起来有以下几类。

### （一） 在加工过程中添加

在食品加工过程中添加营养强化剂是强化食品采用的最普遍的方法。此法适用于罐装食品，如罐头、罐装婴儿食品、罐装果汁和果汁粉等，也适用于人造乳油、各类糖果糕点等。强化剂加入后，经过若干道加工工序，可使强化剂与食品的其他成分充分混合均匀，并使被强化的食品的色、香、味等感官性能造成的变化尽可能小。当然，在罐装食品加工过程中往往有巴氏杀菌、抽真空处理等，这就不可避免地使食品受热、光、金属的影响而导致强化剂及其他有效成分受损失。因此，在采取这种强化方法时，应注意工艺条件和强化条件的控制，在最适宜的时间和工序添加强化剂，尽可能地减少食品有效成分的损失。

### （二） 在原料或必需食物中添加

此法适用于由国家法令强制规定添加的强化食品，对具有公共卫生意义的物质也适用。例如，有些地方为了预防甲状腺肿大，食盐中添加碘；有些国家为了防止脚气病，规定粮食中添加维生素 $B_1$；在面粉、大米中添加维生素 A、维生素 D 及铁质、钙质等。

这种强化方法简单，易操作，但存在的问题是添加后，面粉、大米、食盐等在供给居民食用以前要经过储藏和运输，在储运这段时间内易造成强化成分的损失。因此，在储运过程中，其保存及包装状况将对强化剂的损失有很大影响。

### （三） 在成品中混入

采用前两种方法强化食品时，在加工和储藏过程中会使强化剂造成一定程度的损失。为了避免这种损失，可采取在成品中混入的方法进行强化，即在成品的最后工序中混入强化剂。例如，婴幼儿食品中的母乳化配方乳粉、军粮中的压缩食品等，均可在制成品中混入强化剂。

### （四） 利用物理化学方法强化

采用物理化学法进行食品强化的最典型例子是将牛乳中的麦角固醇，用紫外线照射后转变成维生素 $D_2$，以此方法可增加牛乳中维生素 $D_2$ 的含量。另外，将富含强化剂的某些材料加工制成饮食器具，如餐具、饮具、茶杯等也可进行营养强化，这种方法主要可以用来强化矿物质等。

### （五） 利用生物技术方法强化

利用生物技术提高食品中某类营养成分的含量或改善其消化吸收性能。

首先，可以利用生物的方法使食物中原来含有的某些成分转变为人体需要的营养成分。例如，在谷类食品中植酸能与锌结合而形成不溶性盐类，使锌的利用率下降。而酵母菌产生的活性植酸酶可分解植酸锌不溶化合物，若在面粉发酵中利用酵母菌上述作用，植酸含量可以减少 13% ~ 20%，锌的溶解度增加 2 ~ 3 倍，锌的利用率增加 30% ~ 50%。此外，如大豆发酵后，不但其蛋白质受微生物酶分解，而且还可产生一定量的 B 族维生素，尤其是产生植物性食物中所缺的维生素 $B_{12}$，因而大大提高其营养价值。

其次，可以利用生物的转化来提高机体对营养素的吸收和利用率。这种方法主要是先将强化剂通过生物体吸收利用，转变成生物有机体，再将富含强化剂的有机体加工成产品或直接食用的，例如，可以通过酵母、乳酸菌等将无机元素转化为有机螯合元素，减低无机元素的毒性并提高其利用率。

另外，还可以采用生物技术改良一些植物性食品原料的特性，提高其特定营养素含量或生物利用率，不少植物性食物中的维生素含量已经通过该手段得以较大幅度提高。

## 二、 营养强化剂的保护

在食品营养强化加工中，除需选择适当的强化方法外，还需确保营养强化剂在食品中的稳定。因此，强化成分的保护成为了食品强化加工的一个关键问题。食品经强化后，其强化成分遇热、光或氧等极易遭受破坏。此外，食用前烹调方式的不同也会造成营养强化剂的损失。强化食品中营养强化剂的稳定性主要受食品的成分、强化剂添加的方法、食品加工的工艺方法、食品消费前的储藏条件四种因素影响。在实际中，必须对上述四种因素进行综合考虑，采取适当措施，提高其稳定性。

目前，营养强化剂的保护手段和措施有多种，最常见的有：在食品中添加营养强化剂稳定剂；采取低温加热杀菌等新工艺，以改进食品加工工艺；改善储藏条件及包装方式等。

### （一） 添加营养强化剂稳定剂

某些维生素对氧化非常敏感，如维生素 A 和维生素 C 遇氧时极易被破坏。目前，对于易氧化破坏的维生素强化剂在实践中可适当添加抗氧化剂和螯合剂等作为其稳定剂。常用的抗氧化剂和螯合剂有去甲二氢愈创木酸（NDGA）、丁基羟茴香醚（BHA）、2 - 叔丁基 - 4 - 甲氧基苯酚（NDA）、没食子酸丙酯（PG）、卵磷脂及乙二胺四乙酸（EDTA）等。据报道，黄豆、豌豆、扁豆、荞麦、燕麦粉及牛肝等对维生素 C 具有稳定保护作用。

### （二） 改进加工工艺

食品加工过程中尽量避免那些不利因素，从而达到提高营养强化剂稳定性的目的。

（1） 避免高温、氧化、水洗流失等。

（2） 采用食品高新技术，如微胶囊包埋技术，将营养强化剂进行包埋保护，也可避免营养素之间的拮抗。当然不同的食品其工艺不同，可以采取的高新技术也不同。

（3）优化加工工艺，使工艺更加科学、合理。

### （三） 改善包装、 储存条件

食品强化剂的作用可随食品储存时间的延长而逐渐降低，其损失程度与食品的包装和储存条件有关。在密封包装、低温、避光、干燥条件下储存时营养素损失较小。这主要是防止空气中氧气、光、热等对它们的破坏作用。

## 第四节  强化食品的种类

营养强化食品的种类繁多，可从不同的角度进行分类。从食用角度可分为三类：强化主食品，如大米、面粉等；强化副食品，如鱼、肉、香肠及酱类等；强化公共系统的必需食品，如饮用水等。按食用对象分类有普通食品，婴幼儿食品，孕妇、乳母食品，老人食品，以及军用食品、职业病食品、勘探采矿等特殊需要食品。从添加的营养强化剂的种类来分，有维生素类、蛋白质氨基酸类及矿物质类等强化食品，还有用若干富含营养素的天然食物作为强化剂的混合型强化食品等。目前，应用较多的是强化谷物食品和强化乳粉。

### 一、 强化谷物食品

2005 年，中国已经启动粮食作物强化工程计划，粮食作物强化工程是国际农业研究协作组织发起的一个全球项目，旨在通过生物强化途径提高粮食作物的微量元素含量。国际粮食作物强化工程计划第一阶段的目标作物是水稻、小麦、玉米、木薯、甘薯和大豆等，目标物质是铁、锌、维生素 A 等。

谷物类食品包括的品种很多，但人们食用的主要是小麦和大米。谷类子粒中营养素的分布很不均匀，在碾磨过程中，特别是在精制时很多营养素易损失。从营养的角度看，糊粉层非常重要，但它却易在碾磨加工时受到损失。碾磨越精，损失越多。而谷物食品是人类的主要食物，且人们倾向于食用精白米和精白面，这使得机体对某些营养素的摄取减少。因此，目前许多国家都对面粉、面包、大米等进行营养强化。有的国家是自由强化，有的国家则是法定强制强化。

### （一） 强化米

大米是我国及东南亚、非洲等地区人们的主食。鉴于其加工后的营养损失，以及蛋白质中缺乏赖氨酸与甲硫氨酸等，因此，进行营养强化十分必要。大米的强化首先由菲律宾于 1944 年实际应用，并在当地防治维生素缺乏症等方面很有成效。他们经过两年普遍食用强化米，基本上消除了脚气病，提高了人民的健康水平。此后，在日本等亚洲国家及拉丁美洲等一些国家中也陆续食用强化米。我国大米营养强化起步较晚，目前尚未制定统一的大米营养强化标准，2003 年国家公众营养改善项目在辽宁盘锦强化米业和东海粮油大米厂两个研发基地展开了营养强化大米生产配方的研发工作，其研发成果于 2003 年 9 月通过了专家鉴定。国家公众营养改善项目推荐大米营养强化标准如下：烟酸 35mg/kg，锌 25mg/kg，铁 20mg/kg，维生素 $B_1$ 3.5mg/kg，维生素 $B_2$ 3.5mg/kg，叶酸 2mg/kg。营养强化米制造方法很多，归纳起来有以下三类。

1. 营养粒型营养强化大米

营养粒型营养强化大米即用维生素 $B_1$、维生素 $B_2$、叶酸、尼克酸、铁、锌等营养素原料，按"中国大米营养强化推荐配方"的规定配比与米粉混匀，制作成与普通大米的形状、容重及色泽等各项指标近乎相同的营养粒米，再以一定的比例混匀在普通大米中即成为营养强化大米。该方法营养素分布均一性和稳定性较好，在淘洗过程中，损失也较小。主要由粉碎工段、挤压工段、干燥工段、混合工段和包装工段组成。

2. 外加法营养强化大米

外加法制造强化米是目前应用最广的强化方法，其原理是将各种营养强化剂配制成水溶液或脂溶性溶液，然后将米浸渍于其中，使其吸收各种营养成分，或者将营养强化剂溶液喷涂于米粒上，然后经真空干燥制成。最典型的外加法强化米的加工工艺有两种：一种是直接浸吸法；另一种是涂膜法。

3. 内持营养素强化米

内持营养素强化米一般是设法保存米粒外层或胚芽所含的多种维生素、矿物质等营养成分，如蒸谷米、留胚米，均是靠保存大米自身某一部分的营养素来达到营养强化目的的。

### （二）强化面粉和面包

面粉和面包的强化是最早的强化食品之一，目前有许多国家已通过法令或法规强制执行。通常在面粉中强化维生素 $B_1$、维生素 $B_2$、尼克酸、钙、铁等。近年来有些国家和地区还有增补赖氨酸和甲硫氨酸。我国政府规定面粉中营养强化剂的添加量为（"7 + 1"营养强化方案）：烟酸 35mg/kg，锌 25mg/kg，铁 20mg/kg，钙 1000mg/kg，维生素 $B_1$ 3.5mg/kg，维生素 $B_2$ 3.5mg/kg，叶酸 2mg/kg，维生素 A 2mg/kg（根据需要添加）。除了增补以上这些单纯的营养素外，还有的在面粉中加入干酵母、脱脂乳粉、大豆粉和谷物胚芽等天然食物。

面包的强化在西方国家、亚洲地区很普遍，如第二次世界大战后日本学校的供食制中成效突出，当时日本政府免费给学生提供午餐，其中午餐强化面包的食用量为总产量的12.4%。结果表明，与战前相比，中小学生身高增加了 12～15cm。

面包中强化营养素的标准各国有所不同。例如，美国政府规定，强化面包需添加烟酸、钙、维生素 $B_1$、维生素 $B_2$、维生素 D；日本政府规定，除了添加维生素、矿物质外，还添加赖氨酸或其他物质（包括大豆蛋白、血粉、乳制品、小麦胚芽等）。目前，市场上除了普通强化面包外，还出现了一些具有保健功能的面包，如麦麸面包（又称减肥面包，主要成分为麦麸50%～90%，小麦粉8%～48%，精盐2%）、纤维面包（在小麦粉中添加麦麸、玉米皮、米糠、麦胚、大豆皮等）、防蛀牙面包（用添加有磷酸氢钙的小麦面粉制成的面包，具有防治蛀牙的功效）、绿色面包（在小麦粉中掺入3%～5%的海带粉、小球藻粉等藻类食物的粉末，制成的面包含有丰富的碘和维生素，具有预防和治疗甲状腺肿大、舒张血管、降低血压、预防动脉硬化以及补血润肺的功能）、富钙面包（在面包中添加畜骨的骨泥）。

## 二、强化副食品

### （一）强化人造乳油和植物油

在欧美国家，食用面包时常佐以人造乳油，因此人造乳油的消费量比较大。人造奶油是每天必须食用的主要副食品。目前，全世界大约有80%的人造乳油都进行了强化。人造乳油主要强化维生素 A 和维生素 D，其强化方法是将维生素直接混入人造乳油中，经搅拌均匀后即可食用。

植物油作为食物营养强化的载体之一，非常适合进行维生素 A 等脂溶性维生素的强化。我国规定在植物油中可以强化维生素 A 和维生素 E，强化量分别为 4000 ~ 8000μg/kg 和 100 ~ 180mg/kg。

### （二）强化食盐和酱油

食盐是人们每天的必需品，也是主要的调味品。在内陆地区往往缺乏碘而发生甲状腺肿大等疾病，在食盐中强化碘是防止此类疾病最好的方法。目前，世界各国都对食盐进行强化，我国强化方法是在每千克食盐中添加 20 ~ 30mg 碘化钾。

酱油也是日常生活中常用的调味品，特别是在中国及东南亚国家和地区，有些国家也对其强化，主要添加维生素 B$_1$、铁和钙等。高钙低盐酱油是强化酱油的典型例子。据日本特许公报报道，利用牡蛎壳中提取的天然水溶性活性钙，制造高钙低盐酱油，其含氮 1.5%，氯化钠 12.5%，钙 0.09%，pH 为 4.8。

### （三）酱类的强化

酱类是亚洲国家人们常用的调味品。在酱类中强化的营养素主要有钙、磷、维生素 A、维生素 B$_1$、维生素 B$_2$、蛋白质等。钙的强化量一般是增补 1% 的碳酸钙，维生素 B$_2$ 的强化量为 1.5mg/100g，维生素 B$_1$ 的强化量为 1.2mg/100g，维生素 A 的强化量为 450μg/100g。

### （四）饮料、果汁和水果罐头的强化

饮料、果汁和水果罐头在人们的日常生活中有一定的重要性，是进行食品营养强化很好的载体食品，可以进行多种维生素的强化。例如，我国规定水果罐头中维生素 C 的添加量为 200 ~ 400mg/kg，固体饮料为 1000 ~ 2250mg/kg。此外，尚可根据不同的需要进行不同矿物质的强化，如加硫酸镁的矿物质饮料、加锌的强化锌饮料、强化铁饮料等。

## 三、强化婴幼儿食品和儿童食品

婴儿时期，婴儿每单位体重所需要的热量、蛋白质及各种维生素、矿物质的数量比成年人多出 2 ~ 3 倍。由于婴儿牙齿尚未长成，只能靠食用流质及半流质食品获取营养。过去，婴儿的喂养除了食用母乳或牛乳外，还补充一些其他辅助食品，如鱼肝油、果蔬汁、蛋黄等，以满足婴儿机体正常生长的需要。近年来，出现了强化婴儿食品，使得以上繁杂的喂养问题得到了解决。目前，通常的方法是将婴儿时期需要的营养素经过详细计算后，全部添加到一种主食品中制成婴儿食品。纵观目前市场上常见的强化婴幼儿食品和儿童食品，可以分为以下几类。

### （一）母乳化乳粉

牛乳代替母乳喂养婴儿由来已久。随着工业化的发展，妇女走向社会进入生产岗位与日俱增，城市母乳喂养婴儿的比率近年来越来越低，因为牛乳与人乳在质量上存在不少差异，仅仅靠普通的牛乳喂养婴儿不能满足其生长发育的需要，为此，我国极力提倡母乳喂养婴儿。如果用牛乳为主料喂养婴儿，则需对牛乳进行适当的强化处理，使之适合于婴儿的生长发育需要。

母乳化乳粉的强化原理是：改变牛乳中乳清蛋白与酪蛋白比例，使之近似于母乳，添加亚油酸及其他必需脂肪酸，添加微量营养成分，减少无机盐的含量，添加乳糖或可溶性多糖。

以鲜牛乳为原料，脱盐乳清粉为主要配料，适量添加糖类和脂肪，减少钾、钙、钠等无机盐的含量，使其各种营养素接近或相当于母乳成分，这样加工的乳粉在我国称为婴儿配方乳

粉。婴儿配方乳粉及其他种类的婴儿配方食品，国际上统称为"Infant formula"。婴儿配方乳粉主要用做6个月以下婴儿母乳代用品。

此外，牛乳母乳化时应添加一些维生素，以保证婴儿维生素的充分供应。一般需添加维生素A、维生素 $B_1$、维生素 $B_6$、维生素E、叶酸、维生素C、维生素 $B_2$、维生素D。

### （二）育儿乳粉

育儿乳粉也是根据婴幼儿的生理特点，将牛乳进行一定的处理和强化所制成的婴幼儿食品，在强化中添加了适量的脱盐乳清粉、植物油、糖类，以及婴幼儿生长发育所必需的维生素、微量元素，尤其是牛磺酸和异构化乳糖，使育儿乳粉在营养成分组成上接近或超过婴儿配方乳粉（表7-7）。

牛磺酸的添加量为20mg/100g。异构化乳糖是以乳酮糖为主要成分的，其主要生理功效是作为双歧乳酸杆菌生长的强力促进因子，与母乳中的 $N$ - 乙酸氨基葡萄糖作用相同，具有保健和治疗的双重作用。食用含有异构化乳糖的食品后，可使肠道中原有的占总菌数7.5%左右的双歧乳酸杆菌迅速增殖到57%左右，这对婴幼儿机体有益。异构化乳糖的最适宜用量，婴儿每人每天为0.5~1.59g。在配方设计中异构化乳糖的添加量为0.7%~1.2%（以乳酮糖计）。

表7-7　　　　　　　　　育儿乳粉主要营养成分的设计　　　　　　单位：mg/100g

| 营养成分 | 含量 | 营养成分 | 含量 |
|---|---|---|---|
| 热量 | 1799~1883kJ | 烟酸 | 4~8 |
| 蛋白质 | 15000~20000 | 牛磺酸 | 20~40 |
| 脂肪 | 20000~30000 | 异构化乳糖（以乳酮糖计） | 700~1200 |
| 碳水化合物 | 45000~55000 | 钾 | 400~1000 |
| 灰分 | 2500~3500 | 钠 | 100~300 |
| 水分 | 2000~3000 | 氯 | 275~750 |
| 维生素A | 1700~2000（IU/100g） | 钙 | 250~600 |
| 维生素 $B_1$ | 0.4~0.8 | 磷 | 125~500 |
| 维生素 $B_2$ | 0.8~1.2 | 镁 | 30~50 |
| 维生素 $B_6$ | 0.3~0.8 | 铁 | 6~10 |
| 维生素C | 40~60 | 锌 | 4~10 |
| 维生素D | 200~400 | 锰 | 25~60 |
| 维生素E | 5~8 | 碘 | 25~40 |

资料来源：刘程，江小梅. 当代新型食品［M］. 北京：北京工业大学出版社，1994。

我国育儿乳粉中的蛋白质含量高于国外的婴儿乳粉和母乳化乳粉，脂肪含量相当，总糖稍低，灰分略高（表7-8）。总的来说，育儿乳粉主要营养成分配比是合理的，符合婴幼儿的营养要求。

| 成分 | 水分 | 蛋白质 | 脂肪 | 总糖 | 蔗糖 | 灰分 |
|---|---|---|---|---|---|---|
| 育儿乳粉 | 2.3 | 16.4 | 28.6 | 49.7 | 7.5 | 3.7 |
| 婴儿配方乳粉Ⅱ | 2.0 | 18.7 | 26.8 | 55.9 | 5.0 | 2.0 |
| 美国 S－26 婴儿乳粉 | 2.0 | 12.0 | 28.0 | 58.0 | — | 2.0 |
| 新西兰母乳粉 | 2.8 | 15.0 | 27.0 | 52.5 | — | 2.7 |

表7－8　　　　　我国育儿乳粉、婴儿配方乳粉Ⅱ与国外产品的比较　　　　单位:%

资料来源：刘程，江小梅．当代新型食品［M］．北京：北京工业大学出版社，1994．

### （三）　强化大豆儿童食品

大豆类包括黄豆、青豆和黑豆等。大豆中含蛋白质40%左右，其蛋白质的氨基酸组成跟动物蛋白质很接近，生理价值接近肉类。其所含的必需氨基酸中只有甲硫氨酸稍不足。大豆含脂肪18%左右，其脂肪中含有较多的不饱和脂肪酸，熔点低，易消化，是儿童的良好食品。大豆中所含的不饱和脂肪酸可使血胆固醇和低密度脂蛋白胆固醇降低，所以食用大豆制品有利于防治动脉粥样硬化和冠心病。大豆中还富含磷脂，这种物质对于生长发育、神经活动及延缓脑细胞衰老具有重要作用，而且磷脂在血液中可防止胆固醇在血管壁上沉积，所以也是其他人群，特别是中老年人的良好食品。但大豆中也存在一些有害物质，如皂角素、胰蛋白酶抑制剂、植物红细胞凝血素、豆腥味等，影响大豆的食用性和营养价值，加工中应注意消除。

大豆食品中强化的营养成分各国有所不同。例如，美国产品"Soyalac"在大豆中添加的物质有糖类、矿物质、维生素、植物脂肪；"Soybee"添加的有砂糖、豆油、糊精、可可油、矿物质、维生素；还有"Mull－Soy""Valactin"，均适于婴幼儿作为主食。日本产品有"Bon－Iact"，其添加物与"Soyalac"基本相同，只是添加量稍有差别，也适用于婴幼儿食用。此外，还有英国产品"Grenogen"。

### （四）　强化豆乳

豆乳是一种易被人体吸收的优质植物蛋白饮料，价格低廉，饮用方便，营养价值可与牛乳相媲美，甚至在某些方面优于牛乳。经常饮用豆乳对人体能产生很好的生理效果，也是一种良好的儿童食品。强化豆乳有锌强化豆乳（每100mL豆乳中强化锌5mg，折算成乳酸锌为18.7mg）、钙强化豆乳（豆乳中钙含量为27mg/100g）和果汁豆乳等。在豆乳中直接添加钙盐会发生蛋白质沉淀，研究表明，适当地改变加钙方式及加入量（20mg/100mL），对饮料的稳定性无影响。

## 四、强化军粮

战时，军队行动是无规律的，现代战争要求在任何气候条件下作战，对军粮提出了较高要求。如军粮是否营养全面、便于携带、易于烹煮等。军粮是集体膳食，容易强化处理，所以强化军粮出现得最早，也最普遍。

平时的军粮，欧美各国大多是在面粉及罐头等主要食品中增补必要的营养素，其他一般与民用的相仿。到了战时，为了携带方便则多以高能压缩食品为主，很大部分为配套的食盒。食盒内的主食大多由压缩饼干、压缩米糕、高油脂酥糖等组成，副食大多包括压缩肉松、肉干、调味菜干粉、各种汤料等。此外还有乳粉、炼乳、人造乳油和巧克力等。

军粮中还可有不同的罐头食品、软罐头等，并可与食盒搭配食用。它们也都根据各自的特点，增补适当的强化剂。至于强化剂的品种及用量还可根据军种和兵种的不同而异。

强化军粮除应有携带、开启和食用方便外，尚应有一定的保存期。

## 五、 混合型强化食品

将各种不同营养特点的天然食物互相混合，取长补短，以提高食物营养价值的强化食品称为混合型强化食品。混合型强化食品的营养学意义在于发挥各种食物中营养素的互补作用，大多是在主食品中混入一定量的其他食品，以弥补主食品中营养素的不足。其中主要补充蛋白质的不足，或增补主食品中的某种限制性氨基酸，其他则增补维生素、矿物质等。

作为增补蛋白质、氨基酸用的天然食物有乳粉、鱼粉、大豆浓缩蛋白、大豆分离蛋白质、各种豆类，以及可可、芝麻、花生、向日葵等榨油后富含蛋白质的副产品等。主要作为维生素增补用的有酵母、谷胚、胡萝卜干以及各种富含维生素的果蔬和山区野果等。海带、骨粉等则可作为矿物质增补用。我国在利用天然食物及其制品进行食品强化方面有悠久的历史，例如，我国北方某些地区的"杂合面"，以及各地的谷豆混食等早有应用。

## 六、 其他强化食品

### （一） 公共系统的强化食品

在一些营养素普遍缺乏的地区，为了保证人们均能获得该种营养素，规定在公共系统中强化该种营养素。如1950年美国有几个州在饮用水中强化氟，以保护牙齿，强化剂采用氟化钠或氟硅化钠，强化剂量为1mg/L。对于我国内陆地区，在人们生活必需品食盐中强化碘以防治甲状腺肿大。

### （二） 特殊需要的强化食品

为了适应各种特殊人群和不同职业的营养需要、防治各种职业病以及对于一些非传染性、慢性病的预防的需要，可根据其特点配制成各种各样的强化食品。例如，对高寒地区工作人员可以供给高热能食品等。在我国，除前述婴儿配方乳粉等以外，还有根据孕妇、哺乳期妇女对叶酸的特殊需要而用叶酸强化的孕妇、乳母专用食品等。随着科学水平的日益发展和提高，适应各种特殊需要的强化食品也将日益发展起来。

# 第五节　我国强化食品的对策

## 一、 现　状

现我国人口已经超过13亿，占世界总人口的23%，但是占全世界可耕地面积仅7%。我国每年出生婴幼儿2000万，而可耕地面积由于生态环境的破坏及不合理的规划，正逐渐减少。从食物资源来讲，形势是十分严峻的。因此，生产出更多更有营养价值的食品来养活占世界人口23%的大国越来越重要。据最新研究表明以下结论。

## （一）　儿童营养不良状况有所减少，但仍需进一步改善

2013 年我国 6 岁以下儿童低体重率为 2.5%，消瘦率为 2.0%，与 2002 年相比，低体重率下降了 3.2%。农村地区营养状况虽然已经有了显著的改善，但农村儿童低体重率远大于平均水平，特别是贫困农村高达 5.1%。

## （二）　营养素摄取水平仍然偏低

维生素 A、维生素 $B_1$、维生素 $B_2$、维生素 C、维生素 D、叶酸及矿物元素钙、锌等严重不足，都未能达到 RNI 的标准，有的，比如钙还不到 RNI 的一半。

铁的摄入量较以往有较大改善，贫血患病率大幅度降低，例如，2013 年，6 岁以下儿童贫血患病率为 11.6%，比 2002 年下降了 10%，孕妇贫血率为 17.2%，比 2002 年下降了 11.7%，但此数值仍较高，应继续重视对孕妇贫血状况的改善。另外，铁的摄入在贫困农村仍需要关注。

由于地球化学原因，我国有一半省份处于低硒状态，由于硒摄入量低造成危害广大人民群众生命的克山病和大骨节病发病率高。

## （三）　饮食习惯不够合理

一些大中城市人群营养过剩令人堪忧，心脑血管疾病有逐年上升的趋势，大城市成人超重率与肥胖现患率分别高达 30.0% 和 12.3%，儿童肥胖率已达 8.1%。

# 二、　应采取的对策

鉴于我国居民的营养状况，在开展强化食品时，应采取以下措施。

## （一）　不断修订完善相应标准，适应新的社会需求

我国最早实行的 GB 14880—1994《食品营养强化剂使用卫生标准》批准使用的营养强化剂仅 30 余种。经过多年的增补，营养强化剂的种类和使用范围有了极大的扩充，目前约有 200 种。2003 年经卫生部、国家标准化管理委员会批准立项，中国疾病预防控制中心营养与食品安全所承担了该标准的修订工作。新的营养强化剂国家标准 GB 14880—2012《食品营养强化剂使用标准》已经正式实施。新的国家标准列出了允许使用的营养强化剂化合物来源名单，增加了可用于特殊膳食用食品的营养强化剂化合物来源名单和部分营养物质的使用量，增加了食品分类系统，明确了使用范围中的食品类别。随着食品强化食品开发的迅速发展，卫生部也在陆续公布新的食品营养强化剂的公告。建议继续根据全国居民膳食营养的最新资料数据进行相应调整，不断修订完善相应标准，适应新的社会需求。

## （二）　提高居民对强化食品的认识水平，正确食用强化食品

近十年来，通过深入持久地宣传普及工作，食用营养强化食品的优越性已经得到了发达城市中广大人民群众的认同，针对农村地区和西部贫困地区，还要继续充分利用网络、广播、电视、报刊等媒体手段，宣传改善公众营养状况的重要性，不断提高人民对强化食品的认识水平。

对于健康的成年人，可以适当食用一些强化食品，但没有必要大量食用，更没必要吃太多特殊的强化食品。尤其是发达地区人群，平时就吃维生素等营养补充剂和保健品，如果再大量食用强化食品，很容易造成营养素摄入过量，危害健康。所以，要继续提高居民对强化食品的认识水平，对我国居民适时加强营养教育，让其更加全面正确地了解营养健康知识和食品营养

强化。

### （三） 严格监控产品质量， 建立有效的监督机制

强化食品的生产企业应遵循营养强化剂国家标准 GB 14880—2012《食品营养强化剂使用标准》规定，注重提高从业人员的综合素质，建立完善的质量管理体系，严格监控产品质量；相关部门对企业的生产条件、生产范围、质量检验等整个生产流程进行跟踪把关，对产品质量不合格的企业，应责令其整改或停产，为广大消费者创造良好的消费环境。这有助于消费者在信息对称情况下做出自由选择，并可树立企业良好的品牌形象，各种营养强化剂应合法标识，在配料表中的标示方式与顺序应当符合 GB 7718—2011《预包装食品标签通则》的要求。

鉴于公众营养改善问题的综合性与长期性，以及加强食品（包括强化食品在内）监控对人民健康的重要性，应制定一套强制有效的监督机制，并由专门机构或中介组织负责监督管理或提供有偿检测服务，这样能够保证食品从生产到销售的每一个环节都可以相互追查，使食品安全问题可以方便地"追根溯源"，这样既减轻了企业自检的负担，也有利于对食品质量的把关和跟踪检测。

### （四） 加快新产品的研发

虽然我国强化食品已经有了长足的快速发展，但目前已有的品种、数量、质量远远不能满足改善国民营养状况的要求，不仅覆盖面小，也没有形成规模，且价格偏高，不具备向存在公众营养问题较多的偏远地区和广大农村推广的条件。应重点扶持一批食品工业与科研机构，增强其开展基础研究和开发新产品、新技术、新工艺的能力，大力推广研究成果和促进技术转让。

### （五） 加强政府与企业的合力

普及和推动强化食品仅靠企业行为、消费者自行选购、市场自动调节的方式是不够的，最有效的途径是加强政府与企业的合作。尤其是要制定具有权威性的国家法规、激励性政策、管理措施等。如公众对碘盐的认知率近100%，这主要得益于国家的推动作用。改善公众营养关系到全民健康，具有强烈的社会公益性，是政府的一项重要公共职能。国家应成立专门机构，指导和调控食品营养强化的工作，为其营造一个良好的法律和政策环境；企业应认真执行营养强化食品的生产管理规范，向社会提供合格的产品。这样，才能使企业获得理想效益、公众获得健康体魄，营养强化食品市场才能进入良性循环的轨道。

### （六） 采取食品强化要面向大众

鉴于我国居民的营养状况，我国采取食品强化首先要面向大众。

1. 优先对必需的主食大米、面粉、面条、面包、食用油、馒头等进行强化

例如研制营养强化米，生产"7 + 1"营养面粉（国家公众营养与发展中心和国家公众营养改善项目办公室组织国内营养专家，参照国际营养强化标准，针对中国人群特点确定的强化面粉配方，其营养成分符合中国营养学会 DRI 标准，即基础配方的模式。其中"7"为基础配方，包括铁、锌、钙、维生素 $B_1$、维生素 $B_2$、叶酸、尼克酸；"1"即维生素 A。该配方为建议配方，不强制要求添加，若添加，必须按照配方要求添加）等。

2. 农民是我国大众的主体，而一部分农民营养状况堪忧

因此，要把农民和农村当作开展食品营养强化的重点。

3. 面向日用品

即对居民日常消费的食盐、酱油、食醋等调味品，补充钙、铁、锌等微量元素。

4. 面向饮品

包括鲜乳、饮料及罐头食品等。

对上述我国居民消费量大面广的食品按照现代营养学原理进行营养强化,将对提高全民健康营养水平发挥最大作用。特别是可以为提高经济欠发达地区的农民群众和弱势人群（少年儿童、婴幼儿、妇女和老年人）的健康营养水平开辟一条捷径。

🔍 **思考题**

1. 食品营养强化有哪些作用?
2. 在进行食品营养强化时应遵循什么原则?
3. 食品营养强化剂有哪些?
4. 强化剂的强化方法有哪些?
5. 如何选择营养强化剂的载体?
6. 如何对食品营养强化剂进行保护?
7. 我国对强化食品采取了哪些对策?
8. 配方乳粉与普通乳粉有何不同?

第八章

CHAPTER

# 功能（保健）食品

**8**

## [内容提要]

本章主要介绍功能（保健）食品基本概念、作用方式、发展阶段、分类、功能食品与特膳食品、药品的区别，以及功能（保健）食品常见活性成分生理功能、产品开发、我国功能（保健）食品的申报与管理等内容。

祖国医学历来重视食物在保健、疾病预防和治疗上的重要作用，"食疗""食补"在我国有悠久的历史。但我国对功能食品的深入研究比较晚。传统营养学一直局限于对蛋白质、脂肪、碳水化合物、矿物质、维生素的生理功能、需要量、供给量、食物的来源等一般性营养学的研究。随着科学的进步及人们认识的不断深入，人们发现除了这些一般营养素外，许多食物中还含有其他特殊的活性成分，如番茄中含有的番茄红素，在预防人类某些癌症和慢性病的发生方面起着重要的作用；葡萄籽中含有的原花青素，在增强机体免疫功能、保护心脑血管、抗肿瘤等方面具有重要功能；大枣中含有的磷酸腺苷，可提高人体免疫功能；荞麦中的芦丁，具有软化血管、防治冠心病、高血压等作用。在日常生活中，人们常说某些食物能抗衰老或抗癌，就是因为这些食品含有某种特殊活性成分，人们食用后能对机体产生一定影响，对人体生理功能具有一定的调节作用。含有这种功能性成分的食品，通常被称为功能食品或保健食品。功能食品的开发、功能性成分的提取以及功能性成分对机体的生理作用等，近年来日益受到国内外学者的广泛关注。

## 第一节　功能（保健）食品的基本概念

### 一、　功能食品的定义

由于世界各国的文化背景和历史渊源的差异，各国对食品的健康功能的认识也略有不同，因此，至今全球尚未对功能食品给出统一的定义。但是随着功能食品的全球化，人们对功能食品的定义及其"健康声称"的认识逐步趋向一致，即功能食品（functional food）是指一类具有调节人体生理功能、降低疾病风险和促进康复的食品。我国《保健食品注册管理办法（试行）》规定，保健食品是指声称并具有特定保健功能或者以补充维生素、矿物质为目的的食品。即适用于特定人群食用，具有调节机体功能，不以治疗疾病为目的，并且对人体不产生任何急性、亚急性或慢性危害的食品。

保健食品主要源于植物化学成分或其提取物，维生素和矿物质作为营养补充剂并非真正意义上的保健食品，但目前我国暂将其列入保健食品的管理范畴。营养素补充剂（nutrients supplementation）指单纯以一种或数种化学合成或从天然动植物中提取的营养素为原料加工制成的食品。我国仅局限于维生素和矿物质，不得以提供能量为目的。以膳食纤维、蛋白质和氨基酸等成分为原料的产品，符合普通食品要求的，按普通食品管理，不得声称其保健功能。如声称具有保健功能的，按保健食品有关规定管理。营养素补充剂不强求以食品作载体，允许以片剂、胶囊、口服液等形式出现；适宜人群为成人的，其维生素、矿物质的每日推荐摄入量应当符合《维生素、矿物质种类和用量》的规定；适宜人群为孕妇、乳母以及18岁以下人群的，其维生素、矿物质每日推荐摄入量应控制在我国该人群该种营养素推荐摄入量（RNIs或AIs）的 1/3 ~ 2/3 水平。

在中国，功能食品又称保健食品。

这类食品除了具有普通食品所具备的营养和感官两大功能外，还具有普通食品所没有或不强调的第三功能，即调节人体生理功能。目前，市场上的功能食品主要有两种形态，即传统的食品形态和胶囊、片剂、口服液等非食品形态。但我国保健品市场上以非食品形态的产品占多数，保健食品的专用标志在我国被设计为"蓝帽"，为天蓝色，呈帽形（图8-1）。同时在"蓝帽"下方还有批准文号，譬如，国食健字 G．．．．．．．．或国食健字 J．．．．．．．．，以及国家食品药品监督管理局等字样，前一种批准文号表示的是国产保健食品，后一种批准文号表示的是进口保健食品。

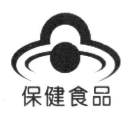

图8-1　保健食品的标志（蓝帽子）

功能食品必须具备六项基本条件：①保健功能明确，且经过科学验证是肯定的；②功能因子（functional factor）明确，且化学结构已被阐明；③功能因子在食品中稳定存在，且有特定的形态和含量；④口服摄入有效；⑤安全性高；⑥作为食品被消费者所接受。

## 二、 功能食品作用方式

人体的生理状态分为三态，即健康态、亚健康态（又称为诱发病态或者疾病的早期阶段）和疾病态。亚健康态是介于健康态和疾病态之间的"第三态"，当第三态积累到一定程度时，就会转变为疾病态。功能食品的作用本质在于能够刺激和活化处于亚健康态人体潜在的生理功能，发挥机体自身调节作用，促进人体向健康态转变，降低疾病发生风险，达到增进健康的目的，但不以治疗疾病为目的。其作用方式主要表现在抗氧化、增强免疫力、辅助降血压、降血糖、降血脂等方面（详见功能食品的分类）。

## 三、 功能食品的发展阶段

从功能食品发展历史来看，大体经历了三个阶段，产生了三代产品。

1. 第一代产品

第一代产品为初级功能产品，仅根据食品中的营养素成分或强化的营养素来推知该类食品的保健功能。未经严格的实验证明或严格的科学论证，大都建立在经验基础上或传统的养生学理论之上。20世纪60—70年代欧美非常流行，20世纪80—90年代，我国功能食品多数为这类产品，如鳖精、蜂产品、乌鸡类产品等。目前，欧美各国已将这类产品列入普通食品来管理，我国在"保健食品管理办法"实施后（1996.3），也不允许这类产品以保健食品的形式面市。

2. 第二代产品

第二代产品指经过动物或人体试验的产品，已证明其具有某项保健功能，但对其中具体发挥作用的活性成分及其含量等并不十分明确。该类产品在20世纪80年代中期在西方国家发展很快。我国在"保健食品管理办法"实施前，这代产品在市场上很少。"保健食品管理办法"实施后，我国卫生部审查批准的保健食品中大部分属于这一代产品，这表明1996年以来，我国保健食品的生产进入了一个新的阶段。

3. 第三代产品

第三代产品不仅其特定生理调节功能需经动物或人体实验，证明其功能明确可靠，而且还需确知有该项功能的功效成分的化学结构及其含量。第三代保健食品应具有功效成分明确、含量可以测定、作用机制清楚、研究资料充实、临床效果肯定等特点。该类产品是20世纪90年代以后在发达国家主要发展的功能食品，也是目前许多发达国家承认的功能食品，如大豆异黄酮、辅酶 $Q_{10}$ 等。

## 四、 功能食品、 特膳食品、 药品的区别

### （一） 我国食品和药品的一般分类

根据我国现行的食品和药品的管理体制，可将食品和药品分为三大类，即普通食品、特殊食品和药品（表8-1）。

表8-1　　　　　　　　　　　　我国食品和药品的一般分类

| 种类 | 包括内容 |
| --- | --- |
| 药品 | 处方药，非处方药 |
| 特殊食品 | 保健食品、特膳食品 |
| 普通食品 | 一般食品，新资源食品 |

1. 特殊食品

《中华人民共和国食品安全法》（2015）在第四章第四节明确了"特殊食品"的法律地位，对特殊食品的生产管理进行了明确的规定。第七十四条指出，国家对保健食品、特殊医学用途

配方食品和婴幼儿配方食品等特殊食品实行严格监督管理。也就是说特殊食品包括保健食品、特殊医学用途配方食品（简称特医食品）和婴幼儿配方食品等。简单的说，特殊食品就是指非普通食品，主要包括保健食品和特殊膳食用食品（简称特膳食品）。

特膳食品（foods for special dietary use）：根据 GB 13432—2013《食品安全国家标准 预包装特殊膳食用食品标签》，特膳食品定义为"为满足特殊的身体或生理状况和（或）满足疾病、紊乱等状态下的特殊膳食需求，专门加工或配方的食品。"这类食品的营养素和（或）其他营养成分的含量与可类比的普通食品有显著不同。特膳食品的类别主要包括：婴幼儿配方食品、婴幼儿辅助食品、特殊医学用途配方食品（特殊医学用途婴儿配方食品涉及的品种除外），以及除上述类别外的其他特殊膳食用食品（包括辅食营养补充品、运动营养食品，以及其他具有相应国家标准的特殊膳食用食品）等。

保健食品和特殊膳食用食品是国际关注的、具有特殊意义的食品，事关特定人群的身体健康和生命安全。让营养成为辅助治疗的一部分，这一理念正在被越来越多的医学界和营养学界人士所接受和认可。作为大健康产业的重要组成部分，中国特殊食品 2016 年产值约 6000 亿元，并保持持续增长态势，市场潜力巨大。

2. 新资源食品

新资源食品（new resource food）指在一个国家或地区新研制、新发现、新引进的，无食用习惯或仅在个别地区有食用习惯，符合食品基本要求的物品。部分新资源食品经过保健功能检测后，可申报批准为保健食品。

（二）功能食品、特膳食品与药品的区别

功能食品、特膳食品与药品有着严格的区别（表 8 - 2）。总体上，功能食品具有保健功能而区别于特膳食品和普通食品，功能食品不以治疗疾病为目的而区别于药品。

表 8 - 2　　　　　　　　　　　功能食品与药品的比较

| 项目 | 功能食品 | 特膳食品 | 普通食品 | 药品 |
| --- | --- | --- | --- | --- |
| 用途 | 保健功能 | 营养功能 | 营养功能 | 治疗疾病 |
| 有效成分 | 单一或复合 + 未知物质 | 无强调 | 无强调 | 单一或已知 |
| 摄取时间 | 不限 | 不限 | 不限 | 生病时 |
| 摄取量 | 参考推荐量 | 无规定 | 无规定 | 有严格规定 |
| 毒副作用 | 无 | 无 | 无 | 有毒副作用 |
| 量效关系 | 不严格 | 无强调 | 无强调 | 有毒副作用 |
| 产品规格 | 不严格 | 不严格 | 不严格 | 严格 |
| 食用人群 | 特定人群 | 特定人群 | 不限 | 病人 |
| 摄取方式 | 口服 | 口服 | 口服 | 注射、皮肤涂抹、口服等 |

# 五、功能（保健）食品的分类

通常根据功能食品的特定功能和食用对象，大体可分为两类，共 27 项。

## （一）日常功能食品

这类食品是根据各种不同健康消费群的生理特点和营养需求而设计的，该类食品所强调的是增强体质、增进健康有关的保健功能，主要以健康正常的人群为适用对象，基本上都属于调节生理活动的范畴，很少涉及某些疾病症状的调节。可分为婴儿日常功能食品、学生日常功能食品和老人日常功能食品。日常功能食品具体内容包括 11 项，即抗氧化功能、增强免疫力功能、缓解体力疲劳功能、减肥功能、辅助改善记忆功能、祛黄褐斑功能、祛痤疮功能、改善皮肤水分功能、改善皮肤油分功能、促进泌乳功能和促进生长发育功能。

## （二）特种保健功能食品

这类食品是与某些症状减轻、辅助药物治疗和降低疾病风险有关的保健功能，主要以健康异常的人群为适用对象。特种保健功能食品大致包括 16 项，其中与病因复杂的常见病和生活方式性疾病有关的保健功能有 12 项，即辅助降血压功能、辅助降血糖功能、辅助降血脂功能、缓解视疲劳功能、调节胃肠道菌群功能、促进消化功能、通便功能、对胃黏膜损伤有辅助保护功能、改善营养性贫血功能、改善睡眠功能、清咽功能和增加骨密度功能。与病因单一，保护外源性有害因子作用有关的保健功能有 4 项，即对辐射危害有辅助保护功能、促进排铅功能、提高缺氧耐受力功能和对化学性肝损伤有辅助保护功能。

鉴于上述保健食品分类中所确定的 27 项功能的合理性有待于完善，目前国家食品药品监督管理总局拟对保健食品的功能范围进行调整，并于 2011 年 8 月和 2012 年 6 月两次向社会公开征集意见，拟将原来的 27 项功能调整为如下 18 项功能：①有助于增强免疫力；②有助于降低血脂；③有助于降低血糖；④有助于改善睡眠；⑤抗氧化；⑥有助于缓解运动疲劳；⑦有助于减少体内脂肪；⑧有助于增加骨密度；⑨有助于改善缺铁性贫血；⑩有助于改善记忆；⑪清咽；⑫有助于提高缺氧耐受力；⑬有助于降低酒精性肝损伤危害；⑭有助于排铅；⑮有助于泌乳；⑯有助于缓解视疲劳；⑰有助于改善胃肠功；⑱有助于促进面部皮肤健康。

# 第二节　功能（保健）食品中的常见活性成分

功能食品发展的方向是大力开发第三代产品，而活性成分（又称功能因子）的构效、量效关系及其作用机制的研究是发展第三代功能食品的关键。目前功能食品中常见的活性成分主要包括功能性低聚糖、活性多糖、功能性油脂、活性肽和蛋白质、牛磺酸、L－肉碱、褪黑素、皂苷、黄酮类、番茄红素、原花青素、核酸、益生菌、益生元等。

## 一、功能性低聚糖

功能性低聚糖（functional oligosaccharide）是由 2～10 个单糖以糖苷键结合而成的聚合物。功能性低聚糖主要包括低聚异麦芽糖（isomaltooligosaccharide，IMO）、低聚木糖（xylo－oligosaccharides，XOS）、低聚半乳糖（galactooligosaccharide，GOS）、低聚果糖（fructo－oligosaccharides，FOS）、低聚龙胆糖（gentiooligosaccharide）、水苏糖（stachyose）、棉子糖（raffinose）、异麦芽酮糖（palatinose 或 isomaltulose）等，除低聚龙胆糖具有苦味外，其余均带有程度不一的甜味，可作为功能性甜味剂用于替代或部分替代食品中的蔗糖。由于人体消化道内缺乏水解这些低聚糖的酶，因此它们不能被消化吸收，也不能产生能量，但可进入大肠并被大肠中的双歧杆菌等有益微生物所利用，具有调节肠道微生态平衡，促进人体健康的保健功能，故称其为双歧杆菌增殖因子或益生元（prebiotics）。低聚异麦芽糖是众多功能性低聚糖中开发最早、产量最大、应用最广的一种，被广泛应用于各类保健品、饮品、乳制品、糖果和面食等中。低聚木糖是一种选择性极高的双歧杆菌增殖因子，是国内外竞相研究开发的功能性低聚糖之一。低聚半乳糖是存在于动物乳汁中的一种功能性低聚糖，在乳制品、婴儿食品中应用较普遍。近年来，低聚果糖的开发和应用非常普遍，它是由蔗糖和 $1 \sim 3$ 个果糖基通过 $\beta - 1, 2 -$ 糖苷键与蔗糖中的果糖基结合而成的蔗果三糖、蔗果四糖和蔗果五糖（分别简称为 $GF_2$、$GF_3$、$GF_4$）及其混合物。1995 年 9 月 29 日，日本厚生省正式批准低聚果糖为特定保健用食品，确认了低聚果糖具有"整肠作用，肠内菌群改善，大便性状改善，抑制肠内有害物质生成"的功能，并为其颁发了"保健食品的标示许可证书"。1997 年 10 月，我国卫生部保健食品评审委员会，经过对低聚果糖增殖双歧杆菌的人体试验后，证明该产品具有"抑制致病菌繁殖，消除肠内有害物质，降低血脂，增强机体免疫力"的功能。

功能性低聚糖的生理功能如下。

1. 低热量，难消化

所提供的能量值极低或为零，食用后不会引起血糖升高，可用于低热量或减肥食品的功能性辅料，或作为糖尿病患者的食用甜味剂。

2. 改善肠道菌群，抑制病原菌

食用功能性低聚糖后，能显著促进肠道内有益菌的增殖，有效抑制有害菌的生长，有利于减少肠道内有害物质的产生，对肝脏有很好的保护作用。通过功能性低聚糖的间接作用，可使双歧杆菌的代谢产物对沙门菌、金黄色葡萄球菌、大肠杆菌等致病菌起到很好的抑制作用，故对腹泻也有预防和缓解效果。

3. 润肠通便，预防便秘

由于功能性低聚糖能促进双歧杆菌的量增加，相应增加了乙酸、乳酸的分泌量，因此刺激了肠的蠕动和通过渗透压增加粪便水分，故有防止便秘的作用。此外，功能性低聚糖属于水溶性膳食纤维，可稀释粪便、促进小肠蠕动，能预防和减轻便秘的发生。日服 $3.0 \sim 10.0g$ 低聚糖，对轻度便秘有明显改善效果。

4. 预防牙齿龋变

龋齿是由于口腔内微生物特别是突变链球菌（S. mutans）侵蚀引起的。功能性低聚糖不是这些微生物合适的作用底物，因此不会引起牙齿龋变。

5. 降低血清胆固醇，调节血脂和血压

摄入功能性低聚糖后可降低血清胆固醇水平，改善脂质代谢。研究表明，一个人的心脏舒张压高低与其粪便中双歧杆菌数占总数的比率呈明显负相关性，因此功能性低聚糖具有降低血压的生理功效。

6. 增强机体免疫能力，抵抗肿瘤发生

双歧杆菌在肠道内大量繁殖具有提高机体免疫力和抗癌的功能。究其原因在于，双歧杆菌细胞、细胞壁成分和胞外分泌物可增强免疫细胞的活性，促使肠道免疫蛋白 A（IgA）浆细胞的产生，从而可杀灭侵入体内的细菌和病毒，消除体内"病变"细胞，防止疾病的发生及恶化。功能低聚糖还具有整肠通便功能，使肠道中的腐败菌受到抑制，使腐败产物显著减少并及时排出，这有助于减少大肠癌的发生。

# 二、活 性 多 糖

多糖（polysaccharide）是由 10 个以上的单糖通过糖苷键连接起来的一类结构复杂且庞大的有机大分子。广泛存在于海洋生物界、真菌界、高等植物界。具有生物学功能的多糖又被称为"生物应答效应物"（biological response modifier，BRM）或活性多糖（active polysaccharide）。我国研究较多的活性多糖有三大类，即植物多糖（如膳食纤维、抗性淀粉）、真菌多糖（如香菇多糖）和海洋生物多糖（如壳聚糖）。

## （一）膳食纤维

膳食纤维（diet fibre）是指凡是不被人体内源酶消化吸收的可食用植物细胞、多糖、木质素以及相关物质的总和。其组成复杂，但以多糖类为主，主要包括纤维素、半纤维素、木质素、果胶、菊粉、抗性淀粉及其他一些膳食纤维单体成分等。不同来源的膳食纤维其组成和结构差异很大。

1. 膳食纤维分类

膳食纤维按照其溶解性可分为水溶性和不溶性两类。

（1）水溶性膳食纤维　是指不被人体消化道酶消化，但溶于热水且其水溶性又能被 4 倍体积乙醇沉淀的那部分膳食纤维，主要包括果胶、海藻酸、卡拉胶、琼脂、黄原胶以及羧甲基纤维素钠盐等。

（2）不溶性膳食纤维　是指不被人体消化道酶消化且不溶于热水的那部分膳食纤维，是构成细胞壁的主要成分，包括纤维素、半纤维素、木质素、原果胶以及动物性的甲壳素和壳聚糖。

2. 膳食纤维生理功能

（1）预防便秘　膳食纤维分子上有很多亲水基团，具有很强的持水能力。不同品种膳食纤维持水力也不同。膳食纤维的强持水性增加了人体粪便体积，有益于肠道内压下降，利于排便，也有利于缓解泌尿系统疾病的症状。

（2）降血脂　膳食纤维分子表面带有很多活性基团，可以吸附螯合胆固醇、胆汁酸以及肠道内的有害物质，并将其携带到粪便中，随粪便排出体外，从而减少胆固醇的吸收，具有降血脂功能。

（3）预防结肠癌　膳食纤维可被大肠内有益菌发酵成乙酸、乳酸等有机酸，降低肠道 pH，促进肠内有益菌双歧杆菌生长，防止肠道黏膜萎缩，维持肠道微生物的平衡与健康。发酵产生的有机酸能刺激胃肠的蠕动与消化，促进粪便排泄，防止肠内有毒物刺激肠壁及毒素在肠道内的长时间停留，有助于防止结肠癌的发病。肠内细菌代谢产物及由胆汁酸转换成的致癌物脱氧胆汁酸和变异源物质也会随纤维排出体外，缩短毒物与肠黏膜接触时间，也能起到预防肠癌的作用。

（4）稳定血糖　膳食纤维对食物黏度有很大影响。由于黏度增加，肠内容物与肠黏膜接触减少，从而延缓了吸收速度，能使糖尿病患者在进食后血糖含量升高变得平稳。膳食纤维可以改善末梢组织对胰岛素的感受性，从而达到调节与控制糖尿病患者血糖水平的目的。膳食纤维还可直接影响胰岛β细胞功能，改善血液中胰岛素的调节作用，提高人体耐糖的程度，有利于糖尿病的治疗和康复。

（5）预防肥胖　同时吸水膨胀的粪便体积，易引起饱腹感，对预防肥胖也十分有利。

足够的膳食纤维吸水膨胀，可满足胃肠的饱满感，减少了摄入食物的量，有助于预防过多的食物摄入和储藏脂肪的堆积，对预防肥胖十分有利。

（6）减轻重金属的伤害　膳食纤维含有较多的羧基和羟基等侧链，类似于弱酸性阳离子交换树脂，对阳离子有良好的结合和交换能力，可与铜、铅等重金属离子进行交换，延缓和减少重金属等有害物质的吸收，减轻重金属中毒。

另外，膳食纤维能与肠道中的钾、钠离子进行交换，促使尿液和粪便中大量排出钠、钾，从而降低血液中的钠离子与钾离子的比值，起到降低血压的作用。

目前，我国已开发的膳食纤维主要有谷物纤维、豆类纤维以及果蔬纤维等。膳食纤维虽对人体健康有诸多益处，但并非越多越好，膳食纤维的摄入要适量。过多的膳食纤维可能会引起腹胀、排便次数增多且排便量大。长期过量摄入膳食纤维还可能影响多种矿物质的吸收利用，从而引起矿物质缺乏症。另外，还会导致脂溶性维生素吸收障碍。中国营养学会推荐，每人每日摄入膳食纤维 25～30g 为宜。

### （二）抗性淀粉

抗性淀粉（resistant starch，RS），又称抗酶解淀粉、难消化淀粉，是指"健康者小肠中不吸收的淀粉及抗性淀粉降解产物"。RS 作为一种新的膳食纤维已引起越来越多人的关注和研究。

1. 抗性淀粉的分类

根据营养学分类，淀粉可分为快速消化淀粉（RDS）、缓慢消化淀粉（SDS）和具有抗消化性的抗性淀粉（RS）。目前，多数学者根据淀粉来源和抗酶解性的不同，将抗性淀粉分为四类：$RS_1$（物理包埋淀粉），指淀粉酶无法接近的淀粉，主要存在于完整或部分研磨的谷粒、豆粒之中；$RS_2$（抗性淀粉颗粒），指未经糊化的生淀粉粒和未成熟的淀粉粒，常存在于生马铃薯、生豌豆、绿香蕉中；$RS_3$（回生淀粉），指糊化后的淀粉在冷却或储存过程中的部分重结晶，是凝沉的淀粉聚合物，常存在于冷米饭、冷面包、油炸土豆片中；$RS_4$（化学改性淀粉），是指由基因改造或化学改性引起淀粉分子结构发生变化而产生出抗酶性的一类抗性淀粉，如交联淀粉、接枝频率较高的接枝共聚淀粉等。其中，最令人感兴趣的是 $RS_3$。

2. 抗性淀粉的主要生理功能

RS 已成为膳食纤维中的一部分，RS 具有传统膳食纤维的大部分生理功能，但与传统膳食纤维又有所不同。

（1）对肠道疾病的预防功能　RS 在结肠内的发酵产物主要是一些气体和短链脂肪酸（SC-FA）。气体能使粪便变得疏松，增加其体积，这对于预防便秘、盲肠炎、痔疮等肠道疾病具有重要意义。SCFA 能降低肠道 pH，抑制肿瘤细胞的阶段性生长繁殖，改变某些致癌基因或它们产物的表达，诱导肿瘤细胞分化并产生与正常细胞相似的表型。因此，RS 对结肠癌具有很好的预防作用。

（2）对体重的控制功能　RS 对体重的控制作用，主要来自两方面的作用：① RS 能增加脂质排泄，减少热量摄入；②RS 本身几乎不含热量。

（3）对糖尿病的预防功能　RS 能降低进食后机体血中葡萄糖浓度和胰岛素的分泌，能有效地控制糖尿病。

（4）促进矿物质吸收的功能　由于 RS 在盲肠、结肠内的发酵，可产生大量 SCFA，降低了肠道内的 pH，从而提高了矿物质的吸收利用。

另外，RS 在改善脂质构成、降低血胆固醇、甘油三酯、预防脂肪肝等方面也有显著作用。

### （三）真菌多糖

真菌多糖（fungi polysaccharide）是指各种真菌的子实体和菌丝体所产生的一类代谢产物。目前，在全球范围内约有数千种真菌，其中不仅有许多有实用价值的美味真菌，也有许多具有保健功能的真菌。真菌多糖广泛存在于香菇、灵芝、银耳、蘑菇、茯苓、黑木耳、猴头菇等大型食用和药用真菌中。真菌多糖在增强人体的免疫功能及抗肿瘤方面具有很强的活性，在国际上被称为"生物反应调节剂"（简称 BRM），近年来，人们对真菌多糖的研究十分活跃。

1. 真菌多糖的结构特点

（1）多数以 $\beta-1$, $3-$糖苷键连接为主的 D－葡聚糖或以 $\alpha-1$, $3-$糖苷键、$\alpha-1$, $2-$糖苷键为主的甘露糖。

（2）多数为杂多糖。

（3）多数有分支，且分支短的活性往往较强。

（4）多数具有三股螺旋构象。

2. 真菌多糖的主要生理功能

（1）免疫调节功能　免疫调节作用是大多数活性多糖的共同作用，真菌活性多糖均是广谱免疫促进剂。研究表明，真菌多糖不仅能激活 T、B 淋巴细胞、巨噬细胞和自然杀伤细胞（NK）等免疫细胞，还能活化补体，促进细胞因子的生成，对免疫系统发挥多方面的调节作用。

（2）抗肿瘤功能　真菌多糖的抗肿瘤作用并不是直接杀伤肿瘤，而是通过激活宿主的免疫功能的间接效果起作用的。研究表明，具有免疫激活和抑瘤活性的真菌多糖的主链是 $\beta-1$, $3-$糖苷键连接的葡聚糖，沿主链随机分布着由 $\beta-1$, $6-$糖苷键连接的葡萄糖基，且侧链的数目、长短及基团都会对抗肿瘤效果产生较大影响。

（3）抗突变作用　在细胞分裂时，由于某些因素的作用（如遗传因素），会产生基因突变。突变是癌变的前提，虽并非所有突变都会导致癌变，但可以肯定，抑制突变的发生将有利于癌症的预防。抗突变就是指通过某些化学或食品成分来有效地降低细胞或生物体基因的突变。研究表明，多种真菌多糖具有较强的抗突变作用。

另外，一些真菌多糖还具有降血压、降血脂、降血糖、抗病毒、抗氧化、抗辐射、抗衰老、利尿保肝等功能。

目前，已广泛开发并在保健品中应用的活性多糖主要有灵芝多糖、香菇多糖、猴头菇多糖、茯苓多糖、银耳多糖等。

### （四）海洋生物多糖

许多海洋生物含有天然活性多糖，具有增强免疫、降血糖、降血脂等生理功能。随着对多糖结构和功能研究的深入，海洋生物多糖（marine polysaccharide）可能为人类克服疑难病症提供主要的药用资源。研究发现，许多海洋生物体内存在各种抗肿瘤、抗病毒以及作用于心脑血管的活性多糖类物质。近年来，海洋生物活性多糖的研究开发已成为一个热门学科。

根据来源不同，海洋生物多糖可分为三大类，即海藻多糖，海洋动物多糖和海洋微生物多糖。海藻多糖即指海藻中所含的各种高分子碳水化合物，是一类多组分混合物，一般为水溶性，多具高黏度或凝固能力，如褐藻酸、褐藻淀粉、褐藻糖胶、琼胶、卡拉胶等。海洋动物多糖，如甲壳动物的甲壳素（chitin）、鱼类、贝类中的糖胺聚糖及酸性黏多糖等，其中甲壳质和壳聚糖因具有较强的生物活性而备受关注。甲壳素（chitin）又称几丁质、甲壳质，是由 2 - 乙酰胺基 - 2 - 脱氧 - D - 葡萄糖通过 $\beta$ - 1，4 - 糖苷键形式连接而成的多糖，结构与纤维素极为相似，是纤维素第二位上的羟基被酰胺基置换得到的产物，一般虾蟹壳中含甲壳素 15% ~ 20%。壳聚糖（chitosan）是由甲壳素经浓碱水解脱乙酰基后生成的产物，与甲壳素相比，壳聚糖的溶解性更好。海洋微生物多糖主要包括海洋微藻多糖、海洋细菌多糖和海洋真菌多糖。目前有关海洋生物多糖的研究主要集中在前两个方面，其突出的生物活性已引起科研者的极大关注。

海洋生物多糖主要在降血脂、降血糖、抗肿瘤、抗血栓、排铅解毒、保护肝脏、止血、促进伤口愈合、抗菌消炎及防治龋齿等方面具有保健功能。

## 三、 功能性油脂

功能性油脂（functional fat）是指一类对人体健康有促进作用，并具有特殊生理功能的一大类脂溶性物质。作为功能食品的活性成分，目前应用最多的是多不饱和脂肪酸、磷脂和脂肪替代物。

### （一） 多不饱和脂肪酸

不饱和脂肪酸按其距羧基端最远的不饱和双键所在碳原子的序数不同，可分为 $\omega$ - 3、$\omega$ - 6、$\omega$ - 7 和 $\omega$ - 9 四个系列，即距羧基端最远的不饱和键分别位于从距羧基端最远数起的第 3、6、7、9 位的碳原子上，其中 $\omega$ - 3 和 $\omega$ - 6 系列多不饱和脂肪酸对人体具有很重要的生物学意义。

多不饱和脂肪酸（polyunsaturated fatty acids，PUFA）是指含有两个或两个以上双键的直链脂肪酸，它构成了功能性油脂的主体和核心，主要包括亚油酸（LA）、$\gamma$ - 亚麻酸（GLA）、花生四烯酸（AA）、二十碳五烯酸（EPA）、二十二碳六烯酸（DHA）等。其中，亚油酸及亚麻酸被公认为人体必需的脂肪酸（EA），在人体内可进一步转变成高度不饱和脂肪酸，如 AA、EPA、DHA 等。近年来，在功能食品中研究开发最多的是 EPA 和 DHA。

EPA 和 DHA 都属于 $\omega$ - 3 系列的多不饱和脂肪酸，在自然界中主要存在于深海冷水鱼体内，海鱼随季节、产地不同，鱼油中 EPA、DHA 含量在 4% ~ 40%。沙丁鱼油、狭鳕肝油中 EPA 含量高于 DHA，其他鱼种一般 DHA 含量高于 EPA，且洄游性鱼类如金枪鱼类的 DHA 含量高达 20% ~ 40%。贝类中除扇贝和缢蛏之外，EPA 含量均高于 DHA，而螺旋藻、小球藻 EPA 含量高达 30% 以上，远高于 DHA。大型洄游鱼类眼窝脂肪中含有高浓度的 DHA，高达 30% ~ 40%，而 EPA 含量仅 1% ~ 5%。EPA 和 DHA 虽在人体内可由亚麻酸经酶作用转化而成，但亚麻酸是人体内不能合成的物质，是由食物提供的"必需脂肪酸"之一。

尽管 EPA 和 DHA 有诸多有益功能，但并非多多益善。EPA 和 DHA 分别含有 5 个和 6 个双键，是高度不饱和脂肪酸，易受体内活性氧自由基攻击而引发脂质过氧化反应，产生脂质过氧化物，进而破坏细胞膜，对免疫功能造成不利影响。另外，脂质过氧化物还能引起肌肉弹性变差，黑色素增多，使机体出现老人斑等。因此，在补充深海鱼油（EPA 和 DHA）时应适当增加抗氧化物质的摄入量，尤其维生素 C 的摄入量，这将有助于减轻脂质的过氧化。鉴于补充鱼油有可能引起脂质过氧化反应，世界卫生组织（WHO）建议日常应以鱼类食物作为 EPA 和 DHA 的主要来源。据临床观察，EPA 还具有增强性功能的作用。因此，建议少年儿童慎用，并认为儿童每日摄入 EPA 的量在 4mg 以下较安全。我国关于用鱼油生产儿童增智保健食品的规定中也规定了 DHA∶EPA > 2.5∶1。

EPA 和 DHA 的主要生理功能如下。

（1）预防心脑血管疾病 EPA 能降低血清胆固醇，调节血脂，改变脂蛋白中脂肪酸的组成。EPA 和 DHA 对于降低血液黏度，增加血液流动性，软化血管，以及预防心脑血管疾病的发生具有显著作用。

（2）维护脑和视网膜功能 DHA 在一般组织中含量很低，但在大脑皮层（尤其神经突触的磷脂中）、视网膜、睾丸与精子中的含量很高。在视网膜中，DHA 含量也很高。因此，DHA 与大脑的功能，尤其是信息传递、行为、学习与视力有密切关系。若 DHA 不足，则婴幼儿脑发育会出现障碍导致智力低下，中老年脑神经过早退化。

（3）抑制肿瘤生长 据报道，鱼油中 EPA 和 DHA 均具有抑制直肠癌的作用，而且 DHA 的抑制效果更强。DHA 能抑制巨噬细胞的激活及杀伤肿瘤细胞的活性，阻止肿瘤细胞的异常增生。

（4）抗炎作用 EPA 具有抗炎作用，用 EPA 防治某些炎性疾病和类风湿性关节炎、哮喘等可以得到良好效果。鱼油还具有显著抗皮炎作用，能降低银屑病发病率。

尽管 EPA 和 DHA 有上述诸多有益作用，但并非多多益善。EPA 和 DHA 分别含有 5 个和 6 个双键，是高度不饱和脂肪酸，易受体内活性氧自由基的攻击从而引发脂质过氧化反应，产生脂质过氧化物。脂质过氧化物可破坏细胞膜，对免疫功能造成不利影响。另外，脂质过氧化物还能引起肌肉弹性变差，黑色素增多，使人出现老人斑等。因此，在补充深海鱼油（EPA 和 DHA）时应适当增加抗氧化物质的摄入量，尤其维生素 C 的摄入量，这将有助于减轻脂质过氧化作用。鉴于补充鱼油有可能引起脂质过氧化反应，世界卫生组织（WHO）建议日常应以鱼类食物作为 EPA 和 DHA 的主要来源。

### （二）磷脂

磷脂（phospholipid）是一类含有磷酸的脂类，机体中主要含有两大类磷脂，由甘油构成的磷脂称为甘油磷脂（phosphoglyceride）；由神经鞘氨醇构成的磷脂，称为鞘磷脂（sphingolipid）。其结构特点是具有由磷酸相连的取代基团构成的亲水头（hydrophilic head）和由脂肪酸链构成的疏水尾（hydrophobic tail）。在生物膜中磷脂的亲水头位于膜表面，而疏水尾位于膜内侧。磷脂是重要的两亲物质，具有乳化性和界面活性。

磷脂是构成人和许多动植物组织的重要成分，在生命活动中发挥着重要的功能作用。早在 20 世纪 70 年代，大豆卵磷脂就作为医药品用于治疗动脉粥样硬化、高血压、高脂血、肝功能障碍等疾病。

磷脂存在于所有动植物的细胞内。在植物中主要分布于种子、坚果及谷类中，在动物体内主要存在于脑、肾及肝等器官内。其中加以利用的来源主要是鸡蛋黄、大豆等。

磷脂的主要生理功能如下所述。

#### 1. 细胞膜的组成成分

细胞膜是细胞表面的屏障，磷脂是细胞膜的重要组成部分，肩负着细胞内外物质交换的重任。当膜的完整性受到破坏时将出现细胞功能上的紊乱，磷脂对损伤的细胞膜具有修复功能。

#### 2. 增智健脑

人脑约有 200 亿个神经细胞，磷脂对其有重要作用。一方面，磷脂不足会导致细胞膜受损，造成智力减退。另一方面，各种神经细胞之间依靠乙酰胆碱来传递信息。食物中的磷脂被机体消化吸收后释放出胆碱，随血液循环系统送至大脑，与醋酸结合生成乙酰胆碱。当大脑中乙酰胆碱含量增加时，大脑神经细胞之间的信息传递速度加快，记忆力功能得以增强，大脑的活力也明显提高，这对预防老年痴呆也有效果。

3. 预防脂肪肝

磷脂中的胆碱对脂肪有亲和力，可促进脂肪以磷脂形式由肝脏通过血液输送出去或提高脂肪酸本身在肝中的利用度，可防止脂肪在肝脏里的异常积聚。同时能增强肝脏对营养的合成程度，并具有解毒的功能。临床上有应用胆碱治疗肝硬化、肝炎和其他肝疾病的病例，效果良好。

4. 降血脂

磷脂具有良好的乳化特性，能阻止胆固醇在血管内壁的沉积并能清除部分沉积物，同时可改善脂肪以及脂溶性维生素的吸收与利用度，因此具有预防心血管疾病的作用。磷脂还能降低血液黏度，促进机体血液循环，改善血液供氧循环，延长红细胞生存时间并增强机体造血功能。

（三）脂肪替代物

鉴于过量摄取脂肪对健康的危害，可用脂肪替代物取代天然脂肪配料，这是减少食物中脂肪含量的一条有效途径。理想的脂肪替代物应能模拟出脂肪所具有的结构品质、口感和风味，而且还应具有低热和安全的特性。为了满足消费者对低脂食品的需求，开发脂肪替代品具有重要意义。近年来美国、日本以及欧洲一些国家纷纷致力于脂肪替代物的研制和开发，以期制造出低脂肪高品质的食品。

脂肪替代物（fat substitute）是指能替代脂肪功能的物质，它们能使食品具有类似脂肪的结构及口感，但不产生能量或产能很低。当前开发的脂肪替代物主要有两大类型。一类是以油脂为基础成分进行改进所得到的类油脂产品或完全经过化学合成的酯类物质，有人称之为代脂肪（fat replacer）。该类产品具有类似油脂的物理性质，其酯键能抵抗人体内脂肪酶的催化水解，因此不参与机体的能量代谢，且耐高温，可应用于煎炸、焙烤等食品中，如蔗糖多酯（olestra）、羧基酯（carboxylated esters）、酯化丙氧基甘油（esterified propoxylated glycerol）等。另一类是以碳水化合物或/和蛋白质作为基本组分，以水状液体系来模拟被替代的油状液体系，有人称之为模拟脂肪（fat mimics），该类产品在美国、丹麦等地均有销售，可用于冷冻食品、乳制品、人造奶油等（表8-3）。

| 表8-3 | 模拟脂肪的组成 | |
|---|---|---|
| 产品 | 组成 | 生产公司 |
| Simplesse | 牛乳、鸡蛋蛋白，球形颗粒，0.1~2μm | 美国 Nutra - Sweet 公司 |
| Traiblazer | 鸡蛋白、乳蛋白和黄原胶，不规则纤维，<10μm | 美国 Kraft 通用食品公司 |
| LITA | 玉米醇溶蛋白，球形微粒，0.3~3μm | 美国 Opta 食品配料有限公司 |
| N - Oil | 木薯糊精，DE <5 | 美国国立淀粉与化学俄做公司 |
| Maltrin | 玉米麦芽糊精，DE =4~7 | 美国谷物加工合作公司 |
| Paselli SA - 2 | 马铃薯淀粉，DE <3 | 荷兰 Avebe 公司 |
| Nutrio P - Fibre | 豌豆纤维 | 丹麦 Danish 糖业加工厂 |
| 葡聚糖 | 葡萄糖、山梨醇和柠檬酸的聚合物 | 美国 Pfizer 公司 |

# 四、 活性肽和活性蛋白质

一些肽类和蛋白质具有重要的生物活性功能。近年来，他们常被用于功能食品开发。

## （一） 活性肽

活性肽（active peptides），又称生物活性肽，是一类相对分子质量小于6000，具有多种生物学功能的肽。

人类摄入蛋白质经消化道的酶解作用后，大多是以小分子肽的形式被消化吸收的，以游离氨基酸形式吸收的比例很小。因为小肽与游离氨基酸相比更易于通过肠壁转运，所以小肽比游离氨基酸更易于被吸收。肽类物质营养作用的另一新认识是蛋白质在酶解过程中可以产生一些具有特殊生理调节功能的生物活性肽，譬如大豆低聚肽、菜子多肽、蛋清蛋白寡肽及多肽等。目前已从多种食物蛋白的不同酶解产物中分离鉴定出阿片肽、血管紧张素转化酶抑制肽（降压肽）、免疫调节肽、抗菌肽、抗血栓肽、矿物质元素吸收促进肽、降胆固醇肽等。

### 1. 酪蛋白磷酸肽

酪蛋白磷酸肽（casein phosphopeptides，CPP）是目前研究最多的矿物质元素结合肽之一，它能与多种矿物质元素结合形成可溶性的有机磷酸盐复合体，充当许多矿物质元素如 $Fe^{2+}$、$Mg^{2+}$、$Cu^{2+}$、$Se^{2+}$，特别是 $Ca^{2+}$ 在体内运输的载体，能促进小肠对 $Ca^{2+}$、$Fe^{2+}$ 和其他矿物质元素的吸收。小肠中的 pH 为弱碱性，容易导致无机钙沉淀形成不溶物，而 CPP 可有效防止钙沉淀，促进小肠对钙的吸收。故一些钙补充剂就添加了 CPP。

酪蛋白磷酸肽的主要生理功能如下所述。

（1）促进儿童骨骼和牙齿的发育。

（2）预防和改善骨质疏松。

（3）促进骨折患者的康复。

（4）预防和改善缺铁性贫血。

（5）防龋齿。

### 2. 谷胱甘肽

谷胱甘肽（glutathione，GSH）是由谷氨酸、半胱氨酸和甘氨酸组成的含有巯基的三肽化合物。谷胱甘肽由 Hopkins 于 1921 年发现，于 1930 年结构被确定。两分子 GSH 失去氢成为氧化性谷胱甘肽（GSSG），在生理条件下以还原型谷胱甘肽占绝大多数。谷胱甘肽具有独特的生理功能，被称为长寿因子和抗衰老因子。

GSH 的主要生理功能如下所述。

（1）解毒 谷胱甘肽能与进入人体的有毒化合物（如芥子气、丙烯腈、一氧化碳等）、某些药物（如扑热息痛）、重金属离子、致癌物质等结合，并促进其排出体外，起到解毒作用，在治疗肝病等疾病方面具有非常重要的生理作用。

（2）清除自由基 机体代谢产生的过多自由基会损伤生物膜，侵袭生物大分子，促进机体衰老，并诱发肿瘤或动脉硬化的出现。谷胱甘肽可消除自由基，保护细胞膜，延缓机体衰老，预防动脉粥样硬化的出现等。

（3）保护血红蛋白 谷胱甘肽能阻止血红蛋白的氧化，保护血红蛋白中的巯基，防止红细胞溶血，保证血红蛋白的正常输氧功能。

（4）保护白细胞　谷胱甘肽对放射线、放射性药物或抗肿瘤药物引起的白细胞减少有保护作用。

（5）其他　谷胱甘肽能保护机体内部含巯基的酶分子免受破坏或恢复已破坏的酶分子中的巯基，对酒精性脂肪肝的发病有抑制作用。纠正乙酰胆碱、胆碱酯酶的不平衡，起到抗过敏作用。可防止皮肤老化和色素沉着，改善皮肤光泽度等。

谷胱甘肽广泛存在于动植物中，在面包酵母、小麦胚芽和动物肝脏中的含量极高，达 $100 \sim 1000mg/100g$，在人血中含 $26 \sim 34mg/100g$，鸡血中含 $58 \sim 73mg/100g$，猪血中含 $10 \sim 15mg/100g$，在西红柿、菠萝、黄瓜中含量也较高，达 $12 \sim 33mg/100g$，而在甘薯、绿豆芽、洋葱、香菇中含量较低（$0.06 \sim 0.7mg/100g$）。

3. 抗菌肽

抗菌肽（antimicrobial peptides）又称抗菌活性肽，它通常与抗生素肽和抗病毒肽联系在一起，包括环形肽（cyclic peptides）、糖肽（glycopeptides）和脂肽（lipopeptides），如短杆菌肽（gramicidin）、杆菌肽（bacitracin）、多黏菌素（polymyxins）、乳酸杀菌素（lactocin）、枯草菌素（subtilin）和乳酸链球菌肽（nisin）等。抗菌肽一般热稳定性好，抑菌效果强。

除微生物、动植物可产生内源抗菌肽外，食物蛋白经酶解也可得到有效的抗菌肽，其中最令人感兴趣仍是从乳蛋白中获得的抗菌肽。乳铁蛋白是一种结合铁的糖蛋白，作为一种原型蛋白，被认为是宿主抗细菌感染的一种很重要的防卫蛋白，现已从乳清蛋白中的乳铁蛋白（lactoferricin）中分离得到了几种抗菌肽，都是良好的抗生素替代品。

4. 阿片肽

阿片肽（opioid peptide）是一种调节神经系统的活性物质，有激素和神经递质双重功能，能对中枢神经系统及外周器官起重要作用，分为内源性阿片肽和外源性阿片肽。有人将它们分成三大家族，即内啡肽（endorphin）、脑啡肽（enkephalins）和强啡肽（dynorphins）。

内源性阿片肽是存在于人体脑、神经末梢的吗啡样物质，它们能在体内合成，并作为激素和神经递质与体内的受体相互作用，简称内啡肽。外源性阿片肽存在于外源性食物中，其阿片活性同吗啡一样能被纳洛酮所逆转，简称外啡肽（如从酪蛋白酶解得到的酪啡肽）。外源性阿片肽可刺激胰岛素和生长抑制素的释放，调节肠道活动，提高摄食量，促进水分与电解质的吸收，具有镇静去痛、调节情绪和调节交感神经的作用。许多阿片肽可由食物蛋白质酶解得到。

5. 免疫调节肽

现代生活中，各种应激所致的免疫力降低致使目前人类普遍处于"亚健康"状态，而免疫力低下是疾病发生的根本原因。提高机体免疫力，增强机体免疫功能是预防各种疾病发生以及促进患者康复的关键所在。免疫系统是动物（人）机体产生免疫应答的基础。构成免疫系统的免疫器官、免疫细胞和免疫分子共同参与了机体的免疫应答与调节，而免疫应答与调节受体内外多种因素的影响。研究发现，免疫调节肽（immunomodulating peptide）可从多个层面广泛地调节机体的免疫功能，对提高机体免疫力、增强机体免疫功能以及促进机体健康具有重要的意义。

广义的免疫调节肽是指具有免疫调节活性的肽类分子的统称，狭义的免疫调节肽一般是指具有免疫调节活性的分子质量相对较小的小（寡）肽。

在功能食品中，免疫调节肽的获取主要有4种途径：①通过理化方法从生物机体组织器官中直接提取；②选择一些适宜的蛋白酶酶解食物蛋白获得；③在已知一些免疫调节肽结构序列的基础上通过化学合成；④应用 DNA 重组技术表达已有的免疫调节肽。

另外，生物活性肽类还有抗凝肽、抗高血压肽、血糖调节肽、肿瘤抑制肽、胃肠肽、利钠肽等。

### （二） 活性蛋白质

活性蛋白质是一类有重要生理功能的蛋白质。近年来，免疫球蛋白、超氧化物歧化酶和乳铁蛋白等常被用于功能食品的开发。

#### 1. 免疫球蛋白

免疫球蛋白（immunoglobulin, Ig）是一类具有抗体活性的球蛋白，在动物体内，它由 B 淋巴细胞合成，分泌进入体液执行体液免疫。主要存在于血浆中，也见于其他体液、组织和一些分泌液中。人血浆内的免疫球蛋白大多数存在于丙种球蛋白（$\gamma$ - 球蛋白）中。可分为五类，即免疫球蛋白 G（IgG）、免疫球蛋白 A（IgA）、免疫球蛋白 M（IgM）、免疫球蛋白 D（IgD）和免疫球蛋白 E（IgE）。其中 IgG 是最主要的免疫球蛋白，约占人血浆丙种球蛋白的 70%，相对分子质量约 15 万，含糖 2% ~ 3%。人体内的免疫球蛋白的来源主要有 3 个途径，即母体遗传、体内免疫器官合成和体外补充。

由于生理功能不同，在人的不同生命阶段，免疫器官合成免疫球蛋白的能力不同，因此现代生理学证明，体外适当补充免疫球蛋白是一种行之有效的预防保健方式。体外注射丙种球蛋白是一种比较快速有效的方式。但从安全、价格等方面考虑，口服免疫球蛋白是一种比较理想的选择。但限于资源不足，大规模工业化技术不成熟且价格昂贵，故目前主要作为婴幼儿食品添加剂。目前，功能食品添加剂的免疫球蛋白主要来源于初乳、乳清、血清、蛋黄等。

#### 2. 超氧化物歧化酶

生物体内有一个防御系统，即抗氧化酶体系，它们互相配合，能及时清除生物体内多余的氧自由基，使自由基维持在一定限度内对机体有利而无害。抗氧化酶体系包括 3 种：超氧化物歧化酶（superoxide dismutase, SOD），过氧化氢酶（catalase, CAT），谷胱甘肽氧化酶（glutathione, peroxidase, GSH - Px）。正常人血液中 SOD 含量明显高于另两种酶，可见 SOD 对人体的重要性。

SOD 是一类广泛存在于动物、植物、微生物中的金属酶。作为生物体内自由基的清除剂，SOD 在抗衰老、防辐射、消炎、祛斑、抗皱、防癌、自身免疫治疗等方面显示出了独特的功能。

SOD 已广泛应用于化妆品、食品以及医疗中。SOD 在食品方面的应用极为广泛，可作为功能食品的功能因子开发利用。SOD 作为食品添加剂可用到口香糖和饮料中，也可用于开发雪糕、豆乳、啤酒、饮料、酸乳等功能食品。

#### 3. 乳铁蛋白

乳铁蛋白（lactoferrin, LF）于 1960 年首先由 Groves 用色谱法从牛乳中分离获得，因与铁结合而呈红色，故称之为"红蛋白"。在发现之初，LF 被认为是一种与铁的转运和存储有关的蛋白质，所以又被称为乳铁蛋白。进一步研究证明，LF 是一种分子质量为 70 ~ 80ku 的糖蛋白，广泛存在于乳汁、唾液、泪液等外分泌液或血浆、中性粒细胞中。它在人类初乳中含量最高，可达 6g/L，在常乳中为 1 ~ 2g/L，牛乳中的含量比人乳中少得多，泌乳中期的含量仅为 0.7g/L。深入研究发现，LF 是一种具有多种生物学功能的蛋白质，它不仅参与铁的转运，而且具有抗微生物、抗氧化、抗癌、调节免疫系统等功能，被认为是一种新型的抗菌抗癌药物和极具开发潜力的功能食品活性成分。

乳铁蛋白的主要生理功能如下所述。

（1）结合功能 LF 可以与许多物质结合的属性是其多种生物学功能的基础。LF 不但可以结合 $Fe^{3+}$、$Cu^{2+}$、$Ca^{2+}$、$Al^{3+}$ 等；LF 可以与许多蛋白质和 DNA 结合；LF 还可与细胞结合从而发挥其抗癌、抗微生物的作用。

（2）抗病毒和微生物功能 LF 可通过结合肝病毒 C 的囊膜蛋白，从而阻止病毒与靶细胞结合；LF 可阻止病毒吸附于靶细胞上，从而防止儿童被轮状病毒感染；LF 对 HIV 病毒也有抑制作用；LF 降解的产物牛乳素 B（lactoferricin bovine，简称 Lfcin B）对革兰阴性和阳性病原菌都有作用，如大肠杆菌、肠炎沙门菌、肺炎克氏杆菌、普通变形菌、结肠炎耶氏森氏菌、绿脓杆菌、弯曲杆菌、金黄色葡萄球菌、白喉杆菌、单核细胞增生利斯特菌、产气荚膜梭菌等。它对双歧杆菌这样的有益菌不但没有损害反而有益生作用。

（3）免疫调节功能 LF 可以促进中性白细胞或巨噬细胞的杀菌作用和吞噬作用，对 NK 细胞的活性和淋巴细胞、中性白细胞的繁殖具有调节作用。

（4）抗氧化功能 LF 可除去癌症诱因之一的活性氧，还可通过抗氧化作用防止放射线对机体的伤害等。

（5）其他功能 LF 还有抗癌细胞、抑制胆固醇积累的功能，可作为动物细胞的促生长因子等。

目前，商业用的 LF 来自牛乳，价格很高。尽管如此，牛乳铁蛋白已在欧洲和日本被进行商业化生产，并用于制造母乳化婴儿乳粉或其他功能食品。

4. 金属硫蛋白

金属硫蛋白（metallothionein，MT）是一类分子质量较低，半胱氨酸残基和金属含量极高的蛋白质。与其结合的金属主要是镉、铜和锌，广泛存在于生物体内，主要在肝脏中合成。1957 年，由美国科学家 Margoshoes 从动物器官中分离出来。MT 分子呈椭圆形，分两个结构域，分子质量为 6000~7000u，直径为 30~50Å，含有 61 个氨基酸，其中 20~21 个氨基酸为半胱氨酸，每一个 MT 分子可以结合 7~12 个金属离子。MT 构象较坚固，具有较强的耐热性。

金属硫蛋白的主要生理功能如下所述。

（1）重金属解毒功能 MT 通过与重金属结合可以有效地减轻重金属对机体的毒害，是目前临床上最理想的生物螯合解毒剂之一。

（2）清除游离基功能 能清除超氧阴离子游离基和羟基游离基，使其在抗衰老、抗氧化、抗电离辐射及细胞凋亡等过程中发挥重要作用。

（3）参与微量元素的储藏、运输和代谢，调节体内矿物质平衡。

（4）参与激素和生长发育调节，增强机体的各种应激反应。

（5）参与细胞 DNA 的复制和转录、蛋白质的合成与分解以及能量代谢的调节等。

（6）保护心血管功能 MT 作为一种强的内源性细胞保护剂，在心血管系统的抗损伤保护中发挥着重要作用，主要表现在对缺血再灌注损伤有抑制作用。

MT 可应用于化妆品、保健品、婴幼儿食品和新医药等领域，目前主要用兔肝和猪肝生产金属硫蛋白。

# 五、牛 磺 酸

牛磺酸（taurine）又称 α-氨基乙磺酸，最早从牛黄中分离出来，故得名。纯品为无色或白色斜状晶体，无臭，化学性质稳定，溶于乙醚等有机溶剂中，是一种含硫的非蛋白质氨基酸，在体内以游离形式存在，大脑中的浓度非常高，不参与体内蛋白质的生物合成。牛磺酸对婴幼儿的健康发育具有重要意义。

牛磺酸的主要生理功能如下所述。

1. 促进营养物质代谢

肝脏中牛磺酸的作用是与胆汁酸结合形成牛磺胆酸。牛磺胆酸在消化道中脂类的吸收过程中是必需的。牛磺胆酸能增加脂质和胆固醇的溶解性，解除胆汁阻塞，能降低某些游离胆汁酸的细胞毒性，抑制胆固醇结石的形成，增加胆汁流量等。牛磺酸能促进垂体激素分泌，活化胰腺功能，改善机体内分泌系统的状态，对机体代谢作出有益的调节；并具有增强有机体免疫力和抗疲劳的作用。牛磺酸可与胰岛素受体结合，促进细胞摄取和利用葡萄糖，加速糖酵解，降低血糖浓度，对糖尿病及其并发症具有明显的细胞保护作用。

2. 促进脑组织和智力发育

牛磺酸在脑内的含量丰富、分布广泛，能明显促进神经系统的生长发育和细胞增殖、分化，且呈剂量依赖性，在脑神经细胞和中枢神经发育过程中起重要作用。母乳中的牛磺酸含量较高，尤其初乳中含量更高。如果摄入不足，将会使幼儿生长发育缓慢、智力发育迟缓。补充适量牛磺酸不仅可以提高学习记忆速度，而且还可以提高学习记忆的准确性。

3. 提高视觉机能

牛磺酸与幼儿、胎儿的视网膜发育有密切的关系，婴幼儿如果缺乏牛磺酸，会发生视网膜功能紊乱。长期单纯的牛乳喂养，易造成婴幼儿牛磺酸缺乏。在白内障发生发展过程中，晶体渗透压增加，牛磺酸具有调节晶体渗透压和抗氧化等重要作用，补充牛磺酸可抑制白内障的发生发展。

4. 防治心血管病

牛磺酸在循环系统中可抑制血小板凝集，降低血脂，保持人体正常血压并可防止动脉粥样硬化；对心肌细胞有保护作用，可抗心律失常；对降低血液中胆固醇含量有特殊疗效，可治疗心力衰竭。

5. 维持正常生殖功能

正常的生殖功能需要用牛磺酸来维持。据报道，猫饲料中牛磺酸含量低于0.1%时，其生殖功能不良，死胎、流产和先天缺陷率增高，幼仔存活率下降。牛磺酸含量在0.1%以上时，才能维持正常的生殖功能。

6. 其他功能

牛磺酸在防治缺铁性贫血、增加红细胞膜的稳定性、优化肠道菌群、改善肝功能、抗衰老等方面具有重要作用。

牛磺酸几乎存在于所有的生物之中，人乳中的牛磺酸含量较多（425mg/L），为成人血清的10倍，远高于牛、马、羊乳，初乳中的牛磺酸远高于成熟乳。即便如此，往往也满足不了快速生长儿童的生理需要。尤其用牛乳喂养的婴儿更要注意牛磺酸的补充，目前在婴儿乳粉等乳品中常添加牛磺酸。牛磺酸在哺乳动物主要脏器，如心脏、脑、肝脏中含量较高；含量最丰富的是海鱼、贝类，如墨鱼、章鱼、虾、牡蛎、海螺、蛤蜊等。鱼类中的青花鱼、竹荚鱼、沙丁鱼等牛磺酸含量很丰富。在鱼类中，鱼背发黑的部位牛磺酸含量较多，是其他白色部分的5~10倍。因此，多摄取此类食物，可以较多地获取牛磺酸。除牛肉外，一般肉类中牛磺酸含量很少，仅为鱼贝类的 1% ~ 10%。

# 六、 黄酮类化合物

黄酮类化合物（flavonoids）又称黄酮体、黄碱素。泛指两个芳环（A 与 B）通过三碳链相互联结而成的一系列化合物，基本结构为 $C_6$—$C_3$—$C_6$，且母核上常有羟基、甲氧基、甲基、异戊烯基等取代基。在自然界中分布极广，几乎每种植物都含有此类化合物，数量之多列天然酚类化合物之首，是药用植物中的主要活性成分之一。在植物体内大部分与糖结合成成苷（称为黄酮苷），一部分以游离形式存在（称为黄酮苷元）。自 1814 年发现第一个黄酮类化合物——白杨素（crysin）以来，新发现的黄酮类化合物的数量每年都以较快的速度增长，目前黄酮类化合物多达 1 万余种。黄酮类化合物可分为七大类：①黄酮和黄酮醇；②二氢黄酮和二氢黄酮醇；③异黄酮和二氢异黄酮；④查耳酮和二氢查耳酮；⑤橙酮类；⑥花色素和黄烷醇类；⑦其他黄酮类。黄酮类化合物具有多方面的生物活性，在功能食品中具有很重要的地位。

黄酮类化合物的主要生理功能如下所述。

（1）保护心血管系统 黄酮类化合物能调节毛细血管的脆性和渗透性，具有降低血压、保护心血管的功能。

（2）抗氧化作用 黄酮类化合物是一种有效的自由基清除剂，能有效抑制脂质过氧化、降低血脂和胆固醇，防止血管粥样硬化等。

（3）抗肿瘤作用 黄酮类化合物抗肿瘤活性主要表现为两个方面，一是抑制肿瘤细胞生长，二是保护细胞免受致癌物的损害。

（4）抗炎、抗菌、抗病毒作用。

（5）其他功能 如雌性激素样作用、镇疼作用、镇咳祛痰作用等。

近年来上市的保健产品中，很大一部分产品的主要功效成分都属于黄酮类化合物，涉及功能食品的许多方面，如防衰、防癌、提高免疫力、降脂、降压食品等，产品外观有液体、固体和半流体等多种形式，如银杏叶袋泡茶、苦荞速食粉、山楂叶冲剂、蜂胶胶囊、黄酮类口香糖、黄酮类牙膏、沙棘汁等，其中以蜂胶、银杏、山楂、沙棘、荞麦、柑橘皮、茶叶、大豆等黄酮类化合物加工品最为多见，占黄酮类化合物功能食品的 80% 以上。

# 七、 原花青素

原花青素（oligomeric proantho cyanidins，OPC）是一种有着特殊分子结构的生物类黄酮，是由儿茶素、表儿茶素及表儿茶素没食子酸酯通过 C4 ~ C6 或 C4 ~ C8 连接而成的不同聚合度的混合物。原花青素广泛存在于植物的皮、壳、籽之中，并多集中在叶、杆部位，譬如荷叶、银杏叶、葡萄籽、松针、松树皮、苹果皮、花生皮等。据报道，原花青素是迄今为止所发现的最强的自由基清除剂之一。其抗氧化活性约是维生素 C 的 20 倍，维生素 E 的 50 倍。

原花青素的主要生理功能如下所述。①保护心血管系统和预防高血压。通过清除血液中存在的氧自由基，可以有效地降低胆固醇和低密度脂蛋白水平，增强血管壁的完整性。②预防血栓形成。有助于预防心脑血管疾病的发生。③保护细胞 DNA 免遭自由基的氧化损伤，从而预防导致癌症的基因突变。④抗肿瘤、防辐射。⑤美容抗皱功效。阻抑胶原酶的弹性蛋白酶对结缔组织有降解作用，因而有利于保持皮肤的弹性，发挥抗皮肤衰老的功效。⑥抗过敏。

## 八、 番 茄 红 素

番茄红素（lycopene）是类胡萝卜素的一种。类胡萝卜素（carotenoid）是指由 8 个 $C_5$ 异戊二烯头尾相连（在中心部位是尾尾相连）所组成的一类脂溶性色素，其中包括环化的（如 $\beta$ - 胡萝卜素）或无环的（如番茄红素）胡萝卜素以及含有氧原子的胡萝卜醇（如叶黄素）等。人和动物自身虽然不能合成类胡萝卜素，但他们都能吸收、利用来源于食物中的该类物质。研究表明，不同种类的类胡萝卜素物质在人体各种组织、器官中的分布存在很大差异，$\beta$ - 胡萝卜素、番茄红素、$\alpha$ - 胡萝卜素、叶黄素、玉米黄素及 $\beta$ - 隐黄质是人体血液中最主要的几种类胡萝卜素。近年来，番茄红素作为功能成分的开发受到国内外专家的高度关注。

番茄红素因最早从番茄中获得而得名，广泛分布于植物界中，主要存在于番茄、西瓜、葡萄、柚子、番木瓜、番石榴、南瓜、李、柿、胡椒果、草莓等的果实和茶的叶片及萝卜、胡萝卜、芜菁甘蓝的根部，以番茄和番茄制品含量较高。其中成熟的红色植物果实中番茄红素含量较高，且随果实成熟度增加而升高。在一般番茄品种中含量为 $3 \sim 5mg/100g$，在特殊的番茄品种中，番茄红素可达 $40mg/100g$。而其他蔬菜和水果中的含量很低。人类自身不能合成番茄红素，只能通过饮食来摄取，是人们饮食中主要类胡萝卜素的来源之一。番茄红素吸收后可广泛分布于人体的多种器官与组织，其中血液、前列腺、肾上腺、肝脏、睾丸中含量较多。

番茄红素是一类重要的类胡萝卜素，在类胡萝卜素中抗氧化能力最强，在清除人体自由基方面，番茄红素的作用比 $\beta$ - 胡萝卜素更强大，并且具有预防肿瘤的保健作用。2003 年，美国《时代》杂志把番茄红素列在"对人类健康贡献最大的食品"之首，番茄红素也因此被称为"植物中的黄金"。

番茄红素的主要生理功能：①高效猝灭单线态氧和清除自由基；②阻断亚硝胺形成；③保护心血管；④防癌；⑤增强免疫。

近年来，有关番茄红素的提取、制剂工艺、保健功能、药理作用及安全性的研究非常活跃，仅在中国申请的有关番茄红素的国内外专利就多达几十个。目前，番茄红素已在欧美、日本和中国港台地区被广泛接受。但我国在番茄红素的医药与保健方面的整体研究水平明显迟后于欧美国家。我国生物资源丰富，含有番茄红素的植物品种已有相当大的种植规模，在不久的未来，我国在番茄红素及其相关保健产品的研发中会有更大发展。

## 九、 叶 绿 素

叶绿素（chlorophyll）是一类含镁卟啉衍生物的泛称，存在于所有能营造光合作用的生物体中，包括绿色植物、原核的蓝绿藻（蓝菌）和真核的藻类。叶绿素种类很多，包括叶绿素 a、b、c、d、f 以及原叶绿素和细菌叶绿素等，其中叶绿素 a 和叶绿素 b 是高等植物叶绿体中的主要叶绿素形式。叶绿素不溶于水，而溶于有机溶剂，如乙醇、丙酮、乙醚、氯仿等。叶绿素很不稳定，光、酸、碱、氧、氧化剂等都会使其分解。在酸性条件下，叶绿素分子很容易失去卟啉环中的镁成为去镁叶绿素。叶绿素有造血、提供维生素、解毒、抗病等多种用途。

叶绿素的主要生理功能：叶绿素具有改善便秘、降低胆固醇、抗衰老、排毒消炎、脱臭、抗癌等功能。

由于叶绿素具有良好的保健功能，一些有关叶绿素的保健产品也应运而生，如用大麦嫩苗开发的相关保健品：麦绿素粉、麦绿素片、青汁等，深受消费者喜爱。

## 十、褪　黑　素

褪黑素（melatonin）主要是由哺乳动物和人类的松果体分泌的一种吲哚类激素。人的松果体附着于第三脑室上方。据报道，哺乳动物的视网膜和副泪腺也能产生少量的褪黑素；某些变温动物的眼睛、脑部和皮肤（如青蛙）以及某些藻类也能合成褪黑激素。褪黑激素在体内含量极少。近年来，国内外研究人员对褪黑素的生物学功能，尤其是作为膳食补充剂的保健功能进行了广泛的研究，表明其具有促进睡眠、调节时差、抗衰老、调节免疫、抗肿瘤、降血压等多项生理功能。美国食品与药品管理局（FDA）认为褪黑素可作为普通的膳食补充剂。根据我国《保健食品注册管理办法（试行）》规定，含褪黑素的产品申报的保健功能范围暂限定为改善睡眠功能。目前，我国已批准40余个以褪黑素为活性成分改善睡眠的保健食品。褪黑素作为一种改善睡眠的保健食品有着巨大的市场潜力。

## 十一、皂　苷

皂苷（saponins）又称皂素，是一类较复杂的苷类化合物，因其水溶液振摇后可产生持久肥皂样的泡沫而得名。皂苷按皂苷配基的结构分为两类。①甾族皂苷。其皂苷配基是螺甾烷的衍生物，多由 27 个碳原子所组成。这类皂苷多存在于百合科和薯蓣科植物中。②三萜皂苷。其皂苷配基是三萜的衍生物，大多由 30 个碳原子组成。三萜皂苷分为四环三萜和五环三萜。这类皂苷多存在于五加科和伞形科等植物中。皂苷在植物界广泛存在，也是许多中草药的有效成分，例如人参皂苷、三七皂苷、知母皂苷、远志皂苷、甘草皂苷、桔梗皂苷、柴胡皂苷等。近年来，随着分离纯化技术和结构鉴定技术的进步，皂苷的研究进展迅速，许多鲜为人知的生理功能逐渐被揭示，并相应被开发应用。如甘草皂苷具有脱氧皮质酮激素样作用和类似皮质醇的抗炎活性，并具有抗变态反应和抗消化性溃疡功能；大豆皂苷具有降血脂、预防心血管疾病、增强机体免疫、抑制肿瘤细胞生长的作用；人参皂苷能增进 DNA 和蛋白质的生物合成，提高机体的免疫能力，促进学习记忆，增加动物抗缺氧能力，改善脑内氧代谢并可刺激大脑能量代谢，延缓衰老，强心、增加心肌收缩力；百合皂苷具有祛痰、止咳的功效；有些皂苷还具有抗菌活性或解热、镇静、抗癌等功效。

## 十二、L - 肉　碱

L - 肉碱（L - carnitine，CN）即左旋肉碱，又称为 L - 肉毒碱，广泛存在于动物、植物和微生物组织中，是一种类似维生素的营养物质。1905 年，俄国科学家 Krimberg 和 Gulewitsch 首先从牛肉浸汁中发现了肉碱。直到 20 世纪 80 年代，L - 肉毒碱才被认为是机体必需的营养物质。1993 年，L - 肉毒碱获得美国食品与药品管理局（FDA）和世界卫生组织（WHO）认可，美国专家委员会确认 L - 肉毒碱为"公认安全、无毒物质"。1995 年，欧盟批准在各种动物饲料中使用左旋肉毒碱及左旋肉毒碱盐酸盐。

L - 肉碱是脂肪代谢过程中的一种关键物质，能够促进脂肪酸进入线粒体进行氧化分解，降低血清胆固醇及甘油三酯的含量，可以说肉碱是转运脂肪酸的载体。在长时间大强度运动中，L - 肉碱提高了脂肪的氧化速率，减少了糖原的消耗，提高了机体耐受力，同时也延缓了机体疲劳。目前人们已把肉碱应用于大众减肥、竞技运动员减脂抗疲劳等领域。另外，L - 肉碱还具有减轻神经紧张、促进心血管患者康复、增强免疫力、加速蛋白质合成、促进伤口愈合、保护细胞膜稳定性等功能。

# 十三、核 酸

核酸（nucleic acid）可以在体内合成，但当体内合成的核酸量不足时，核酸就成为了条件必需营养素（conditional essential nutrients）。人体内合成核酸有两条途径。一是细胞利用氨基酸、一碳单位等小分子物质从头合成碱基、核苷、核苷酸，最后合成核酸。这是一个极其耗能的过程。另一条途径是细胞利用小肠吸收的外源性核苷、核苷酸等核酸降解产物直接合成核酸。这是一条补救合成途径，且简单、节能。

体内某些组织细胞如骨髓、淋巴、大脑等缺乏从头合成核酸的能力。另外，成年以后从头合成核酸的能力也日渐减弱。因此，通过从食物中获得一定量的核酸来进行补救合成，对人类健康具有积极作用。

核酸广泛存在于动植物食品中。富含核酸的食品主要有鱼类、动物内脏和干豆类食品。牛乳及乳制品、蛋类、谷类和一般果蔬中核酸含量较少，但在菠菜、竹笋、蘑菇等食品中核酸含量较高。

近年来，有关核酸类的保健品不断出现，且大多数以免疫调节功能声称。为规范核酸类保健食品审评工作，确保核酸类保健食品的食用安全，国家食品药品管理局根据《中华人民共和国食品卫生法》和《保健食品注册管理办法（试行）》，于2005年5月制定并发布了核酸类保健食品申报与审评规定（试行）。规定中明确，核酸类保健食品系指以核酸（DNA或RNA）为原料，辅以相应的协调物质的保健食品。

核酸类保健食品的主要生理功能如下所述。

（1）免疫调节 核酸是维持机体正常免疫功能和免疫系统生长代谢的必需营养物质。因此，核酸不仅在生命早期生长、发育过程中对维持正常免疫有重要作用，而且还可改善由于增龄导致的免疫系统衰退和提高衰老过程中的免疫功能。

（2）抗自由基 提高机体抗自由基作用，增强机体抗氧化损伤能力。

（3）抗衰老 延缓皮肤、肌肉的老化。

（4）减轻放、化疗对人体的损伤。

（5）改善循环系统 核酸能扩张血管、改善血流、降低血脂、促进血管壁再生、抑制血小板凝集。因此，对脑血栓、心肌梗死及动脉粥样硬化均有较好的预防作用。

尽管核酸类保健食品具有多种功能，但不一定适合任何人群，如痛风患者，血尿酸高者和肾功能异常者等人群可能不适合食用核酸类保健品。另外，据报道服用过多可能有导致痛风、结石的危险。

# 十四、益 生 菌

益生菌（probiotics）系指一类能够改善肠道菌丛平衡，对宿主健康发挥有益作用的微生物。它们可直接作为食品添加剂食用，以维持肠道菌丛的平衡。

人体肠道及体表栖息着数以亿计的细菌，其种类多达400余种，重达2kg。这当中有对人有害的，被称为有害菌；有对人有益的，被称为有益菌（益生菌）；也有介于二者之间的条件致病菌，即在一定条件下会导致人体生病的细菌。迄今为止，科学家已发现的益生菌大体上可分成三大类，其中包括：①乳杆菌类；②双歧杆菌类；③革兰阳性球菌。此外，还有一些酵母菌也可归入益生菌的范畴。

益生菌的主要生理功能：①防治腹泻；②缓解不耐乳糖症状；③预防阴道感染；④增强人体免疫力；⑤缓解过敏作用；⑥降低血清胆固醇；⑦预防癌症和抑制肿瘤生长。

目前，国内外已开发出数以百计的益生菌保健产品，其中包括：含益生菌的酸牛乳、酸乳酪、酸豆乳以及含多种益生菌的口服液、片剂、胶囊、粉末剂等。

## 十五、益生元

益生元（prebiotics）指通过选择性刺激一种或数种菌落中的细菌生长与细菌活性而对寄主产生有益的影响，从而改善寄主健康的不可被消化的食品成分或添加剂。它到达大肠后可选择性地被大肠内有益菌降解利用，却不被有害菌所利用。因此，益生元对促进人类健康、减少疾病发生具有重要功能。益生元包括多种物质，如某些含氮多糖、低聚糖、抗性淀粉、辅酶及某些氨基酸等，其中低聚果糖在日本普遍使用，具有促进有益菌生长、抑制有害菌增殖、调整菌群平衡等多种功能。

益生元的主要生理功能：①降低肠道 pH；②调整菌群平衡；③改善血脂；④降低直肠癌发病率；⑤提高免疫；⑥减轻便秘。

# 第三节　功能（保健）食品的开发

目前，功能食品已成为当今世界最具活力的食品加工领域，全球功能食品的市场份额正以较快速度增长。近年来，保健食品市场增速迅速，国外保健食品进入中国市场的速度不断加快。目前，已有安利、宝洁、健美生、生命力等 20 多家知名保健品跨国公司入驻中国市场。我国功能食品产业历经 30 余年的快速发展，取得了显著成效，并已逐渐壮大。根据中国保健协会的调查分析，2015 年我国保健食品主营业务收入约为 4000 亿元，2016 年达到 4568 亿元，增长率为 14.2%。根据国家食品药品监督管理总局的相关数据，截至 2016 年底，我国已审批保健食品产品 16544 件，其中中国产保健食品 15792 件，进口保健食品 752 件。相比 2015 年新增保健食品 309 件，新增进口保健食品 6 件。在申报的保健食品中，增强免疫力、营养素补充剂、缓解体力疲劳、辅助降血脂、增加骨密度、辅助降血糖等保健功能食品申报频次明显高于其他保健功能食品。因此，开发受消费者欢迎的保健功能食品，必然会有良好的市场前景和经济效益。

## 一、功能（保健）食品加工原料

原料是功能食品活性成分的主要来源。以中草药或中国特有的食品资源为主要原料开发的功能（保健）食品是中华功能食品的主要特征。同时，用于开发功能食品的原料应符合相关规定。卫生部卫法监发【2002】51 号文件《关于进一步规范保健食品原料管理的通知》对药食同源物品、可用于保健食品开发的物品和保健食品禁用物品等做出具体规定。其名单如下所述。

### （一） 可用于功能 （保健） 食品开发的物品 （114 种）

人参、人参叶、人参果、三七、土茯苓、大蓟、女贞子、山茱萸、川牛膝、川贝母、川芎、马鹿胎、马鹿茸、马鹿骨、丹参、五加皮、五味子、升麻、天门冬、天麻、太子参、巴戟天、木香、木贼、牛蒡子、牛蒡根、车前子、车前草、北沙参、平贝母、玄参、生地黄、生何首乌、白及、白术、白芍、白豆蔻、石决明、石斛（需提供可使用证明）、地骨皮、当归、竹茹、红花、红景天、西洋参、吴茱萸、怀牛膝、杜仲、杜仲叶、沙苑子、牡丹皮、芦荟、苍术、补骨脂、诃子、赤芍、远志、麦门冬、龟甲、佩兰、侧柏叶、制大黄、制何首乌、刺五加、刺玫果、泽兰、泽泻、玫瑰花、玫瑰茄、知母、罗布麻、苦丁茶、金荞麦、金樱子、青皮、厚朴、厚朴花、姜黄、枳壳、枳实、柏子仁、珍珠、绞股蓝、胡芦巴、茜草、荜茇、韭菜子、首乌藤、香附、骨碎补、党参、桑白皮、桑枝、浙贝母、益母草、积雪草、淫羊藿、菟丝子、野菊花、银杏叶、黄芪、湖北贝母、番泻叶、蛤蚧、越橘、槐实、蒲黄、蒺藜、蜂胶、酸角、墨旱莲、熟大黄、熟地黄、鳖甲。

### （二） 可用于功能 （保健） 食品开发的药食同源物品 （87 种）

丁香、八角茴香、刀豆、小茴香、小蓟、山药、山楂、马齿苋、乌梢蛇、乌梅、木瓜、火麻仁、代代花、玉竹、甘草、白芷、白果、白扁豆、白扁豆花、龙眼肉（桂圆）、决明子、百合、肉豆蔻、肉桂、余甘子、佛手、杏仁（甜、苦）、沙棘、牡蛎、芡实、花椒、赤小豆、阿胶、鸡内金、麦芽、昆布、枣（大枣、酸枣、黑枣）、罗汉果、郁李仁、金银花、青果、鱼腥草、姜（生姜、干姜）、枳椇子、枸杞子、栀子、砂仁、胖大海、茯苓、香橼、香薷、桃仁、桑叶、桑椹、桔红、桔梗、益智仁、荷叶、莱菔子、莲子、高良姜、淡竹叶、淡豆豉、菊花、菊苣、黄芥子、黄精、紫苏、紫苏籽、葛根、黑芝麻、黑胡椒、槐米、槐花、蒲公英、蜂蜜、榧子、酸枣仁、鲜白茅根、鲜芦根、蝮蛇、橘皮、薄荷、薏苡仁、薤白、覆盆子、藿香。

### （三） 功能 （保健） 食品禁用物品 （59 种）

八角莲、八里麻、千金子、土青木香、山莨菪、川乌、广防己、马桑叶、马钱子、六角莲、天仙子、巴豆、水银、长春花、甘遂、生天南星、生半夏、生白附子、生狼毒、白降丹、石蒜、关木通、农吉痢、夹竹桃、朱砂、米壳（罂粟壳）、红升丹、红豆杉、红茴香、红粉、羊角拗、羊踯躅、丽江山慈姑、京大戟、昆明山海棠、河豚、闹羊花、青娘虫、鱼藤、洋地黄、洋金花、牵牛子、砒石（白砒、红砒、砒霜）、草乌、香加皮（杠柳皮）、骆驼蓬、鬼臼、莽草、铁棒槌、铃兰、雪上一枝蒿、黄花夹竹桃、斑蝥、硫黄、雄黄、雷公藤、颠茄、藜芦、蟾酥。

### （四） 可用于功能（保健）食品开发的真菌菌种和益生菌

可用于生产功能（保健）食品的真菌菌种有 11 种，即酿酒酵母（*S. cerevisiae*）、产朊假丝酵母（*C. atilis*）、乳酸克鲁维酵母（*K. lactis*）、卡氏酵母（*S. carlsbergensis*）、蝙蝠蛾拟青霉（*P. hepiali Chen et Dai, sp. nov*）、蝙蝠蛾被毛孢（*H. hepiali Chen et Shen*）、灵芝（*G. lucidum*）、紫芝（*G. sinensis*）、松杉灵芝（*G. tsugae*）、红曲霉（*M. anka*）、紫红曲霉（*M. purpureus*）。

可用于生产功能（保健）食品的益生菌有 10 种，即两歧双歧杆菌（*B. bifidum*）、婴儿两歧双歧杆菌（*B. infantis*）、长两歧双歧杆菌（*B. longum*）、短两歧双歧杆菌（*B. breve*）、青春两歧双歧杆菌（*B. adolescentis*）、保加利亚乳杆菌（*L. bulgaricus*）、嗜酸乳杆菌（*L. acidophilus*）、嗜热链球菌（*S. thermophilus*）、干酪乳杆菌干酪亚种（*L. casei subsp. casei*）、罗伊氏乳杆菌（*L. reuteri*）。

（五） 功能食品开发注意事项

（1） 有明确毒副作用的药物不宜作为开发保健食品的原料。

（2） 一个产品中使用的动植物物品（原料）不得超过 14 个。其中，既是食品又是药品的物品名单外的动植物物品（原料）不得超过 4 个。上述物品中，前两个名单外的动植物物品（原料）不得超过 1 个。

（3） 同一植物有不同食用部位、产地、制作方式的应予表明。列入名单的物品，若使用新的食用部位应将其视为新的物品，应做食品新资源评价，如三七茎叶、人参花、杜仲籽等。

（4） 如果保健食品中使用中药材，用量需在临床用药量的 50% 以下。

（5） 已经被国家批准的中成药配方或者是受国家保护的中药配方，不能把它们开发成保健食品。

（6） 传统中医药中典型强壮阳药材，不宜开发为改善性功能的食品原料。

（7） 经过基因修饰的菌种不得用于保健食品。

## 二、 功能 （保健） 食品加工高新技术

功能食品中大多数活性成分是天然产物。它们遍布整个生物界，包括高等植物、动物和微生物。与普通食品相比较，功能食品的加工要求更高，特别是在活性成分的提取、分离和纯化过程中，要最大限度地保持其天然性，加工条件要温和，产品要无毒、低污染。近年来，世界各国所采用的功能食品加工技术发展很快，新技术及设备的研究和应用非常迅速，主要有生物技术、分离纯化技术、微胶囊技术、超微粉碎技术、冷冻干燥技术、喷雾干燥技术等。

（一） 生物技术

生物技术（biotechnology） 指 "利用生物有机体（从微生物直至高等动物、植物）或其组成部分（包括器官、组织、细胞或细胞器等）发展新产品或新工艺的一种体系" 或 "操纵生物（微生物、动物、植物）的细胞、组织或酶，进行生物合成、生物转化或生物降解，大规模地生产预期产品或达到特殊目的的一门技术"。现代生物技术包括基因工程、细胞工程、酶工程和发酵工程等。

随着越来越多的生理活性物质被人们所了解，为生产功能各异的多种保健食品提供了可能，而生物技术则为保健食品的生产提供了技术保证。借助生物技术，人们获得了多种用于生产保健食品的基料，并将其成功地应用于保健食品的生产中。利用生物技术合成功能性因子，目前开发的有酶法生产活性低聚糖（低聚果糖、低聚半乳糖、大豆低聚糖）；基因工程生产乳酸菌类（乳酸杆菌、双歧杆菌、德氏乳杆菌等）；发酵法生产细菌多糖（黄原胶、葡聚糖）、真菌多糖（云芝多糖、香菇多糖、灵芝多糖、茯苓多糖等）、低聚果糖及 $\gamma$-氨基丁酸等；细胞工程采用动物、植物细胞大量培养，生产出各种保健食品的有效成分（如免疫球蛋白、促细胞生长素、生物酸、黄酮类等）。也可采用转基因手段，从动植物及其细胞中，得到基因表述而制造出有益于人类健康的因子或有效因子。

（二） 分离纯化技术

1. 超临界流体萃取技术

超临界流体萃取技术（supercritical fluid extraction， SFE） 以超临界状态下的流体（通常是 $CO_2$） 作为溶剂，利用该状态下流体所具有的高渗透能力和高溶解能力萃取分离混合物的过程。

SFE 兼有气液两重性的特点，它既有与气体相当的高渗透能力和低黏度，又具有与液体相近的密度和对物质的优良溶解能力。该流体可从原料中提取有用的活性成分或脱去有害成分。该技术是一项发展很快、应用很广的实用性新技术。它具有低温下提取，没有溶剂残留和可以选择性分离等特点，正在为功能食品的生产发挥越来越重要的作用。

SFE 在功能食品生产中的应用。①精油的制备，如玫瑰精油。②功能油脂的制备，如大豆卵磷脂、DHA、EPA、γ - 亚麻酸等。③功能色素的制备，如胡萝卜、番茄红素、辣椒红素、虾黄素等。④其他，如从甘蔗渣滤饼中提取二十烷醇；从当归中提取藁本内酯；从咖啡豆中提取咖啡因等。

### 2. 分子蒸馏技术

当液体混合物沿加热板流动并被加热时，轻、重分子会逸出液面而进入气相。由于轻、重分子的自由程不同，因此，不同物质的分子从液面逸出后移动的距离不同。若能恰当地设置一块冷凝板，则轻分子达到冷凝板后可被冷凝排出，而重分子达不到冷凝板会随混合液排出，由此达到物质分离的目的。分子蒸馏技术（molecular distillation）就能实现这一目标。分子蒸馏又称短程蒸馏（shortpath distillation），是在高真空状态下，蒸发面和冷凝面的间距小于或等于轻组分物料的蒸汽分子的平均自由程，即由蒸发面逸出的分子毫无阻碍地奔射并凝集到冷凝面上。

该技术具有操作温度低、真空度高、受热时间短、分离效率高等优点，特别适宜于高沸点、热敏性、易氧化物质的分离，能很好地保持提取物的天然品质。

分子蒸馏技术在功能食品生产中的应用：分子蒸馏作为一种温和、高效、清洁的分离技术，其应用已经渗透到诸如天然产物、化妆品和油脂工业等众多领域中，特别适于高沸点、热敏性、易分解的物质分离、浓缩、除杂等工序中，如维生素、功能油脂、中药活性成分、功能色素、抗氧化成分的提取、分离与精制等。

### 3. 膜技术

膜技术（membrane technology）指用半透膜作为选择障碍层、以膜两侧的能量或化学位差作为推动力进行分离、纯化与浓缩的一种技术。膜技术包括微滤（MF）、超滤（UF）、反渗透（RO）、电渗析（ED）、气体渗透（AP）、膜乳化（FE）、液膜分离技术等。

该技术具有高效、能耗低、操作温度低、适用范围广、装置简单、处理规模可以自由选择等特点。

膜技术在功能食品生产中的应用：如微滤技术可用于功能成分提取液的过滤、功能饮料的除菌；超滤技术可用于功能成分的分离、脱盐、浓缩以及牛乳脱乳糖等。

### 4. 层析分离技术

层析技术（chromatography technology）是基于样品组分在互不相溶的两"相"溶剂之间的分配系数之差（分配层析）、组分对吸附剂吸附能力不同（吸附层析）、样品电荷不同（离子交换层析）、分子大小不同（排阻层析）等而进行分离的技术。

色谱技术具有快速、准确、高效的特点，故在功能食品活性成分开发方面被广泛应用。

### （三）微胶囊技术

微胶囊技术（microencapsulation technology）指通过微囊化工艺将囊心物质（芯材）包裹在一种微小而无缝隙的壳（壁材）中制成的密封囊状粒子，直径为 $5 \sim 200 \mu m$。微胶囊由芯材和壁材两部分构成。芯材就是功能食品的活性成分或需要添加的物质。壁材就是构成微胶囊外壳的材料。

壁材的选择和加工工艺对微胶囊的质量影响很大。根据需要选择使用的壁材主要有植物胶、阿拉伯胶、海藻酸钠、卡拉胶、琼脂、淀粉及其衍生物以及明胶、酪蛋白、大豆蛋白纤维素衍生物等。常用的微胶囊加工工艺主要有喷雾干燥法、喷雾冻凝法、空气悬浮法、分子包埋法、水相分离法、油相分离法、挤压法、锐孔法等。

微胶囊技术可将固体、液体或气体物质包埋，使被包埋物料与外界环境隔绝，最大限度地保持功能食品的色、香、味、性能和生物活性，防止活性成分在加工储藏过程中挥发、氧化和变质；还可以掩盖某些物料的异味或原来不易加工储存的气味、液体转化成较为稳定的固体形态，从而防止和延缓芯材劣变的发生。微胶囊技术也可以使许多传统的加工工艺过程简化。微胶囊技术在功能食品加工中的应用越来越广泛。目前国内大多数功能食品的产品形态大都是胶囊、片剂和口服液。而国外已开始注重产品的食品属性。比如，利用微胶囊技术将功能性脂肪酸成功添加到谷物类和乳类食品中。

### （四）超微粉碎技术

根据被粉碎物料和成品粒度的大小，粉碎可分成粗粉碎、细粉碎、中粉碎和超微粉碎四种。粗粉碎粒度为：原料 40 ~ 1500mm，成品 5 ~ 50mm；中粉碎粒度为：原料 10 ~ 100mm，成品 5 ~ 10mm；微粉碎粒度为：原料 5 ~ 10mm，成品 100μm 以下；超微粉碎粒度为：原料 0.5 ~ 5mm，成品 10 ~ 25μm。

在功能食品生产上，某些微量活性物质的添加量很少，如果颗粒过大，很难进行有效的均匀混合操作，也影响机体对活性成分的吸收利用，使活性成分无法更好地发挥作用。因此，超微粉碎技术（super micron – milling technology）已成为功能食品加工的重要新技术之一。目前，该项技术在脂肪替代物、膳食纤维等加工方面的应用具有较大潜力。

### （五）冷冻干燥技术

冷冻干燥技术（freeze drying technology）指将物料中的水分冻结成冰后在真空下使冰不经过液化直接气化的一种方法。

许多干燥方法都是在 0℃ 以上或更高的温度下进行的。干燥所得的产品，一般都体积缩小、质地变硬，有些物质甚至发生了氧化，一些易挥发的成分大部分会损失掉，有些热敏性的物质，如蛋白质、维生素会发生破坏，微生物会失去生物活力，干燥后的物质不易在水中溶解等。因此，干燥后的产品与干燥前相比在性状上有很大的差别。而冷冻干燥法不同于一般的干燥方法，产品的干燥通常在 0℃ 以下进行，即在产品冻结的状态下进行。直到后期，为了进一步降低干燥产品的残余水分含量，才让产品升至 0℃ 以上的温度，但一般不超过 40℃，这样能克服以上干燥技术的不足，最大限度地保持天然活性成分的活性。因此，冷冻干燥技术也成为了功能食品加工的重要新技术之一。

目前，该技术已用于人参粉、鳖粉、山药粉、保健茶、蘑菇、黄花菜等保健品；咖啡、果珍等饮品；天然调味品、色素、香料、蛋粉、植物蛋白粉、茶叶、干果粉、肉片粉等保健食品工业用原料的加工中。

### （六）喷雾干燥技术

喷雾干燥技术（spray drying technique）指将原料液用雾化器分散成雾滴，并用热空气（或其他气体）与雾滴直接接触，在瞬间将大部分水分除去，而获得粉粒状产品的一种干燥过程。原料液可以是溶液、乳浊液或悬浮液，也可以是熔融液或膏状物。干燥产品可以根据需要，制成粉状、颗粒状、空心球状或团粒状。

该技术将原料液直接喷雾干燥制成干颗粒，将原料液的浓缩、造粒、干燥一步完成，大大简化并缩短了加工时间，提高了生产效率和产品质量。

喷雾干燥的干燥速度快、时间短、温度较低、操作简单，而且产品又具有良好的分散性和溶解性，能较好地保护活性成分免受损失。因此，该技术也成为功能食品常用的加工技术之一。

### 三、 功能 （保健） 食品研发思路

（1） 与生活方式相关慢性病将成为今后功能食品研发的主要目标，如减肥、降血糖、降血脂、预防老年记忆障碍与老年痴呆症等功能食品。这些疾病大都与膳食结构和饮食方式不合理有关。

（2） 寻找具有中华民族特色的食物资源，包括中草药尤其是食药兼用的食物资源。研究其有效成分，建立检测方法，特别是建立一套与体内功能评价相一致的体外功能检测方法。这将有助于在较短的时间内获得食物资源的天然活性成分。

（3） 进行体内和体外相结合的生物活性成分的构效、量效和作用机制的研究。研究主要有两种创新途径。①老活性成分：研究新的功能和作用机制；②新活性成分：分离纯化获得有效成分，研究其活性及作用机制。

（4） 活性成分检测方法的研究，特别是快速鉴伪技术的研究。

（5） 活性成分的有效剂量和安全剂量范围的研究。

（6） 新功能、新原料的研究。

（7） 新工艺、新技术的研究。

## 第四节　我国功能 （保健） 食品的申报与管理

### 一、 保健食品注册与备案管理

自 20 世纪 90 年代以来，功能食品产业快速发展，市场上产品琳琅满目，但由于法规建设跟不上，功能食品的研制、生产和销售缺乏有效的监督和管理，市场基本处于一种无序状态。由于产品质量无法保证，真假难辨，功能食品逐渐在人们心目中丧失了应有的信誉。为了规范功能食品市场，加快法制建设，在多方有识之士的共同努力下，我国于 1996 年由卫生部颁布了《保健食品管理办法》，2005 年国家食品药品监督管理局颁布了《保健食品注册管理办法（试行）》，2016 年国家食品药品监督管理局又颁布了《保健食品注册与备案管理办法》（以下简称 "办法"），原《保健食品注册管理办法（试行）》同时废止。该 "办法" 分八章共 75条，即第一章 总 则，第二章 注 册，第三章 注册证书管理，第四章 备 案，第五章 标签、说明书，第六章 监督管理，第七章 法律责任，第八章 附 则。

### 二、 保健食品安全性毒理学评价程序

我国保健食品安全性毒理学评价程序需按原卫生部制定的 "保健食品检验与评价技术规范

（2003 版）"中的《保健食品安全性毒理学评价程序和检验方法规范》来实施。2018 年 6 月 7 日国卫办发〔2018〕15 号宣布该《规范》（2003 版）失效，尚未有新文件出台替代该《规范》，目前仍按照《规范》（2003 版）执行。

### （一）对受试物的要求

（1）以单一已知化学成分为原料的受试物，应提供受试物（必要时包括其杂质）的物理、化学性质（包括化学结构、纯度、稳定性等）。含有多种原料的配方产品，应提供受试物的配方，必要时应提供受试物各组成成分，特别是功效成分或代表性成分的物理、化学性质（包括化学名称、结构、纯度、稳定性、溶解度等）及检测报告等有关资料。

（2）提供原料来源、生产工艺、推荐人体摄入量、使用说明书等有关资料。

（3）受试物应是符合既定配方和生产工艺的规格化产品，其组成成分、比例及纯度应与实际产品相同。

### （二）对受试物处理的要求

对受试物进行不同的试验时，应针对试验的特点和受试物的理化性质进行相应的样品处理。

（1）介质的选择　介质是帮助受试物进入试验系统或动物体内的重要媒介。应选择适合于受试物的溶剂、乳化剂或助悬剂。所选溶剂、乳化剂或助悬剂本身应不产生毒性作用，与受试物各成分之间不发生化学反应，且具有稳定性。一般可选用蒸馏水、食用植物油、淀粉、明胶、羧甲基纤维素等。

（2）人体推荐量较大的受试物的处理　如受试物推荐量较大，在按其推荐量设计试验剂量时，往往会超过动物的最大灌胃剂量或超过掺入饲料中的规定限量（10% 重量），此时可允许去除既无功效作用又无安全问题的辅料部分（如淀粉、糊精等）后进行试验。

（3）袋泡茶类受试物的处理　可用该受试物的水提取物进行试验，提取方法应与产品推荐饮用的方法相同。如产品无特殊推荐饮用方法，可采用以下提取条件进行：常压，温度 80℃ ~90℃，浸泡时间 30 min，水量为受试物重量的 10 倍或以上，提取 2 次，将提取液合并浓缩至所需浓度，并标明该浓缩液与原料的比例关系。

（4）膨胀系数较高的受试物处理　应考虑受试物的膨胀系数对受试物给予剂量的影响，依此来选择合适的受试物给予方法（灌胃或掺入饲料）。

（5）液体保健食品进行浓缩处理时，应采用不破坏其中有效成分的方法。可使用温度 60 ~70℃ 减压或常压蒸发浓缩、冷冻干燥等方法。

（6）含乙醇的保健食品的处理　推荐量较大的含乙醇的保健食品，在按其推荐量设计试验剂量时，如超过动物最大灌胃容量，可以进行浓缩。乙醇浓度低于 15%（$v/v$）的受试物，浓缩后的乙醇应恢复至受试物定型产品原来的浓度。乙醇浓度高于 15% 的受试物，浓缩后应将乙醇浓度调整至 15%，并将各剂量组的乙醇浓度调整一致。不需要浓缩的受试物乙醇浓度 <15% 时，可直接进行试验，若乙醇浓度 >15% 时，应将各剂量组的乙醇浓度调整至 15%。当进行 Ames 试验和果蝇试验时应将乙醇去除。在调整受试物的乙醇浓度时，原则上应使用该保健食品的酒基。

（7）含有毒性较大的人体必需营养素（如维生素 A、硒等）的保健食品的处理　如产品配方中含有某一毒性较大的人体必需营养素，在按其推荐量设计试验剂量时，如该物质的剂量达到已知的毒作用剂量，在原有剂量设计的基础上，则应考虑增加去除该物质或降低该物质剂量

（如降至最大未观察到有害作用剂量，NOAEL）的受试物剂量组，以便对保健食品中其他成分的毒性作用及该物质与其他成分的联合毒性作用做出评价。

（8）益生菌等微生物类保健食品处理　益生菌类或其他微生物类保健食品在进行 Ames 试验或体外细胞试验时，应将微生物灭活后再进行试验。

（9）以鸡蛋等食品为载体的特殊保健食品的处理　在进行喂养试验时，允许将其加入饲料中，并按动物的营养需要调整饲料配方后进行试验。

### （三）对实验动物的选择及给样量

（1）常用大鼠和小鼠，品系不限，推荐使用近交系动物。

（2）动物应符合《实验动物管理条例》。

（3）灌胃量：①大鼠：10mL/（kg·BW）［若以水为溶剂，推荐 20mL/（kg·BW）］；②小鼠：20mL/（kg·BW）。

### （四）保健食品安全性毒理学评价试验的四个阶段和内容

1. 第一阶段：急性毒性试验

经口急性毒性：$LD_{50}$，联合急性毒性，一次最大耐受量试验。

2. 第二阶段：遗传毒性试验，30d 喂养试验，传统致畸试验

遗传毒性试验的组合应该考虑原核细胞与真核细胞、体内试验与体外试验相结合的原则。从 Ames 试验或 V79/HGPRT 基因突变试验、骨髓细胞微核试验或哺乳动物骨髓细胞染色体畸变试验以及下面（3）或（4）试验中分别各选一项。

（1）基因突变试验　鼠伤寒沙门菌/哺乳动物微粒体酶试验（Ames 试验）为首选，其次考虑选用 V79/HGPRT 基因突变试验，必要时可另选其他试验。

（2）骨髓细胞微核试验或哺乳动物骨髓细胞染色体畸变试验。

（3）TK 基因突变试验。

（4）小鼠精子畸形分析或睾丸染色体畸变分析。

（5）其他备选遗传毒性试验　显性致死试验、果蝇伴性隐性致死试验，非程序性 DNA 合成试验。

（6）30d 喂养试验。

（7）传统致畸试验。

3. 第三阶段

亚慢性毒性试验——90d 喂养试验、繁殖试验、代谢试验。

4. 第四阶段

慢性毒性试验（包括致癌试验）。

### （五）不同保健食品选择毒性试验的原则要求

1. 以普通食品和卫生部规定的药食同源物质以及允许用作保健食品的物质以外的动植物或动植物提取物、微生物、化学合成物等为原料生产的保健食品，应对该原料和用该原料生产的保健食品分别进行安全性评价。该原料原则上按以下四种情况确定试验内容。用该原料生产的保健食品原则上须进行第一、二阶段的毒性试验，必要时应进行下一阶段的毒性试验。

（1）国内外均无食用历史的原料或成分作为保健食品原料时，应对该原料或成分进行四个阶段的毒性试验。

（2）仅在国外少数国家或国内局部地区有食用历史的原料或成分，原则上应对该原料或

成分进行第一、二、三阶段的毒性试验, 必要时进行第四阶段毒性试验。

①若根据有关文献资料及成分分析, 未发现有毒或毒性甚微不至构成对健康损害的物质, 以及较大数量人群有长期食用历史而未发现有害作用的动植物及微生物等, 可以先对该物质进行第一、二阶段的毒性试验, 经初步评价后, 决定是否需要进行下一阶段的毒性试验。

② 凡以已知的化学物质为原料, 国际组织已对其进行过系统的毒理学安全性评价, 同时申请单位又有资料证明我国产品的质量规格与国外产品一致, 则可将该化学物质先进行第一、二阶段毒性试验。若试验结果与国外产品的结果一致, 一般不要求进行进一步的毒性试验, 否则应进行第三阶段毒性试验。

(3) 在国外多个国家广泛食用的原料, 在提供安全性评价资料的基础上, 进行第一、二阶段毒性试验, 根据试验结果决定是否进行下一阶段毒性试验。

2. 以卫生部规定允许用于保健食品的动植物或动植物提取物或微生物 (普通食品和卫生部规定的药食同源物质除外) 为原料生产的保健食品, 应进行急性毒性试验、三项致突变试验 [Ames 试验或 V79/HGPRT 基因突变试验, 骨髓细胞微核试验或哺乳动物骨髓细胞染色体畸变试验, 及第二阶段毒性试验中的 (3) 或 (4) 中的任一项] 和 30d 喂养试验, 必要时进行传统致畸试验和第三阶段毒性试验。

3. 以普通食品和卫生部规定的药食同源物质为原料生产的保健食品, 分以下情况确定试验内容。

(1) 以传统工艺生产且食用方式与传统食用方式相同的保健食品, 一般不要求进行毒性实验。

(2) 用水提物配制生产的保健食品, 如服用量为原料的常规用量, 且有关资料未提示其具有不安全性的, 一般不要求进行毒性试验。如服用量大于常规用量时, 需进行急性毒性试验、三项致突变试验和 30d 喂养试验, 必要时进行传统致畸试验。

(3) 用水提以外的其他常用工艺生产的保健食品, 如服用量为原料的常规用量时, 应进行急性毒性试验、三项致突变试验。如服用量大于原料的常规用量时, 需增加 30d 喂养试验, 必要时进行传统致畸试验和第三阶段毒性试验。

4. 用已列入营养强化剂或营养素补充剂名单的营养素的化合物为原料生产的保健食品, 如其原料来源、生产工艺和产品质量均符合国家有关要求, 一般不要求进行毒性试验。

5. 针对不同食用人群和 (或) 不同功能的保健食品, 必要时应针对性的增加敏感指标及敏感试验。

**(六) 保健食品安全性毒理学评价试验的目的和结果判定**

1. 毒理学试验的目的

(1) 急性毒性试验 测定 $LD_{50}$, 了解受试物的毒性强度、性质和可能的靶器官, 为进一步进行毒性试验的剂量和毒性观察指标的选择提供依据, 并根据 $LD_{50}$ 进行毒性分级。

(2) 遗传毒性试验 对受试物的遗传毒性以及是否具有潜在致癌作用进行筛选。

(3) 30d 喂养试验 对只需进行第一、二阶段毒性试验的受试物, 在急性毒性试验的基础上, 通过 30d 喂养试验, 进一步了解其毒性作用, 观察其对生长发育的影响, 并可初步估计最大未观察到有害作用的剂量。

(4) 致畸试验 了解受试物是否具有致畸作用。

（5）亚慢性毒性试验——90d 喂养试验，繁殖试验　观察受试物以不同剂量水平经较长期喂养后对动物的毒作用性质和作用靶器官，了解受试物对动物繁殖及对子代的发育毒性，观察其对动物生长发育的影响，并初步确定最大未观察到的有害作用剂量，为慢性毒性和致癌试验的剂量选择提供依据。

（6）代谢试验　了解受试物在体内的吸收、分布和排泄速度以及蓄积性，寻找可能的靶器官；为选择慢性毒性试验的合适动物种（species）、系（strain）提供依据；了解代谢产物的形成情况。

（7）慢性毒性试验和致癌试验　了解经长期接触受试物后出现的毒性作用以及致癌作用；最后确定最大未观察到有害作用剂量和致癌的可能性，为受试物能否应用于保健食品的最终评价提供依据。

2. 各项毒理学试验结果的判定

（1）急性毒性试验

①如 $LD_{50}$ 小于人的可能摄入量的 100 倍，则放弃该受试物用于保健食品。如 $LD_{50}$ 大于或等于 100 倍者，则可考虑进入下一阶段毒理学试验。

②如动物未出现死亡的剂量大于或等于 10g/（kg·BW）（涵盖人体推荐量的 100 倍），则可进入下一阶段毒理学试验。

③对人体推荐量较大和其他一些特殊原料的保健食品，按最大耐受量法最大给予剂量动物未出现死亡，也可进入下一阶段毒理学试验。

（2）遗传毒性试验

①如三项试验〔Ames 试验或 V79/HGPRT 基因突变试验，骨髓细胞微核试验或哺乳动物骨髓细胞染色体畸变试验，及第二阶段毒性试验中的（3）或（4）中的任一项〕中，体外或体内有一项或以上试验阳性，一般应放弃该受试物用于保健食品。

②遗传毒性试验如三项试验均为阴性，则可继续进行下一步的毒性试验。

（3）30d 喂养试验

①只要求进行第一、二阶段毒理学试验的受试物，若 30d 喂养试验的最大未观察到有害作用剂量大于或等于人的可能摄入量的 100 倍，综合其它各项试验结果可初步做出安全性评价。

②对于人体的可能摄入量较大的保健食品，在最大灌胃剂量组或在饲料中的最大掺入量剂量组未发现毒性作用，综合其它各项试验结果和受试物的配方、接触人群范围及功能等有关资料可初步做出安全性评价。

③若最小观察到有害作用剂量小于人的可能摄入量的 100 倍或观察到毒性反应的最小剂量组其受试物在饲料中的比例小于或等于 10%，且剂量又小于人的可能摄入量的 100 倍时，原则上应放弃该受试物用于保健食品。但对某些特殊原料和功能的保健食品，在小于人的可能摄入量的 100 倍剂量组时，如果个别指标实验组与对照组出现差异，要对其各项试验结果和受试物的配方、理化性质及功能和接触人群范围等因素综合分析以判断是否为毒性反应后，决定该受试物可否用于保健食品或进入下一阶段毒性试验。

（4）传统致畸试验　以 $LD_{50}$ 或 30d 喂养实验的最大未观察到有害作用剂量设计的受试物各剂量组，如果在任何一个剂量组观察到受试物的致畸作用，则应放弃该受试物用于保健食品，如果观察到有胚胎毒性作用时，则应进行进一步的繁殖试验。

（5）90d 喂养试验、繁殖试验

①国外少数国家或国内局部地区有食用历史的原料或成分，如最大未观察到有害作用剂量大于人的可能摄入量的 100 倍时，可进行安全性评价。若最小观察到有害作用剂量小于或等于人的可能摄入量的 100 倍，或最小观察到有害作用剂量组其受试物在饲料中的比例小于或等于 10%，且剂量又小于或等于人的可能摄入量的 100 倍时，原则上应放弃该受试物用于保健食品。

②国内外均无食用历史的原料或成分，根据这两项试验中的最敏感指标所得最大未观察到有害作用剂量进行评价的原则如下所述。

a. 最大未观察到有害作用剂量小于或等于人的可能摄入量的 100 倍者表示毒性较强，应放弃该受试物用于保健食品。

b. 最大未观察到有害作用剂量大于 100 倍而小于 300 倍者，应进行慢性毒性试验。

c. 大于或等于 300 倍者则不必进行慢性毒性试验，可进行安全性评价。

（6）慢性毒性和致癌试验

①慢性毒性试验所得的最大未观察到有害作用剂量进行评价的原则如下所述。

a. 最大未观察到有害作用剂量小于或等于人的可能摄入量的 50 倍者，表示毒性较强，应放弃该受试物用于保健食品。

b. 未观察到有害作用剂量大于 50 倍而小于 100 倍者，经安全性评价后，决定该受试物是否可用于保健食品。

c. 最大未观察到有害作用剂量大于或等于 100 倍者，则可考虑允许用于保健食品。

②根据致癌试验所得的肿瘤发生率、潜伏期和多发性等进行致癌试验判定的原则是：凡符合下列情况之一，并经统计学处理有显著性差异者，可认为致癌试验结果阳性。若存在剂量反应关系，则判断阳性更可靠。

a. 肿瘤只发生在试验组动物，对照组中无肿瘤发生。

b. 试验组与对照组动物均发生肿瘤，但试验组发生率高。

c. 试验组动物中多发性肿瘤明显，对照组中无多发性肿瘤，或只是少数动物有多发性肿瘤。

d. 试验组与对照组动物肿瘤发生率虽无明显差异，但试验组中发生时间较早。

（7）若受试物掺入饲料的最大加入量（超过 5% 时，应补充蛋白质到与对照组相当的含量，添加的受试物原则上最高不超过饲料的 10%）或液体受试物经浓缩后仍达不到最大未观察到有害作用剂量为人的可能摄入量的规定倍数时，综合其他的毒性试验结果和实际食用或饮用量进行安全性评价。

## （七）保健食品毒理学安全性评价时应考虑的问题

### 1. 特殊人群和敏感人群

对孕妇、哺乳期妇女或儿童食用的保健食品，应特别注意其胚胎毒性或生殖发育毒性、神经毒性和免疫毒性。

### 2. 推荐摄入量较大的保健食品

应考虑给予受试物量过大时，可能影响营养素摄入量及其生物利用率，从而导致某些毒理学表现，而非受试物的毒性作用所致。

### 3. 含乙醇的保健食品

对试验中出现的某些指标的异常改变，在结果分析评价时应注意区分是乙醇本身还是其他成分的作用。

4. 动物年龄对试验结果的影响

对某些功能类型的保健食品进行安全性评价时，对试验中出现的某些指标的异常改变，要考虑是否因为动物年龄选择不当所致而非受试物的毒性作用所致，因为幼年动物和老年动物可能对受试物更为敏感。

## 三、 保健食品功能学评价的基本要求

保健食品首先是安全，即对人体不产生任何急性、亚急性和慢性危害，其次是有效，即对特定人群具有一定的调节作用，这是评价保健食品的两个关键。关于产品安全性问题，我国已有相应的 GB 16740—2014《食品安全国家标准 保健食品》。产品的功能性评价必须进行客观评估，建立相应的评价标准。2003 年 4 月，我国卫生部发布了《保健食品检验与评价技术规范》（2003 版），对保健食品功能评价提出了具体要求，严格按照该《规范》中的《保健食品功能学评价程序与检验方法规范》进行评价。2018 年 6 月 7 日国卫办发〔2018〕15 号宣布该《规范》实效，但尚未有新文件出台替代该《规范》，目前仍按照《规范》（2003 版）执行。

### （一） 对受试样品要求

（1）提供受试样品原料组成和尽可能提供受试样品理化性质（包括化学结构、纯度、稳定性等）有关资料。

（2）受试样品必须是规格化定型样品，应符合既定配方、生产工艺及质量标准。

（3）提供受试样品安全性毒理评价资料及卫生学检验报告，受试样品必须是已经过食品安全性毒理学评价确认为安全食品的。功能学评价的样品与毒理学评价、卫生学检验的样品必须为同一批次（安全性毒理学评价和功能学评价实验周期超过受试样品保质期的除外）。

（4）提供功能成分或特征成分、营养成分的名称和含量。

（5）如需提供受试样品违禁药物检测报告时，应提交与功能学实验同一批次样品的违禁药物检测报告。

### （二） 对实验动物要求

（1）根据各项实验的具体要求，合理选择实验动物  常用大鼠和小鼠，品系不限，推荐使用近交系动物。

（2）动物的性别、年龄依实验需要进行选择  实验动物的数量要求为小鼠每组 10 ~ 15 只（单一性别），大鼠每组 8 ~ 12 只（单一性别）。

（3）动物应符合国家对实验动物有关规定。

### （三） 对受试样品剂量及时间要求

（1）各种动物实验至少应设 3 个剂量组，另设空白对照组，必要时可设阳性对照组。

（2）剂量选择应合理，尽可能找出最低有效剂量  在 3 个剂量组中，其中一个剂量应相当于人体推荐摄入量（折算为每公斤体重的剂量）的 5 倍（大鼠）或 10 倍（小鼠），且最高剂量不得超过人体推荐摄入量的 30 倍（特殊情况除外），受试样品的功能实验剂量必须在毒理学评价确定的安全剂量范围之内。

（3）给受试样品的时间应根据具体实验而定  一般为 30d。当给予受试样品的时间已达 30d 而实验结果仍为阴性时，则可终止实验。

### （四） 对受试样品处理的要求

（1）出现受试样品推荐量较大，超过实验动物的灌胃量、掺入饲料的承受量等情况时，

可适当减少受试样品的非功效成分的含量。

（2）对于含乙醇的受试样品，原则上应使用其定型的产品进行功能实验，其 3 个剂量组的乙醇含量与定型产品相同。如受试样品的推荐量较大、超过动物最大灌胃量时，允许将其进行浓缩，但最终的浓缩液体应恢复原乙醇含量。如乙醇含量超过 15% 时，允许将其含量降至 15% 。调整受试样品的乙醇含量应使用原产品的酒基。

（3）液体受试样品需要浓缩时，应尽可能选择不破坏其功效成分的方法。一般可选择 60～70℃减压进行浓缩。浓缩的倍数依具体实验要求而定。

（4）对于以冲泡形式饮用的受试样品（如袋泡剂），可使用该受试样品的水提取物进行功能实验，提取的方式应与产品推荐饮用的方式相同。如产品无特殊推荐饮用方式，则采用下述提取的条件：常压，温度为 80～90℃ ，时间为 30～60min ，水量为受试样品体积的 10 倍以上，提取 2 次，将其合并浓缩至所需浓度。

### （五）对给受试样品方式的要求

必须经口给予受试样品，首选灌胃。如无法灌胃则加入饮水或饲料中，应尽可能准确计算各途径受试样品的给予量。

### （六）对合理设置对照组的要求

（1）以载体和功效成分（或原料）组成的受试样品，当载体本身可能具有相同功能时，应将该载体作为对照。

（2）对于通过补充营养素或促进营养素的消化、吸收、利用来达到改善生长发育或增加骨密度等功效的保健食品进行功能实验时，可以以我国人群营养素摄入水平及消化吸收资料为参考，将动物饲料中的营养素作相应调整来设定对照组。

🔍 **思考题**

1. 何谓功能食品？其作用机制是什么？
2. 功能食品与特膳食品、药品间有何区别？
3. 活性多糖主要有哪些种类？日常生活中可以从哪些食品中获得？
4. 功能食品研制中的高新技术有哪些？
5. 只要具有保健功能，任何药材都可以开发成保健食品的说法正确吗？请给出你的理由。
6. 保健食品必须符合哪些要求？
7. 保健食品进行安全性毒理学评价时，对受试物处理有何要求？
8. 保健食品安全性毒理学评价试验有哪四个阶段？
9. 功能食品与人类健康有何关系？并展望其发展趋势。

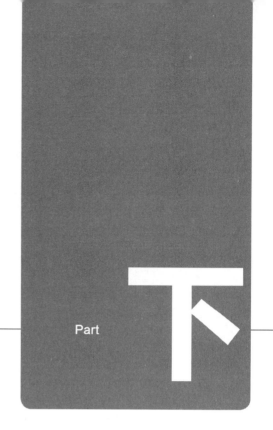

Part 下

下篇
**食品卫生学**

第九章

CHAPTER

9

# 食品污染及其预防

## [内容提要]

本章主要介绍食品污染的概念、分类和特点，以及食品的生物性污染及其预防、食品的化学性污染及其预防、食品的物理性污染及其预防等内容。

## 第一节 概　　述

### 一、食品污染的概念与分类

食品污染（food contamination）指在各种条件下，导致有毒有害物质进入到食品，造成食品安全性、营养性和感官形状发生改变的过程。随着各种化学物质的不断产生和应用，有害物质的种类和来源也进一步繁杂。食物从生长到收获，在生产、加工、储存、运输、销售、烹调等各个环节中，总有某些有害物质污染食品，导致食品的营养价值和卫生质量降低，对人体健康造成危害。食品污染按其污染的性质可分为生物性污染、化学性污染和物理性污染三大类。

（一）生物性污染

1. 微生物性污染

微生物性污染主要包括细菌与细菌毒素、霉菌及霉菌毒素以及病毒等。出现在食品中的细菌有引起食物中毒、人畜共患传染病等的致病菌和引起食品腐败变质的非致病菌。霉菌在自然界分布广泛，有病害的农作物、空气、土壤及容器都可使食品受到霉菌污染。病毒污染主要包括肝炎病毒、口蹄疫病毒等。

微生物污染食品后，在适宜条件下，大量生长繁殖，引起食品腐败变质，使食品失去食用价值。在这一过程中，某些细菌或霉菌还可能产生各种危害机体健康的毒素，使人、畜发生急、慢性中毒。

2. 寄生虫及虫卵的污染

通过污染食品而危害于人的寄生虫有蛔虫、绦虫、襄虫、中华枝睾吸虫等。寄生虫及虫卵一般是通过患者、病畜的粪便污染水源或土壤后，再污染食品或直接污染食品的。各种食品都有可能受到寄生虫及其虫卵的污染，从而使人致病，特别是肉类及水产食品，如畜肉中的寄生虫猪囊尾蚴，对人体的危害非常大。农产品中的蛔虫卵进入人体后，成虫可钻入气管引起窒息。为预防此类疾病的发生，除注意环境卫生、个人卫生以防止病原体传播外，不生吃食品尤其是生肉、生海产品等至关重要。

3. 昆虫污染

当食品和粮食储存的卫生条件不良，缺少防蝇、防虫设备时，食品很容易被昆虫产卵污染，滋生各种害虫。昆虫除作为病原体和中间寄主外，由于多数有翅，可飞，所以更具有传播性。如粮食中的甲虫类，蛾类；肉、鱼、酱、咸菜中的蝇蛆；在某些水果如枣、荔枝、栗以及糕饼中生长的昆虫等。蝇类可将携带的病原体和其呕吐物污染食物，通过人类摄食将病原体传播给人类，如病毒、细菌、霉菌等。家庭储藏食品中，食糖、乳粉、糕点等都可能受螨虫污染，当人食用被螨虫污染的食品后，螨虫侵入人的肠道，可引起腹痛、腹泻等肠螨病。预防螨虫污染的有效措施是保持食品干燥。螨虫不耐高温，在70℃下，30min 即死亡。

（二）化学性污染

污染食品的有害化学物质，主要包括一些金属毒物以及其他无机和有机化合物，如汞、镉、铅、砷和亚硝胺类、多环芳烃类、酚、硒、氟及一些目前尚不清楚的各种有毒物质等。化学性污染一般有以下几种来源。

1. 有毒金属元素

一些有毒金属元素，可通过食物链污染食物。

2. 化学农药

化学农药的广泛应用，使食品受到污染。毒性大，残留时间长的农药污染食品后，对人体健康的危害最大。

3. 食品添加剂

除少数为天然物质外，绝大多数为人工合成的化学物质，都具有一定的毒性，长期食用可危害健康。

4. 食品的容器和包装材料

由于食品的容器和包装材料中含有不稳定的有害物质，在接触食物时，可被溶解而污染食品。如陶瓷中的铅，某些塑料中的单体，包装蜡纸中石蜡所含的苯并芘，颜色、油墨、纸张中所含有的多氯联苯等。

5. 人为加入有害物质

掺假、制假过程中加入的物质。如在辣椒粉中掺入化学染料苏丹红。

（三）物理性污染

物理性污染一般有以下几种来源。

（1）食品产、储、运、销的污染物，如粮食收割时混入的草籽、液体食品容器池中的杂物、食品运销过程中的灰尘等。

（2）食品的掺杂使假，如粮食中掺入的沙石、肉中注入的水、乳粉中掺入大量的糖等。

（3）食品的放射性污染，主要来自放射性物质的开采、冶炼、生产、应用及意外事故造成的污染。

## 二、 食品污染的特点

食品污染有以下三个特点。

（1） 食品被污染日趋严重及普遍，其中化学性物质的污染占主要地位。

（2） 污染物从一种生物转移到另一种生物时，浓度可以不断积聚增高，即所谓生物富积作用，以致轻微的污染过程经生物富积作用后，可对人体造成严重危害。

（3） 现今食品污染导致的危害，除了以急性毒性作用外，以慢性毒性为多见。由于长期少量摄入，且生物半衰期又较长，以致食品污染物在体内对 DNA 等发生了作用，可出现致畸、致癌、致突变现象。

## 三、 食品污染对人体健康的危害

食品污染及其对人体健康的危害，涉及面相当广泛。归纳起来有以下几点。

### （一） 影响食品的感官性状

食品被污染后，感官性状发生改变，减少人的食欲。

### （二） 急性中毒

污染物随食物进入人体，在短时间内造成机体损害，出现临床症状（如急性肠胃炎等），称为急性中毒。如细菌性食物中毒等。

### （三）慢性中毒

长期摄入少量被有毒物质污染的食物，可对机体造成损伤，引起慢性中毒。由于污染物的种类和毒性不同，作用机制不同，因此慢性中毒症状表现也各不相同。例如，过量食用含添加剂如色素或香料（香精）的食物，短期内不易看出危害，但它可以引起呼吸系统疾病；长期摄入微量受黄曲霉毒素污染的粮食，能引起肝功能异常和肝脏组织病理变化。慢性中毒的原因较难发现，容易被人们忽视，应给予足够的重视。

### （四）致畸作用

食物中的有害污染物质，可以通过母体作用于胚胎，引起形态和结构上的异常而导致畸胎、死胎或胚胎发育迟缓。例如，食用被亚硝胺、甲基汞、黄曲霉毒素污染的食物可引起畸胎或胚胎变异。

### （五）致突变作用

所谓突变，是指生物在某些诱变因子作用下，细胞中遗传物质的结构发生突然的、根本的改变，并在细胞分裂过程中传给后代细胞，使新的细胞获得新的遗传特性。例如，某些农药可影响正常妊娠或骨骼细胞增殖加快，表现为白血病，这种不正常增殖的细胞如果损害或取代了正常组织，就有致癌作用。

### （六）致癌作用

实验表明，不少污染食品的化学物质和霉菌毒素等有致癌作用。例如，过量使用发色剂对肉类进行加工处理，可在食品中形成强致癌物；黄曲霉毒素、六六六等能使动物和人发生肿瘤。由于癌瘤的发生是多因素综合影响的结果，机体除了受外界有害因素作用外，还与年龄、性别、地区、饮食和生活习惯等有关。为了保护人民健康，对于那些能引起人体致癌、致畸、致突变的污染物所污染的食品要引起重视，要采取措施进行处理或禁止食用。

# 第二节 食品的生物性污染及其预防

食品的生物性污染包括微生物、寄生虫和昆虫的污染，其中以微生物的污染所占比重最大，危害也最大。根据对人体的致病能力可将污染食品的微生物分为 3 类：①直接致病微生物，包括致病性细菌、人畜共患传染病病原菌和病毒、产毒霉菌和霉菌毒素，可直接对人体致病并造成危害；②相对致病微生物，即通常条件下不致病，在一定条件下才有致病力的微生物；③非致病性微生物，包括非致病菌、不产毒霉菌及常见酵母，它们对人体本身无害，却是引起食品腐败变质、卫生质量下降的主要原因。寄生虫和虫卵主要是通过患者、病畜的粪便间接通过水体或土壤污染食品或直接污染食品，危害较大的有蛔虫、绦虫、中华枝睾吸虫、旋毛虫及虫卵。经常污染食品的昆虫有螨虫、谷蛾、谷象虫等，这些昆虫能降低食品质量。

## 一、 食品的细菌污染

食品中存活的细菌只是自然界细菌中的一部分，这部分在食品中常见的细菌，在食品卫生学上被称为食品细菌，包括致病菌、相对致病菌和非致病菌。食品中的细菌，绝大多数是非致病菌，它们是评价食品卫生质量的重要指标，往往与食品出现特异颜色、气味、荧光、磷光以及相对致病性有关，而且它们也是研究食品腐败变质原因、过程和控制方法的主要对象。

### （一）常见的食品细菌

1. 假单胞菌属（*Pseudomonas*）

假单胞菌属是食品腐败性细菌的代表，多具有分解蛋白质和脂肪的能力，其中有些分解能力很强，增殖速度快。广泛分布于食品中，特别是蔬菜、肉、家禽和海产品中，并可引起腐败变质，是导致新鲜的冷冻食物腐败的重要细菌。

2. 微球菌属（*Micrococcus*）和葡萄球菌属（*Staphylococcus*）

它们因营养要求较低而成为食品中常见的菌属，可分解食品中的糖类并产生色素。

3. 芽孢杆菌属（*Bacillus*）和梭状芽孢杆菌（*Clostridium*）

它们在自然界分布广泛，是肉类食品中常见的腐败菌。

4. 肠杆菌科（*Enterobacteriacea*）

多与水产品、肉及蛋的腐败有关。大肠杆菌是食品中常见的腐败菌，也是食品和饮用水的分辨污染指示菌之一。

5. 弧菌属（*Vibrio*）和黄杆菌属（*Flavobacterium*）

在鱼类及水产品中多见。后者与冷冻肉制品及冷冻蔬菜的腐败有关，并以其可利用植物中糖类生成黄、红色素而著称。

6. 嗜盐杆菌属（*Halobacterium*）和嗜盐球菌属（*Halococcus*）

两者在高浓度食盐中生长，多见于咸鱼，且可产生橙红色素。盐杆菌和盐球菌可在鲜肉和盐渍食品上生长，引起食物变质。

7. 乳杆菌属（*Lactobacillus*）

经常与乳酸菌同时出现，主要见于乳制品中，可使其腐败变质。该属中的许多菌可用于生产乳酸或发酵食品，污染食品后也可引起食品变质。

**（二） 食品细菌污染的来源**

1. 食品加工的原料污染

一般天然食品内部没有或很少有细菌，但如果食品原料在采集、加工前破损，则将被环境中的细菌等微生物污染。

2. 直接接触食品的生产经营人员

如果不严格执行操作规程卫生要求，将造成食品污染。

3. 食品在加工、储藏、运输、销售过程中的污染

在以上过程中由于环境不良、管理不善会导致食品被空气中的一些细菌所污染。食品加工用水如不符合水质卫生标准也会造成细菌对食品的污染。

4. 食品在加工过程中未能生熟分开，也会给食品中已存在细菌的大量繁殖制造机会。

**（三）评价食品卫生质量的细菌污染指标及其意义**

反映食品卫生质量的细菌污染主要指标，一是菌落总数，是食品的一般卫生指标；二是大肠菌群，是食品被粪便污染的指标。

1. 菌落总数

菌落总数（aerobic bacterial count）指在被检样品的单位质量（g）、容积（mL）或表面积（$cm^2$）内，所含能在严格规定的条件下（培养基及其 pH、培育温度与时间、计数方法等）培养所生成的细菌菌落总数，以菌落形成单位表示。菌落总数代表食品中细菌污染的数量。

菌落总数的意义。

（1）食品被污染程度的标志，菌落总数反映了食品的清洁状态以及食品的新鲜程度，为食品卫生监督和管理提供判定依据。

（2）预测食品的耐保藏期限，食品细菌数量对食品卫生质量的影响比菌相更加明显，食品中菌落总数越高，则耐保藏期限越短。

2. 大肠菌群

大肠菌群（coliform bacteria）包括肠杆菌科的埃希菌属、柠檬酸酐菌属、肠杆菌属和克雷伯菌属，主要来源于人畜粪便。若食品中检出大肠菌群，则表示食品曾受人畜粪便的污染。我国采用每100g、100mL 或 100cm² 面积检样中大肠菌群的数量来表示。

大肠菌群的意义。

（1）作为粪便污染食品的指示菌，若食品中检出大肠菌群，表示食品曾受到人畜粪便的污染。

（2）作为肠道致病菌污染食品的指示菌，因为大肠杆菌与肠道致病菌来源相同，且在一般条件下大肠菌群在外界生存时间与主要肠道致病菌是一致的，即一旦在某种食品中检出大肠菌群，标志着该食品也可能同时受到了致病菌的污染。保证食品中不存在大肠菌群实际上并不容易做到，重要的是其污染程度。

**（四） 细菌污染的预防**

1. 购买新鲜食品

新鲜食品虽不能与细菌污染画等号，但由于食品存放时间越长，细菌繁殖越多，因此往往新鲜的食品细菌较少。新鲜蔬菜外形饱满鲜嫩，表面润泽光亮，无黄叶，无伤痕，无病虫害，无烂斑；新鲜水果表皮色泽光亮，肉质鲜嫩，清脆，有固有的清香味，无机械外伤和病虫害。肉类

食品不仅要新鲜，还要防止购买注水肉，新鲜肉的肌肉色泽鲜红或深红，有光泽，脂肪呈乳白色或粉红色，外表微干或微湿润，不黏手，指压后的凹陷立即恢复。冷冻肉在解冻后应表现为肌肉有光泽，色鲜红，脂肪呈乳白色，无霉点，外表及切面湿润，不黏手，肉质紧密，有坚实感。而用手触摸注水肉，缺乏弹性，有坚硬感和湿润感，手指压下去的凹陷往往不能完全恢复，按压时常有多余水分流出，如果是注水冻肉还有滑溜感。此外，近年来流行吃所谓的散养畜禽，认为散养畜禽安全，这主要是指散养动物药物残留低，但从细菌、病毒、寄生虫方面来看，集中饲养的安全性更高。

2. 认真清洗

蔬菜水果等可以生食的食品，一定要仔细清洗，除掉表面的大部分细菌后方可食用。蔬菜的根部往往附着大量细菌，应仔细清洗，蔬菜中的细菌多来源于土壤，因此长在地下的根类蔬菜细菌最多，其次是靠近地面收割的叶菜类。从离地面一定高度收取的黄瓜、茄子、豆类等受土壤细菌的污染较轻。

3. 食用前彻底加热灭菌

理论上加热能杀灭所有生物，尽管不同微生物由于结构及理化组成的不同，对热的敏感性也不同，热处理对不同微生物的杀死效果也不同。但加热到100℃还是能杀死绝大多数致病菌，只是食品的大小、形状等不同，内部到达杀菌温度的时间也不同，应根据不同食品选择不同的加热时间。最容易出现加热杀菌不彻底的是虾蟹类食品和蛋类食品，往往为追求鲜嫩而造成加热时间短，中心温度达不到要求。

4. 注意食品储存的卫生

食品制作完成后往往不能一次吃完，需要储藏，如果储藏不当，也会造成细菌的大量增加。首先，食品应储藏在相应的条件下，一般生鲜肉类应冷冻保存，熟食冷藏保存，水果蔬菜的保存最好符合其生长条件。其次，储存食品或半成品的容器要及时清洗和消毒，储存场所要定期消毒以保持清洁，维持低温、通风干燥的储存环境。同时，要注意荤、素、生、熟、成品与半成品分开存放，防止食品的交叉污染。

## 二、 食品的霉菌污染

（一）概况

霉菌广泛分布于自然界，大多数对人体无害，但某些霉菌的产毒菌株污染食品后，会产生有毒的代谢产物——霉菌毒素，当人体进食被霉菌毒素污染的食品后，健康便受到损害。

（二）主要产毒霉菌

产毒霉菌是指已经发现具有产毒菌株的一些霉菌。目前已知的产毒霉菌主要有以下几种。

1. 曲霉菌属

曲霉在自然界分布极为广泛，对有机质分解能力很强。曲霉属中有些菌种如黑曲霉（*A. niger*）等被广泛用于食品工业。但是曲霉也是重要的食品污染霉菌，可导致食品发生腐败变质，有些菌种还产生毒素。曲霉属中可产生毒素的菌种有黄曲霉（*A. flavus*）、赭曲霉（*A. ochraceus*）、杂色曲霉（*A. versicolor*）、烟曲霉（*A. fumigatus*）、构巢曲霉（*A. nidulans*）和寄生曲霉（*A. parasiticus*）等。

2. 青霉菌属

青霉菌属（*Penicillium*）分布广泛，种类很多，经常存在于土壤和粮食及果蔬上。有些菌种具有很高的经济价值，能产生多种酶及有机酸。另一方面，青霉可引起水果、蔬菜、谷物及食品的腐败变质，有些菌种及菌株同时还可产生毒素。

3. 镰刀菌属

镰刀菌属（*Fusariun*）包括的菌种很多，其中大部分是植物的病原菌，并能产生毒素。

4. 其他菌属

如木霉菌属（*Trichoderma*），常见于粮食霉变的后期；根酶菌属（*Rh. oryzae*），可引起粮食及其制品的霉变；交链胞菌属（*Alternaria*），可引起果蔬食品的变质等。

目前已知的霉菌毒素约有200种。目前已被确认使试验动物致癌或病变的霉菌毒素主要有：黄曲霉毒素、杂色曲霉素、岛青霉素、展青霉素、橘青霉素等，其中以黄曲霉素危害最大。

### （三）黄曲霉毒素

黄曲霉毒素（aflatoxin，AF 或 AFT）是黄曲霉和寄生曲霉的代谢产物。寄生曲霉的所有菌株都能产生 AF，但我国寄生曲霉罕见。AF 是我国粮食和饲料中常见的真菌，由于其致癌力强，比氰化钾大100倍，因而受到重视。AF 具有耐热的特点，裂解温度为280℃，在水中溶解度很低，几乎不溶于水，能溶于油脂和多种有机溶剂。

1. 产毒条件和对食品的污染

黄曲霉生长产毒的温度范围是12~42℃，最适产毒温度为25~33℃，最适水分活度（$A_w$）为0.93~0.98。黄曲霉在水分为18.5%的玉米、稻谷、小麦上生长时，第3d开始生长 AF，第10d产毒量达到最高峰，以后便逐渐减少。不同的菌株产毒能力差异很大，除基质外，温度、湿度、空气均是黄曲霉生长繁殖及产毒的必要条件。

AF 主要污染粮油及其制品，各种植物性、动物性食品也被广泛污染。如花生、花生油、玉米、大米、棉子被污染严重，胡桃、杏仁、榛子、高粱、小麦、黄豆及豆类、马铃薯、蛋、乳及乳制品，干的咸鱼以及辣椒等均有被 AF 污染的报道。检验表明，AF 的检出率明显地取决于食品的种类和食品的产区。我国南方高温、高湿地区的粮油及其制品中，AF 检出率较高，东北、西北、华北地区除个别样品外，不易检出 AF。从世界各国的报道来看，食品受 AF 污染的国家相当普遍。

2. 黄曲霉毒素的毒性

AF 有很强的急性毒性，也有明显的慢性毒性和致癌性。AF 具有较强的肝脏毒性，对肝脏有特殊亲和性并有致癌作用。它主要强烈抑制肝脏细胞中 RNA 的合成，破坏 DNA 的模板作用，阻止和影响蛋白质、脂肪、线粒体、酶等的合成与代谢，干扰动物的肝功能，导致突变、癌症及肝细胞坏死。同时，饲料中的毒素可以蓄积在动物的肝脏、肾脏和肌肉组织中，人食入后可引起慢性中毒。人摄入大量 AF 可发生急性中毒，持续少量摄入 AF 可导致纤维组织增生。有许多人类因食用污染严重的 AF 食品而引起急性中毒的实例。急性中毒主要表现为肝细胞变性、坏死、出血以及胆管增生，在几天或几十天死亡。

3. 黄曲霉毒素的致癌性

AF 是目前发现较强的化学致癌物质之一，其致肝癌强度比二甲基亚硝胺诱发肝癌的能力大75倍。实验证明许多动物小剂量反复摄入或大剂量一次摄入皆能引起癌症，主要是肝癌。

我国与部分亚非国家的肝癌流行病学调查表明，凡肝脏发病率高的地区的人们的食物中，AF 污染严重，实际摄入量高。在东南亚、泰国不同地区熟食及市售食品 AF 含量的调查中，发现摄入量的高低与肝癌发病率也呈正相关关系。除在多种实验动物、鱼类、家禽及家畜等诱发肿瘤外，AF还能在灵长类动物诱发肝癌。

4. 防霉及去毒措施

（1）防霉 避免食品被霉菌毒素污染最根本的是防止食品霉变，而防霉措施主要应从霉菌生长所需的条件即温度、湿度、空气着手。具体如下所述。

① 食品原料尤其是五谷杂粮在收购储运过程中应保持其颗粒的完整性，以便有效地防止霉菌浸染。

② 粮食收获后要及时在阳光下晾晒、风干或烘干，迅速干燥使稻谷含水量减至13%以下、大豆11%以下、玉米12.5%以下，花生8%以下。

③ 粮库要保持通风，相对湿度不超过70%，储存温度降至10℃以下。

④ 化学熏蒸剂及γ-射线照射防霉效果好且安全，但必须按规定剂量及方法使用。

（2）去毒 黄曲霉毒素耐热，在一般烹调加工温度下不能将其去除。有效的去毒方法有以下几种。

① 剔除霉粒。因为黄曲霉毒素主要集中于一些发霉、破损、虫蛀的粮粒中，可以挑选除去。

② 碾压加工。因为在稻谷、玉米等的胚及粒皮部集中，碾压去掉米糠、谷皮，可减少毒素含量。

③ 搓洗也可以去掉一部分毒素。

④ 活性白陶土活性炭等吸附剂加入有黄曲霉毒素的植物油中搅拌、静置后，毒素可被吸附。

⑤ 植物油加碱去毒，油脂精炼过程中加入10g/L的NaOH，可使大部分黄曲霉毒素被破坏。

⑥ 微生物解毒。根据近年来研究，无根根霉、橙黄色杆菌等均有去毒作用，但食品中的营养物质也被菌体消耗掉。

⑦ 利用紫外线照射，高温、高压处理、盐炒法、微波处理，中药山苍子均可取得良好的去毒效果。

（3）制定食品中AF最高允许量标准 限定各种食品中AF含量也是减少毒素对人体危害的重要措施。我国各种主要食品中AF允许量标准如下：玉米、花生仁、花生油不得超过20μg/kg；玉米及花生仁制品（按原料折算）不得超过20μg/kg；大米、其他食用油不得超过10μg/kg；其他粮食、豆类、发酵食品不得超过5μg/kg；婴儿代乳食品不得检出。我国还规定婴幼儿乳粉中不得检出AF，牛奶中AF含量不得超过0.5μg/L。

## 三、 食品的病毒污染

病毒不仅在自然环境，如土壤、水体、空气中存在，而且在一些物品和金属仪器上也存在，其存在时间的长短与病毒种类和污染程度有关。病毒性疾病既可以通过食物、粪便传染，也可以通过衣物、接触、空气等感染，这说明病毒的存在和传染具有普遍性。研究表明，无论在哪种食品上残存的病毒，一旦遇到相应的寄主，病毒到达寄主体内即可产生爆发性的繁殖，引起相应的病毒病。所以病毒往往先污染动物性食品，然后进一步通过宿主、食物等媒介进一步传播。带有病毒的水产品、患病动物的乳肉制品一般是病毒性食物中毒的起源。与细菌、真菌引起的病变相比，病毒病多难以有效治疗，更容易爆发流行。常见食源性病毒主要有甲型肝炎病毒（hepatitis A）、戊型肝炎病毒（hepatitis E）、轮状病毒（rotavirus）、诺瓦克病毒（norwalk）、朊病毒（prion）、禽流感病毒（avian influenza）等。这些病毒曾经或仍在肆虐，造成许多重大的公共卫生事件。1988 年初，上海市区居民因食用甲型肝炎病毒污染的毛蚶（scapharca subcrenata）而发生甲型肝炎爆发流行，发病人数达 30 万人。由朊病毒引起的疯牛病于 1986 年首先在英国被确认，迄今为止，全球共有 100 余人死于这一病症，据估计，西欧已有 50 万人被疯牛病病毒所感染，预计到 2040 年将有 6 万～13.6 万人发病死亡。由甲型 $H_1N_1$ 型高致病性禽流感病毒引起的禽流感疫情爆发以来，全球死亡人数已经过百，中国也有几十人死亡。美国目前每年有 2300 万例诺瓦克病毒性胃肠炎，其中 5 万患者需住院治疗，300 人死亡。

病毒污染的预防主要是不要购买疫区的食品，对于非疫区的肉类人们也应购买经由兽医检疫的，不要购买来源不明的、流动商贩的肉类食品。同时，食品应认真清洗或彻底加热后方可食用。

# 四、 食品的寄生虫污染

## （一）常见的食源性寄生虫

当前我国常见的食源性寄生虫主要有五类，分别是植物源性寄生虫、淡水甲壳动物源性寄生虫、鱼源性寄生虫、肉源性寄生虫、螺源性寄生虫等。

1. 植物源性寄生虫

植物源性寄生虫包括布氏姜片虫、肝片形吸虫等。在植物源性寄生虫中以姜片虫最为常见。感染姜片虫后，轻者无明显症状，重者会出现消化不良、腹痛、腹泻，感染者出现消瘦、贫血等症，多数人还伴有精神萎靡、倦怠无力等症状。儿童患者有时可致发育障碍和智力减退。

2. 淡水甲壳动物源性寄生虫

淡水甲壳动物源性寄生虫主要是指并殖吸虫、包括卫氏并殖吸虫、斯氏狸殖吸虫。由于这些寄生虫主要寄生于人或动物的肺部，因此又称肺吸虫。卫氏并殖吸虫病的主要症状为咳嗽咯血、胸痛，颇似肺结核病；若虫体侵入脑部，还会出现头痛、癫痫和视力减退等症状；若侵入皮肤，可见皮下包块。

3. 鱼源性寄生虫

鱼源性寄生虫包括华支睾吸虫、棘颚口线虫、异型吸虫、棘口吸虫、肾膨结线虫，阔节裂头绦虫等，其中，以华支睾吸虫最为常见。华支睾吸虫病的病原体是华支睾吸虫，其寄生部位在肝胆管，所以俗称肝吸虫。肝吸虫病患者主要是肝受损，可出现如疲劳乏力、消化不良、食欲减退、腹痛腹泻等胃肠道不适症状。如果虫体拥塞在胆管中，也可并发胆道感染及胆结石，严重感染者在发病晚期可出现肝硬化和腹水，甚至死亡。儿童患者可致发育不良。

4. 肉源性寄生虫

肉源性寄生虫常见的有旋毛虫、猪带绦虫、牛带绦虫，弓形虫、裂头蚴等，人们感染这些疾病的临床症状不尽相同。

（1）旋毛虫 感染主要发生于猪、狗和许多野生动物身上。人吃了带有旋毛虫包囊的肉，幼虫便在小肠内钻入肠壁下发育为成虫，雌虫在此处产生幼虫，幼虫随血液循环到全身肌肉内再形成包囊。人患旋毛虫病后，在初期有头痛、发烧、怕冷、恶心、呕吐、腹痛、厌食等症状。发病中期持续发高烧，但意识清醒，四肢和面部浮肿，皮肤发亮发红，全身肌肉疼痒。病情轻者经治疗可逐渐康复，但消瘦、精神不振。浮肿消失后，全身皮肤一层层脱落。病情严重者可因广泛的心肌炎导致心力衰竭、毒血症及呼吸系统并发症而死亡。

（2）猪带绦虫、牛带绦虫　囊虫病在猪、牛、羊身上都常发生，其中猪囊虫和牛囊虫都是人绦虫的幼虫，对人危害较大。人吃了带有活的囊虫的猪肉，绦虫便会在人的肠道内成长为有钩绦虫或无钩绦虫。患绦虫病的人时常感觉有腹痛、消瘦无力、贪吃懒动，严重者会失去劳动能力。人不但能得绦虫病，更危险的是可自体感染得囊虫病。人吃了绦虫的卵，卵到小肠内可孵化成六钩蚴，然后钻进肠壁的血管和淋巴管，又随血液循环侵入到人的周身肌肉和皮下，甚至到眼睛或脑组织中，发育成囊虫。患囊虫病的人肌肉痛痒，四肢无力，皮下长起一个个小豆大的囊包，有的患者会出现失明，有的患者经常抽搐，严重者也会死亡。

（3）弓形虫　弓形虫主要寄生于各种细胞内或游离于腹腔液中。此病主要经消化道感染，成人感染弓形虫大多不表现出症状，有些表现为体温升高、厌食、腹泻。反复感染者会出现呼吸困难以及神经系统症状。该虫可严重损害胎儿，所以如果准妈妈在怀孕期间受感染，对宝宝的影响将会非常严重。母体早孕期间感染，可引起流产、早产、死胎或畸形；孕妇在妊娠中、晚期感染弓形虫，婴儿出生后可有眼、脑、肝脏的病变和畸形。

（4）肝片吸虫　人感染肝片吸虫或大片吸虫可引起急性或慢性肝炎和胆管炎。该病主要侵害肝脏，在临床上患者常出现消瘦、贫血等营养不良症状。

（5）住肉孢子虫　住肉孢子虫是一种细胞内寄生虫，人感染后以横纹肌或心肌形成米氏囊为特征。人患住肉孢子虫病后，如果是少量寄生，一般不表现临床症状，若体内有大量虫体寄生时，可出现全身淋巴结肿大、下痢、腹泻等，重者可出现截瘫。

5. 螺源寄生虫

较为常见的是广州管圆线虫。广州管圆线虫是鼠类的肺线虫，是在鼠类的心、肺部寄生的线虫。广州管圆线虫幼虫（或成虫）寄生在人的中枢神经系统，可发生嗜酸性粒细胞增多性脑膜炎或脑膜脑炎。该寄生虫的中间宿主之一是福寿螺。人感染螺源寄生虫后可能引起脑膜脑炎，出现头痛发热、颈部僵硬、面部神经瘫痪等症状，严重者可致痴呆，甚至死亡。

（二）食品中寄生虫的污染途径

我国农副产品生产源头存在严重的不安全因素。农产品生产多以农户个体作业为主，饲养、生产过程中易导致食物被寄生虫污染。野生动植物或散养动物由于在整个生长过程中不断接触、食用可能被寄生虫污染的水、食物或带虫同类，感染寄生虫的概率很大。福寿螺等水生物生长的水体如果被带虫粪便污染，福寿螺等水生物即可感染寄生虫，如广东、广西、辽宁三地淡水鱼体内华支睾吸虫检出率较高，关东的鲅鱼、鳝鱼、鲤鱼的肝吸虫囊蚴检出率较高。圈养的动物由于没有及时预防或食用不清洁的食物也会感染寄生虫。

（三）人感染寄生虫的途径

人体被寄生虫感染主要是某些不良的习俗或饮食习惯所致。不少地区都有生吃菱角、溪蟹或鱼虾的习惯，人们认为生食可"壮筋骨""清凉败火""营养不被破坏"，因此，易被感染。其他一些不当的烹饪方法因不能全部杀死食物中的寄生虫也可引起感染，如腌、醉、焯制溪蟹、螺虾等。此外，使用寄生虫污染的炊具、不清洁的手或饮生水也可造成感染。抚摸宠物猫、狗或食入未经彻底洗净的生鲜果蔬等均可造成感染。

（四）食源性寄生虫病的预防

1. 从源头上防止食品污染

提倡"无公害食品""绿色食品""有机食品"。指导农业生产者科学种植、科学养殖，规范生产管理，规范生产防疫措施。推广工厂化的食品加工，建立统一规范的农产品质量安全标准体系，从生产源头保证食品安全。

2. 普及食品安全知识，改变不良卫生习惯

作为消费者，应养成良好的食品卫生习惯，不食用野生动物；避免进食生鲜的或未经彻底加热的家畜、家禽、鱼、虾、蟹、螺等动物肉、乳、蛋类；不喝生水，不吃生的蔬菜和不洁的瓜果；不用盛过生鲜品的器皿盛放其他直接食用的食品；加工过鲜品的刀具及砧板必须清洗消毒后方可再使用；不用生鲜品喂饲猫、狗；避免与宠物猫、狗的亲密接触。

# 第三节　食品的化学性污染及其预防

食品的化学性污染种类繁多，较常见的重要的有：有毒金属、化学农药、$N$-亚硝基化合物、多环芳烃化合物、杂环胺、二噁英、丙烯酰胺以及来自食品容器、包装材料的污染等。

## 一、 有毒金属对食品的污染

环境中的金属元素可以通过食物和饮水摄入、呼吸道吸入和皮肤接触等途径进入人体，其中一些金属元素在较低摄入量的情况下即可对人体产生明显的毒性作用。如铅、镉、汞等，常被称之为有毒金属。另外，许多金属元素，甚至包括某些必需元素，铬、锰、锌、铜等，过量摄入也可对人体产生不同程度的毒性作用。

### （一）有毒金属污染食品的途径、 毒性作用特点

1. 有毒金属污染食品的途径

（1）特殊的自然环境　生物体内的元素含量与其生存的大气、土壤和水环境成明显正相关关系。由于不同地区环境中元素分布不均，可造成某些地区金属元素高于其他地区，这使得这些地区生产的食用动植物中有毒金属元素含量较高。

（2）人为污染的环境　随着工农业生产的发展，使用的化学物，包括有毒金属元素的物质日益增多，对环境造成的污染也日趋严重，对食品可造成直接或间接的污染。

（3）食品加工、储存、运输和销售过程　使用或接触的机械、管道、容器，以及添加剂中含有的有毒金属元素导致食品的污染。

2. 食品中有害金属元素污染食品的毒作用特点

（1）强蓄积性　进入人体后排出缓慢，生物半衰期较长。

（2）通过食物链的生物富集作用可在生物体内及人体内达到很高的浓度。如鱼、虾等水产品中，汞和镉等有毒金属的含量可能高达其生存环境浓度的数百甚至上千倍。

（3）有毒金属污染食品对人体造成的危害常以慢性中毒和远期效应（致癌、致畸、致突变作用）为主。由于食品中有毒金属的污染量通常较少，以及食品使用的经常性和使用人群的广泛性，常导致人们不易及时发现大范围的人群慢性中毒和对健康的远期或潜在危害。意外事故污染或故意投毒等情况可引起人体有毒金属急性中毒。

### （二）汞（Hg）

微量汞在正常人体内一般不致引起危害，进入体内的汞可以随尿、粪便、汗液中排出体外，而且在体内基本保持平衡。无机汞的吸收率低，故毒性较小，而有机汞则毒性较大，尤其

是甲基汞对人体的危害程度更甚。甲基汞可分布于全身组织中，主要在肝脏和肾中含量较高。甲基汞可以通过血液屏障进入脑组织，通过胎盘进入胎儿体内，并能引起胎儿先天性畸形。

进入人体的汞主要来自被污染的食品，被污染的鱼虾和贝类更是人体食物中汞的主要来源。环境中的微生物特别是污泥中的某些微生物群可以使毒性低的无机物转变成毒性高的甲基汞。鱼体表面黏液中的微生物也有较强的甲基化能力。用含汞的废水灌溉农田，农作物可以从中吸收汞并蓄积，畜禽食用含汞的饲料，可使肉、蛋、乳中含有甲基汞。如果食用这些食品，就会对人体造成危害。

环境中汞的污染来源渠道较多，主要有仪表、化工、制药、造纸、涂料等工业"三废"。甲基汞中毒的主要症状为肢体末端和口唇周围麻木、有刺痛感，出现手部动作、知觉、视力等障碍，伴有语言、步态失调，甚至发生全身瘫痪、精神紊乱。严重者会在6个月内死亡，即使存活下来也会留有后遗症。

为使食品中汞含量控制在卫生标准以下，必须采取以下措施：禁止使用含汞农药；对含汞的工业"三废"进行无害化处理；加强食品中汞的监测，特别是水产品的监测；禁止使用有机汞农药并严格控制汞和高毒性汞化合物的使用；制定食品中汞的允许限量标准并加强监督检验。

GB2762—2017《食品中污染物限量》规定食品中汞限量标准如表9-1所示。

表9-1　　　　　　　　　　　　食品中汞限量标准

| 食品类别（名称） | 限量（以Hg计）/（mg/kg） | |
| --- | --- | --- |
| | 总汞 | 甲基汞[a] |
| 鱼（不包括肉食性鱼类及其制品） | — | 0.5 |
| 肉食性鱼类及其制品 | — | 1.0 |
| 谷物及其制品 | 0.02 | — |
| 蔬菜及其制品 | 0.01 | — |
| 食用菌及其制品 | 0.1 | — |
| 肉及肉制品 | 0.05 | — |
| 乳及乳制品 | 0.01 | — |
| 蛋及蛋制品 | 0.05 | — |

注：a 水产动物及其制品可先测定总汞，当总汞水平不超过甲基汞限量值时，不必测定甲基汞；否则，需再测定甲基汞。

### （三）镉（Cd）

镉进入人体的途径主要是从食品中摄入，食品中镉主要来源于冶炼、化学工业、冶金工业、电器电镀工业、陶瓷、印刷工业中等排出的"三废"。据估计每人每日摄入镉一般在10~80μg/kg，但镉污染地区人群的摄入量可达数百微克。镉的消化道吸收率为5%~10%，食物中镉的存在形式以及膳食中蛋白质、维生素D和钙、锌等元素的含量均可影响镉的吸收。进入人体内的镉大部分与低分子硫蛋白结合，形成金属硫蛋白，主要积蓄在肾脏中（约占全身蓄积量的1/2），其次是肝脏（约占全身蓄积量的1/6）。体内的镉可通过粪、尿和毛发等途径排出，半衰期为15~30年。镉中毒主要损害肾脏、骨骼和消化系统，尤其是损害肾近曲小管上皮细胞，使其重吸收功能出现障碍。临床上镉中毒可出现蛋白尿、氨基酸尿、糖尿和高钙尿，导致体内出现负钙平衡，并由于骨钙析出而发生骨质疏松和病理性骨折。

生活在含镉工业废水中的鱼、贝类及其他水生生物的含镉量可增加450倍。用含镉污水灌溉也可使农作物镉含量明显增加。许多食品包装材料和容器也含有镉。因镉盐有鲜艳的颜色且耐高温，故常用作玻璃、陶瓷类容器的上色颜料、金属合金和镀层的成分以及塑料稳定剂等，因此使用这类食品容器和包装材料也可对食品造成镉污染。尤其是用作存放酸性食品时，酸环境可致其中的镉大量溶出，严重污染食品，导致镉中毒。

为防止镉对食品的污染，要严格执行含镉工业"三废"的排放标准；农业灌溉用水和渔业养殖用水；限制食品加工设备、管道、包装材料和容器、颜料等的镉含量；制定食品中镉的允许限量标准并加强监督检验；同时被镉污染的粮食，经碾磨、水洗可除去粮食表皮的镉。

GB2762—2017《食品中污染物限量》规定各种食品中的镉限量标准如表9-2所示。

表9-2　　　　　　　　　　　　食品中镉限量标准

| 食品类别（名称） | 限量（以Cd计）/（mg/kg） | 食品类别（名称） | 限量（以Cd计）/（mg/kg） |
|---|---|---|---|
| 稻谷、糙米、大米 | 0.2 | 畜禽肉类 | 0.1 |
| 其他谷物及其碾磨加工品 | 0.1 | 畜禽肝脏 | 0.5 |
| 叶类蔬菜、芹菜、黄花菜 | 0.2 | 畜禽肾脏 | 1.0 |
| 豆类蔬菜、根茎类蔬菜 | 0.1 | 鲜、冻鱼类 | 0.1 |
| 其他蔬菜 | 0.05 | 鲜、冻甲壳类 | 0.5 |
| 新鲜水果 | 0.05 | 蛋及蛋制品 | 0.05 |
| 豆类及其制品 | 0.2 | 新鲜食用菌（不包括香菇和姬松茸） | 0.2 |
| 坚果及籽类 | 0.5 | 香菇及食用菌制品（不包括姬松茸制品） | 0.5 |

## （四）铅（Pb）

铅在环境中分布很广，可以通过冶精炼、印刷、塑料、橡胶等工业"三废"污染农作物，也可以通过含铅的劣质陶瓷、生产设备、容器管道等来污染食品。汽油中的防爆剂四乙基铅汽车尾气扩散到公路周围的农田也是铅污染的一个重要途径。此外，加工皮蛋添加黄丹粉可带来铅污染，爆米花机器装置上的铅也可污染爆米花。

非职业性接触人群体内的铅主要来自食物。进入消化道的铅有5%～10%被吸收，吸收入血的铅大部分（90%以上）与红细胞结合，随后逐渐以磷酸铅盐的形式沉积于骨中。在肝、肾、脑等组织中已有一定的分布并产生毒性作用。体内的铅主要经尿和粪排出，但生物半衰期较长，故可长期在体内积蓄。尿铅、血铅和发铅是反映体内铅负荷的常用指标。铅对人体的毒性主要表现为神经系统，造血器官和肾脏等发生病变。症状为食欲不振、口有金属味、失眠、头昏、头痛、腹痛、腹泻或便秘、贫血等。过量的铅可造成儿童智力发育迟缓、癫痫、脑瘫痪和视神经萎缩等永久性后遗症。

GB2762—2017《食品中污染物限量》规定各种常见食品中的铅限量标准如表9-3所示。

表9-3 食品中铅限量标准

| 食品类别（名称） | 限量（以 Pb 计）/（mg/kg） | 食品类别（名称） | 限量（以 Pb 计）/（mg/kg） |
|---|---|---|---|
| 谷类、豆类、薯类 | 0.2 | 畜禽肉类 | 0.2 |
| 芸薹类蔬菜、叶菜蔬菜 | 0.3 | 畜禽内脏 | 0.5 |
| 其他新鲜蔬菜 | 0.1 | 鱼类 | 0.5 |
| 浆果及其他小粒水果 | 0.2 | 鲜蛋 | 0.2 |
| 其他新鲜水果 | 0.1 | 鲜乳 | 0.05 |

为预防和减少食品的铅污染，要严格管理和处理工业"三废"，农田灌溉用水和渔业养殖用水；限制用于食品加工的工具、设备、包装容器和食品添加剂中的含量；推广使用无铅汽油；制定食品中铅的允许限量标准并加强监督检验；不得使用含铅的食具容器存放食品。

### （五）砷（As）

砷是一种非金属元素，但由于其许多理化性质类似于金属，故常将其归属于"类金属"之列。砷在潮湿的空气中氧化或在燃烧时可形成三氧化二砷（俗称砒霜）。无机砷化合物在酸性环境中经金属催化可生成砷化氢气体，有强毒。

近年来，食品中砷（As）污染越来越严重，其数量和危害程度呈日益上升的趋势，著名的"森永乳粉砷中毒"事件曾造成万余婴儿中毒。在我国有2000多万人暴露在被砷污染的水、食品和空气中。我国饮水型地方性砷中毒病区主要分布在台湾、新疆、内蒙古、西藏、云南、贵州、山西等省（区），以山西、内蒙古病情为重，且大多为少数民族、边疆及贫困地区。预防和控制砷对食品的污染就显得非常重要。

1. 食品中砷污染的来源

砷在自然界中广泛存在，动物机体、植物中都含有微量的砷。食品中砷污染的来源主要是工业的含砷废水、废气、废渣污染及农业上大量使用含砷农药，它们直接污染了大气、水、土壤，从而被农作物、动植物摄取、吸收，并在体内累积，产生生物蓄积效应。同时，家禽和猪的饲料添加剂，由此产生的粪便是土壤砷的重要来源。高砷煤燃烧所产生的烟气也是砷污染的重要污染源，居民燃用高砷煤做饭取暖，炉灶无烟囱，使食物受到室内煤烟污染，农民通过食入与吸入途径摄取大量的砷。在食品原料、辅料、食品加工、贮存、运输和销售过程中使用和接触的机械、管道、容器、包装材料以及因工艺需要加入的食品添加剂中，也可造成砷对食品的污染。

2. 砷污染对食品及人的危害

（1）砷污染对食品的危害 天然食品中砷的含量很低，砷对植物危害的最初症状是叶片卷曲枯萎，阻碍了作物中水分的输送，使作物根以上的地上部分氮和水分的供给受到限制，造成农作物枯黄，会对粮食作物、蔬菜、瓜果造成直接污染，影响食品品质和安全。水生植物对砷的富集作用很强，浓缩倍数可达3300倍。食品中的含砷量因食品种类和污染程度而异，通过食物链的生物富集作用而在生物体及人体内达到很高的浓度，砷污染后通常需要300年才能恢复到自然状态。

（2）砷污染对人的危害　砷是对人体及其他动物体有毒害作用的致癌物质，对人的中毒剂量是 0.01 ~ 0.05g/kg，致死量为 0.06 ~ 0.2g/kg。食品中砷的毒性与其存在的形式和价态有关。元素砷几乎无毒，砷的硫化物毒性也很低，砷的氧化物和盐类毒性大。三价砷的毒性大于五价砷，无机砷的毒性大于有机砷。砷的生物半衰期为 80 ~ 90d，主要经粪和尿排出。砷与头发和指甲中角蛋白的巯基有很强的结合力，这也是其排泄途径之一。故测定发砷和指甲砷可反映体内砷的水平。

砷可以通过食物和饮水摄入、呼吸道吸入、皮肤接触和饮食等途径进入人体，它能使红血球溶解，破坏正常生理功能，能与蛋白质和酶中的巯基结合，抑制体内很多生化过程，特别是与丙酮酸氧化酶的巯基结合，使其失去活性，引起细胞代谢的严重紊乱。人们长期食用被污染的水、鱼、农作物，会造成食物链砷富集而中毒。慢性砷中毒表现为感觉异常、眩晕、气短、心悸、食欲不振、呕吐、皮膜黏膜病变和多发性神经炎，严重时可导致中毒性肝炎，心肌麻痹而死亡。急性中毒多因消化道摄入，主要表现为剧烈腹痛、腹泻、恶心呕吐、口、咽、食道有烧灼感，可伴有头晕、头痛、浮肿、尿少、血压降低、尿砷增高等症状。近年来还发现，与含砷物质经常接触的工人中，皮肤癌和肺癌的发病率高于其他行业，而皮肤溃疡、鼻中隔穿孔更为常见。

3. 食品砷污染的预防措施

（1）食品中的砷污染物来自于环境污染，要控制食品中的砷污染物，必须从治理环境入手。解决环境污染的根本措施是健全法制、加强管理、严格执法。应进一步建立完善的食品监督、管理体系。预防砷污染食品应严格控制工业生产中各种含砷的废气、废水和废渣的排放，农用化学物质、含砷化肥的大量使用，可造成水体及土壤中砷的污染。为确保达到允许的排放标准，生活用水砷含量不得超过 0.04mg/L，《工业三废排放试行标准》最高允许排放浓度为 0.5mg/L（以 As 计）。凡接触过砷制剂的器具，用后必须仔细刷洗，不得盛装任何食物。立足于预防环境污染的发生，控制污染源，改进生产工艺，防止重金属流失，回收三废中的重金属，切实执行有关环境保护法规。

（2）要进行食品污染监测　尽快建立健全食品污染预警机制，及时对相关食品采取有效措施加以控制。还要加强宣传教育，增强人们的环保意识和防范意识，人人都要有防范意识。

（3）严加保管含砷毒物　砷剂农药必须染成红色，以便识别。外包装必须标有"毒"字。对已被污染的食品应根据污染物的种类、来源、毒性大小、污染方式、程度和范围、受污染食品的种类和数量等不同情况作不同处理，尽可能减少损失。

（4）严格控制食品生产加工、储存、运输和销售过程的污染中使用和接触的机械、管道、容器以及添加剂中砷的含量，完善食品安全的预防和监测机制。

（5）制定食品中砷的允许限量标准并加强家督检验。食品流通的各个环节都有可能受到不安全因素的影响，应改变传统的、单一的产品质量检验方式，进行食品质量安全的全程监管与检测。食品安全及食品监督体系应尽快和国际规范接轨，吸取国际上广泛采用的 GMP 和 HACCP 管理系统。

4. 各类食品中砷的最高允许限量标准

GB 2762—2017《食品中污染物限量》规定各种常见食品中的砷限量标准如表 9 - 4 所示。

表9-4 食品中砷限量标准

| 食品类别（名称） | 限量（以As计）/（mg/kg） | |
| --- | --- | --- |
| | 总砷 | 无机砷 |
| 稻谷、糙米、大米 | — | 0.2 |
| 其他谷物及其碾磨加工品 | 0.5 | — |
| 新鲜蔬菜 | 0.5 | — |
| 肉及肉制品 | 0.5 | — |
| 鲜乳 | 0.1 | — |
| 乳粉 | 0.5 | — |
| 鱼类及其制品 | — | 0.1 |
| 其他水产品 | — | 0.5 |
| 食用菌及其制品 | 0.5 | — |
| 食用油脂 | 0.1 | — |
| 食糖、可可制品及巧克力 | 0.5 | — |

## （六）铬（Cr）

铬与汞、铅、镉、砷不同，它是人体必需微量元素之一，只有环境中遭到严重的铬污染时才会造成对人体的损害。含铬的废水和废渣是食品主要污染来源，尤以皮革厂、电镀厂的"三废"中铬含量高。

一般认为，金属铬和二价铬无毒，三价铬毒性很小，危害最大的是六价铬的化合物，它具有强烈的刺激作用和腐蚀性。慢性铬中毒症能导致鼻黏膜损害，出现皮炎、头痛、消瘦、贫血、消化道发炎或溃疡。铬化合物的致癌作用也引起了广泛的重视，铬的致癌性不仅取决于其化合价，而主要取决于浓度。难溶于水的铬酸盐和氧化铬被认为是最主要的致癌物质。

GB 2762—2017《食品中污染物限量》规定各种常见食品中的铬限量标准如表9-5所示。

表9-5 食品中铬限量标准

| 食品类别（名称） | 限量（以Cr计）/（mg/kg） | 食品类别（名称） | 限量（以Cr计）/（mg/kg） |
| --- | --- | --- | --- |
| 谷物及其制品 | 1.0 | 肉及肉制品 | 1.0 |
| 蔬菜及其制品 | 0.5 | 水产动物及其制品 | 2.0 |
| 豆类及其制品 | 1.0 | 鲜乳 | 0.3 |
| | | 乳粉 | 2.0 |

## 二、化学农药对食品的污染

### （一）概述

农药（pesticide）指用于预防、消灭或者控制危害农业、林业的病、虫、草和其他有害生物并可有目的地调节植物、昆虫生长的化学合成或者来源于生物、其他天然物质的一种物质或者几种物质的混合物及其制剂。按照化学组成及结构可将农药分为有机磷、氨基甲酸酯、拟除虫菊酯、有机氯、有机砷、有机汞、有机硫、取代苯、有机杂环、苯氧羧酸等多种类型。在目前使用的农药中，人工合成的化学农药占绝大部分，但近年来生物农药（也称农用生物制剂）的生产和使用呈逐渐增加的趋势，这在防治农作物虫害、去除杂草、提高农畜产品的质量、确保人体健康方面起着重要的作用。但是由于大剂量长时期的不合理使用农药，造成动植物中或多或少地残存有农药及衍生物，导致环境污染，同时也造成对食品的严重污染。

农药残留（pesticide residues，简称农残）指任何由于使用农药而在食品、农产品和动物饲料中出现的特定物质，包括农药本身的残留以及被认为具有毒理学意义的农药衍生物的残留，如农药转化物、代谢物、反应产物和杂质的残留。

### （二） 食品中农药残留的来源

**1. 施用农药对农作物的直接污染**

施用农药对农作物的直接污染包括表面黏附污染和内吸性污染。其污染程度主要取决于农药性质、剂型、施用方法、浓度、施药的时间和次数、气象条件等。

**2. 农作物从污染的环境中吸收农药**

由于施用农药和工业三废的污染，大量农药进入空气、水和土壤，成为环境污染物。

**3. 通过食物链污染食品**

如饲料被农药污染而致肉、乳、蛋的污染；含农药的工业废水污染江河湖海而污染水产品等。某些比较稳定的农药、与特殊组织器官有高度亲和力的农药或可长期储存于脂肪组织的农药（如有机氯、有机汞、有机锡等），会通过食物链而产生生物富集作用。

**4. 其他来源的污染**

（1）粮库内使用熏蒸剂等对粮食造成的污染。

（2）禽畜饲养场所及禽畜身上施用的农药对动物性食品的污染。

（3）粮食储存加工、运输销售过程中的污染，如混装、混放、容器及车船污染等。

（4）事故性污染　如将拌过农药的种子误当粮食吃；误将农药加入或掺入食品中；施用时用错品种或计量而致使农药高浓度残留等。

### （三） 食品中常见的农药及其毒性

**1. 有机磷**

有机磷农药一般化学性质不稳定，在自然界中易分解，在生物体内也能被迅速分解，残留期短，符合高效、低毒、低残留的要求，所以我国目前使用的农药大部分是有机磷农药。常用的有机磷农药如对硫磷（1605）、马拉硫磷（4049）、乐果、敌百虫、久效磷等在农作物中有残留，特别是在根茎类农作物中的残留比叶菜类和豆荚类时间长。有机磷污染的水果和蔬菜，一般经 10d 左右就能够消失一半，那些比较低毒性残留品种，在植物性食物中经半个月可全部降解。由于有机磷农药主要残留在水果和蔬菜的表皮，经过洗涤和去皮，可大大减少残留量。有机磷农药对人体的主要危险是因喷洒不当或意外原因而造成急性中毒。

有机磷属于神经毒物，能与体内的胆碱酯酶结合，使其失活而丧失对乙酰胆碱的分解能力，导致体内乙酰胆碱蓄积，使神经传导功能紊乱而出现相应的中毒症状。部分有机磷农药，如马拉硫磷、敌百虫、乐果等有迟发性神经毒作用，即在急性中毒恢复后十几天内再次出现神经症状，主要表现为下肢软弱无力、运动失调和神经麻痹。

2. 氨基甲酸酯类

主要用作杀虫剂或除草剂。此类农药的优点是药效快，选择性较高，对温血动物、鱼类和人的毒性较低，易被土壤微生物分解，且不易在生物体内蓄积。其毒力作用与有机磷相似，也是胆碱酶抑制剂，但其抑制作用有较大的可逆性，水解后酶的活性有不同程度的恢复。有研究表明，此类农药在弱酸条件下可与亚硝酸盐生成亚硝胺，可能有一定的潜在致癌作用。

3. 有机氯

有机氯是早期使用的最主要杀虫剂。在环境中很稳定，不易降解，如滴滴涕（DDT）在土壤中消失95%的时间为3～30年（平均为10年），脂溶性强。故在生物体内主要蓄积于脂肪组织。有机氯多属低毒或中等毒。急性中毒主要表现为是神经系统和肝、肾损害。有机氯可通过胎盘屏障进入胎儿体内，部分品种及其代谢产物有一定的致畸性。由于有机氯农药易于在环境中长期蓄积，并可通过食物链而逐渐浓缩，还有一定的慢性毒性和"三致作用"，故在许多国家已经停止使用。我国于1983年停止生产，1984年停止使用六六六和DDT等有机农药。

（四）预防措施

防止和减少农药对食品的污染，主要应在农作物保护工作中贯彻"以防为主""防治结合"的方针，尽量减少使用合成化学农药，减轻对环境的破坏。在使用农药时要采取如下措施。

1. 农药种类选用要适当

使用农药时应尽量选用对虫害毒性强，对人畜毒性弱的品种，严禁剧毒农药用于蔬菜。

2. 严格控制用量，注意用药间隔周期

根据虫害的危害程度及作物品种决定用药量。由于不同农药降解期不同，在作物上的残留时间也不一样，因此，施药后间隔一定时期方可收获。

3. 健全农药管理、使用操作制度

防止由于工作过失而导致农药污染食品对人体造成危害。

4. 注意合理烹调方法，减少农药的残留

如将蔬菜和粮食等彻底清洗后烹调，水果削皮后食用，可明显地减少农药对食品的污染。

## 三、亚硝基化合物对食品的污染

亚硝基化合物根据化学结构可分为两大类，即亚硝胺和亚硝酰胺。亚硝胺化学性质比亚硝酰胺稳定，不易水解，在中性及碱性环境较稳定，在酸性条件及紫外线照射下可缓慢分解；亚硝酰胺化学性活泼，在酸性条件和碱性条件下均不稳定。亚硝基化合物还有一定的挥发性。

（一）来源

食物中天然亚硝基化合物含量极微，但可通过各种污染途径进入食品，也可由食物中广泛存在的亚硝基化合物前体在适宜条件下生成。亚硝基化合物的前体胺类来源于不新鲜的食物中，如腐败的肉、鱼等含有较多脯氨酸、羟脯氨酸、精氨酸，极易生成胺类物质；酿造过程中蛋白质分解也会产生胺类；茶叶中的生物碱类物质也都易于参与亚硝基化合物的反应。一般来说，食物中胺类的含量，随其新鲜度、储藏和加工条件变化。例如，鱼在加工成制品时，不论是晒干、烟熏或装罐都可使胺类物质增加。亚硝基化剂是一种可促进亚硝基化的物质，广泛存在于土壤、水及植物中，当大量施用含氮化肥以及土壤干旱、缺少钼时，均可使农作物积累大量的亚硝基化剂，在还原性细菌作用下生成亚硝基化合物。另外，作为食品添加剂，亚硝基化合物也常被添加于某些食品中，人体也可以合成亚硝胺，胃是合成亚硝胺的主要场所。

人类饮食中的亚硝基化合物主要来源于蔬菜、肉制品和发酵制品。一般来说，新鲜蔬菜很少含有亚硝基化合物，但在运输和储存过程中或腌制蔬菜、咸菜和酸菜时，就会有大量的亚硝基化合物产生。含有较多亚硝基化合物的蔬菜有菠菜、甜菜、茴香、萝卜、雪里蕻、小白菜、红辣椒等。酸菜是一种具有代表性的亚硝基高含量的蔬菜制品。发酵食品中豆瓣酱、酱油、啤酒中也含有亚硝基化合物。海产品中成鱼、虾皮的亚硝基化合物含量最高，咸肉、腊肉、香肠、火腿次之。此外，霉变食品中也含有亚硝基化合物。

### （二） 毒性

亚硝基化合物具有强烈的致癌性，可使多种动物，多种器官组织产生肿瘤；少量、多次、长期摄入或一次多剂量摄入均可致癌。至今尚未发现有一种动物对亚硝基化合物的致癌性有抵抗能力。亚硝酰胺有致畸作用，如甲基（或乙基）亚硝基脲可诱发胎鼠的脑、眼、肋骨和脊柱等组织、器官发生畸形，并存在剂量—效应关系。而亚硝基的致畸作用很弱。同时亚硝酰胺能引起哺乳类动物发生细胞突变。

### （三） 预防措施

为防止亚硝基化合物对人体的危害，应从食品生产加工、储存和抑制体内合成等方面采取措施。

（1）防止食物霉变以及其他微生物污染，这是降低食物中亚硝基化合物最主要的方法。某些细菌可以将硝酸盐还原为亚硝酸盐，某些微生物可将蛋白质分解转化为胺类物质，并且还有酶促亚硝基化作用。所以，在食品加工时，应保证食品新鲜，防止被微生物污染。

（2）应用亚硝基化抑制剂。亚硝基化作用过程可被许多化合物与环境条件所抑制，如维生素 C、维生素 E、鞣酸和酚类化合物等，可以抑制减少亚硝基化合物的形成；蔗糖在一定条件下（pH 为 3）也有阻断亚硝基化合物形成的作用。

（3）控制食品加工中硝酸盐、亚硝酸盐的添加量，在加工工艺可行的条件下，应尽量使用亚硝酸盐、硝酸盐代用品。

## 四、 多环芳香族化合物对食品的污染

多环芳香族化合物（PAH）是食品污染物质中一类具有诱癌作用的化合物。目前已经鉴定出百种，其中以苯并芘与杂环胺类化合物最为重要。

### （一） 苯并芘

苯并芘是多环香烃类化合物，具有强致癌性。苯并芘稍溶于甲醇和乙醇，在碱性条件下加热稳定，在酸性条件下不稳定，可被活性炭吸附。

1. 来源

苯并芘主要是由各种有机物不完全燃烧而来的。如烹调加工食品时，在烘烤或熏制过程中直接污染食品。食品成分在高温烹调加工时发生热解或热聚反应所形成，这是食品中苯并芘的主要来源。此外，直接从环境中受到污染，如大气飘尘、柏油路上晒粮食以及使用不良包装材料污染食物。还有植物直接从土壤、水中吸取和微生物、植物微量合成等。

2. 毒性

苯并芘可以通过皮肤、呼吸道及被污染的食品等途径进入人体，在肠道内被很快吸收，进入血液循环后很快分布于全身。苯并芘主要导致胃癌的发生。

3. 预防措施

（1）防止污染，加强环境治理。

（2）改进食品加工烹调方法　加强环境治理，减少环境的污染，从而减少其对食品的污染。熏制、烘干粮食应改进燃烧过程，避免使食品直接接触炭火，应使用熏烟洗净器或冷熏液。

（3）不许将粮食放在柏油路上晾晒，防止被沥青污染；机械化生产加工食品时，防止润滑油污染粮食。

（4）对于已污染的食品，如果是油脂，可采用活性炭予以除去。粮谷类用碾磨加工除去。

GB 2762—2017《食品中污染物限量》规定几种食品中苯并芘的允许限量标准为：粮食、熏烤动物性食品≤5μg/kg，植物油≤10μg/kg。

### （二）杂环胺类化合物

20 世纪 70 年代，日本学者首次从烤鱼和烤肉中分离出具有强致突变性和致癌性的杂环胺类化合物。近 30 多年来，对其研究已有许多进展。当烹调加工蛋白质食物时，杂环胺类化合物是由蛋白质、肽、氨基酸的热解物中分离出来的一类具有致突变、致癌的杂环芳烃类化合物。

杂环胺主要在含蛋白质较多的食物中生成（如鱼、肉类），在烘烤、煎炸时产生，烹调方式、时间、温度及食物的组成对多杂环胺的生成有很大影响。在食物与明火接触和灼热的金属表面接触时，有助于杂环胺的生成。加热温度是杂环胺形成的重要影响因素，当温度从 200℃升至 300℃时，杂环胺的生成量可增加 5 倍。烹调时间对杂环胺的生成也有一定影响，在 200℃油炸温度时，杂环胺主要在前 5min 形成，在 5～10min 形成缓慢，进一步延长烹调时间则杂环胺的生成量不再明显增加。在烹调温度、时间、水分相同的情况下，营养成分不同的食物产生的杂环胺种类和数量有很大差异。一般而言，蛋白质含量高的食物产生杂环胺较多。

美拉德反应（maillard reaction）与杂环胺的产生有很大关系，该反应可产生大量杂环物质，其中一些可进一步反应生成杂环胺。

预防杂环胺化合物危害有以下一些措施。

1. 改进烹调加工方法

杂环胺化合物的生成与不良烹调加工有关，特别是采用过高温度烹调食物，因此，需注意烹调温度以免烧焦食物。

2. 增加蔬菜水果的摄入量

杂环胺化合物的致突变性可被多种物质所抑制或破坏，新鲜的水果蔬菜如苹果、茄子、白菜、生姜、菠萝等可除去色氨酸热解物的致突变作用。膳食纤维有吸附杂环胺化合物并有降低其生物活性的作用。水果中的某些成分有抑制杂环胺化合物的致突变作用。因此，增加蔬菜水果的摄入量对于防止杂环胺的危害有积极作用。

## 五、　丙烯酰胺对食品的污染

自 2002 年 4 月瑞典国家食品管理局公布一些高温油炸和焙烤的淀粉类食品中含有丙烯酰胺（acrylamide，AA）的消息以来，食品中 AA 的污染受到国际社会和各国政府的高度关注。2005 年 3 月，WHO 和 FAO 呼吁世界各国采取措施以减少 AA 带来的危害。同年 9 月，我国卫生部公布《食品中丙烯酰胺的危险性评估》报告，提醒人们改变以使用油炸和高脂肪食品为主的饮食习惯。

AA 在室温和稀酸性条件下稳定，遇碱水解成丙烯酸。AA 在食品中比较稳定。职业接触 AA 可引起昏睡、恶心、呕吐，继而出现头晕、心慌、食欲减退、四肢麻木、走路不稳等症状。AA 还可引起周围神经退行性变化，职业接触 AA 主要表现为神经系统受损的症状和体征。

AA 的来源主要由天门冬氨酸与还原糖在高温加热的过程中发生美拉德反应所致。食品的种类以及加工的方式、温度和时间均影响食品中 AA 的形成。高温加工的薯类和谷类等含淀粉高的食品，尤其是油炸薯类食品如炸薯片、炸薯条等，AA 的含量较高，并随油炸时间的延长而明显升高。炸鸡、爆玉米花、咖啡、饼干、面包等的含量也较高，肉类食品如海产品和家禽的含量较低。而生的和普通蒸煮的食品则很少能检测到 AA。淀粉类食品加热到 120℃ 以上时，AA 开始生成，适宜温度为 140 ~ 180℃，在 170℃ 左右生成量最多。当温度从 190℃ 降至 150℃ 时，AA 的含量急剧下降。在烘烤、油炸食品的最后阶段，由于水分减少，表面温度升高，AA 的形成量更多。加工温度较低，如用水煮食品时，AA 的含量相当低。

预防丙烯酰胺污染食品有以下一些措施。

1. 注意烹调方法

在煎、炸、烘、烤食品时，避免温度过高、时间过长，提倡采用蒸、煮、煨等烹饪方式。

2. 要积极探索降低加工食品中 AA 含量的方法和途径

可以改变食品的配方、加工工艺和条件，如加入柠檬酸、苹果酸、琥珀酸、山梨酸、安息香酸、氯化钙、亚硫酸氢钠和维生素 C 可抑制 AA 的产生；加入半胱氨酸、同型半胱氨酸、谷胱甘肽等含巯基化合物可促进 AA 的降解；加入植酸、氯化钙，可降低食品的 pH，用酵母发酵食品可降低 AA 的含量。

3. 要建立标准

加强膳食中 AA 的监测，对人群 AA 的暴露水平进行评估。WHO 规定，每个成年人每天摄入的 AA 不应超过 $1\mu g$。

## 六、 环境持久性有机污染物对食品的污染

持久性有机污染物（persistent organic pollutants，POPs）是指有机污染物可通过大气、水等环境介质长距离迁移并长期存在于环境中，通过食物链的生物富集作用对人体产生有害影响的天然或人工合成的有机化学物质。POPs 化学性质稳定，在自然条件下难以被降解，在土壤、水体及生物体内的半衰期较长，短则几年，长则几十年。它们蓄积在生物体内的脂肪组织中，并通过食物链的生物富集作用最终危害人体的健康。目前对生物危害较大的 POPs 有 DDT、氯丹等有机氯农药及多氯代二苯并对二噁英（PCDDs）、多氯代二苯并呋喃（PCDFs）和多氯联苯（PCBs）。通常 PCDDs 和 PCDFs 被称为二噁英（dioxins，缩写为 PCDD/Fs），而 PCBs 的理化性质和毒性与二噁英相似，被称为二噁英类似物。

（一）二噁英

PCDDs 和 PCDFs 难溶于水，但可溶于大部分有机溶剂，具有较强的脂溶性。该类化合物化学稳定性极强，在强酸、强碱及氧化剂中仍能稳定地存在，对热也十分稳定，800℃ 以上才开始被降解，1000℃ 以上才被大量破坏。

PCDDs 和 PCDFs 在消化道内的吸收率均很高，被人体吸收后主要分布在肝脏和脂肪组织。在 PCDDs 和 PCDFs 的各种同系物中，四氯化物的毒性最强。动物经皮肤或全身染毒接触二噁

英后会出现氯痤疮，主要表现为皮疹、皮肤增生或角化过度、脱色或色素沉着。二噁英可使多种动物的肝脏受损，主要表现为肝脏肿大、肝细胞变性坏死、肝功能异常。同时，二噁英及其类似物均属于环境内分泌干扰物质，具有明显的抗雌激素作用，可引起生殖系统的异常。

PCDDs 和 PCDFs 是在焚烧垃圾、销毁有机化学品、工业生产等过程中产生的副产物。垃圾和医疗废弃物的焚烧，特别是不完全燃烧或在较低温度下燃烧以及垃圾中有 PVC 塑料时，是环境中 PCDDs 和 PCDFs 的主要来源。食品中二噁英及其类似物主要来自环境的污染，以发泡聚苯乙烯、PVC 塑料以及纸制品作为包装材料可将其中的二噁英迁移到食品中。二噁英主要污染动物性食品，特别是鱼类。婴儿则主要通过母乳摄入。

对二噁英及其类似物的预防，首先要控制和消除环境中的二噁英污染。重点加强对污染源的治理，改革生产工艺，减少和限制产生 PCDDs 和 PCDFs 的化学品，特别是含氯化学品的生产和使用，应开发替代产品。避免垃圾的无组织和露天及不完全燃烧，开发新的焚烧技术。同时要严格控制汽车尾气对环境的污染。

### （二）　多氯联苯（PCBs）

多氯联苯是氯化的芳香族有机化合物，性质稳定，具有极好的绝缘性和胶黏性，挥发性低，耐热不燃，导热性好，工业用途广泛，为全球性环境污染源之一。多氯联苯的销毁要极其慎重，如果不在适当的温度下燃烧，它会释放出二噁英。1881 年，德国人发明了多氯联苯，1929 年才开始大量的制造使用。直到 20 世纪 70 年代人们才发现多氯联苯对环境能构成污染，因此，美国在 1976 年开始全面禁止使用多氯联苯。

环境中的多氯联苯主要是工业泄漏事故和工业"三废"造成的，在动物中残留量高的是水生动物和鸟类，一般陆生植物中残留量低，家畜禽类也低。在某些食品包装材料中含有的多氯联苯也可直接污染食品。多氯联苯的中毒症状是痤疮样皮疹、皮肤色素沉着、眼皮发肿、食欲不振、全身乏力，中毒严重者会出现恶心、呕吐、腹胀痛、肝功能紊乱等。

防止多氯联苯污染的主要措施是：防止工业泄漏事故和控制"三废"排放；停止使用含多氯联苯的食品包装材料；通过加工和烹调可以减少食品中的多氯联苯含量。研究表明，加压蒸煮、冷冻干燥、酿酒等都可使食品中的多氯联苯含量减少。GB 2762—2017《食品中污染物限量》规定水产动物及其制品中多氯联苯限量标准为 0.5mg/kg。

## 七、　氯丙醇对食品的污染

氯丙醇（chloropropanol，MCPD）是在酸水解植物蛋白生产过程中产生的对人体有害的副产物。3 - MCPD 对大鼠肝、肾、神经系统皆有一定的毒性，以生殖系统最为敏感，尤其是雄性，可降低精子的活力并损害生育能力。WHO 有关化学物质安全的一项国际合作项目发现，氯丙醇会引起动物肝脏、肾脏、甲状腺、睾丸、乳房等器官的癌变。但对人体到底是否有危害，食用量多少才会有威胁，目前并没有权威性的结论。

酱油、蚝油、鸡精、方便面调料等调味品的加工过程可能是氯丙醇污染食品的主要途径，主要是由于部分调味品添加了酸水解蛋白液的缘故。

国际上不同国家对氯丙醇的最高允许限量有不同要求，如加拿大初步规定调料中 3 - MCPD 的允许限量为 1mg/L；美国食品与药品管理局规定酸水解蛋白和酱油中 3 - MCPD 的允许限量为 1mg/kg，1，3 - DCP 为 50mg/kg；英国规定应该尽量达到技术上可以减低的程度（10mg/L）；欧盟则规定酱油中 3 - MCPD 的允许限量为 20mg/L。GB 2762—2017《食品中污染物限量》规定添加了酸水解植物蛋白的液态调味品的限量标准为 0.4mg/kg，固态调味品的限量标准为 1mg/kg。

# 第四节　食品的物理性污染及其预防

物理性污染来源复杂，种类繁多。根据污染物的性质将物理性污染分为两类，杂物和放射性污染。

## 一、食品的杂物污染

（一）食品的杂物污染

食品在产、储、运、销过程中，都有可能受到杂物的污染，主要污染途径有以下几种。

1. 生产时的污染

如生产车间密闭性不好，粮食收割时混入草籽，动物在宰杀时血污、毛发及粪便对畜肉的污染，食品加工过程中设备的陈旧或故障引起加工管道中金属颗粒或碎屑对食品的污染。

2. 食品储藏过程中的污染

如昆虫的尸体和毛发、粪便等对食品的污染。

3. 食品运输过程的污染

如运输车辆、装运工具、不清洁铺垫物及遮盖物对食品的污染。

4. 意外污染

如头发及饰物、指甲、烟头、废纸等杂物对食品的污染。

食品的掺杂掺假是一种人为故意向食品中加入杂物的过程。近年来，由于这种因素而引发的食品安全问题应引起足够重视。掺杂掺假所涉及的食品种类繁多，掺杂污染物众多，如粮食中掺入砂石，肉中注入水，乳粉中加入大量的糖。

（二）食品的杂物污染预防措施

（1）加强食品生产、储存、运输、销售过程的监督管理，把住产品的质量关，执行良好的生产规范。

（2）改进加工工艺和检验方法，如筛选、磁选和风选去石，清除有毒的杂草粒及泥沙石灰等异物，定期清洗专用池，防尘、防鼠、防虫，尽量采用食品小包装。

（3）制定食品卫生标准并严格执行，严厉打击食品中掺杂掺假行为。

## 二、食品的放射性污染

（一）食品放射性污染的基本概念

放射性核素是指能自发产生放射性核衰变的元素，又称为放射性同位素，包括钾－40、碘－131、铯－137、钋－210 及钚－239 等。随着核工业、核医学、核兵器等的不断发展，人类利用放射性核素越来越频繁，放射性核素对食品造成污染的风险也随之增强。

食品放射性污染是指食品吸附或吸收外来的（人为的）放射性核素，使其放射性高于自然本底或超过国家规定的标准。食品中放射性核素主要包括天然放射性核素和人工放射性核素。天然放射性核素又称为天然放射性本底，由于生物体和其所处的外环境之间具有固有的物质交换过程，因此在绝大多数动植物性食品中都含有不同程度的天然放射性物质，亦即食品的天然放射性本底。不同地区食品的天然放射性本底是不同的，在同一地区不同食品中天然放射性核素的浓度也有较大差异。由于食品放射性本底是自然界本身固有的，一般对人类的生活几乎没有不良影响，因此食品的放射性污染主要是指人工放射性核素如 $^{137}Cs$、$^{134}Cs$、$^{131}I$、$^{90}Sr$、$^{240}Pu$ 等对食品的污染。

### （二）　可能影响食品的放射性来源

食品中的天然放射性核素主要分为两大类：其一是宇宙射线的粒子与大气中的物质相互作用产生，如碳 -14、氚等；其二是地球在形成过程中存在的核素及其衰变产物，如铀 -238、铀 -235、钾 -40 等。天然放射性物质在自然界中分布很广，存在于矿石、土壤、天然水、大气以及动植物组织中。一般认为，天然放射性本底基本上不会影响食品的安全性，对人体的健康也不会有影响。

食品中的人工放射性核素来源主要有以下几个方面。

一是核工业，放射性核素在医学、科学研究和工农业生产中得到广泛应用，在医学和科学研究中大量使用放射性同位素开展示踪研究，其液态排出物会贡献少量的放射性，虽然浓度不高，但是总量较大，这在一定程度上会污染食品。近年来，由于沿海核电工程的建设和发展，海洋环境放射性污染的潜在影响也在不断增加。核电站在正常运行的情况下，也会向环境排放人工放射性核素。

二是核试验。核试验造成的全球性污染要比核工业造成的污染严重得多。地面、空中、特别是水下核试验产生的大部分放射性核素被直接排放到陆地或海洋中，沉降到大陆上的放射性核素有一部分也会随着雨水经过河流进入海洋。这些沉降或排放到陆地和海洋的放射性核素会通过各种途径进入到农作物或海洋生物体内，从而对食品造成了一定程度的放射性污染。

三是核事故，2011 年日本发生的福岛核事故是继三里岛、切尔诺贝利核事故之后发生的世界第三起最严重的核事故。根据国际核事故分级标准（INES），福岛核事故达到了和切尔诺贝利事故同样严重的级别——7 级。而福岛核事故与切尔诺贝利核事故不同的是，污染物除了大气排放外，还有人为将放射性废液直接排入海洋的因素。由于一些放射性核素的半衰期时间比较长，短时间内不会消除，这样大量含放射性物质的污水进入海洋，随着海水的运动和时间的增加，放射性物质就会进入食物链，再加上食物链传递中的"生物富集放大"因素，核事故损害的后果更具复杂性。而且由于海洋的整体性和流动性，日本东北沿岸强大的洋流会把海草、浮游生物和浮游动物带走，鱼类也会跟随这些食物来源移动，或者进行自然迁徙，导致该事故对海洋生态安全的影响范围更加广泛，而不会仅限于日本的本国海域。

### （三）　食品的放射性污染途径

食品的放射性污染途径一般包括三个方面：直接污染，间接污染和食物链转移途径。

直接污染一般发生在突发的核事件早期，主要是进入大气的放射性物质，通过重力或降雨等自然因素的作用而沉降到地面或海洋，首先会沉降在生长中的植物表面，尤其是一些表面积较大的叶面和花朵上，例如菠菜、莴苣、卷心菜以及海带、海藻类等，其叶面由于极易吸附放射性核素而造成严重污染。

间接污染主要是指大气、水和土壤等生长环境中的放射性核素直接被动植物吸收而使食品受到污染的过程。此过程受到气候、核素的理化性质、动植物类别等多种因素的影响。但是，一旦发生核污染，食品的间接污染就是一个长期伴随的过程。

食物链转移：物质的食物链转移是生态系统中非常普遍的一个现象。生态系统的能量流动和物质循环主要是通过食物链完成其基本过程的，放射性核素也会通过食物链进行传递。对于高等的动物或水生生物，放射性核素通过食物链传递的影响尤为突出，而且通常情况下核素的食物链传递和间接污染相伴发生。放射性物质是通过食物链各环节向食品转移使食品污染的过程。由于动植物的生活环境，生理特点各不相同，受到污染的程度也有差异。

### （四） 放射性污染食品对人体的危害

食品放射性污染对人体的危害，主要是人体摄入污染食品后放射性物质对人体内各种组织、器官和细胞产生的低剂量长期内照射效应。临床表现为对免疫系统、生殖系统的损伤和致癌、致畸、致突变作用。人体通过食物摄入放射性核素的量一般较低，应主要考虑慢性损害及远期效应。摄食被放射性污染的食品可引起许多动物的多种组织癌变，如 $^{131}$ 碘通过消化道进入人体，可被胃肠道吸收，并且有选择性地富集于甲状腺中，造成甲状腺损伤并可诱发甲状腺癌。嗜骨性的 $^{90}$ 锶、$^{226}$ 镭和 $^{239}$ 钚主要引起骨肉瘤，肝中储留的 $^{144}$ 铈和 $^{60}$ 钴等常引起肝硬化及肝癌，均匀分布于组织中的 $^{137}$ 铯和 $^{216}$ 钋等引起的肿瘤则分散在软组织中，有效半衰期越长，剂量越大，伤害作用也越大。

### （五） 放射性污染的预防措施

预防食品放射性污染及其对人体危害的主要措施如下所述。

（1） 加强对放射性污染源的管理和经常性的卫生监督。

（2） 定期进行食品卫生监测，严格执行国家卫生标准，使食品中放射性物质的含量控制在允许的范围之内。

（3） 我国 2003 年 6 月制定了《中华人民共和国放射性污染防治法》，该法的颁布加速了我国放射性污染的防治和管理法制化进程。除监测环境污染外，还要按国家规定的《食品放射性管理办法》和《食品中放射性物质限量标准》，经常监测，严格执行。

## 三、 食品欺诈、 食品掺假

### （一） 食品欺诈、 食品掺假的类型

根据美国药典委员会（USP）和一些研究者对食品欺诈的定义，一般食品欺诈可分为 3 种类型。

替代：完全或部分替代某一食品成分，或用较便宜的成分替代较高价值的真实成分。其手段主要为添加、稀释或用一种掺杂物或混合掺杂物来扩展某个真实成分。例如，为提高乳粉中的含氮量添加三聚氰胺，或在柠檬水中添加水和柠檬酸。

添加：添加某种少量的非真实物质以掩盖质量低劣的成分。例如，在质量低劣的辣椒粉中添加苏丹红染料以增强其色泽。

剔除：利用购买者对购买的产品并无了解的情况下，剔除或故意遗漏某种真实的或者有价值的成分。例如，从辣椒粉中将非极性物质（脂类和其他风味化合物）提取之后，制造成辣椒粉来源的风味提取物，而将已经缺少风味化合物的辣椒粉作为普通辣椒粉卖给消费者。

食品掺假是食品欺诈的亚类，就单从食品欺诈的类型（替代、添加、剔除）中即可看出其形式手段的多样性和复杂性。而且，在施行掺假行为时，除实施食品掺假的犯罪者能够明确具体的掺假物和掺假方式外，其他人很难了解或掌握具体情况，因此犯罪者的道德水平和知识水平决定了掺假物对食品安全和人体健康的危害程度。由此可见，食品掺假复杂性在于手段的

隐蔽性、可变性和不可预知性；食品掺假的规避性在于实施掺假的犯罪者寻找处出食品法律法规及检验标准的漏洞和盲点，即相关法律法规中未涉及或无法涉及的方面，在规避现有质量保障和质量控制体系下进行犯罪。

### （二） 食品欺诈、 食品掺假的预防

近年来，引起我国社会政府、媒体和消费者普遍关注的事件，从轰动一时的"三聚氰胺毒乳粉"到臭名昭著的"增塑剂"饮料等，充分说明了食品掺假具有多样化、复杂化和规避性等特点，较难从一个事件去捕捉和推断另外一个事件发生的可能，也难以利用传统的食品保护系统和风险评估方法来预防和评估国际范围内的食品掺假事件带来的风险。所以，针对于食品掺假的预防，需要系统、全面、综合的方法，需要全面地收集食品掺假行为事件的背景信息，并对信息资料进行科学的梳理、归类和分析研究，寻找出有价值可循的"痕迹"，切实做好食品掺假行为的食品安全事件的预防、干预和应对工作。

我国针对食品掺假的监管措施主要是依赖公安部门负责的食品安全犯罪、相关食品安全部门实施的风险监测和《食品中可能违法添加的非食用物质》（简称"黑名单"）。2008 年 12月—2011 年 6 月，我国原卫生部先后发布了 6 批有关食品中可能违法添加的非食用物质名单，共计 48 种食品类别的 64 种物质，这些名单物质被广泛用于食品安全风险监测和监督管理中。自 2012 年起，卫生计生委食品司委托国家食品安全风险评估中心对原有"黑名单"进行了科学的分类和清理整顿，原"黑名单"中的 48 种 64 个非食用物质修订为 23 种非食用物质，并形成了《食品中可能违法添加的非食用物质名单》修订草案和编制说明，目前已完成网上征求意见。"黑名单"是我国治理经济利益驱动的食品掺假事件的重要的指导性体系，但"黑名单"不是一成不变的。随着食品安全动态的发展变化，"黑名单"也会随之发生变化，哪些物质需要进入和退出"黑名单"就变得尤为重要，而决定其进入或退出的机制在于全面掌握当前和潜在的食品掺假的信息。

应针对我国食品掺假形式的多样性、复杂性及规避性，应用计算机数据库技术建立我国"食品中可能违法添加的非食用物质名单"信息数据库，全面获知"黑名单"物质的背景资料，并对"黑名单"物质进行科学合理的归类，有效及时地掌握食品掺假行为及其研究的动态发展，对潜在的风险进行预估，并为潜在发生的危害做好相应的技术准备，有利于我国快速准确地应对突发的食品安全事件，降低食品安全危害程度，有利于市场经济秩序的良好发展、社会的稳定和谐发展。

### 🔍 思考题

1. 简述食品污染的概念与分类。
2. 食品污染造成的危害有哪些？
3. 食品中生物性污染的预防措施有哪些？
4. 食物中亚硝基化合物的来源途径有哪些？
5. 食品中放射性污染的途径有哪些？
6. 如何防止食品中砷的污染？

第十章

CHAPTER

# 食物中毒及其预防

**10**

[内容提要]

　　本章主要介绍食物中毒的基本概念、分类和特点，以及细菌性食物中毒及预防、有毒动植物食物中毒及其预防、化学性食物中毒及其预防、真菌性食物中毒及其预防、食物中毒的调查及其处理原则等内容。

# 第一节　概　　述

## 一、食物中毒的概念

　　食物中毒（food poisoning）系指摄入了含有生物性、化学性有毒有害物质的食品或把有毒有害物质当作食品摄入后所出现的非传染性的急性、亚急性疾病。食物中毒属食源性疾病的范畴，不包括因暴饮暴食而引起的急性胃肠炎、食源性肠道传染病和寄生虫病，也不包括一次大量或长期少量摄入某些有毒有害物质引起的以慢性毒害为主要特征（如致癌、致畸、致突变）的疾病。

## 二、食物中毒的分类

　　食物中毒可以按照发病原理分为细菌性食物中毒和非细菌性食物中毒两类；按照中毒食品的种类，可把食物中毒分为4类。

### （一）细菌性食物中毒

　　细菌性食物中毒是最常见的食物中毒，指摄入被细菌或细菌毒素污染的食物而引起的食物中毒。发病率较高，病死率较低。发病有明显的季节性，以5～10月份最多。

### （二）有毒动植物食物中毒

　　有毒动物中毒指食入动物性中毒食品引起的食物中毒，如河豚鱼、有毒鱼贝类、牲畜腺体等引起的中毒。其发病率、病死率较高，有一定的地区性。

有毒植物中毒指食入植物性中毒食品引起的食物中毒，如毒蕈、四季豆、马铃薯等引起的中毒。植物性食物中毒的季节性、地区性比较明显，发病率较高，病死率因植物种类而异。

### （三） 化学性食物中毒

化学性食物中毒指食入化学性中毒食品引起的食物中毒。以砷、铅、毒鼠强、亚硝酸盐、农药、甲醇等化学物质污染食品引起的中毒较为常见。发病无明显的地区性和季节性，发病率和病死率较高。

### （四） 真菌性食物中毒

因食用被产毒真菌及其毒素污染的食品而引起的食物中毒，如黄曲霉毒素和霉变甘蔗等中毒。发病的地区性和季节性较为明显，发病率和病死率较高。

## 三、 食物中毒的特点

食物中毒的特点因中毒种类不同而有所不同，但无论是细菌性食物中毒还是非细菌性食物中毒，一般具有以下共同特点。

1. 发病与食物有关

中毒患者在相近的时间内均食用过某种共同的中毒食品，未食用者不发病，停止食用中毒食品后，发病很快停止。

2. 发病多呈暴发性

发病潜伏期短，一般在进食后 24～48h 发病，来势急剧，短时间内有多人发病。发病曲线呈突然上升后又迅速下降的趋势。

3. 所有中毒患者的临床表现基本相似

以恶心、呕吐、腹痛、腹泻等胃肠道症状为主。

4. 一般无人与人之间的直接传染。

## 第二节　细菌性食物中毒及其预防

## 一、 概　述

细菌性食物中毒（bacterial food poisoning）是最常见的食物中毒。据国家卫计委统计资料，2015 年全国食物中毒事件报告 169 起，中毒 5926 人，死亡 121 人。其中微生物性食物中毒 57 起，中毒 3181 人，死亡 8 人。微生物性食物中毒人数最多，占全年食物中毒总人数的 53.7%，主要致病因子为沙门菌、副溶血性弧菌、蜡样芽孢杆菌、金黄色葡萄球菌及其肠毒素、致泻性大肠埃希菌、肉毒毒素等。

细菌性食物中毒通常有明显的季节性，多发于气候炎热的夏秋季节，以 5～10 月份较多，7～9 月份尤易发生。其发病率高，但病死率低。

引起细菌性食物中毒的主要食品以动物性食品为主，如肉、蛋、乳、鱼及其制品。其中鱼和肉为主要致病食品，乳和蛋次之。而因植物性食品引起的相对较少。

细菌性食物中毒是由于摄入被细菌或细菌毒素污染的食物而引起的。其发生原因比较复杂，主要涉及如下环节。

（1）食品原料采集（如屠宰或收割）及食品生产、加工、储藏、包装、运输、销售过程中的污染。这是细菌污染食品概率最高的一些环节，可能因未严格执行卫生操作规范，来自食品从业人员、环境、设备、器具等的不良卫生状况致使食品被细菌污染。

（2）不当的食物储存条件，如高温、高湿、充足水分、适宜的酸度及营养条件，使被污染的食物致病菌大量繁殖并产生毒素。

（3）烹调加工过程中的未能彻底将食品烧熟煮透、生熟不分等不良操作，会造成食品中已经存在或污染的细菌大量繁殖生长。

根据细菌性食物中毒的发病机制，可将细菌性食物中毒分为三种类型。

（1）感染型　由含有大量活菌的食物引起。一般是活菌进入消化道后，在消化道内大量生长繁殖而导致急性胃肠炎的发生。

（2）毒素型　由于细菌产生的肠毒素所致。污染细菌在食品中生长繁殖并产生大量肠毒素，该肠毒素随食物进入消化道而导致急性胃肠炎的发生。

（3）混合型　既有活菌，又有肠毒素，协同作用所致。细菌随食物进入消化道后，除活菌本身直接引起肠黏膜炎症外，还可在消化道内产生肠毒素，两者协同作用可导致急性胃肠炎的发生。

## 二、　常见的细菌性食物中毒

### （一）沙门菌食物中毒

#### 1. 病原体

沙门菌属（Salmonella）属肠杆菌科，是一大群寄生于人和动物肠道的革兰染色阴性杆菌。沙门菌生长繁殖的最适温度为 20 ~ 37℃，在水中可生存 2 ~ 3 周，在粪便和冰中可生存 1 ~ 2 个月；在冰冻土壤中可以过冬；在含食盐12% ~ 19%的咸肉中可存活75d；pH < 4.5 可抑制其生长；在 100℃时立即死亡，70℃经 5min、65℃经 15 ~ 20min、60℃经 1h 可被杀死；水经氯化物处理 5min 可杀灭其中的沙门菌。

#### 2. 中毒原因

沙门菌在自然界环境中分布很广，人和动物均可带菌。主要的污染源是人和动物肠道的排泄物。正常人体肠内带菌率在1%以下，肉食品生产者带菌率可高达10%以上。正常畜禽（如猪）的带菌率为2% ~ 15%，病猪的带菌率为70%。沙门菌食物中毒全年均有发生，但以 6 ~ 9 月份夏秋季节多见。因沙门菌不分解蛋白质、不产生靛基质，受污染食品通常没有明显的感官性状变化，其危害的隐蔽性更大，所以应特别引起重视。肠炎沙门菌在合适的条件下可在牛乳或肉类中产生肠毒素，肠毒素为蛋白质，在 50 ~ 70℃ 可耐受 8h，不被胰蛋白酶和其他水解酶所破坏，并对酸碱有抵抗力。

沙门菌主要污染食品及来源如下所述。

①肉类食品的生前感染和宰后污染。

②蛋类沙门菌的来源：蛋类污染沙门菌的途径之一为卵巢内污染，即家禽卵巢内带沙门菌，在蛋壳未形成前已被污染，即造成蛋液的直接污染；其二为家禽泄殖腔带有沙门菌，产蛋过程中蛋壳表面被沙门菌污染，在适当条件下沙门菌可通过蛋壳的气孔侵入蛋内，使蛋液带菌。

③乳中沙门菌的来源：患沙门菌病的乳牛，其乳中可能带菌，即使健康乳牛的乳在挤出后也可受到带菌乳牛的粪便或其他污染物的污染。故未经彻底消毒的鲜乳可引起沙门菌食物中毒。

④熟制品中沙门菌的来源：烹调后的熟制品，如熟肉、卤肉、内脏可再次受到带菌容器、烹调工具和带菌食品从业人员的污染。

3. 中毒机制及中毒症状

沙门菌食物中毒是因为人摄入了大量活菌，其进入消化道后会附着于肠黏膜上，引起肠黏膜出现炎症、水肿、出血，同时释放内毒素而引起发烧，因肠蠕动增加而发生呕吐和腹泻等胃肠炎症状。沙门菌食物中毒属于混合型细菌性食物中毒。主要症状以急性胃肠炎型为主。潜伏期一般为 12～24h，短者数小时，长者 2～3d。发病初期全身症状明显，如头晕、头痛、恶心和寒颤。随后出现呕吐、腹痛、腹泻。腹泻为水样便，一日多达 10 多次。一般伴有发烧，体温较高，可达 39～40℃，持续 2～3d。重症患者可出现寒战、抽搐甚至昏迷。病程较长，持续 3～5d，预后一般良好。但老年人、体质差的重症患者若抢救不及时也可导致死亡。

4. 预防措施

预防沙门菌食物中毒，应从防止污染、控制繁殖和杀灭病原菌三方面采取措施。

（1）防止污染

①加强对肉类食品生产企业的卫生监督，及家禽、家畜屠宰前的兽医卫生检验。

②加强对家禽、家畜屠宰后的肉尸和内脏的检验，防止被沙门菌感染或污染的畜、禽肉流入市场。

③加强肉类食品在储藏、运输、加工、烹调或销售各个环节的卫生监督。尤其要防止熟肉类食品被带菌生食物、带菌容器及食品从业人员带菌者的污染。禁止食用病死家禽、家畜肉。加工食品的用具及容器应生熟分开，对食品从业人员应定期进行健康和肠道带菌检查，肠道传染病患者及带菌者应及时调换工作。

（2）控制繁殖　沙门菌繁殖的适宜温度为 37℃，但在 20℃ 以上即能大量繁殖。因此低温储存食品是控制沙门菌繁殖的重要措施。

（3）杀灭病原菌　为彻底杀灭肉类中有可能存在的各种沙门菌并灭活其毒素，加热肉块重量应不超过 1kg，持续煮沸 2.5～3h，使肉块的深部温度达到 80℃，并持续 12min。蛋类应煮沸 8～10min。

### （二）副溶血性弧菌食物中毒

副溶血性弧菌（V. parahemolyticus）又称致病性嗜盐菌，也称为肠炎弧菌。副溶血性弧菌存在于温热带地区近海岸海水、海底沉积物和鱼贝类等海产品中。1950 年日本大阪发生了沙丁鱼食物中毒事件，1955 年中国潼川也在患者的粪便中分离出此菌。副溶血性弧菌食物中毒是我国沿海地区夏秋季节最常见的一种细菌性食物中毒。

1. 病原体

副溶血性弧菌是革兰阴性球杆菌，是一种嗜盐菌，在含盐 0.5%～7% 范围内可生长，含盐 2%～4% 的培养基上最适宜生长，无盐培养基上不生长，盐浓度达到 10% 以上则不能生长。pH 生长范围为 7.5～8.5，以 pH 为 7.7 时生长最好，pH 为 6 以下的酸性环境则生长不佳。最适生长温度为 28～37℃。副溶血性弧菌对于高温、淡水和酸都不耐受。加热至 90℃ 经 1min 即被杀死。在淡水中存活时间不超过 2d，在 1% 的食醋中 5min 或稀释 1 倍的食醋处理 1min，均可将其杀灭。

副溶血性弧菌的某些菌株在特定条件下可溶解人或兔的血细胞，在血平板上出现溶血带，称为"神奈川现象"（kanagawa phenomenon，KP）。这种溶血是由于耐热性溶血素引起的。副溶血性弧菌食物中毒时分离出的菌株，90% 以上呈神奈川现象阳性。因此，副溶血性弧菌的致病性与神奈川现象的阳性是一致的。

2. 中毒原因

副溶血性弧菌发生食物中毒的季节性很强，大多发生于夏秋季节的 7~9 月份，我国沿海喜食海产品的地区发病率较高，人群普遍易感，但以青壮年为主。

副溶血性弧菌引起中毒的食品主要为海产品，以墨鱼、虾、贝类最多见，其次为盐渍食品和肉类、家禽和咸菜。食物中副溶血性弧菌的污染来源有以下三点。①近海海水及海底沉积物中副溶血性弧菌对海产品的污染。②人群带菌者对各种食品的污染。沿海地区渔民、饮食从业人员、健康人群带菌率 <11.7%，肠道病史者带菌率高达 31.6%~88.8%，带菌人群可污染各类食物。③生熟交叉污染。因生熟不分可通过带菌的容器、砧板、刀具等污染熟食品或凉拌菜。

3. 中毒机制及中毒症状

发病机制为大量副溶血性弧菌的活菌侵入肠道引起的感染型中毒。潜伏期一般为 11~18h，最短者 4~6h，长者可达 32h。主要中毒症状为上腹部阵发性绞痛，继而腹泻，粪便为洗肉水样血水便，每天 5~10 次，也可转为带少量黏液和血，易被误诊为急性痢疾，但里急后重症状不明显。恶心、呕吐常在腹泻之后出现。患者可有发烧，体温一般在 37.5~38.5℃。病程一般 2~4d，预后良好。

4. 预防措施

预防副溶血性弧菌食物中毒应抓住防止污染、控制繁殖和杀灭病原菌三个主要环节。副溶血性弧菌不耐低温，故低温保存海产食品及其他食品是一种有效方法。鱼、虾、蟹、贝类等海产品应烧熟煮透，蒸煮时需加热至 100℃ 并持续 30min。对凉拌食物（如海蜇）要洗干净后置食醋中浸泡 10min 或在 100℃ 沸水中漂烫数分钟以杀灭副溶血性弧菌。此外，海产品用高浓度食盐腌制也能有效杀死细菌。

### （三） 变形杆菌食物中毒

1. 病原体

变形杆菌属（*Proteus*）属肠杆菌科，为革兰阴性杆菌，寄生在人和动物肠道中。变形杆菌食物中毒是我国常见的食物中毒之一。引起食物中毒的变形杆菌主要有普通变形杆菌（*P. vulgaris*）、奇异变形杆菌（*P. mirabilis*）。变形杆菌属腐败菌，一般不致病，需氧或兼性厌氧，其生长繁殖对营养要求不高。变形杆菌对热抵抗力不强，加热 55℃ 持续 1h 即可将其杀灭。变形杆菌可产生肠毒素，其肠毒素是蛋白质和碳水化合物的复合物。

2. 中毒原因

变形杆菌在自然界分布广泛，在土壤、污水和垃圾中均可检出。

由变形杆菌引起中毒的主要是动物性食品，特别是熟肉及内脏熟制品。此外，凉拌菜、剩饭、水产品等也可引起变形杆菌食物中毒，中毒多发生在 5~10 月，以 7~9 月最多见。食物中变形杆菌的污染主要来自于外界污染。①人群带菌者对熟制品的污染，据报道，健康人肠道带菌率为 1.3%~10.4%，腹泻患者肠道带菌率更高，达 13.3%~52.0%。②生熟食品交叉污染，在食品烹调加工过程中，因处理生、熟食品的工具、容器未严格分开，以及生熟食品混放导致。

3. 中毒机制及中毒症状

变形杆菌食物中毒主要是大量活菌侵入肠道引起的感染型食物中毒，发病机制类似于沙门菌食物中毒。潜伏期一般为 12 ~ 16h，短者 1 ~ 3h，最长达 60h。主要症状为恶心、呕吐、头晕、头痛、乏力，脐周边阵发性剧烈腹痛、腹泻，腹泻为水样便。一日数次至 10 余次。体温 37.8 ~ 40℃，但多在 39℃ 以下。病程较短，为 1 ~ 3d，一般预后良好。

4. 预防措施

防止污染、控制繁殖和食前彻底加热是预防变形杆菌食物中毒的三个重要环节，除此之外，尤其应控制人类带菌者对食物的污染及生熟食的交叉污染。因此，食品企业、餐饮业应严格执行卫生管理制度，搞好环境及从业人员的清洁卫生。

### （四）致病性大肠埃希菌食物中毒

1. 病原体

埃希菌属（Escheriehia）俗称大肠杆菌属，为革兰阴性杆菌。大肠埃希菌在婴儿出生数小时后进入肠道，并伴随终生，为人和动物肠道中的正常菌丛，一般不致病。但其中某些菌株在一定条件下可引起食物中毒，这些菌株称为致病性大肠杆菌。根据不同血清型致病特点，可将致病性大肠杆菌分为四类：肠道致病性大肠杆菌（EPEC）、侵袭性大肠杆菌（EIEC）、产毒性大肠杆菌（ETEC）和肠出血性大肠杆菌（EHEC）。肠出血性大肠埃希氏菌 O157：H7 是导致 1996 年日本食物中毒暴发的罪魁祸首。致病性大肠杆菌在室温下能存活数周，在土壤或水中可达数月，加热 60℃ 经 15 ~ 20min 可破坏大多数菌株。

2. 中毒原因

致病性大肠杆菌存在于人和动物的肠道里，健康人带菌率为 2% ~ 8%，成人肠炎和婴儿腹泻患者带菌率高达 29% ~ 52%；家畜、家禽是致病性大肠杆菌的储存宿主，猪、牛、羊的带菌率一般在 10% 以上，病畜肉尸、内脏带菌率达 20% ~ 30%。人和动物的粪便是致病性大肠杆菌的污染源，自然界的土壤和水因粪便污染成为次级污染源。致病性大肠埃希菌受污染的土壤、水、器具及带菌者的手等途径污染食品。

常见中毒食品为各类熟肉制品、冷荤、牛肉、生牛乳，其次为蛋及蛋制品、乳酪及蔬菜、水果、饮料等食品。引起中毒的主要原因是受污染的食品食用前未经彻底加热。

3. 中毒机制及中毒症状

不同类型的致病性大肠埃希菌致病机制不同，中毒的临床症状也不相同。

（1）急性胃肠炎型 是致病性大肠埃希菌食物中毒的常见典型症状，主要由产毒性大肠杆菌（ETEC）和肠道致病性大肠杆菌（EPEC）引起。潜伏期一般为 10 ~ 15h，短者 6h，长者 72h。患者可有发热（38 ~ 40℃）、头痛等症状。典型表现为腹泻、上腹痛和呕吐。粪便呈水样，每日 4 ~ 5 次。吐、泻严重者可脱水，病程 3 ~ 5d。

（2）急性痢疾型 主要由侵袭性大肠杆菌（EIEC）引起，潜伏期一般为 48 ~ 72h，主要表现为血便、脓黏性血便、里急后重、腹痛，部分病人有呕吐。发热 38 ~ 40℃，可持续 3 ~ 4d，病程 1 ~ 2 周。

（3）出血性结肠炎型 由肠出血性大肠杆菌（EHEC）引起。原因菌主要是大肠埃希菌 O157：H7。中毒的前驱症状为腹部痉挛性疼痛和短时间的自限性发热、呕吐，1 ~ 2d 内出现非血性腹泻，后导致出血性结肠炎，有严重腹痛和便血症状。

上述三类致病性大肠杆菌引起的食物中毒，一般轻者可在短时间内自愈，重者需适当治疗，不会危及生命。其中最为严重的是肠出血性大肠杆菌引起的食物中毒，除上述临床症状外，还极易引发出血性尿毒症、获得性出血贫血症、肾衰竭等并发症，患者死亡率达 3% ~ 5%。

4. 预防措施

预防致病性大肠埃希菌中毒的措施与沙门菌类似。预防措施主要是制止污染，控制大肠埃希菌菌群繁殖，食物食用前充分加热，注意熟食存放环境的卫生，尤其要避免熟食直接或间接地与生食品接触，防止生熟物交叉感染和熟后污染，还应注意个人卫生及容器用具的清洁。

## （五） 葡萄球菌肠毒素食物中毒

1. 病原体

葡萄球菌（*Staphylococcus*）是细球菌科的一个属，为革兰阳性球菌，兼性厌氧，广泛分布于人及动物的皮肤、鼻咽腔、指甲下、灰尘和自然界中。葡萄球菌属有 19 个菌种，从人体上可检出 12 个菌种，如金黄色葡萄球菌（*S. aureus*）、表皮葡萄球菌（*S. epidermidis*）和腐生葡萄球菌（*S. saprophyticus*）等。葡萄球菌生长繁殖最适 pH 为 7.4，最适生长温度是 30 ~ 37℃。葡萄球菌可耐受较低的水分活度，能在含氯化钠 10% ~ 15% 的培养基中或高糖浓度的食品中繁殖。其对外界环境抵抗力较强，干燥状态下可生存数日，70℃加热 1h 方能杀灭。

金黄色葡萄球菌是引起食物中毒的地常见菌种之一。研究表明，50% 以上金黄色葡萄球菌可产生肠毒素，该肠毒素是单纯蛋白质，在 100℃下加热 1.5h 不失去活性，并能抵抗胃肠道中蛋白酶的水解作用。因此，食品中的金黄色葡萄球菌肠毒素要在 100℃ 加热 2h 才能破坏其毒性。

2. 中毒原因

葡萄球菌在自然界无处不在，空气、水、土壤、灰尘及人与动物的排泄物中都可存在，是最常见的化脓性球菌之一。食品受其污染的机会很多，全年皆可发生，但多见于夏秋季节。

食品被金黄色葡萄球菌污染后，在适宜的条件下迅速繁殖，产生了大量肠毒素。一般随食物只摄入活菌而无葡萄球菌肠毒素不会引起食物中毒，只有摄入达中毒剂量的该菌肠毒素才会致病。食物中葡萄球菌的主要来源是人和动物，患有化脓性皮肤病、鼻咽腔炎、乳房炎时，其局部病灶带菌率较高，健康人的皮肤、鼻咽腔和手也可带菌。被葡萄球菌污染的食物，若在 37℃左右温度下存放，且通风不良、氧分压降低时，很容易形成肠毒素，一般 37℃、12h 或 18℃、3d 就能产生足够中毒剂量的肠毒素；通常含蛋白质丰富、水分多、含有一定淀粉或者含油脂较多的食物，受葡萄球菌污染后易形成肠毒素。葡萄球菌肠毒素一旦形成，在一般的烹调加热中不能被完全破坏，很容易引起食物中毒。

引起中毒的食物以剩饭、凉糕、奶油糕点、牛乳及乳制品、鱼虾、熟肉制品为主，欧美等国家以牛乳及其乳制品为主。

3. 中毒机制及中毒症状

葡萄球菌食物中毒主要由肠毒素引起，属于毒素型食物中毒。葡萄球菌肠毒素引起食物中毒的机制目前尚未被完全阐明。有研究表明，葡萄球菌肠毒素对小肠黏膜细胞无直接破坏作用，而以完整的分子经消化道吸收入血，到达中枢神经后刺激呕吐中枢，导致以呕吐为主要症状的食物中毒。葡萄球菌肠毒素也可通过对小肠黏膜细胞上腺苷酸环化酶的激活作用，使细胞内环化腺苷酸（cAMP）浓度增加，引起黏膜细胞分泌功能改变，使 $Na^+$、$Cl^-$、水在肠腔内潴留，胃肠运动加快，导致腹泻。葡萄球菌肠毒素食物中毒潜伏期短，一般 2 ~ 4h，最短 1h，最长 6h。主要症状为恶心、剧烈而频繁的呕吐，同时伴有上腹部剧烈疼痛。腹泻为水样便。体温一般正常，偶有低热。因剧烈而频繁的呕吐并伴腹泻，可致虚脱和严重脱水。病程一般较短，1 ~ 2d 即可恢复，预后一般良好。

4. 预防措施

预防葡萄球菌性食物中毒包括防止葡萄球菌对食物的污染和防止其肠毒素形成：①防止带菌人群对各种食物的污染，对患有局部化脓性感染、上呼吸道感染者应暂时调换工作岗位。②防止乳畜患病。定期对乳畜进行健康检查，患乳房炎病畜的乳不可食用，健康乳牛的乳也应在挤出后及时过滤，并迅速冷却至10℃以下保存。③畜、禽患局部化脓性感染时，其肉尸应按病畜、病禽处理，将病变部位除去后，可食用肉按条件经高温处理后供加工熟制品用。④为防止肠毒素的形成，应在低温、通风良好条件下贮藏食物。既可以防止葡萄球菌生长繁殖，又可以防止毒素形成。放置时间不宜超过6h，尤其是在气温较高的夏秋季。⑤食用前应彻底加热。

（六）肉毒梭菌毒素食物中毒

1. 病原体

肉毒梭菌（C. botulinum）是肉毒梭状芽孢杆菌的简称。肉毒梭菌为革兰阳性、专性厌氧的短粗杆菌，20~25℃条件下可形成椭圆形、粗于菌体的芽孢。当pH低于4.5或高于9.0时，或当环境温度低于15℃或高于55℃时，肉毒梭菌芽孢既不能繁殖也不产生毒素。肉毒梭菌生长繁殖与产毒的适宜温度为18~30℃。肉毒梭菌芽孢抵抗力强，干热180℃经5~15min、湿热100℃经5h或高压蒸汽121℃经30min才能将其杀灭。食盐能抑制肉毒梭菌芽孢的生长和毒素的形成，但不能破坏已形成的芽孢；提高食品的酸度也能抑制肉毒梭菌芽孢的生长和毒素的形成。

肉毒梭菌食物中毒是由肉毒梭菌产生的毒素，即肉毒毒素引起的。肉毒毒素是肉毒梭菌在厌氧环境中产生的，它是一种强烈的神经毒素，毒性比氰化钾高10000倍，对人致死剂量约为$10^{-9}$mg/（kg·bw）。尽管肉毒毒素毒性极强，其最大的特点是对热不稳定，75~85℃加热5~15min或100℃加热1min即可被破坏；在pH>9的碱性环境中也容易被破坏；但肉毒毒素在弱酸性条件下非常稳定，胃液不能将其破坏。进入小肠后受胰蛋白酶的作用而活化，解离出神经毒素，经小肠吸收入血。

2. 中毒原因

肉毒梭菌广泛分布于土壤、江河湖海的淤泥沉积物、尘土及动物粪便中，尤其是带菌土壤，可污染各种食品原料。肉毒梭菌食物中毒一年四季均可发生，但大部分发生在4~5月份。肉毒杆菌是一种生长在缺氧环境下的细菌，在罐头食品及密封腌渍食物中具有极强的生存能力。引起中毒的食品种类往往与饮食习惯有关。我国多为家庭自制的豆类及谷类发酵制品，如臭豆腐、豆酱、面酱、豆豉等。据统计，我国新疆地区由豆制发酵食品引起的中毒占80%以上；日本因家庭制作的鱼类罐头引起的中毒居多；美国主要为家庭自制的蔬菜及水果罐头、水产品及肉、乳制品引起中毒；欧洲各国引起肉毒毒素中毒的食物多为火腿、腊肠及其他肉类制品。

3. 中毒机制及中毒症状

肉毒毒素是一种嗜神经毒素，随食物进入人体的肉毒毒素经肠道吸收后，进入血液循环，作用于神经系统。作用部位为外周神经与肌肉接头处及脑神经核，阻碍胆碱能神经末梢释放传导介质乙酰胆碱，从而阻断了神经肌肉接头处的正常神经冲动的传导，引起运动神经麻痹的一系列症状。

潜伏期较长，一般为2~12d，最短6h，最长可超过30d。中毒主要症状以对称性颅神经损害为特征，先出现视力模糊、眼睑下垂、瞳孔散大、复视、斜视及眼内外肌瘫痪；随后出现延髓麻痹及舌咽神经麻痹等症状，如声音嘶哑或无音、语言障碍、伸舌、咀嚼及吞咽困难、唾液分泌减少、口干、软颈、头下垂、上肢无力等；继续发展可出现呼吸肌麻痹症状，胸部有压迫感，呼吸困难，最后引起呼吸功能衰竭而死亡。

4. 预防措施

①加工前彻底清洗食品原料，以除去泥土及粪便等。②加工后的食品应迅速冷却并在低温环境中储存，避免在较高温度或缺氧条件下存放，防止肉毒毒素的产生。③家庭自制发酵食品在食用前应彻底蒸煮原料，一般 100℃ 加热 10～20min 可使各型毒素破坏。④罐头食品的生产，应严格执行卫生操作规范，以达到彻底灭菌的目的。

### （七） 蜡样芽孢杆菌食物中毒

1. 病原体

蜡样芽孢杆菌（*B. cereus*）为革兰阳性芽孢杆菌，需氧或兼性厌氧，生长繁殖的最适温度为 28～35℃，10℃ 以下停止生长繁殖。其繁殖体 100℃ 经 20min 可被杀死，但其芽孢可耐受 100℃ 经 30min 才能杀死。本菌在 pH 为 6～11 范围内均能生长，pH 低于 5 时其生长发育有显著抑制。

蜡样芽孢杆菌的一些菌株可产生肠毒素，肠毒素分为腹泻毒素和呕吐毒素。腹泻毒素不耐热，45℃ 加热 30min 或 56℃ 加热 5min 均可使之失去活性，该毒素对胃蛋白酶和胰蛋白酶敏感，几乎所有产肠毒素的蜡样芽孢杆菌均可在食品中产生腹泻毒素。呕吐毒素为耐热肠毒素，能在 126℃ 加热 90min 不被破坏，并且对酸、碱、胃蛋白酶和胰蛋白酶均不敏感。

2. 中毒原因

蜡样芽孢杆菌广泛分布于自然界中，土壤、尘埃、腐草、污水及空气是蜡样芽孢杆菌的污染源，此外，昆虫、苍蝇、鼠类、不洁的容器及烹调用具均可传播该菌。受污染的食物在较高温度及通风不良条件下存放，其芽孢发芽、繁殖并可产生毒素，当加热不彻底时会引起食物中毒。该菌引起的中毒，季节性明显，以夏、秋季为多，尤其多见于 6～10 月份。受该菌污染的食品种类很多，易引起中毒的食品包括乳及乳制品、肉类制品、蔬菜、马铃薯、甜点心、调味汁、凉拌菜、米粉、米饭等。在我国以剩米饭、米粉、剩菜多见。

3. 中毒机制及症状

蜡样芽孢杆菌食物中毒的发生为大量活菌侵入肠道及其产生的肠毒素对肠道的共同作用，属于混合型细菌性食物中毒。主要症状有 2 种类型。

（1）呕吐型胃肠炎　往往是由剩米饭和炒米饭所引起，呕吐肠毒素为其致病物质。引起呕吐的机制与葡萄球菌肠毒素致呕吐的机制相同。呕吐型食物中毒潜伏期短，一般 1～5h，以恶心、呕吐、腹痛为主要症状，腹泻及体温升高者少见。此外，也可见头昏、四肢无力、口干等症状，预后良好。

（2）腹泻型胃肠炎　主要由致病菌株在各种食品中产生不耐热的肠毒素所引起。潜伏期较长，平均为 10～12h，以腹痛、腹泻为主，偶有呕吐或发烧，病程 16～36h，预后良好。

4. 预防措施

为防止食品受其污染，饭店餐饮行业、食品企业必须严格遵守卫生管理制度，做好防蝇、防鼠、防尘等各项卫生工作。因蜡样芽孢杆菌在 16～50℃ 均可生长繁殖并产生毒素，所以乳类、肉类及米饭等食品要求在低温条件（＜10℃）存放，剩饭及其他熟食品在食用前必须彻底加热，一般应在 100℃ 加热 20min。

# 第三节 有毒动植物食物中毒及其预防

原国家卫生和计划生育委员会 2015 年统计的全国食物中毒事件中，有毒动植物及毒蘑菇引起的食物中毒事件报告起数和死亡人数最多，病死率最高，主要致病因子为毒蘑菇、未煮熟四季豆、野生蜂蜜等，其中毒蘑菇食物中毒事件占该类食物中毒事件报告起数的 60.3%。

## 一、 河豚鱼中毒

河豚鱼是暖水性海洋底栖鱼类，在大多数沿海和大江河口均有分布，全球有 200 种左右，我国有 70 多种，广泛分布于各海区。河豚鱼是一种味道鲜美又含剧毒的鱼类，河豚鱼中毒是世界上最严重的动物性食物中毒。据统计，日本每年由于食用河豚鱼导致中毒的人数达 50 多人。我国沿海居民也有食用河豚鱼的习惯，因此每年均有河豚鱼中毒事件发生，北方则少见。

### （一） 中毒原因

河豚毒素（tetrodotoxin，TTX）是引起河豚鱼中毒的主要物质，其毒性比氰化钠高 1000 倍。河豚毒素系无色针状结晶，微溶于水，易溶于稀乙酸。TTX 经盐腌、热晒均不被破坏，于 100℃温度下处理 24h 或于 120℃下处理 20 ~ 60min 方可被破坏；但对碱不稳定，在 40g/L NaOH 溶液中 20min 可完全破坏，降解成为喹唑啉化合物。

河豚毒素在鱼体内的分布较广，以内脏为主，如肝、脾、肾、卵巢、睾丸、皮肤、血液及眼球都含有毒素，以卵巢最多，肝脏次之。春季 2 ~ 5 月份为河豚鱼的产卵期，此时卵巢含毒最多，最易引起中毒。

### （二） 中毒症状

河豚毒素是一种毒性很强的神经毒素，可直接作用于胃肠道，引起局部刺激作用，TTX 还可选择性地阻断细胞膜对 $Na^+$ 的通透性，使神经传导阻断，呈麻痹状态。

河豚毒素中毒特点是发病急速而剧烈，潜伏期很短，短至 10 ~ 30min，长至 3 ~ 6h。最初感觉口渴，唇、舌、手指发麻，然后出现胃肠道症状、四肢麻痹、共济失调、瘫痪，血压、体温下降，重症者因呼吸衰竭窒息而死。一般愈后不良，日本学者统计死亡率高达 70% ~ 80%。

### （三） 预防措施

（1） 做好宣传教育，提高识别能力

掌握河豚鱼的特征，学会识别河豚鱼的方法，不食用河豚鱼。

（2） 加强管理

禁止擅自经营和加工河豚鱼。凡在渔业生产中捕得的河豚鱼，均应送到水产收购部门或指定单位处理，新鲜河豚鱼不得混入市场或混进其他水产品中；经批准加工的单位必须按照规定由专业人员进行"三去"加工，即去内脏、去皮和去头，洗净血污，再盐腌晒干，宰割下来的废弃物不能随意丢弃；产销加工单位在储存、调运等过程中必须妥善保管废弃物，严防流失。

（3） 应及时采取措施

发现中毒者，要及时采取措施，以催吐、洗胃和导泻为主，尽快使食入的有毒食物及时排出体外，同时还要结合具体症状进行对症治疗。

## 二、 鱼类引起的组胺中毒

含高组胺鱼类中毒是由于食用含有一定数量组胺（histamine）的某些鱼类而引起的过敏性食物中毒，引起此种过敏性食物中毒的鱼类主要是海产鱼中的青皮红肉鱼，如鲐鱼、鲣鱼、鲭鱼、金枪鱼、沙丁鱼、秋刀鱼等，组胺中毒大多是由于食用不新鲜或腐败变质的鱼类而引起的。

### （一） 中毒原因

青皮红肉鱼的肌肉中含有较多的血红蛋白，组氨酸含量也较高。这种鱼类在存放过程中，受到富含组氨酸脱羧酶的细菌（如链球菌、沙门菌、摩氏摩根变形杆菌等）污染后，鱼体会发生腐败产生自溶，由组织蛋白酶将游离组胺酸释放出来，并在组胺酸脱羧酶催化下发生脱羧反应，从而形成组胺。在温度37℃、pH 为 6.0~6.2、盐分含量为 3%~5% 的环境下，最适于组氨酸分解形成组胺。

人类组胺中毒与鱼肉中组胺含量、鱼肉的食用量及个体对组胺的敏感程度有关。一般认为，成人摄入组胺超过 100mg（相当于 1.5mg/kg 体重），即有引起中毒的可能。

### （二） 中毒症状

组胺可导致支气管平滑肌强烈收缩，引起支气管痉挛；循环系统表现为局部和全身的毛细血管扩张，患者会出现低血压、心律失常，甚至心脏骤停。

组胺中毒是一种过敏性食物中毒，发病快、症状轻、恢复快，潜伏期一般仅数分钟至数小时，初期为面部、胸部或全身潮红，继而出现头痛、头晕、胸闷、呼吸促迫、心跳加快等症状。部分患者还会出现结膜充血，口、舌、四肢发麻，荨麻疹等。个别患者出现支气管哮喘、呼吸困难及血压下降。患者一般体温正常，病程为 1~2d，预后良好。

### （三） 预防措施

（1） 在鱼类产储运销各环节进行冷冻冷藏，防止腐败变质。

（2） 加强对青皮红肉鱼类中组胺含量的监测，凡含量超过 100mg/100g 者不得上市销售。

（3） 采用科学的加工处理方法，减少鱼类食品中的组胺。据报道，在易产生组胺的鲐巴鱼等青皮红肉鱼烹饪时，加入适量的雪里蕻或红果，可使组胺降低 65%；加醋烧煮和油炸也可使组胺降低。

## 三、 麻痹性贝类中毒

由食用某些含毒素的贝类，如包括胎贝、蛤类、螺类、牡蛎等，而引起的中毒，因以神经麻痹为主要症状，故称为麻痹性贝类中毒（paralytic shellfish poisoning，PSP）。

### （一） 中毒原因

贝类所具有的毒性与海水中的藻类有关。一些属于膝沟藻科的藻类，如涡鞭毛藻等，常常含有岩蛤毒素和膝沟藻毒素等。当水域中此种藻类大量繁殖时，可形成"赤潮"，此时每毫升海水中藻的数量可达 2 万个。海洋软体动物，包括蛤类，摄食了这类海藻后，毒素可在中肠腺大量蓄积而被毒化。蛤类摄入此种毒素对其本身并无危害，因毒素在其体内处于结合状态。但当人食用蛤肉后，毒素则迅速被释放，引起中毒。引起麻痹性贝类中毒的毒素称为石房蛤毒素（saxitoxin，STX），纯 STX 为白色，易溶于水，耐热，80℃经 1h 毒性无变化，100℃加热 30min

毒性减 1/2；对酸稳定，对碱不稳定，胃肠易吸收。

### （二） 中毒症状

石房蛤毒素为神经毒，主要毒性作用是阻断神经传导。其毒性很强，对人的经口致死剂量为 0.54~0.98 mg。

贝类中毒潜伏期短，通常在 20min 内发病。初期嘴唇、舌头和指端麻木，继而腮、臂部和颈部麻木，运动失调，伴有头痛、呕吐等症状。膈肌对此毒素特别敏感，重症者 12h 内呼吸麻痹导致死亡，病程超过 24h 者则预后良好，病死率 5%~18%。

### （三） 预防措施

（1） 建立疫情报告和定期监测制度 定期对贝类生长水域采样检测，及时掌握藻类和贝类的活动情况。当海水中大量存在有毒的藻类时，应同时监测所捕捞贝类所含的毒素量。

（2） 规定市售贝类及加工原料贝类毒素限量 美国 FDA 规定，新鲜、冷冻和生产罐头食品的贝类，石房蛤毒素最高允许含量不得超过 80μg/100g。

（3） 做好卫生宣教工作 指导群众科学食用贝类，因贝类毒素主要积聚于内脏，如除去内脏、清洗漂净、水煮、捞肉弃汤等，可使毒素降至最小程度。

## 四、 其他动物性食物中毒

### （一） 动物肝脏中毒

动物（如鲨鱼、鳇鱼、鳕鱼、狗、狍、狼、熊等）肝脏含有大量维生素 A、维生素 D，同时又含有痉挛毒素和麻痹毒素，适量食用对人体健康有利，但食用过多可能造成中毒，即维生素 A 过多症。成人一次摄入 50 万单位的维生素 A 即可引起中毒。

中毒的潜伏期为 1~5h，症状表现为恶心、呕吐，肝大而有压痛，头痛、头晕、面红、眼红，婴儿囟囟门多隆起；进一步恶化，腹痛、腹泻、畏寒发热、脱皮。

除此之外，肝脏也是动物的最大解毒器官，可能存在着机体本身代谢产生的毒素和病原体带来的有毒物质，对人体造成危害；动物肝脏也富含胆固醇，如高脂血症、动脉粥样硬化、冠心病等疾病患者应少吃或不吃肝脏。

预防动物肝脏中毒措施：避免食用含维生素 A 过多的动物肝脏；食用其他动物肝脏时，应选择健康新鲜肝脏，反复用清水浸泡、洗涤，烹饪时加热要充分，一次摄入不宜过多。

### （二） 动物甲状腺中毒

动物甲状腺中毒一般是由于误食牲畜屠宰时未摘除干净的甲状腺所致，如未摘除甲状腺的动物血脖肉、喉头气管、混有甲状腺的修割碎肉，或误将药用的甲状腺当肉吃而引起的。动物甲状腺中毒主要是猪、牛、羊甲状腺中毒，尤其是猪甲状腺中毒最为多见。

甲状腺所分泌的激素称为甲状腺素，对维持机体正常的新陈代谢具有重要作用。人一旦误食动物甲状腺，过量的甲状腺素进入人体后主要作用于人的代谢功能和神经系统。使细胞氧化速度提高，分解代谢加速，增加中枢神经兴奋性，影响下丘脑神经的分泌功能。扰乱机体的分泌活动，会使各系统器官间的平衡失调。

甲状腺中毒潜伏期为 12~48h，也有可能为 3~4d。初始症状为头痛、头晕、全身乏力、继而出现四肢酸痛、心悸、食欲减退、两手胀麻、发热、多汗、恶心、呕吐等，有的还伴有腹痛、腹泻症状，中毒轻者 1 周左右即可恢复。重症患者可出现兴奋、烦躁、失眠、视物不清、痉挛、震颤、肝区疼痛等症状，也可有狂躁或抑郁等症状，重症患者需 2~3 周后才逐渐恢复。

甲状腺素化学物理性质较稳定，能耐高温，须加热到600℃左右才能破坏，所以一般的烹调方法对其毒性无任何破坏作用。因此为防止动物甲状腺中毒，应在牲畜屠宰时严格摘除甲状腺，并统一管理仅允许药用；消费者在选购血脖肉时，应仔细检查气管两侧的腺体是否已摘除，谨防中毒。

### （三） 鱼胆中毒

鱼胆中毒是指食鱼胆而引起的一种急性中毒。我国民间有以生吞鱼胆来治疗眼疾、高血压及气管炎等疾病的做法，常因用量、服法不当而发生中毒。日常吃的青鱼、草鱼、鲤鱼、白鲢鱼以及鲈鱼等，其鱼胆都有一定的毒性。

鱼胆中含胆汁毒素，能损害人体肝、肾，使其变性坏死；也可损伤脑细胞和心肌，造成神经系统和心血管系统的病变。鱼胆中毒的症状一般在服后5～12h出现症状。初期恶心、呕吐、腹痛、腹泻，随之出现黄疸、肝肿大、肝功能变化；尿少或无尿，肾功能衰竭，中毒严重者会导致死亡。

因胆汁毒素不易被热和乙醇所破坏，不论生吞、熟食或用酒送服，超过2.5g即可引起中毒，甚至导致死亡。因此，预防鱼胆中毒的唯一方法是不要盲目用鱼胆治病，必要时严格遵从医嘱。

### （四） 有毒蜂蜜中毒

一般蜂蜜对人体有益无害，但当蜜源植物有毒时，蜂蜜也会含毒。有毒蜜源一般来自于含有生物碱的有毒植物，常见的有雷公藤、洋地黄、藜芦、羊踯躅、曼陀罗等有毒植物。蜂蜜中毒多在食用后1～2d出现症状，轻症患者仅有口干、口苦、唇齿发麻、头晕及胃肠炎症状。中毒严重者有肝损害、肾损害、心率减慢、心律失常等症，可因循环中枢和呼吸中枢麻痹引发死亡。

预防措施主要以加强蜂群饲养管理为主，强化蜂蜜监测，以防有毒蜂蜜流入市场；消费者不要食用性状不正常的蜂蜜或野生蜂巢蜜。含有毒素的蜂蜜往往色泽较深，常为茶褐色，有异臭味，口尝有苦涩或有麻舌头的感觉。

## 五、 毒蕈中毒

蕈类（mushroom）又称蘑菇，属于真菌植物。在我国目前已鉴定的蕈类中，可食蕈类近300种，有毒蕈类约100多种，其中极毒和剧毒者仅约有10种：褐鳞环柄菇、肉褐鳞环柄菇、白毒伞、鳞柄白毒伞、毒伞、秋生盔孢伞、鹿花菌、包脚黑褶伞、毒粉褶菌、残托斑毒伞等。

### （一） 中毒原因

毒蕈中毒多发生在高温多雨的夏秋季节，因个人采摘野生鲜蘑菇而又缺乏识别毒蘑菇的经验，因此容易造成误食而中毒。毒蕈（toxic mushroom）所含的有毒成分十分复杂，一种毒蕈可以含几种毒素，而一种毒素又可存在于数种毒蕈之中。就毒素的化学性质而言，可分为生物碱类、肽类（毒环肽）及其他化合物（如有机酸等）。由于化学成分复杂，毒蘑菇引起的中毒症状也不一样。根据中毒时出现的临床症状不同，可将这些毒素分为胃肠毒素、神经精神毒素、溶血毒素、肝肾毒素（原浆毒素）和光过敏毒素五种类型。

### （二） 中毒症状

毒蕈中毒的症状因所含毒素成分不同而异，且中毒程度可因地区、季节、毒蕈品种、生长条件、食用者个体体质、烹调方法和饮食习惯以及是否饮酒等不同而有所区别。一般根据所含有毒素和中毒症状，将毒蕈中毒分为以下类型。

（1）胃肠型 主要刺激胃肠道，引起胃肠道炎症反应。一般潜伏期较短，多为 0.5 ~ 6h，有剧烈恶心、呕吐、阵发性腹痛，以上腹部疼痛为主，体温不高。经过适当处理可迅速恢复，一般病程为 2 ~ 3d，很少死亡。

（2）神经精神型 潜伏期一般为 1 ~ 6h，最短为 10min。中毒症状主要有精神兴奋、精神错乱及精神抑制等。主要表现为副交感神经兴奋症状，如流涎、流泪、大量出汗、瞳孔缩小、脉缓等，还有部分胃肠道症状，继续发展可出现幻觉症状如幻视、幻听、听觉和味觉改变，色觉和位置觉错乱，动作不稳以至于精神错乱。

（3）溶血型 中毒潜伏期多为 6 ~ 12h，红细胞大量破坏，引起急性溶血。主要表现为恶心、呕吐、腹泻等胃肠道症状，发病 3 ~ 4d 后出现溶血性黄疸、肝脾肿大，少数患者可出现血红蛋白尿。病程为 2 ~ 6d，一般病死率不高。

（4）肝肾损害型 此型中毒最严重，可损害人体的肝、肾、心脏和神经系统，其中对肝脏损害最大，可导致中毒性肝炎。病情凶险而复杂，病死率非常高。按病情发展可分为 6 期。①潜伏期：食毒蕈后 6 ~ 7h 即可发病，但以 10 ~ 24h 发病占大多数。②胃肠炎期：患者出现恶心、呕吐、脐周围腹痛、腹泻水样便，多在 1 ~ 2d 后缓解。③假愈期：胃肠炎症状缓解后，患者暂时无症状，或仅有轻微乏力，不思饮食，实际上毒素已进入内脏，肝损害开始（轻度中毒患者可由此进入恢复期）。④脏器损害期：严重中毒患者在发病后 2 ~ 3d 出现肝、肾、脑、心等脏器损害，以肝损害最严重。⑤精神症状期：患者可出现烦躁不安，表情淡漠、嗜睡、继而出现惊厥、昏迷，甚至死亡；有些患者在肠胃炎期后立即出现烦躁、惊厥、昏迷，但无肝脏损害。⑥恢复期：及时治疗后的患者在 2 ~ 3 周后进入恢复期，各项症状好转并痊愈。

（5）类光敏型 误食后可出现类似日光性皮炎的症状。在身体暴露部位出现明显的肿胀、疼痛，特别是嘴唇肿胀外翻。另外还有指尖疼痛，指甲根部出血。

（三）预防措施

（1）掌握毒蘑菇与普通蘑菇的形态特征，提高辨别毒蘑菇的能力。

（2）不随意采集野外蘑菇食用，尤其对一些色泽鲜艳，形态可疑的蘑菇应避免食用。

（3）明确规定可食蕈的处理方法。干燥后可以食用的蕈种，如马鞍蕈应干燥 2 ~ 3 周以上方可出售，鲜蕈则须在沸水中煮 5 ~ 7min，并弃去汤汁方可食用。

# 六、 含氰苷类食物中毒

氰苷广泛存在于豆科、蔷薇科、禾本科约 1000 余种植物中。含有氰苷的食源性植物有木薯和豆类及一些果树的种子。含氰苷类食物中毒有苦杏仁、桃仁、李子仁、枇杷仁、亚麻仁、樱桃仁等中毒及木薯中毒，以苦杏仁中毒及木薯中毒最常见。氰苷常有苦杏仁苷、蜀黍氰苷和亚麻苦苷三种。苦杏仁苷（amygdalin）主要存在于苦杏仁和其他果仁中；蜀黍氰苷主要存在于高粱和有关草类中；亚麻苦苷（linamarin）主要存在木薯和亚麻仁中。

（一）中毒原因

植物中的氰苷在酸（如胃酸）和酶（如苦杏仁酶）的作用下水解，释放出具有挥发性的氢氰酸，迅速被胃肠黏膜吸收后随血液循环进入全身组织细胞。氰离子（$CN^-$）能抑制体内许多酶的活性，以细胞色素氧化酶最敏感。氰离子通过与线粒体中细胞色素氧化酶的铁离子（$Fe^{3+}$）结合，形成细胞色素氧化酶 - 氰复合物，使细胞呼吸受到抑制，导致组织窒息。呼吸中枢神经系统对缺氧最敏感，导致呼吸衰竭、麻痹、死亡。

氢氰酸是一种毒性大、作用快的细胞原浆毒素，其经口最小致死量为 0.5~3.5mg／（kg·bw）。苦杏仁有剧毒，小儿食入6粒、成人食入10粒就可能引起中毒。

苦杏仁苷和亚麻苦苷的毒性作用及中毒表现相似。但因亚麻苦苷不能在酸性的胃中发生水解，所以亚麻苦苷水解产生氢氰酸的部位是小肠。因此，木薯中毒病情发展较为缓慢。

（二） 中毒症状

苦杏仁中毒的潜伏期0.5~12h，一般1~2h。主要症状可分为如下四个阶段。①前驱期：主要为黏膜刺激症状，口中苦涩、流涎、头晕、恶心、呕吐、心悸、四肢无力，有时出现腹泻、腹痛。②呼吸困难期：青紫、胸闷、呼吸困难、呼气中有苦杏仁味。中毒加剧后呼吸由急促转为缓慢、不规律、呼吸抑制。③痉挛期：随着组织细胞缺氧加重，患者有昏迷、意识丧失、瞳孔散大、全身强直性痉挛，形成角弓反张，四肢抽搐。④麻痹期：血压下降，呼吸中枢由兴奋转为抑制和麻痹，呼吸浅而不规律，呼吸麻痹，在心跳停跳之前，呼吸先停止而死亡。

木薯中毒的潜伏期稍长，一般6~9h。临床症状与苦杏仁中毒的表现类似。

（三） 预防措施

（1） 加强宣传教育，不直接食用各种生果仁。

（2） 氰苷有较好的水溶性，杏仁、桃仁等果仁及豆类在食用前要反复用清水浸泡，充分加热，以去除或破坏其中的氰苷；严格禁止生食木薯，加工前去掉木薯表皮（90%氰苷存在于木薯皮中），用清水浸泡薯肉，使氰苷溶解出来，充分加热煮熟后再食用，不能空腹吃木薯且每次不宜食用过多。

（3） 如用苦杏仁治疗小儿咳嗽等疾病时，应在医生指导下进行。

# 七、 其他植物性食物中毒

## （一） 发芽马铃薯中毒

马铃薯（solanum tuberosum）别名土豆、山药蛋、洋山芋等。马铃薯的有毒成分为茄碱，又名龙葵素（solanine）、龙葵碱、龙葵毒素、马铃薯毒素等，是一种弱碱性的生物碱。马铃薯中龙葵碱的含量随品种和季节的不同而有所不同，成熟马铃薯中含量为 0.005%~0.01%，一般不引起中毒。在贮藏过程中含量逐渐增加，马铃薯发芽后，其幼芽和芽眼部分的龙葵碱含量高达0.3%~0.5%，比肉质部分要高几十倍，甚至几百倍。此外，在未成熟的绿色马铃薯中或因贮存不当而出现黑斑的马铃薯块茎中，其毒素含量均较高。当马铃薯中龙葵碱含量达0.2%~0.4%以上时，就有发生中毒的可能。当食入0.2~0.4 g茄碱时即可发生中毒。

茄碱对人体的毒性是刺激黏膜、麻痹神经系统、呼吸系统、溶解红细胞等。马铃薯中毒潜伏期数分钟至数小时，龙葵碱对胃肠道黏膜有较强的刺激作用，表现为咽部发痒、发干，胃部烧灼、恶心、呕吐、腹痛、腹泻，伴有头晕、耳鸣、瞳孔散大。另外对呼吸中枢有麻痹作用，并能引起脑水肿、充血，对红细胞有溶血作用，重症可因心脏衰竭、呼吸中枢麻痹而致死。

预防措施如下所述。

（1） 在田间马铃薯根茎部要覆盖一定厚度泥土，避免阳光直射。

（2） 在低温、无直射阳光照射的地方储存，以防止发芽。

（3） 不食用生芽过多、有黑绿色皮的马铃薯；轻度发芽的马铃薯，应彻底挖去芽及芽基部，并充分削去芽眼周围的表皮。

（4）烹调时加些食醋以加速龙葵素破坏。因为茄碱可溶于水，与稀盐酸或醋酸共热可被水解为无毒的茄啶（茄次碱）和一些糖。

### （二）　未熟四季豆中毒

四季豆是菜豆的别名，因种植地区不同又可称为芸豆，芸扁豆、豆角等，是餐桌上的常见蔬菜之一。但因食用不当而引起的中毒事件时有发生。

四季豆中含有皂素、红细胞凝集素等天然毒素。皂素对消化道黏膜有强烈刺激性，红细胞凝集素有凝血作用。如烹调时加热不充分，这些毒素就不能被破坏。食入未熟四季豆发病率为36%～68%。

未熟四季豆中毒潜伏期一般为2～4h，主要症状为恶心、呕吐及水样便，少数人有头疼、头晕、四肢麻木，胸闷、心慌、出冷汗等。体温一般正常。此类中毒发病快、病程短、恢复快，多数患者可在24h内恢复健康，无死亡。

预防措施：烹调时炒熟煮透方可食用；挑选嫩豆角。

### （三）　鲜黄花菜中毒

鲜黄花菜又名金针菜，为多年生草本植物。鲜黄花菜中含有秋水仙碱，它本身并无毒性，但经胃肠吸收进入人体，并在组织中被氧化后，会迅速生成剧毒物质二秋水仙碱。二秋水仙碱对人体胃肠道、泌尿系统具有毒性并产生强烈的刺激作用，对神经系统有抑制作用。成年人如果一次食入0.1～0.2mg秋水仙碱（相当于50～100g鲜黄花菜），即可引起中毒；一次摄入3～20mg，可导致死亡。

鲜黄花菜中毒潜伏期一般为0.5～4h，主要症状是嗓子发干、心慌胸闷、头痛、呕吐、腹痛及腹泻，重者出现血尿、血便、昏迷等。

预防措施如下所述。

（1）不吃腐烂变质的鲜黄花菜，最好使用干制品，用水浸泡发胀后食用。

（2）在食用鲜黄花菜时一定先去掉长柄，用开水焯，再用清水浸泡2～3h（中间需换一次水）后经高温烹饪。

（3）烹调时与其他蔬菜或肉食搭配，且控制摄入量。

# 第四节　化学性食物中毒及其预防

化学性食物中毒是指由于食用了被有毒有害化学物质污染的食品所引起的食物中毒。

## 一、　亚硝酸盐食物中毒

亚硝酸盐食物中毒又称肠源性青紫病、紫绀症、乌嘴病，是一种常见的化学性食物中毒。

### （一）　中毒原因

（1）意外事故中毒　亚硝酸盐为白色粉末，因管理不善，误当作食盐、食用面碱或白糖等食用而引起的中毒。

（2）过量使用中毒　硝酸盐和亚硝酸盐广泛用于肉及肉制品生产加工用的发色剂和防腐剂中，如过量添加即可引起食物中毒。

（3）食用含有大量硝酸盐和亚硝酸盐的蔬菜　新鲜蔬菜从土壤中蓄积大量硝酸盐，而亚硝酸盐含量相对较少。但在存放过程中，以开始腐烂后，或新腌制的蔬菜，或烹调后存放过久的蔬菜中，亚硝酸盐含量显著增加，食用后可引起中毒。

（4）饮用亚硝酸盐含量较高的苦井水、蒸锅水、温锅水等容易引起亚硝酸盐中毒。

（5）某些疾病促进亚硝酸盐在体内形成　如胃肠功能紊乱、贫血、患肠道寄生虫病及胃酸浓度降低时，可使胃肠道硝酸盐还原菌大量繁殖，如同时大量食用硝酸盐含量较高的蔬菜，可导致亚硝酸盐中毒，此种中毒称肠源性青紫病。

## （二）　中毒症状

过量氧化性的亚硝酸盐进入人体后，可使低铁（$Fe^{2+}$）血红蛋白转变为高铁（$Fe^{3+}$）血红蛋白，从而失去携带氧的功能，导致组织缺氧而引起中毒。另外，亚硝酸盐对周围血管有麻痹作用。亚硝酸盐的中毒剂量为 $0.3 \sim 0.5$ g，致死量为 $1 \sim 3$ g。

误食纯亚硝酸盐引起的中毒潜伏期很短，一般为 10min 左右，而大量食用蔬菜引起的中毒潜伏期多在 $1 \sim 3$h，甚至可长达 20h。中毒主要症状为口唇、舌尖、指尖青紫等组织缺氧症状，患者自觉症状有头晕、头痛、嗜睡、心率加快、呼吸急促、恶心、呕吐、腹痛、腹泻，严重者昏迷、惊厥、大小便失禁，可因呼吸衰竭而死亡。

## （三）　预防措施

严格对硝酸盐和亚硝酸盐管理，严防误食；注意蔬菜保鲜，勿食用存放过久的变质鲜蔬菜、熟制菜，或食用未腌制透的蔬菜（需盐腌 20d 以上）；改良水质，勿用苦井水煮粥，尤其勿将食物放置过夜；加强食品添加剂的使用卫生管理。

# 二、　有机磷农药中毒

有机磷农药是目前使用最为广泛的杀虫剂。有机磷农药有 100 多种，根据毒性大小可分为三类：①高毒类：如甲拌磷（3911）、对硫磷（1605）、内吸磷（1059）；②中毒类：如敌敌畏、甲基1059、异丙磷；③低毒类：如敌百虫、乐果、杀螟松、马拉硫磷。有机磷农药在酸性条件下稳定，在碱性溶液中易分解失去毒性，故绝大多数有机磷农药与碱性物质，如肥皂、碱水、苏打水接触时可被分解破坏，但敌百虫例外，其遇碱可生成毒性更大的敌敌畏。有机磷农药在生产和使用过程中如不加以防护，容易污染环境和食品，造成食物中毒。而因误食引起的急性中毒事件时有发生。

## （一）　中毒原因

造成有机磷农药中毒的原因主要有以下几个方面。①未按《农药合理使用准则》施药，致使粮、菜、果、油等食物中农药残留过高。②盛过有机磷农药的容器（瓶子、桶等），再盛装食物（油、醋、酱油等），此种情况引起的中毒在农村中最多见。③运输、储藏过程中有机磷农药污染了食物。④对拌过有机磷农药的种粮，缺乏严格的发放、使用及回收制度，造成误食。⑤喷洒过有机磷农药后，不洗手直接拿食物进食。⑥误食被有机磷农药毒死的畜、禽及水产品。

## （二）　中毒症状

有机磷农药具有神经毒性，可经皮肤和呼吸道进入人体，其主要毒性作用是与乙酰胆碱酯酶特异结合，形成"磷酰化胆碱酯酶"，使胆碱酯酶失去活性，失去了催化分解乙酰胆碱的能力，结果使乙酰胆碱大量积蓄，导致以乙酰胆碱为传导介质的胆碱能神经处于过度兴奋状态而出现中毒症状。

进食了被有机磷农药污染的食物后，在短期内引起的以全血胆碱酯酶活性下降而出现的毒蕈碱样、烟碱样和中枢神经系统症状为主的全身性疾病。主要表现为神经系统、横纹肌和平滑肌功能紊乱。

有机磷农药中毒的潜伏期一般为 0.5h 左右，短者数分钟，长者达 2h。误食农药者立即发病。根据病情轻重可将急性中毒分为三种程度。

（1）轻度中毒　血液胆碱酯酶活性降至正常值的 70%～50%。患者有头晕、头痛、恶心、呕吐、出汗、视物模糊、瞳孔缩小、全身不适、无力等症状。

（2）中度中毒　血液胆碱酯酶活性降至正常值的 50%～30%。除轻度中毒症状外，有持续的肌束震颤、瞳孔缩小、多汗、流涎、腹痛、腹泻，发音含糊、呼吸轻度困难等症状，血压稍有升高，走路蹒跚，意识轻度障碍。

（3）重度中毒　血液胆碱酯酶降至正常的 30% 以下。肌束震颤更加明显，瞳孔缩小如针尖，呼吸极度困难，可有肺水肿、发绀、昏迷、惊厥、大小便失禁，少数患者因呼吸麻痹而死亡。

需要特别注意的是，有些有机磷农药，如马拉硫磷、敌百虫、对硫磷、乐果、甲基对硫磷等有迟发性神经毒性，即在急性中毒后的第二周产生神经症状，主要表现为下肢软弱无力、运动失调及神经麻痹等。

（三）预防措施

（1）健全农药的保管使用制度，专人管理，器具及储存场所专用。

（2）配药拌种要远离牲畜、饮用水源和瓜果地，以防止污染。

（3）必须严格遵守农药使用安全间隔期规定，喷过农药和播过毒种的农田，要竖立警示标志等。

（4）喷洒农药过程中要注意个人防护，喷药后肥皂彻底清洗手、脸。

（5）瓜果蔬菜食用前一定要彻底清洗。

## 三、 砷化合物中毒

砷在自然界普遍存在于环境、植物和动物体内。元素砷无毒，但砷的化合物一般有剧毒，在工业、农业、医药上用途很广，农业上主要是作为杀虫剂。一般三价砷化合物毒性大于五价砷化合物，最常见的是三氧化二砷（$As_2O_3$，俗称砒霜）、砷酸钙、亚砷酸钠、砷酸铅等。

（一）中毒原因

造成砷中毒原因有如下几个方面。①纯的三氧化二砷为白色粉末，易被当作碱面、食盐或淀粉而误食，或误食含砷的农药拌的粮种而中毒。②含砷农药的残留，因滥用含砷杀虫剂（如砷酸钙、砷酸铅）喷洒果树及蔬菜，造成水果蔬菜中砷的残留量过高；或喷洒农药后不洗手直接进食。③盛装过农药的容器、用具或运输工具等又用于盛放、加工或运送食物造成食品可造成砷污染。④食品加工中使用的加工助剂或添加剂等含砷过高可造成砷中毒。

（二）中毒症状

砷经口中毒剂量以 $As_2O_3$（又称砒霜）计为 5～50mg，致死剂量为 60～300mg。潜伏期因食入毒物量的多少而不同，快者即刻发病，慢者经 4～5h 后发病，一般在食入 1～2h 后发病。初期为黏膜刺激症状，口中有金属味，口干，咽部有明显的烧灼感。继而出现恶心、剧烈呕吐、剧烈阵发性腹绞痛、频繁的腹泻，开始为水样便，随后为米汤样便。剧烈的呕吐和腹泻可造成脱水，血管扩张可造成血压下降，甚至休克。

神经系统损害可出现剧烈头痛、烦躁不安、惊厥、昏迷、抽搐等。血管的损害可造成全身出血倾向，皮下出血、鼻衄、齿龈肿胀出血、咯血、呕血、眼耳鼻口出血，即所谓"七窍出血"。砷中毒也损害肝肾。患者常死于呼吸循环衰竭或肝肾功能衰竭等。中毒患者到中后期可伴发多发性神经炎和皮肤色素沉着。

### （三）预防措施

（1）严格执行剧毒化学品安全管理制度，实行专人专库保管及领用登记。

（2）配制含砷农药、拌粮种的容器和用具，应专用并有明显标记。

（3）食品企业和食堂严禁使用含砷杀虫剂及灭鼠剂。

（4）含砷农药用于水果蔬菜，应遵守安全间隔期。

（5）食品生产中所用原料和食品添加剂含砷量，必须符合国家食品卫生标准。

## 四、 其他化学性食物中毒

### （一）锌化合物中毒

锌是人体所必需的微量元素，金属锌本身无毒，但其盐类可引起中毒。锌不溶于水，易溶于酸性溶液，尤其在有机酸（如柠檬酸、醋酸等）中溶解度很大。

目前因锌引起的食物中毒，主要是由于镀锌容器或工具中的锌在酸性食品中被溶出所致，其次是由于误食大量可溶性锌盐（如氯化锌、硫化锌、硫酸锌、硬脂酸锌）造成的。锌的中毒剂量为 $0.2 \sim 0.4g$，一次摄入 $80 \sim 100\ mg$ 以上的锌盐即可引起急性中毒。锌由容器移入食品中的数量与食品的性质（主要是酸度）、存放时间有关，一般溶液酸度越高，则锌的溶出量也越多。

锌中毒的潜伏期很短，仅数分钟至 $1h$。主要为胃肠道刺激症状，表现为恶心、持续性呕吐、上腹部绞痛、腹泻、口中烧灼感及麻辣感，伴有眩晕及全身不适，体温不高。严重中毒者可因剧烈呕吐、腹泻而虚脱。病程短，几小时至 $1d$ 可痊愈。

预防锌化合物中毒措施：①禁止使用镀锌容器或工具盛放、煮制、加工、运输和保存酸性食品，如果汁、果酱、番茄酱、酸牛乳、酸菜及食醋等。②妥善保管各种锌化合物，防止误食中毒。③锌盐味觉阈值为 $15mg/L$，饮水中锌含量达 $40mg/L$ 时有金属味，$657 \sim 2280\ mg/L$ 可致呕吐，故发现食物有锌味应停止食用。

### （二）甲醇中毒

甲醇中毒虽多见于急性或亚急性的职业中毒，但因酒类造成的甲醇中毒也应引起高度重视。甲醇食物中毒多数是由于蒸馏酒和配制酒所引起的。蒸馏酒制作所使用的主要原料为粮食、糠麸、谷壳、薯类、硬果类、甜菜、糖蜜和水果等，经糖化、发酵再蒸馏而制成白酒，酒精含量一般为 $50\% \sim 70\%$，此外还含有酯类、酸类、甲醇、杂醇油、醛类、氢氰酸等成分。配制酒是以蒸馏酒或食用酒精为原料，加水、糖、食用色素和食用香精等配制而成，其酒精含量较蒸馏酒低。如果制作蒸馏酒的原料成分中，含有较多的果酸、木质素或半纤维素等膳食纤维，并且原料出现腐烂等现象，则制成的蒸馏酒中甲醇浓度较高，足以引起甲醇中毒。另外，因不法商贩利用含甲醇的工业酒精勾兑酒类或饮料，所造成甲醇中毒甚至死亡的事件时有发生。

甲醇急性中毒主要见于误服甲醇或含甲醇的工业酒精勾兑的酒类或饮料,或吸入大量甲醇蒸气所致。潜伏期为 8～36h,病初呈醉酒状态,有头痛、恶心、乏力、胃痛、视力模糊等症状;继而会出现呼吸困难,呼吸中枢麻痹、紫绀,有时可出现昏迷,甚至死亡;恢复后常发生视力障碍,甚至失明。甲醇在体内蓄积引起慢性中毒主要是黏膜刺激症状,眩晕、昏睡、头痛、消化障碍、视力模糊和耳鸣等后遗症。

预防措施:①加强饮品市场的管理,严禁使用工业酒精或药用酒精来兑制白酒销售。②通过优选蒸馏酒的原料、优化生产工艺等措施,降低蒸馏酒中的甲醇含量。③甲醇的生产、运输和以甲醇为原料或溶剂的工业,完善密封、通风设施,注意个人防护。

### (三) 毒鼠强中毒

毒鼠强又名没鼠命、闻到死、三步倒等,化学名为四亚甲基二砜四胺。毒鼠强曾作为剧毒急性灭鼠剂用于灭鼠。哺乳动物经口 $LD_{50}$ 为 $0.1mg/kg$,大鼠经口 $LD_{50}$ 为 $0.1～0.3mg/kg$。因其毒性剧烈,国外早已限制使用,我国也于 1991 年由化工部、农业部农药检定所发文禁止毒鼠强的使用。但近年,我国鼠药市场管理混乱,误食、恶意投毒事件时有发生。

中毒原因主要有误服灭鼠毒饵米或混有毒饵的大米煮成的食物,生产和包装毒鼠强等工作的接触,恶意投毒等;因毒鼠药滥用引起的环境污染会造成饮水及粮食污染;因毒鼠强中毒死亡的鼠或其他动物被人或家畜食用后,可能造成人员或家畜的二次中毒。

毒鼠强中毒机制尚不完全清楚,其对中枢神经系统,尤其对脑干有兴奋作用,典型临床症状为抽搐。以口服中毒者症状为例,轻度中毒者表现为头痛、头晕、乏力、恶心、呕吐、口唇麻木、有酒醉感;重度中毒者表现为突然晕倒、癫痫样大发作、全身抽搐、口吐白沫、小便失禁、意识丧失。

预防措施:加强鼠药市场管理,提倡推广使用高效低毒灭鼠剂,向公众进行中毒控制和急救的宣传教育。

# 第五节 真菌性食物中毒及其预防

## 一、 赤霉病麦中毒

赤霉病是指麦类、玉米等谷物受镰刀菌菌种浸染而引起的一种世界性病害,谷物赤霉病的流行除造成严重减产外,谷物中存留镰刀菌的有毒代谢产物,可引起人畜中毒。赤霉病麦中毒(trichothecene toxicosis)是指食用了受赤霉病害的麦类食物后发生的中毒现象。赤霉病麦食物中毒一年四季均可发生,以麦收季节为多见。我国麦类赤霉病一般每 3～4 年有一次大流行,每次流行就会发生人畜食物中毒。

### (一) 中毒原因

赤霉病麦食物中毒一般多发生于麦收以后,由于人畜食用了受病害的新麦引发,也有因误食库存的赤霉病麦或霉玉米引起中毒的。引起麦类或玉米赤霉病的镰刀菌可产生两大类霉菌毒素:一类是单端孢霉烯族化合物(trichothecene),具有致吐作用,110℃经 1h 才能被破坏;另一类是具有雌性激素作用的玉米赤霉烯酮类。引起赤霉病麦中毒的主要物质为单端孢霉烯族化合物中的脱氧雪腐镰刀菌烯醇 （deoxynivalenol，DON），又称呕吐毒素，与玉米赤霉烯酮无关。镰刀菌在温度 16～24℃，相对湿度为 85% 时，最适于在谷物上繁殖。

### （二） 中毒症状

潜伏期通常为 30min，短者 3min，长者可达 1～5h。轻者仅有头晕、腹胀症状。较重者可出现眩晕、头痛、恶心、呕吐、全身乏力，少数伴有腹痛、腹泻、流涎、颜面潮红症状。个别重病例可有呼吸、脉搏、体温及血压波动、四肢酸软、步态不稳、形似醉酒，故称之为"醉谷病"。对于老、幼、体弱或食用病麦量较多者，一般症状较重。一般病程较短，并有自愈趋势，预后较佳。

### （三） 预防措施

预防赤霉病粮中毒的关键在于防止麦类、玉米等谷物受到霉菌的浸染和产毒。主要措施有以下三点。

（1） 防止粮食作物在田间或储存时发生霉变　加强田间和储藏期的防菌措施，包括选用抗霉品种；降低田间水位，改善田间小气候；使用高效、低毒、低残留的杀菌剂；及时脱粒、晾晒，降低谷物水分含量至安全水分；储存的粮食要勤翻晒，注意通风。

（2） 去除或减少粮食中病粒或毒素　可用相对密度分离法分离病粒或用稀释法使病粒的比例降低；碾磨去皮法去除毒素；将病麦面粉做成发酵食品可有效去毒。

（3） 制定粮食中赤霉病麦毒素的限量标准，加强粮食卫生与安全管理。

## 二、 霉变甘蔗中毒

霉变甘蔗中毒是指食用了保存不当而霉变的甘蔗所引起的急性食物中毒。霉变甘蔗中毒是常见的真菌性食物中毒，在我国淮河以北地区比较多见。

### （一） 中毒原因

甘蔗盛产于我国广东、广西、福建等省份，大量的甘蔗在收获后运往北方，往往要经过数月储存，越冬出售。由于甘蔗在缺乏通风条件的场所中会堆积发热，造成大量微生物繁殖，使甘蔗发生霉变；而未成熟时收获的甘蔗，因含糖量较低 （约 7.76%），更有利于霉菌生长繁殖发生霉变。

引起甘蔗变质的霉菌为节菱孢菌，该菌为世界性分布的一种植物腐生菌。3－硝基丙酸（3－NPA）是霉变甘蔗中节菱孢霉产生的主要毒性物质，也是引起霉变甘蔗中毒的优势毒素。3－硝基丙酸为一种神经毒素，进入人体后被迅速吸收，短时间内可引起广泛性中枢神经系统损害，干扰细胞内酶的代谢，增强毛细血管的通透性，从而引起脑水肿、脑疝等。严重者导致缺血坏死，出现各种有关的局灶症状，有些损害为不可逆性的。

### （二） 中毒症状

潜伏期较短，最短者仅 10min，长者达几小时。发病初期会出现头晕、头痛、恶心、呕吐、腹痛或腹泻症状，部分患者有复视或幻视。重症者出现抽搐，抽搐时四肢强直、屈曲内旋、手呈鸡爪状、牙关紧闭、瞳孔散大、口唇及面部紫绀、口吐白沫并呈强直状态，继而进入昏迷。体温初期正常，几天后升高。重症患者可死于呼吸衰竭，病死率可达 23%。后遗症者四肢屈曲，呈痉挛性瘫痪，常有阵发性痉挛发作，中枢神经受损，造成终身残疾。

### （三） 预防措施

（1） 甘蔗应在成熟后随割随卖，即到即售，储存场所应安装通风换气设备，并尽量缩短储存期。

（2）提高识别变质甘蔗的能力，禁止食用霉变甘蔗。正常甘蔗的横切面是新鲜、白色、无异味的，变质甘蔗有异味且截面发黄。

（3）加强食品卫生监督检查，严禁出售霉变甘蔗，也不得将其加工成鲜蔗汁出售。

## 三、 霉变甘薯中毒

霉变甘薯中毒（sweet potato poisoning）指甘薯被霉菌污染并产生毒素，被人食用后引起的霉菌性食物中毒。霉变甘薯中毒主要发生在农村地区。甘薯又名红薯、白薯、甜薯、地瓜等。甘薯霉变是因甘薯被茄病镰刀菌和甘薯长喙壳菌（又称甘薯黑斑病菌）等霉菌污染，导使甘薯表面出现圆形或不规则的黑褐色斑块，薯肉变硬，具有苦味、药味。因此霉变甘薯引起的霉菌性食物中毒又称黑斑病甘薯中毒。

### （一） 中毒原因

甘薯在收获、运输和储藏过程中擦伤摔伤的薯体部分，易于被霉菌污染，储藏于温度和湿度较高的条件下，霉菌生长繁殖并产生毒素。引起霉变甘薯中毒的毒素物质主要有甘薯酮、甘薯宁、1－甘薯醇、4－甘薯醇等，这些毒素耐热性强，无论生食或熟食均可引起中毒。毒素在中性环境下稳定，但遇酸或碱均可被破坏。

### （二） 中毒症状

霉变甘薯中毒的潜伏期较长，一般在食后 24h 发病。轻度中毒者有头痛、头晕、恶心、呕吐、腹泻等症状；重者除上述症状外，有多次呕吐、腹泻，并有发热、肌肉颤抖、心悸、呼吸困难、视物模糊、瞳孔扩大等症状，可出现休克、昏迷、瘫痪，甚至死亡。

### （三） 预防措施

（1）避免薯体在收获、运输和储存过程中受伤，以较低的温度和湿度储存，以防止甘薯被霉菌污染。

（2）注意识别霉变甘薯，只有轻微霉变的甘薯可去掉霉变部分的薯皮薯肉，浸泡煮熟后少量食用；严重霉变的薯不能食用。

## 四、 麦 角 中 毒

### （一） 中毒原因

麦角菌（*C. purpurea*）是一种真菌，麦角菌的孢子侵害谷物以后，即在穗上形成麦角。麦角中含有麦角碱（ergostine）、麦角胺（ergotamine）、麦碱（ergine）等有毒的生物碱，麦角中毒是由麦角生物碱引起的。

### （二） 中毒症状

麦角的毒性非常稳定，可保持数年之久，在焙烤时毒性也不被破坏。人们食用了混有大量麦角的谷物或面粉加工的食品后可发生麦角中毒。长期少量进食，可导致慢性中毒。一次大剂量摄入麦角可引起急性中毒，主要症状为急性胃肠炎症状，并有皮肤刺痒、头晕、感觉迟钝、语言不清、痉挛、昏迷等，严重者可死于心力衰竭。

### （三） 预防措施

（1）清除食用粮谷及播种粮谷中的麦角，可用机械净化法或 250g/L 食盐水浮法选漂出麦角。

（2）按照粮食卫生标准检验谷物及面粉中麦角生物碱的含量。

# 第六节　食物中毒的调查及其处理原则

食物中毒为突发事件，要做到及时处理和控制，必须做好经常性的准备工作。一方面是组织食物中毒应急处理与明确职责：食物中毒应急处理涉及卫生行政部门、疾病预防控制机构、食品卫生监督机构、医疗救治机构及其他有关部门。各部门职责明确，应在卫生行政部门统一组织协调下，密切配合地按照食物中毒调查处理应急预案开展工作。另一方面是遵循"预防为主、常备不懈"的原则要求，做好食物中毒应急处理的如下准备。①食物中毒应急储备，包括食物中毒监测与预警，食物中毒资金储备和物资准备、人才和技术准备等。②食物中毒应急处理演练。③预防和控制食物中毒的宣传和公众教育。

## 一、　食物中毒诊断标准和技术处理原则

### （一）　食物中毒诊断标准总则

食物中毒诊断标准主要依据是流行病学调查资料及患者的潜伏期和中毒特有的临床表现，而实验室检测是为了明确食物中毒的病因。

食物中毒的诊断标准除本章前述食物中毒所具有的四项共同特点外，还应具备从中毒食品和患者的生物样品中检出的能引起与中毒临床表现一致的病原体。如未获取足够的实验室诊断资料时，可判定为原因不明性食物中毒，必要时可由 3 名副主任医师以上的食品卫生专家进行判定。

### （二）　食物中毒处理总则

1. 及时报告当地的卫生行政部门。

2. 对病人采取紧急救治处理

应立即救治患者并保全中毒线索。救治措施包括停止食用可疑中毒食品；在用药前采集患者血液、尿液、吐泻物标本，以备送检；迅速进行排毒处理等。

3. 对中毒食品的控制处理

对中毒食品的控制处理包括保护现场，封存中毒食品或可疑食品；采取剩余可疑中毒食品，以备送检；追回已售出的中毒食品或可疑食品；对中毒食品进行无害化处理或销毁等。

4. 对中毒场所采取相应的消毒处理。

## 二、　食物中毒现场调查和处理的程序与方法

### （一）　报告登记

法定责任报告人为发生食物中毒或疑似食物中毒事故的单位及接受食物中毒或疑似食物中毒患者治疗的单位。发生食物中毒单位的职责是立即停止一切食品生产经营活动；封存中毒食品或可疑中毒食品；及时抢救患者，并保护好现场；向当地卫生行政部门报告（不得超过12h）。接收治疗食物中毒患者的各级各类医疗卫生机构，除了立即展开紧急救治，还应及时向

当地卫生行政部门报告（不得超过 12h）。非法定责任报告人为任何单位和个人。

县级以上地方政府卫生行政部门接到食物中毒或疑似食物中毒事故的报告时，应当及时填写《食物中毒报告登记表》，并报告同级地方人民政府和上级卫生行政部门。县级以上地方人民政府卫生行政部门对中毒人数超过 30 人及以上、发生在学校、地区性或者全国性重要活动期间等情况的食物中毒或者疑似食物中毒事故，要实施紧急报告制度。

报告方式分首次报告、进程报告和结案报告。突发事件小组要根据事件的严重程度、事态发展和控制情况及时报告事件进程。卫生行政部门在调查处理结束后，及时填写《食物中毒事故调查报告表》。

### （二）组织开展现场调查

现场调查的基本要求如下所述。①尽快查明食物中毒事件发生经过：确定是否为食物中毒；确定食物中毒的病例；查明导致食物中毒的食品；确定食物中毒的致病因素（病原）；查明造成食物中毒的原因。②提出和采取控制食物中毒的措施。③协助医疗机构对中毒患者进行救治。④查明造成食物中毒的责任单位和责任人。⑤收集对违法者实施处罚的证据、为保护消费者的合法权益提供依据。⑥提出预防类似中毒事件再次发生的措施和建议。⑦积累食物中毒流行病学资料，为食品卫生监督管理提供依据。

#### 1. 成立调查组

现场调查主要由疾病预防控制机构实施，接到报告后应首先对报告信息进行核实，并要求救治单位协助采集中毒者相关标本（呕吐物、排泄物、肛拭、血液、尿液），立即成立突发事件应急队伍，携带事先准备好的物资或设备奔赴现场。必要时组成现场领导小组，分别就患者抢救、现场调查、后勤保障等方面进行协调指挥。

#### 2. 开展现场卫生学和流行病学调查

遵循抢救患者与现场调查应同时进行的原则，立即抢救患者为首要任务，但同时应组织现场卫生学与流行病学调查。调查内容包括对患者、同餐进食者的调查，对可疑中毒食品加工现场进行卫生学调查，采样进行现场快速检验和实验室检验，根据初步调查结果提出可能的发病原因及防止中毒进一步扩散的控制措施等。通过对患者和同餐进食者的调查结果，综合提出发病人数、可疑餐次的同餐进食人数和共同进食的食品、临床表现及共同点、用药情况和治疗效果及需要进一步采取的抢救和控制措施等信息。现场调查与处理的目的是控制中毒食品或可疑中毒食品，尽快采取停止销售和食用可疑中毒食品，尽快控制中毒的范围等措施，对首发（批）患者必须详细调查。

#### 3. 样品的采集与检验

采用无菌采样方法对 10～20 名具有典型临床症状的患者及对照样品（相同进食史但未发病者）进行采样，采集品种包括呕吐物、血液、尿液、大便、剩余食品、食品容器和加工用具表面涂抹等，可能条件下还应采集厨师和直接接触食品人员的手拭、肛拭等。

样品应在最短时间内送达实验室，不能及时送样的应在现场对样品进行冷藏；结合患者临床症状和流行病学特征，推断中毒原因和中毒物质，并选择检测项目；实验室在收到样品后应在最短时间内开始检验，检验结果的报告一般不得超过 5d；为检查样品的毒（性）力，应在检验的同时进行动物实验。

#### 4. 调查资料的技术分析及综合判断

根据现场卫生学调查资料、中毒患者的临床表现及实验室检测结果以及流行病学分析结果，分析和确定食物中毒的致病因素、中毒食品及其来源、中毒原因、中毒时间、地点和影响范围等，以指导救治患者和进一步开展调查，以及中毒控制工作。依据《食物中毒诊断标准及技术处理总则》对食物中毒事故进行确定。

5. 事件的控制和处理

（1）经过检验，属于被污染的食品，予以销毁或者安全化处理；未被污染的食品予以解封。

（2）当发现中毒范围仍在扩展时，应立即向当地政府报告。发现中毒范围超出本辖区时，应通知有关辖区的卫生行政部门并向共同的上级卫生行政部门报告。

（3）根据事件控制情况的需要，建议政府组织卫生、医疗、医药、公安、工商、交通、民政、邮电、广播电视和新闻单位等部门采取相应的控制和预防措施。

（4）按照有关法律、法规规定对有关食品和单位进行处理。

（5）根据中毒原因和致病因素对中毒场所及有关的食品加工环境、物品提出消毒和善后处理意见。

（6）调查工作结束后撰写食物中毒调查专题总结报告，留存作为档案备查并按规定报告有关部门。

### 🔍 思考题

1. 何谓食物中毒？如何分类？有何特点？

2. 简述引起细菌性食物中毒的主要环节。根据发病机制，细菌性食物中毒可分为哪几种中毒类型？引起细菌性食物中毒的常见致病菌有哪些？

3. 常见的有毒动物和有毒植物分别有哪些？其中毒原因及预防措施如何？

4. 引起化学性食物中毒的有害化学物质通常有哪些？引起亚硝酸盐食物中毒的原因是什么？

5. 常见的真菌性食物中毒有哪些？

6. 简述食物中毒处理的总则及现场调查的程序。

# 食品安全与卫生管理

[内容提要]

　　本章主要介绍我国食品安全监管体制的变迁、食品安全法律法规、卫生标准操作程序（SSOP）、食品危害分析与关键控制点（HACCP）等内容。

　　《中华人民共和国食品安全法》规定："食品安全，指食品无毒、无害，符合应当有的营养要求，对人体健康不造成任何急性、亚急性或者慢性危害。"这是我国法律对食品的基本要求。由此可以看出食品安全即从食品的种植、加工、生产、包装、运输、储存、消费等过程都应符合国家强制标准和相关要求，不存在可能威胁或损害人体健康的有害有毒物质导致消费者及其后代身心健康乃至生命安全存在隐患。食品安全直接关系人们的生命安全和健康，影响着一个国家的经济发展，已成为影响农业和食品工业竞争力的关键因素，并在某种程度上约束了我国农业和农村经济产品结构与产业结构的战略性调整。

　　食品安全还有"量"和"质"的区分。对于经济不发达国家和地区，食物供应量不足，无法满足民众的温饱问题，这就是食品安全的"量"的问题；在解决了供应量的问题后，由于有毒、有害物质对人类健康的损害在规模上可能很大，会造成公共安全问题，这就是"质"方面的食品安全问题。目前，我国正处于量的需求得到基本满足、质的需求进一步提高的阶段。

## 第一节　我国食品安全监管体制的变迁

　　食品安全监管是指政府机构为保障食品安全，通过制定相关法律法规，采取一定的行政措施对食品生产、流通环节进行监督管理的过程。食品安全监管一般是政府在食品种植、加工、生产、流通等环节进行相应地行政监控和干涉，以期达到最终保障食品安全的目的。

　　食品安全监管体制是国家行政管理体制的重要组成部分，是指国家食品安全监管组织机构的设置、监管权限的分配、职责范围的划分、机构运行和协调以及人事制度等项制度的有机体系。它的基本要素包括食品安全监管机构的设置、监管职能的配置、各机构职权范围的划分与运行机制的规范等，这也正是本文所要探讨的重点内容。其中，机构设置是基础，权力配置是核心，职能分配是关键，运行机制是保障，它们之间相互联系、相互作用，共同构成了食品安全监管体制的总体框架。

我国改革开放以来的食品安全监管体制的变迁，大致经历了以下几个过程：混合过渡体制（1979～1993年），全面外部监督体制（1994～2002年），科学监管体制（2003～2011年），直到党的十八大以后，进入了一个食品安全监管现代化发展新阶段。

党的十一届三中全会提出把全党和国家的工作重点转移到经济建设上来，经济基础的变化迫切要求改革经济体制管理模式。经国务院批准同意，国家卫生部于1978年牵头会同其他有关部委组成"全国食品卫生领导小组"，组织对农业种植养殖、食品生产经营和进出口等环节的食品污染开展治理。1982年11月19日，五届全国人大常委会第25次会议审议通过了《中华人民共和国食品卫生法（试行）》（下称《试行法》），这是中国食品卫生领域的第一部法律，对食品、食品添加剂、食品容器、包装材料、食品用工具、设备等方面卫生要求，食品卫生标准和管理办法的制定，食品卫生许可、管理和监督，从业人员健康检查以及法律责任等方面都作了翔实规定。

《试行法》规定国家实行食品卫生监督制度，改变了各级政府非常设机构——食品卫生领导小组负责食品卫生监督管理的格局，明确各级卫生行政部门领导食品卫生工作及其执法主体地位。

不论是从经济社会背景、管理体制还是政策工具等方面看，改革开放初期的食品卫生都带有浓厚的混合过渡色彩，这是一种徘徊于温饱与吃好、计划经济与商品经济、政企合一与政企分离、行业管理与外部监督、传统管控与现代监管之间的独特现象。

1992年10月，党的十四大确立了社会主义市场经济体制，提出"实行政企分开，逐步扩大企业生产经营自主权"。在这一背景下，1993年国务院机构改革撤销轻工业部，成立中国轻工总会。至此，食品企业正式与轻工业主管部门分离，延续了40多年的政企合一体制被打破。在此之后，各类市场主体发展食品产业的积极性被激发，食品产业获得前所未有的发展。

宏观背景的深刻变化，为颁布施行十多年的《试行法》正式实施提供了良好契机。八届全国人大常委会第16次会议于1995年10月30日审议通过了《食品卫生法》，标志着中国食品卫生管理工作正式进入法制化阶段。该法继承了《试行法》的总体框架、主要制度和条款内容，增加了保健食品相关规定，细化了行政处罚条款，强化了对街头食品和进口食品的管理。

《食品卫生法》再次明确国家实行食品卫生监督制度，废除原有政企合一体制下的行业部门食品卫生管理职权，确定了卫生行政部门作为食品卫生执法主体的地位。同时，国务院有关部门在各自职责范围内负责食品卫生管理工作。政府通过建立有权威的外部食品卫生执法和监督机构，在绝大部分领域取代行业内部食品卫生管理，将监管者与监管对象都纳入法制框架。

与社会主义市场经济体制相适应，传统行政干预手段基本退出历史舞台，卫生部门继续强化国家立法、技术标准、行政执法等工作，同时质量认证、风险监测、科普宣传等新型监管工具也初现端倪。

2001年11月，中国加入世贸组织。"入世"给中国食品安全带来两大深刻变化：其一，进口食品大量进入国内市场，知识产权、政策性贸易壁垒等风险不断增加，消费者食品安全意识也逐步提高，中国食品产业面临大分化、大重组；第二，随着中国食品大量出口到国外，食品安全政策议题不再局限于国内和市场层面。

2003年国务院机构改革在原国家药品监督管理局基础上组建国家食品药品监督管理局，负责食品安全综合监督、组织协调和组织查处重大事故，同时还承担保健食品审批许可职能。2004年9月，国务院印发《关于进一步加强食品安全工作的决定》（国发〔2004〕23号），按照一个监管环节由一个部门负责的原则，采取"分段监管为主、品种监管为辅"的方式，明确了食品安全监管的部门和职能。该决定同时明确提出，地方各级人民政府对本行政区域内食品安全负总责。

2009年2月28日，十一届人大常委会第七次会议又通过了新《食品安全法》。根据《食品安全法》规定，国务院于2010年2月6日印发《关于设立国务院食品安全委员会的通知》（国发〔2010〕6号），成立了由国务院领导担任正副主任，由卫生、发展改革、工业和信息化、财政、农业、工商、质检、食品药品监管等15个部门负责同志作为成员组成的食品安全委员会，作为国务院食品安全工作的高层次议事协调机构。此后，国务院食品安全委员会设立了办公室，具体承担委员会的日常工作，从而取代卫生部成为更高层次的食品安全综合协调机构。

2013年3月《国务院机构改革和职能转变方案》获第十二届全国人民代表大会审议通过，改革的目标是整合职能、下沉资源、加强监管，在各级政府完善统一权威的食品药品监管机构。至此，整合各部门食品安全监管职责以法定形式被固定下来，省以下工商和质监行政管理体制改革也终于实质性启动。

党的十八届三中全会提出，改革市场监管体系，实行统一的市场监管。三中全会同时强调完善统一权威的食品药品安全监管机构。2014年7月国务院发布的《关于促进市场公平竞争维护市场正常秩序的若干意见》（国发〔2014〕20号）指出，整合优化市场监管执法资源，减少执法层级，健全协作机制，提高监管效能。从2013年末开始，一些地方政府在不同层面整合工商、质监、食药甚至物价、知识产权、城管等机构及其职能，推进"多合一"的综合执法改革，组建市场监督管理局。

2015年4月24日，《食品安全法》经第十二届全国人民代表大会常务委员会第14次会议修订通过。亮点是创新了信息公开、行刑衔接、风险交流、惩罚性赔偿等监管手段，同时细化了社会共治和市场机制，确立了典型示范、贡献奖励、科普教育等社会监督手段，也为职业监管队伍建设、监管资源区域性布局、科学划分监管事权等未来体制改革方向埋下了伏笔。

2018年3月，为了进一步完善市场监管体制、推进市场监管综合执法、加强产品质量安全监管，国务院机构改革方案将国家工商行政管理总局的职责，国家质量监督检验检疫总局的职责，国家食品药品监督管理总局的职责，国家发展和改革委员会的价格监督检查与反垄断执法职责，商务部的经营者集中反垄断执法以及国务院反垄断委员会办公室等职责整合，组建国家市场监督管理总局，作为国务院直属机构。国家市场监督管理总局的主要职责是：负责市场综合监督管理，统一登记市场主体并建立信息公示和共享机制，组织市场监管综合执法工作，承担反垄断统一执法，规范和维护市场秩序，组织实施质量强国战略，负责工业产品质量安全、食品安全特种设备安全监管，统一管理计量标准、检验检测、认证认可工作等。自此，我国食品安全监管进入了一个全新的发展阶段。

# 第二节　食品安全法律法规

自 20 世纪 80 年代以来，一些国家以及有关国际组织逐步以食品安全的综合立法替代了卫生、质量、营养等要素立法。1990 年英国颁布了《食品安全法》，2000 年欧盟发表了具有指导意义的《食品安全白皮书》，2003 年日本制定了《食品安全基本法》。部分发展中国家也制定了《食品安全法》。综合型的《食品安全法》逐步替代了要素型的《食品卫生法》《食品质量法》《食品营养法》等，反映了时代发展的要求。

## 一、 我国现行食品安全法律法规体系概况

我国《食品安全法》于 2009 年 2 月 28 日第十一届全国人民代表大会常务委员会第七次会议通过，自 2009 年 6 月 1 日起施行。《食品安全法》的实施对规范食品生产经营活动、保障食品安全发挥了重要作用，食品安全整体水平得到提升，食品安全形势总体稳中向好。与此同时，我国食品安全违法生产经营现象依然存在，食品安全事件时有发生，监管体制、手段和制度等尚不能完全适应食品安全的需要，法律责任偏轻、重典治乱的威慑作用没有得到充分发挥，食品安全形势依然严峻。

党的十八大以来，党中央、国务院进一步改革完善我国食品安全监管体制，着力建立最严格的食品安全监管制度，积极推进了食品安全社会共治格局，为了以法律形式固定监管体制改革成果、完善监管制度机制，解决当前食品安全领域存在的突出问题，以法治方式维护食品安全，为最严格的食品安全监管提供体制制度保障，2015 年 4 月 24 日第十二届全国人民代表大会常务委员会第十四次会议对我国《食品安全法》进行了修订。2015 年 10 月 1 日正式实施。

修订后的《食品安全法》最大的变化体现在两个方面：一是"新"，二是"严"。新修订的《食品安全法》内容新增了 50 多条，对现有 70% 的条文进行了实质性的修订，新增一些重要的理念、制度、机制和方式。以监管制度为例，增加了食品安全风险自查制度、食品安全责任保险制度、食品安全全程追溯制度、食品安全有奖举报制度等 20 多项制度。

新修订的《食品安全法》按照最严厉的处罚、最严肃的问责，加大了对各类违法行为的惩处力度。自出台后，就被人们冠以"史上最严"的称号。新法之"严"主要体现以下八个方面。

1. 刑事责任优先

对各类食品安全违法行为，首先监管部门要进行责任判断，如果构成刑事责任的，应按照有关规定移交司法机关进行处理。如果未构成刑事责任，就由执法监管部门按照行政相关法律进行处理。

2. 违法行为最高可处 30 倍罚款

新修订的《食品安全法》提高了财产处罚的数额，最高的财产处罚数额可以达到违法生产经营的食品货值金额的 30 倍。

3. 增加行政拘留和治安管理处罚

举例来说，违法使用剧毒、高毒农药，除依照相关法律法规给予行政处罚外可以由公安机

关给予拘留。再如，编造、散布虚假信息，违反治安管理处罚的，也可以进行治安管理处罚。

4. 资格处罚力度加大

比如食品检验机构或者检验人员出具虚假的检验报告，可以由授予其资质的主管部门或者机构撤销该检验机构的检验资质。

又如，吊销许可证的食品生产经营者的法定代表人、直接负责主管人员或其他人员，自行政处罚做出决定之日起，五年之内不得申请生产经营许可；不得从事食品生产经营管理工作；不得担任食品生产经营企业食品安全的管理人员。

5. 一年三次违法责令停产至吊销许可证

新法实施后，食品生产经营者如果一年之内累积三次因违反食品安全法受到警告、罚款处罚的，将由食品药品监管部门责令停产停业，直至吊销许可证。

6. 网购食品出问题将由网站赔偿损失

通过多种责任连带形式，强化食品生产经营者的责任担当。比如网络食品交易第三方平台，如果没有履行法定义务使消费者合法权益受到损害的，应当与食品生产经营者承担连带责任。这就是说，第三方平台对入网食品经营者有管理的义务，如果没有履行登记审核的义务，使消费者产生损害的要承担连带责任。

7. 惩罚性赔偿最低赔 1000 元

生产不符合食品安全标准的食品或者经营明知是不符合食品安全标准的食品，消费者除要求赔偿损失外，还可以向生产者或者经营者要求支付价款十倍或者损失三倍的赔偿金；增加赔偿的金额不足 1000 元的，为 1000 元。

例如消费者买了一瓶价格为 3 元的饮料，如果该饮料不符合食品安全标准，消费者除了获得买饮料的 3 元钱外，还能获得 1000 元赔偿。

8. 确立首负责任制

消费者因食用不符合食品安全标准的食品受到损害，可以向经营者要求赔偿，也可以向生产者要求赔偿。接到消费者赔偿要求的食品生产者或者经营者应该实现首负责任制，先行赔付不得推诿，责任确定后如果属于生产者责任的，经营者赔偿后可以向生产者追偿，这种制度有利于保护消费者合法权益。

## 二、 食品安全的法律规定

### （一）食品安全风险监测和评估

我国的《食品安全法》规定："国家建立食品安全风险监测制度，对食源性疾病、食品污染以及食品中的有害因素进行监测。国家建立食品安全风险评估制度，运用科学方法，根据食品安全风险监测信息、科学数据以及有关信息，对食品、食品添加剂、食品相关产品中生物性、化学性和物理性危害因素进行风险评估。"

1. 食品安全风险监测制度

国务院卫生行政部门会同国务院食品药品监督管理、质量监督等部门，制定、实施国家食品安全风险监测计划。国务院食品药品监督管理部门和其他有关部门获知有关食品安全风险信息后，应当立即核实并向国务院卫生行政部门通报。对有关部门通报的食品安全风险信息以及医疗机构报告的食源性疾病等有关疾病信息，国务院卫生行政部门应当会同国务院有关部门分析研究，认为必要的，及时调整国家食品安全风险监测计划。

省、自治区、直辖市人民政府卫生行政部门会同同级食品药品监督管理、质量监督等部门，根据国家食品安全风险监测计划，结合本行政区域的具体情况，制定、调整本行政区域的食品安全风险监测方案，报国务院卫生行政部门备案并实施。

承担食品安全风险监测工作的技术机构应当根据食品安全风险监测计划和监测方案开展监测工作，保证监测数据真实、准确，并按照食品安全风险监测计划和监测方案的要求报送监测数据和分析结果。

食品安全风险监测工作人员有权进入相关食用农产品种植养殖、食品生产经营场所采集样品、收集相关数据。采集样品应当按照市场价格支付费用。

食品安全风险监测结果表明可能存在食品安全隐患的，县级以上人民政府卫生行政部门应当及时将相关信息通报同级食品药品监督管理等部门，并报告本级人民政府和上级人民政府卫生行政部门。食品药品监督管理等部门应当组织开展进一步调查。

2. 食品安全风险评估制度

国务院卫生行政部门负责组织食品安全风险评估工作，成立由医学、农业、食品、营养、生物、环境等方面的专家组成的食品安全风险评估专家委员会进行食品安全风险评估。食品安全风险评估结果由国务院卫生行政部门公布。对农药、肥料、兽药、饲料和饲料添加剂等的安全性评估，应当有食品安全风险评估专家委员会的专家参加。食品安全风险评估不得向生产经营者收取费用，采集样品应当按照市场价格支付费用。有下列情形之一的，应当进行食品安全风险评估。

（1）通过食品安全风险监测或者接到举报发现食品、食品添加剂、食品相关产品可能存在安全隐患的。

（2）为制定或者修订食品安全国家标准提供科学依据需要进行风险评估的。

（3）为确定监督管理的重点领域、重点品种需要进行风险评估的。

（4）发现新的可能危害食品安全因素的。

（5）需要判断某一因素是否构成食品安全隐患的。

（6）国务院卫生行政部门认为需要进行风险评估的其他情形。

国务院食品药品监督管理、质量监督、农业行政等部门在监督管理工作中发现需要进行食品安全风险评估的，应当向国务院卫生行政部门提出食品安全风险评估的建议，并提供风险来源、相关检验数据和结论等信息、资料。属于上述需进行食品安全风险评估情形的，国务院卫生行政部门应当及时进行食品安全风险评估，并向国务院有关部门通报评估结果。

省级以上人民政府卫生行政、农业行政部门应当及时相互通报食品、食用农产品安全风险监测信息。国务院卫生行政、农业行政部门应当及时相互通报食品、食用农产品安全风险评估结果等信息。

食品安全风险评估结果是制定、修订食品安全标准和实施食品安全监督管理的科学依据。经食品安全风险评估，得出食品、食品添加剂、食品相关产品不安全结论的，国务院食品药品监督管理、质量监督等部门应当依据各自职责立即向社会公告，告知消费者停止食用或者使用该产品，并采取相应措施，确保该食品、食品添加剂、食品相关产品停止生产经营；需要制定、修订相关食品安全国家标准的，国务院卫生行政部门应当会同国务院食品药品监督管理部门立即制定、修订。

国务院食品药品监督管理部门应当会同国务院有关部门，根据食品安全风险评估结果、食品安全监督管理信息，对食品安全状况进行综合分析。对经综合分析表明可能具有较高程度安全风险的食品，国务院食品药品监督管理部门应当及时提出食品安全风险警示，并向社会公布。

县级以上人民政府食品药品监督管理部门和其他有关部门、食品安全风险评估专家委员会及其技术机构，应当按照科学、客观、及时、公开的原则，组织食品生产经营者、食品检验机构、认证机构、食品行业协会、消费者协会以及新闻媒体等，就食品安全风险评估信息和食品安全监督管理信息进行交流沟通。

（二）　食品安全标准

制定食品安全标准，应当以保障公众身体健康为宗旨，做到科学合理、安全可靠。食品安全标准是强制执行的标准。除食品安全标准外，不得制定其他食品强制性标准。

食品安全标准应当包括下列内容。

（1）食品、食品添加剂、食品相关产品中的致病性微生物，农药残留、兽药残留、生物毒素、重金属等污染物质以及其他危害人体健康的物质的限量规定。

（2）食品添加剂的品种、使用范围、用量。

（3）专供婴幼儿和其他特定人群的主辅食品的营养成分要求。

（4）对与卫生、营养等食品安全要求有关的标签、标志、说明书的要求。

（5）食品生产经营过程的卫生要求。

（6）与食品安全有关的质量要求。

（7）与食品安全有关的食品检验方法与规程。

（8）其他需要制定为食品安全标准的内容。

食品安全国家标准由国务院卫生行政部门会同国务院食品药品监督管理部门制定、公布，国务院标准化行政部门提供国家标准编号。食品中农药残留、兽药残留的限量规定及其检验方法与规程由国务院卫生行政部门、国务院农业行政部门会同国务院食品药品监督管理部门制定。屠宰畜、禽的检验规程由国务院农业行政部门会同国务院卫生行政部门制定。

制定食品安全国家标准，应当依据食品安全风险评估结果并充分考虑食用农产品安全风险评估结果，参照相关的国际标准和国际食品安全风险评估结果，并将食品安全国家标准草案向社会公布，广泛听取食品生产经营者、消费者、有关部门等方面的意见。

食品安全国家标准应当经国务院卫生行政部门组织的食品安全国家标准审评委员会审查通过。食品安全国家标准审评委员会由医学、农业、食品、营养、生物、环境等方面的专家以及国务院有关部门、食品行业协会、消费者协会的代表组成，对食品安全国家标准草案的科学性和实用性等进行审查。

对地方特色食品，没有食品安全国家标准的，省、自治区、直辖市人民政府卫生行政部门可以制定并公布食品安全地方标准，报国务院卫生行政部门备案。食品安全国家标准制定后，该地方标准即行废止。

国家鼓励食品生产企业制定严于食品安全国家标准或者地方标准的企业标准，在本企业适用，并报省、自治区、直辖市人民政府卫生行政部门备案。

省级以上人民政府卫生行政部门应当在其网站上公布制定和备案的食品安全国家标准、地方标准和企业标准，供公众免费查阅、下载。

对食品安全标准执行过程中的问题，县级以上人民政府卫生行政部门应当会同有关部门及时给予指导、解答。

省级以上人民政府卫生行政部门应当会同同级食品药品监督管理、质量监督、农业行政等部门，分别对食品安全国家标准和地方标准的执行情况进行跟踪评价，并根据评价结果及时修订食品安全标准。

省级以上人民政府食品药品监督管理、质量监督、农业行政等部门应当对食品安全标准执行中存在的问题进行收集、汇总，并及时向同级卫生行政部门通报。

食品生产经营者、食品行业协会发现食品安全标准在执行中存在问题的，应当立即向卫生行政部门报告。

### （三） 食品生产经营

1. 一般规定

食品生产经营应当符合食品安全标准，并符合下列要求。

（1）具有与生产经营的食品品种、数量相适应的食品原料处理和食品加工、包装、储存等场所，保持该场所环境整洁，并与有毒、有害场所以及其他污染源保持规定的距离。

（2）具有与生产经营的食品品种、数量相适应的生产经营设备或者设施，有相应的消毒、更衣、盥洗、采光、照明、通风、防腐、防尘、防蝇、防鼠、防虫、洗涤以及处理废水、存放垃圾和废弃物的设备或者设施。

（3）有专职或者兼职的食品安全专业技术人员、食品安全管理人员和保证食品安全的规章制度。

（4）具有合理的设备布局和工艺流程，防止待加工食品与直接入口食品、原料与成品交叉污染，避免食品接触有毒物、不洁物。

（5）餐具、饮具和盛放直接入口食品的容器，使用前应当洗净、消毒，炊具、用具用后应当洗净，保持清洁。

（6）储存、运输和装卸食品的容器、工具和设备应当安全、无害，保持清洁，防止食品污染，并符合保证食品安全所需的温度、湿度等特殊要求，不得将食品与有毒、有害物品一同储存、运输。

（7）直接入口的食品应当使用无毒、清洁的包装材料、餐具、饮具和容器。

（8）食品生产经营人员应当保持个人卫生，生产经营食品时，应当将手洗净，穿戴清洁的工作衣、帽等；销售无包装的直接入口食品时，应当使用无毒、清洁的容器、售货工具和设备。

（9）用水应当符合国家规定的生活饮用水卫生标准。

（10）使用的洗涤剂、消毒剂应当对人体安全、无害。

（11）法律、法规规定的其他要求。

非食品生产经营者从事食品储存、运输和装卸的，应当符合上述第六项的规定。

禁止生产经营下列食品、食品添加剂、食品相关产品。

（1）用非食品原料生产的食品或者添加食品添加剂以外的化学物质和其他可能危害人体健康物质的食品，或者用回收食品作为原料生产的食品。

（2）致病性微生物，农药残留、兽药残留、生物毒素、重金属等污染物质以及其他危害人体健康的物质含量超过食品安全标准限量的食品、食品添加剂、食品相关产品。

（3）用超过保质期的食品原料、食品添加剂生产的食品、食品添加剂。

（4）超范围、超限量使用食品添加剂的食品。

（5）营养成分不符合食品安全标准的专供婴幼儿和其他特定人群的主辅食品。

（6）腐败变质、油脂酸败、霉变生虫、污秽不洁、混有异物、掺假掺杂或者感官性状异常的食品、食品添加剂。

（7）病死、毒死或者死因不明的禽、畜、兽、水产动物肉类及其制品。

（8）未按规定进行检疫或者检疫不合格的肉类，或者未经检验或者检验不合格的肉类制品。

（9）被包装材料、容器、运输工具等污染的食品、食品添加剂。

（10）标注虚假生产日期、保质期或者超过保质期的食品、食品添加剂。

（11）无标签的预包装食品、食品添加剂。

（12）国家为防病等特殊需要明令禁止生产经营的食品。

（13）其他不符合法律、法规或者食品安全标准的食品、食品添加剂、食品相关产品。

国家对食品生产经营实行许可制度。从事食品生产、食品销售、餐饮服务，应当依法取得许可。但是，销售食用农产品，不需要取得许可。县级以上地方人民政府食品药品监督管理部门应当依照《中华人民共和国行政许可法》的规定，审核申请人提交《食品安全法》规定要求的相关资料，必要时对申请人的生产经营场所进行现场核查；对符合规定条件的，准予许可；对不符合规定条件的，不予许可并书面说明理由。

食品生产加工小作坊和食品摊贩等从事食品生产经营活动，应当符合本法规定的与其生产经营规模、条件相适应的食品安全要求，保证所生产经营的食品卫生、无毒、无害，食品药品监督管理部门应当对其加强监督管理。县级以上地方人民政府应当对食品生产加工小作坊、食品摊贩等进行综合治理，加强服务和统一规划，改善其生产经营环境，鼓励和支持其改进生产经营条件，进入集中交易市场、店铺等固定场所经营，或者在指定的临时经营区域、时段经营。食品生产加工小作坊和食品摊贩等的具体管理办法由省、自治区、直辖市制定。

利用新的食品原料生产食品，或者生产食品添加剂新品种、食品相关产品新品种，应当向国务院卫生行政部门提交相关产品的安全性评估材料。国务院卫生行政部门应当自收到申请之日起六十日内组织审查；对符合食品安全要求的，准予许可并公布；对不符合食品安全要求的，不予许可并书面说明理由。

生产经营的食品中不得添加药品，但是可以添加按照传统既是食品又是中药材的物质。按照传统既是食品又是中药材的物质目录由国务院卫生行政部门会同国务院食品药品监督管理部门制定、公布。

国家对食品添加剂生产实行许可制度。从事食品添加剂生产，应当具有与所生产食品添加剂品种相适应的场所、生产设备或者设施、专业技术人员和管理制度，并依照本法规定的程序，取得食品添加剂生产许可。生产食品添加剂应当符合法律、法规和食品安全国家标准。食品添加剂应当在技术上确有必要且经过风险评估证明安全可靠，方可列入允许使用的范围；有关食品安全国家标准应当根据技术必要性和食品安全风险评估结果及时修订。食品生产经营者应当按照食品安全国家标准使用食品添加剂。

生产食品相关产品应当符合法律、法规和食品安全国家标准。对直接接触食品的包装材料等具有较高风险的食品相关产品，按照国家有关工业产品生产许可证管理的规定实施生产许可。质量监督部门应当加强对食品相关产品生产活动的监督管理。

国家建立食品安全全程追溯制度。食品生产经营者应当依照本法的规定，建立食品安全追溯体系，保证食品可追溯。国家鼓励食品生产经营者采用信息化手段采集、留存生产经营信息，建立食品安全追溯体系。国务院食品药品监督管理部门会同国务院农业行政等有关部门建立食品安全全程追溯协作机制。地方各级人民政府应当采取措施鼓励食品的规模化生产和连锁经营、配送。国家鼓励食品生产经营企业参加食品安全责任保险。

2. 生产经营过程控制

食品生产经营企业应当建立健全食品安全管理制度，对职工进行食品安全知识培训，加强食品检验工作，依法从事生产经营活动。食品生产经营企业的主要负责人应当落实企业食品安全管理制度，对本企业的食品安全工作全面负责。

食品生产经营企业应当配备食品安全管理人员，加强对其培训和考核。经考核不具备食品安全管理能力的，不得上岗。食品药品监督管理部门应当对企业食品安全管理人员随机进行监督抽查考核并公布考核情况。监督抽查考核不得收取费用。

食品生产经营者应当建立并执行从业人员健康管理制度。患有国务院卫生行政部门规定的有碍食品安全疾病的人员，不得从事接触直接入口食品的工作。从事接触直接入口食品工作的食品生产经营人员应当每年进行健康检查，取得健康证明后方可上岗工作。

食品生产企业应当就下列事项制定并实施控制要求，保证所生产的食品符合食品安全标准。

（1）原料采购、原料验收、投料等原料控制。

（2）生产工序、设备、储存、包装等生产关键环节控制。

（3）原料检验、半成品检验、成品出厂检验等检验控制。

（4）运输和交付控制。

食品生产经营者应当建立食品安全自查制度，定期对食品安全状况进行检查评价。生产经营条件发生变化，不再符合食品安全要求的，食品生产经营者应当立即采取整改措施；有发生食品安全事故潜在风险的，应当立即停止食品生产经营活动，并向所在地县级人民政府食品药品监督管理部门报告。

国家鼓励食品生产经营企业符合良好生产规范要求，实施危害分析与关键控制点体系，提高食品安全管理水平。对通过良好生产规范、危害分析与关键控制点体系认证的食品生产经营企业，认证机构应当依法实施跟踪调查；对不再符合认证要求的企业，应当依法撤销认证，及时向县级以上人民政府食品药品监督管理部门通报，并向社会公布。认证机构实施跟踪调查不得收取费用。

食用农产品生产者应当按照食品安全标准和国家有关规定使用农药、肥料、兽药、饲料和饲料添加剂等农业投入品，严格执行农业投入品使用安全间隔期或者休药期的规定，不得使用国家明令禁止的农业投入品。禁止将剧毒、高毒农药用于蔬菜、瓜果、茶叶和中草药材等国家规定的农作物。食用农产品的生产企业和农民专业合作经济组织应当建立农业投入品使用记录制度。县级以上人民政府农业行政部门应当加强对农业投入品使用的监督管理和指导，建立健全农业投入品安全使用制度。

食品生产者采购食品原料、食品添加剂、食品相关产品，应当查验供货者的许可证和产品合格证明；对无法提供合格证明的食品原料，应当按照食品安全标准进行检验；不得采购或者使用不符合食品安全标准的食品原料、食品添加剂、食品相关产品。

　　食品生产企业应当建立食品原料、食品添加剂、食品相关产品进货查验记录制度，如实记录食品原料、食品添加剂、食品相关产品的名称、规格、数量、生产日期或者生产批号、保质期、进货日期以及供货者名称、地址、联系方式等内容，并保存相关凭证。记录和凭证保存期限不得少于产品保质期满后六个月；没有明确保质期的，保存期限不得少于两年。

　　食品生产企业应当建立食品出厂检验记录制度，查验出厂食品的检验合格证和安全状况，如实记录食品的名称、规格、数量、生产日期或者生产批号、保质期、检验合格证号、销售日期以及购货者名称、地址、联系方式等内容，并保存相关凭证。记录和凭证保存期限应当符合《食品安全法》的相关规定。

　　食品、食品添加剂、食品相关产品的生产者，应当按照食品安全标准对所生产的食品、食品添加剂、食品相关产品进行检验，检验合格后方可出厂或者销售。食品经营者采购食品，应当查验供货者的许可证和食品出厂检验合格证或者其他合格证明。

　　食品经营企业应当建立食品进货查验记录制度，如实记录食品的名称、规格、数量、生产日期或者生产批号、保质期、进货日期以及供货者名称、地址、联系方式等内容，并保存相关凭证。记录和凭证保存期限应当符合《食品安全法》的相关规定。实行统一配送经营方式的食品经营企业，可以由企业总部统一查验供货者的许可证和食品合格证明文件，进行食品进货查验记录。

　　从事食品批发业务的经营企业应当建立食品销售记录制度，如实记录批发食品的名称、规格、数量、生产日期或者生产批号、保质期、销售日期以及购货者名称、地址、联系方式等内容，并保存相关凭证。记录和凭证保存期限应当符合《食品安全法》的相关规定。食品经营者应当按照保证食品安全的要求储存食品，定期检查库存食品，及时清理变质或者超过保质期的食品。食品经营者储存散装食品，应当在储存位置标明食品的名称、生产日期或者生产批号、保质期、生产者名称及联系方式等内容。

　　餐饮服务提供者应当制定并实施原料控制要求，不得采购不符合食品安全标准的食品原料。倡导餐饮服务提供者公开加工过程，公示食品原料及其来源等信息。餐饮服务提供者在加工过程中应当检查待加工的食品及原料，发现有腐败变质、油脂酸败、霉变生虫、污秽不洁、混有异物、掺假掺杂或者感官性状异常的食品、食品添加剂，不得加工或者使用。餐饮服务提供者应当定期维护食品加工、储存、陈列设施、设备；定期清洗、校验保温设施及冷藏、冷冻设施。餐饮服务提供者应当按照要求对餐具、饮具进行清洗消毒，不得使用未经清洗消毒的餐具、饮具；餐饮服务提供者委托清洗消毒餐具、饮具的，应当委托符合《食品安全法》规定条件的餐具、饮具集中消毒服务单位。

　　学校、托幼机构、养老机构、建筑工地等集中用餐单位的食堂应当严格遵守法律、法规和食品安全标准；从供餐单位订餐的，应当从取得食品生产经营许可的企业订购，并按照要求对订购的食品进行查验。供餐单位应当严格遵守法律、法规和食品安全标准，当餐加工，确保食品安全。学校、托幼机构、养老机构、建筑工地等集中用餐单位的主管部门应当加强对集中用餐单位的食品安全教育和日常管理，降低食品安全风险，及时消除食品安全隐患。

　　餐具、饮具集中消毒服务单位应当具备相应的作业场所、清洗消毒设备或者设施，用水和使用的洗涤剂、消毒剂应当符合相关食品安全国家标准和其他国家标准、卫生规范。餐具、饮具集中消毒服务单位应当对消毒餐具、饮具进行逐批检验，检验合格后方可出厂，并应当随附消毒合格证明。消毒后的餐具、饮具应当在独立包装上标注单位名称、地址、联系方式、消毒日期以及使用期限等内容。

食品添加剂生产者应当建立食品添加剂出厂检验记录制度，查验出厂产品的检验合格证和安全状况，如实记录食品添加剂的名称、规格、数量、生产日期或者生产批号、保质期、检验合格证号、销售日期以及购货者名称、地址、联系方式等相关内容，并保存相关凭证。记录和凭证保存期限应当符合《食品安全法》的相关规定。

食品添加剂经营者采购食品添加剂，应当依法查验供货者的许可证和产品合格证明文件，如实记录食品添加剂的名称、规格、数量、生产日期或者生产批号、保质期、进货日期以及供货者名称、地址、联系方式等内容，并保存相关凭证。记录和凭证保存期限应当符合《食品安全法》的相关规定。

集中交易市场的开办者、柜台出租者和展销会举办者，应当依法审查入场食品经营者的许可证，明确其食品安全管理责任，定期对其经营环境和条件进行检查，发现其有违反本法规定行为的，应当及时制止并立即报告所在地县级人民政府食品药品监督管理部门。

网络食品交易第三方平台提供者应当对入网食品经营者进行实名登记，明确其食品安全管理责任；依法应当取得许可证的，还应当审查其许可证。网络食品交易第三方平台提供者发现入网食品经营者有违反本法规定行为的，应当及时制止并立即报告所在地县级人民政府食品药品监督管理部门；发现严重违法行为的，应当立即停止提供网络交易平台服务。

国家建立食品召回制度。食品生产者发现其生产的食品不符合食品安全标准或者有证据证明可能危害人体健康的，应当立即停止生产，召回已经上市销售的食品，通知相关生产经营者和消费者，并记录召回和通知情况。

食品经营者发现其经营的食品有前款规定情形的，应当立即停止经营，通知相关生产经营者和消费者，并记录停止经营和通知情况。食品生产者认为应当召回的，应当立即召回。由于食品经营者的原因造成其经营的食品有前款规定情形的，食品经营者应当召回。

食品生产经营者应当对召回的食品采取无害化处理、销毁等措施，防止其再次流入市场。但是，对因标签、标志或者说明书不符合食品安全标准而被召回的食品，食品生产者在采取补救措施且能保证食品安全的情况下可以继续销售；销售时应当向消费者明示补救措施。

食品生产经营者应当将食品召回和处理情况向所在地县级人民政府食品药品监督管理部门报告；需要对召回的食品进行无害化处理、销毁的，应当提前报告时间、地点。食品药品监督管理部门认为必要的，可以实施现场监督。食品生产经营者未依照本条规定召回或者停止经营的，县级以上人民政府食品药品监督管理部门可以责令其召回或者停止经营。

食用农产品批发市场应当配备检验设备和检验人员或者委托符合本法规定的食品检验机构，对进入该批发市场销售的食用农产品进行抽样检验；发现不符合食品安全标准的，应当要求销售者立即停止销售，并向食品药品监督管理部门报告。

食用农产品销售者应当建立食用农产品进货查验记录制度，如实记录食用农产品的名称、数量、进货日期以及供货者名称、地址、联系方式等内容，并保存相关凭证。记录和凭证保存期限不得少于六个月。

进入市场销售的食用农产品在包装、保鲜、储存、运输中使用保鲜剂、防腐剂等食品添加剂和包装材料等食品相关产品，应当符合食品安全国家标准。

3. 标签、说明书和广告

预包装食品的包装上应当有标签。标签应当标明下列事项。

（1）名称、规格、净含量、生产日期。

（2）成分或者配料表。

（3）生产者的名称、地址、联系方式。

（4）保质期。

（5）产品标准代号。

（6）储存条件。

（7）所使用的食品添加剂在国家标准中的通用名称。

（8）生产许可证编号。

（9）法律、法规或者食品安全标准规定应当标明的其他事项。

专供婴幼儿和其他特定人群的主辅食品，其标签还应当标明主要营养成分及其含量。食品安全国家标准对标签标注事项另有规定的，从其规定。

食品经营者销售散装食品，应当在散装食品的容器、外包装上标明食品的名称、生产日期或者生产批号、保质期以及生产经营者名称、地址、联系方式等内容。

生产经营转基因食品应当按照规定显著标示。

食品经营者应当按照食品标签标示的警示标志、警示说明或者注意事项的要求销售食品。食品广告的内容应当真实合法，不得含有虚假内容，不得涉及疾病预防、治疗功能。食品生产经营者对食品广告内容的真实性、合法性负责。

县级以上人民政府食品药品监督管理部门和其他有关部门以及食品检验机构、食品行业协会不得以广告或者其他形式向消费者推荐食品。消费者组织不得以收取费用或者其他牟取利益的方式向消费者推荐食品。

4. 特殊食品

国家对保健食品、特殊医学用途配方食品和婴幼儿配方食品等特殊食品实行严格监督管理。保健食品声称保健功能，应当具有科学依据，不得对人体产生急性、亚急性或者慢性危害。

保健食品原料目录和允许保健食品声称的保健功能目录，由国务院食品药品监督管理部门会同国务院卫生行政部门、国家中医药管理部门制定、调整并公布。保健食品原料目录应当包括原料名称、用量及其对应的功效；列入保健食品原料目录的原料只能用于保健食品生产，不得用于其他食品生产。

使用保健食品原料目录以外原料的保健食品和首次进口的保健食品应当经国务院食品药品监督管理部门注册。但是，首次进口的保健食品中属于补充维生素、矿物质等营养物质的，应当报国务院食品药品监督管理部门备案。其他保健食品应当报省、自治区、直辖市人民政府食品药品监督管理部门备案。进口的保健食品应当是出口国（地区）主管部门准许上市销售的产品。

依法应当注册的保健食品，注册时应当提交保健食品的研发报告、产品配方、生产工艺、安全性和保健功能评价、标签、说明书等材料及样品，并提供相关证明文件。国务院食品药品监督管理部门经组织技术审评，对符合安全和功能声称要求的，准予注册；对不符合要求的，不予注册并书面说明理由。对使用保健食品原料目录以外原料的保健食品作出准予注册决定的，应当及时将该原料纳入保健食品原料目录。依法应当备案的保健食品，备案时应当提交产品配方、生产工艺、标签、说明书以及表明产品安全性和保健功能的材料。

保健食品的标签、说明书不得涉及疾病预防、治疗功能，内容应当真实，与注册或者备案的内容相一致，载明适宜人群、不适宜人群、功效成分或者标志性成分及其含量等，并声明"本品不能代替药物"。保健食品的功能和成分应当与标签、说明书相一致。

保健食品广告还应当声明"本品不能代替药物"；其内容应当经生产企业所在地省、自治区、直辖市人民政府食品药品监督管理部门审查批准，取得保健食品广告批准文件。省、自治区、直辖市人民政府食品药品监督管理部门应当公布并及时更新已经批准的保健食品广告目录以及批准的广告内容。

特殊医学用途配方食品应当经国务院食品药品监督管理部门注册。注册时，应当提交产品配方、生产工艺、标签、说明书以及表明产品安全性、营养充足性和特殊医学用途临床效果的材料。特殊医学用途配方食品广告适用《中华人民共和国广告法》和其他法律、行政法规关于药品广告管理的规定。

婴幼儿配方食品生产企业应当实施从原料进厂到成品出厂的全过程质量控制，对出厂的婴幼儿配方食品实施逐批检验，保证食品安全。生产婴幼儿配方食品使用的生鲜乳、辅料等食品原料、食品添加剂等，应当符合法律、行政法规的规定和食品安全国家标准，保证婴幼儿生长发育所需的营养成分。

婴幼儿配方食品生产企业应当将食品原料、食品添加剂、产品配方及标签等事项向省、自治区、直辖市人民政府食品药品监督管理部门备案。婴幼儿配方乳粉的产品配方应当经国务院食品药品监督管理部门注册。注册时，应当提交配方研发报告和其他表明配方科学性、安全性的材料。

不得以分装方式生产婴幼儿配方乳粉，同一企业不得用同一配方生产不同品牌的婴幼儿配方乳粉。

省级以上人民政府食品药品监督管理部门应当及时公布注册或者备案的保健食品、特殊医学用途配方食品、婴幼儿配方乳粉目录，并对注册或者备案中获知的企业商业秘密予以保密。保健食品、特殊医学用途配方食品、婴幼儿配方乳粉生产企业应当按照注册或者备案的产品配方、生产工艺等技术要求组织生产。

生产保健食品，特殊医学用途配方食品、婴幼儿配方食品和其他专供特定人群的主辅食品的企业，应当按照良好生产规范的要求建立与所生产食品相适应的生产质量管理体系，定期对该体系的运行情况进行自查，保证其有效运行，并向所在地县级人民政府食品药品监督管理部门提交自查报告。

### （四） 食品检验

食品检验机构按照国家有关认证认可的规定取得资质认定后，方可从事食品检验活动。但是，法律另有规定的除外。食品检验机构的资质认定条件和检验规范，由国务院食品药品监督管理部门规定。符合本法规定的食品检验机构出具的检验报告具有同等效力。县级以上人民政府应当整合食品检验资源，实现资源共享。

食品检验由食品检验机构指定的检验人独立进行。检验人应当依照有关法律、法规的规定，并按照食品安全标准和检验规范对食品进行检验，尊重科学，恪守职业道德，保证出具的检验数据和结论客观、公正，不得出具虚假检验报告。食品检验实行食品检验机构与检验人负责制。食品检验报告应当加盖食品检验机构公章，并有检验人的签名或者盖章。食品检验机构和检验人对出具的食品检验报告负责。

县级以上人民政府食品药品监督管理部门应当对食品进行定期或者不定期的抽样检验，并依据有关规定公布检验结果，不得免检。进行抽样检验，应当购买抽取的样品，委托符合本法规定的食品检验机构进行检验，并支付相关费用；不得向食品生产经营者收取检验费和其他费用。

对依照本法规定实施的检验结论有异议的，食品生产经营者可以自收到检验结论之日起七个工作日内向实施抽样检验的食品药品监督管理部门或者其上一级食品药品监督管理部门提出复检申请，由受理复检申请的食品药品监督管理部门在公布的复检机构名录中随机确定复检机构进行复检。复检机构出具的复检结论为最终检验结论。复检机构与初检机构不得为同一机构。复检机构名录由国务院认证认可监督管理、食品药品监督管理、卫生行政、农业行政等部门共同公布。

采用国家规定的快速检测方法对食用农产品进行抽查检测，被抽查人对检测结果有异议的，可以自收到检测结果时起 4h 内申请复检。复检不得采用快速检测方法。

食品生产企业可以自行对所生产的食品进行检验，也可以委托符合本法规定的食品检验机构进行检验。食品行业协会和消费者协会等组织、消费者需要委托食品检验机构对食品进行检验的，应当委托符合本法规定的食品检验机构进行。食品添加剂的检验，适用本法有关食品检验的规定。

### （五） 食品进出口

国家出入境检验检疫部门对进出口食品安全实施监督管理。进口的食品、食品添加剂、食品相关产品应当符合我国食品安全国家标准。进口的食品、食品添加剂应当经出入境检验检疫机构依照进出口商品检验相关法律、行政法规的规定检验合格。进口的食品、食品添加剂应当按照国家出入境检验检疫部门的要求随附合格证明材料。

进口尚无食品安全国家标准的食品，由境外出口商、境外生产企业或者其委托的进口商向国务院卫生行政部门提交所执行的相关国家（地区）标准或者国际标准。国务院卫生行政部门对相关标准进行审查，认为符合食品安全要求的，决定暂予适用，并及时制定相应的食品安全国家标准。进口利用新的食品原料生产的食品或者进口食品添加剂新品种、食品相关产品新品种，应依照《食品安全法》的相关规定办理。出入境检验检疫机构按照国务院卫生行政部门的要求，对前款规定的食品、食品添加剂、食品相关产品进行检验。检验结果应当公开。

境外出口商、境外生产企业应当保证向我国出口的食品、食品添加剂、食品相关产品符合本法以及我国其他有关法律、行政法规的规定和食品安全国家标准的要求，并对标签、说明书的内容负责。进口商应当建立境外出口商、境外生产企业审核制度，重点审核前款规定的内容；审核不合格的，不得进口。发现进口食品不符合我国食品安全国家标准或者有证据证明可能危害人体健康的，进口商应当立即停止进口，并依照本法相关规定召回。

境外发生的食品安全事件可能对我国境内造成影响，或者在进口食品、食品添加剂、食品相关产品中发现严重食品安全问题的，国家出入境检验检疫部门应当及时采取风险预警或者控制措施，并向国务院食品药品监督管理、卫生行政、农业行政部门通报。接到通报的部门应当及时采取相应措施。

县级以上人民政府食品药品监督管理部门对国内市场上销售的进口食品、食品添加剂实施监督管理。发现存在严重食品安全问题的，国务院食品药品监督管理部门应当及时向国家出入境检验检疫部门通报。国家出入境检验检疫部门应当及时采取相应措施。

向我国境内出口食品的境外出口商或者代理商、进口食品的进口商应当向国家出入境检验检疫部门备案。向我国境内出口食品的境外食品生产企业应当经国家出入境检验检疫部门注册。已经注册的境外食品生产企业提供虚假材料，或者因其自身的原因致使进口食品发生重大食品安全事故的，国家出入境检验检疫部门应当撤销注册并公告。国家出入境检验检疫部门应当定期公布已经备案的境外出口商、代理商、进口商和已经注册的境外食品生产企业名单。

进口的预包装食品、食品添加剂应当有中文标签；依法应当有说明书的，还应当有中文说明书。标签、说明书应当符合本法以及我国其他有关法律、行政法规的规定和食品安全国家标准的要求，并载明食品的原产地以及境内代理商的名称、地址、联系方式。预包装食品没有中文标签、中文说明书或者标签、说明书不符合本条规定的，不得进口。

进口商应当建立食品、食品添加剂进口和销售记录制度，如实记录食品、食品添加剂的名称、规格、数量、生产日期、生产或者进口批号、保质期、境外出口商和购货者名称、地址及联系方式、交货日期等内容，并保存相关凭证。记录和凭证保存期限应当符合本法相关规定。

出口食品生产企业应当保证其出口食品符合进口国（地区）的标准或者合同要求。出口食品生产企业和出口食品原料种植、养殖场应当向国家出入境检验检疫部门备案。

国家出入境检验检疫部门应当收集、汇总下列进出口食品安全信息，并及时通报相关部门、机构和企业。

（1）出入境检验检疫机构对进出口食品实施检验检疫发现的食品安全信息。

（2）食品行业协会和消费者协会等组织、消费者反映的进口食品安全信息。

（3）国际组织、境外政府机构发布的风险预警信息及其他食品安全信息，以及境外食品行业协会等组织、消费者反映的食品安全信息。

（4）其他食品安全信息。

国家出入境检验检疫部门应当对进出口食品的进口商、出口商和出口食品生产企业实施信用管理，建立信用记录，并依法向社会公布。对有不良记录的进口商、出口商和出口食品生产企业，应当加强对其进出口食品的检验检疫。

国家出入境检验检疫部门可以对向我国境内出口食品的国家（地区）的食品安全管理体系和食品安全状况进行评估和审查，并根据评估和审查结果，确定相应检验检疫要求。

### （六） 食品安全事故处置

国务院组织制定国家食品安全事故应急预案。县级以上地方人民政府应当根据有关法律、法规的规定和上级人民政府的食品安全事故应急预案以及本行政区域的实际情况，制定本行政区域的食品安全事故应急预案，并报上一级人民政府备案。食品安全事故应急预案应当对食品安全事故分级、事故处置组织指挥体系与职责、预防预警机制、处置程序、应急保障措施等作出规定。

食品生产经营企业应当制定食品安全事故处置方案，定期检查本企业各项食品安全防范措施的落实情况，及时消除事故隐患。发生食品安全事故的单位应当立即采取措施，防止事故扩大。事故单位和接收患者进行治疗的单位应当及时向事故发生地县级人民政府食品药品监督管理、卫生行政部门报告。

县级以上人民政府质量监督、农业行政等部门在日常监督管理中发现食品安全事故或者接到事故举报，应当立即向同级食品药品监督管理部门通报。发生食品安全事故，接到报告的县级人民政府食品药品监督管理部门应当按照应急预案的规定向本级人民政府和上级人民政府食品药品监督管理部门报告。县级人民政府和上级人民政府食品药品监督管理部门应当按照应急预案的规定上报。任何单位和个人不得对食品安全事故隐瞒、谎报、缓报，不得隐匿、伪造、毁灭有关证据。

医疗机构发现其接收的患者属于食源性疾病患者或者疑似患者的，应当按照规定及时将相关信息向所在地县级人民政府卫生行政部门报告。县级人民政府卫生行政部门认为与食品安全有关的，应当及时通报同级食品药品监督管理部门。

县级以上人民政府卫生行政部门在调查处理传染病或者其他突发公共卫生事件中发现与食品安全相关的信息，应当及时通报同级食品药品监督管理部门。县级以上人民政府食品药品监督管理部门接到食品安全事故的报告后，应当立即会同同级卫生行政、质量监督、农业行政等部门进行调查处理，并采取下列措施，防止或者减轻社会危害。

（1）开展应急救援工作，组织救治因食品安全事故导致人身伤害的人员。

（2）封存可能导致食品安全事故的食品及其原料，并立即进行检验；对确认属于被污染的食品及其原料，责令食品生产经营者依照本法相关规定召回或者停止经营。

（3）封存被污染的食品相关产品，并责令进行清洗消毒。

（4）做好信息发布工作，依法对食品安全事故及其处理情况进行发布，并对可能产生的危害加以解释、说明。

发生食品安全事故需要启动应急预案的，县级以上人民政府应当立即成立事故处置指挥机构，启动应急预案，依照前款和应急预案的规定进行处置。发生食品安全事故，县级以上疾病预防控制机构应当对事故现场进行卫生处理，并对与事故有关的因素开展流行病学调查，有关部门应当予以协助。县级以上疾病预防控制机构应当向同级食品药品监督管理、卫生行政部门提交流行病学调查报告。

发生食品安全事故后，设区的市级以上人民政府食品药品监督管理部门应当立即会同有关部门进行事故责任调查，督促有关部门履行职责，向本级人民政府和上一级人民政府食品药品监督管理部门提出事故责任调查处理报告。涉及两个以上省、自治区、直辖市的重大食品安全事故，由国务院食品药品监督管理部门依照前款规定组织事故责任调查。调查食品安全事故，应当坚持实事求是、尊重科学的原则，及时、准确查清事故性质和原因，认定事故责任，提出整改措施。调查食品安全事故，除了查明事故单位的责任，还应当查明有关监督管理部门、食品检验机构、认证机构及其工作人员的责任。食品安全事故调查部门有权向有关单位和个人了解与事故有关的情况，并要求提供相关资料和样品。有关单位和个人应当予以配合，按照要求提供相关资料和样品，不得拒绝。任何单位和个人不得阻挠、干涉食品安全事故的调查处理。

（七）监督管理

县级以上人民政府食品药品监督管理、质量监督部门根据食品安全风险监测、风险评估结果和食品安全状况等，确定监督管理的重点、方式和频次，实施风险分级管理。县级以上地方人民政府组织本级食品药品监督管理、质量监督、农业行政等部门制定本行政区域的食品安全年度监督管理计划，向社会公布并组织实施。食品安全年度监督管理计划应当将下列事项作为监督管理的重点。

（1）专供婴幼儿和其他特定人群的主辅食品。

（2）保健食品生产过程中的添加行为和按照注册或者备案的技术要求组织生产的情况，保健食品标签、说明书以及宣传材料中有关功能宣传的情况。

（3）发生食品安全事故风险较高的食品生产经营者。

（4）食品安全风险监测结果表明可能存在食品安全隐患的事项。

县级以上人民政府食品药品监督管理、质量监督部门履行各自食品安全监督管理职责，有权采取下列措施，对生产经营者遵守本法的情况进行监督检查。

（1）进入生产经营场所实施现场检查。

（2）对生产经营的食品、食品添加剂、食品相关产品进行抽样检验。

（3）查阅、复制有关合同、票据、账簿以及其他有关资料。

（4）查封、扣押有证据证明不符合食品安全标准或者有证据证明存在安全隐患以及用于违法生产经营的食品、食品添加剂、食品相关产品。

（5）查封违法从事生产经营活动的场所。

食品安全风险评估结果证明食品存在安全隐患，需要制定、修订食品安全标准的，在制定、修订食品安全标准前，国务院卫生行政部门应当及时会同国务院有关部门规定食品中有害物质的临时限量值和临时检验方法，可作为生产经营和监督管理的依据。

县级以上人民政府食品药品监督管理部门在食品安全监督管理工作中可以采用国家规定的快速检测方法对食品进行抽查检测。对抽查检测结果表明可能不符合食品安全标准的食品，应当依照本法相关规定进行检验。抽查检测结果确定有关食品不符合食品安全标准的，可以作为行政处罚的依据。

县级以上人民政府食品药品监督管理部门应当建立食品生产经营者食品安全信用档案，记录许可颁发、日常监督检查结果、违法行为查处等情况，依法向社会公布并实时更新；对有不良信用记录的食品生产经营者应增加监督检查频次，对违法行为情节严重的食品生产经营者，可以通报投资主管部门、证券监督管理机构和有关的金融机构。

食品生产经营过程中存在的干食品安全隐患，未及时采取措施消除的，县级以上人民政府食品药品监督管理部门可以对食品生产经营者的法定代表人或者主要负责人进行责任约谈。食品生产经营者应当立即采取措施，进行整改，消除隐患。责任约谈情况和整改情况应当纳入食品生产经营者食品安全信用档案。

县级以上人民政府食品药品监督管理、质量监督等部门应当公布本部门的电子邮件地址或者电话，接受咨询、投诉、举报。接到咨询、投诉、举报，对属于本部门职责的，应当受理并在法定期限内及时答复、核实、处理；对不属于本部门职责的，应当移交有权处理的部门并书面通知咨询、投诉、举报人。有权处理的部门应当在法定期限内及时处理，不得推诿。对查证属实的举报，给予举报人奖励。有关部门应当对举报人的信息予以保密，保护举报人的合法权益。举报人举报所在企业的，该企业不得以解除、变更劳动合同或者其他方式对举报人进行打击报复。

县级以上人民政府食品药品监督管理、质量监督等部门应当加强对执法人员食品安全法律、法规、标准和专业知识与执法能力等的培训，并组织考核。不具备相应知识和能力的，不得从事食品安全执法工作。

食品生产经营者、食品行业协会、消费者协会等发现食品安全执法人员在执法过程中有违反法律、法规规定的行为以及不规范执法行为的，可以向本级或者上级人民政府食品药品监督管理、质量监督等部门或者监察机关投诉、举报。接到投诉、举报的部门或者机关应当进行核实，并将经核实的情况向食品安全执法人员所在部门通报；涉嫌违法违纪的，按照本法和有关规定处理。

县级以上人民政府食品药品监督管理等部门未及时发现食品安全系统性风险，未及时消除监督管理区域内的食品安全隐患的，本级人民政府可以对其主要负责人进行责任约谈。地方人民政府未履行食品安全职责，未及时消除区域性重大食品安全隐患的，上级人民政府可以对其主要负责人进行责任约谈。被约谈的食品药品监督管理等部门、地方人民政府应当立即采取措施，对食品安全监督管理工作进行整改。责任约谈情况和整改情况应当纳入地方人民政府和有关部门食品安全监督管理工作评议、考核记录。

国家建立统一的食品安全信息平台，实行食品安全信息统一公布制度。国家食品安全总体情况、食品安全风险警示信息、重大食品安全事故及其调查处理信息和国务院确定需要统一公布的其他信息由国务院食品药品监督管理部门统一公布。食品安全风险警示信息和重大食品安全事故及其调查处理信息的影响限于特定区域的，也可以由有关省、自治区、直辖市人民政府食品药品监督管理部门公布。未经授权不得发布上述信息。县级以上人民政府食品药品监督管理、质量监督、农业行政部门依据各自职责公布食品安全日常监督管理信息。公布食品安全信息，应当做到准确、及时，并进行必要的解释说明，避免误导消费者和社会舆论。

县级以上地方人民政府食品药品监督管理、卫生行政、质量监督、农业行政部门获知本法规定需要统一公布的信息，应当向上级主管部门报告，由上级主管部门立即报告国务院食品药品监督管理部门；必要时，可以直接向国务院食品药品监督管理部门报告。县级以上人民政府食品药品监督管理、卫生行政、质量监督、农业行政部门应当相互通报获知的食品安全信息。

任何单位和个人不得编造、散布虚假食品安全信息。县级以上人民政府食品药品监督管理部门发现可能误导消费者和社会舆论的食品安全信息，应当立即组织有关部门、专业机构、相关食品生产经营者等进行核实、分析，并及时公布结果。

县级以上人民政府食品药品监督管理、质量监督等部门发现涉嫌食品安全犯罪的，应当按照有关规定及时将案件移送公安机关。对移送的案件，公安机关应当及时审查；认为有犯罪事实需要追究刑事责任的，应当立案侦查。

公安机关在食品安全犯罪案件侦查过程中认为没有犯罪事实，或者犯罪事实显著轻微，不需要追究刑事责任，但应当依法追究行政责任的，应当及时将案件移送食品药品监督管理、质量监督等部门和监察机关，由有关部门依法处理。

公安机关商请食品药品监督管理、质量监督、环境保护等部门提供检验结论、认定意见以及对涉案物品进行无害化处理等协助的，有关部门应当及时提供，予以协助。

### （八）法律责任

违反《食品安全法》规定，未取得食品生产经营许可从事食品生产经营活动，或者未取得食品添加剂生产许可从事食品添加剂生产活动的，由县级以上人民政府食品药品监督管理部门没收违法所得和违法生产经营的食品、食品添加剂以及用于违法生产经营的工具、设备、原料等物品；违法生产经营的食品、食品添加剂货值金额不足一万元的，处以五万元以上十万元以下罚款；货值金额一万元以上的，处以货值金额十倍以上二十倍以下罚款。

明知从事前款规定的违法行为，仍为其提供生产经营场所或者其他条件的，由县级以上人民政府食品药品监督管理部门责令停止违法行为，没收违法所得，并处五万元以上十万元以下罚款；使消费者的合法权益受到损害的，应当与食品、食品添加剂生产经营者承担连带责任。

违反本法规定，有下列情形之一，尚不构成犯罪的，由县级以上人民政府食品药品监督管理部门没收违法所得和违法生产经营的食品，并可以没收用于违法生产经营的工具、设备、原料等物品；违法生产经营的食品货值金额不足一万元的，处以十万元以上十五万元以下罚款；货值金额一万元以上的，处以货值金额十五倍以上三十倍以下罚款；情节严重的，吊销许可证，并可以由公安机关对其直接负责的主管人员和其他直接责任人员处五日以上十五日以下拘留。

（1）用非食品原料生产食品、在食品中添加食品添加剂以外的化学物质和其他可能危害人体健康的物质，或者用回收食品作为原料生产食品，或者经营上述食品。

（2）生产经营营养成分不符合食品安全标准的专供婴幼儿和其他特定人群的主辅食品。

（3）经营病死、毒死或者死因不明的禽、畜、兽、水产动物肉类，或者生产经营其制品。

（4）经营未按规定进行检疫或者检疫不合格的肉类，或者生产经营未经检验或者检验不合格的肉类制品。

（5）生产经营国家为防病等特殊需要明令禁止生产经营的食品。

（6）生产经营添加药品的食品。

明知从事前款规定的违法行为，仍为其提供生产经营场所或者其他条件的，由县级以上人民政府食品药品监督管理部门责令其停止违法行为，没收违法所得，处以十万元以上二十万元以下罚款；使消费者的合法权益受到损害的，应当与食品生产经营者承担连带责任。

违法使用剧毒、高毒农药的，除依照有关法律、法规规定给予处罚外，可以由公安机关依照相关规定予以拘留。

违反本法规定，有下列情形之一，尚不构成犯罪的，由县级以上人民政府食品药品监督管理部门没收违法所得和违法生产经营的食品、食品添加剂，并可以没收用于违法生产经营的工具、设备、原料等物品；违法生产经营的食品、食品添加剂货值金额不足一万元的，处以五万元以上十万元以下罚款；货值金额一万元以上的，处以货值金额十倍以上二十倍以下罚款；情节严重的，吊销许可证。

（1）生产经营致病性微生物，农药残留、兽药残留、生物毒素、重金属等污染物质以及其他危害人体健康的物质含量超过食品安全标准限量的食品、食品添加剂。

（2）用超过保质期的食品原料、食品添加剂生产食品、食品添加剂，或者经营上述食品、食品添加剂。

（3）生产经营超范围、超限量使用食品添加剂的食品。

（4）生产经营腐败变质、油脂酸败、霉变生虫、污秽不洁、混有异物、掺假掺杂或者感官性状异常的食品、食品添加剂。

（5）生产经营标注虚假生产日期、保质期或者超过保质期的食品、食品添加剂。

（6）生产经营未按规定注册的保健食品、特殊医学用途配方食品、婴幼儿配方乳粉，或者未按注册的产品配方、生产工艺等技术要求组织生产的。

（7）以分装方式生产婴幼儿配方乳粉，或者同一企业以同一配方生产不同品牌的婴幼儿配方乳粉。

（8）利用新的食品原料生产食品，或者生产食品添加剂新品种，未通过安全性评估。

（9）食品生产经营者在食品药品监督管理部门责令其召回或者停止经营后，仍拒不召回或者停止经营。

生产食品相关产品新品种，未通过安全性评估，或者生产不符合食品安全标准的食品相关产品的，由县级以上人民政府质量监督部门依照相关规定给予处罚。

违反本法规定，有下列情形之一的，由县级以上人民政府食品药品监督管理部门没收违法所得和违法生产经营的食品、食品添加剂，并可以没收用于违法生产经营的工具、设备、原料等物品；违法生产经营的食品、食品添加剂货值金额不足一万元的，处以五千元以上五万元以下罚款；货值金额一万元以上的，处以货值金额五倍以上十倍以下罚款；情节严重的，责令停产停业，直至吊销许可证。

（1）生产经营被包装材料、容器、运输工具等污染的食品、食品添加剂。

（2）生产经营无标签的预包装食品、食品添加剂或者标签、说明书不符合本法规定的食品、食品添加剂。

（3）生产经营转基因食品未按规定进行标示。

（4）食品生产经营者采购或者使用不符合食品安全标准的食品原料、食品添加剂、食品相关产品。

生产经营的食品、食品添加剂的标签、说明书存在瑕疵但不影响食品安全且不会对消费者造成误导的，由县级以上人民政府食品药品监督管理部门责令改正；拒不改正的，处二千元以下罚款。

违反《食品安全法》规定，有下列情形之一的，由县级以上人民政府食品药品监督管理部门责令改正，给予警告；拒不改正的，处五千元以上五万元以下罚款；情节严重的，责令停产停业，直至吊销许可证。

（1）食品、食品添加剂生产者未按规定对采购的食品原料和生产的食品、食品添加剂进行检验。

（2）食品生产经营企业未按规定建立食品安全管理制度，或者未按规定配备或者培训、考核食品安全管理人员。

（3）食品、食品添加剂生产经营者进货时未查验许可证和相关证明文件，或者未按规定建立并遵守进货查验记录、出厂检验记录和销售记录制度。

（4）食品生产经营企业未制定食品安全事故处置方案。

（5）餐具、饮具和盛放直接入口食品的容器，使用前未经洗净、消毒或者清洗消毒不合格，或者餐饮服务设施、设备未按规定定期维护、清洗、校验。

（6）食品生产经营者安排未取得健康证明或者患有国务院卫生行政部门规定的有碍食品安全疾病的人员从事接触直接入口食品的工作。

（7）食品经营者未按规定要求销售食品。

（8）保健食品生产企业未按规定向食品药品监督管理部门备案，或者未按备案的产品配方、生产工艺等技术要求组织生产。

（9）婴幼儿配方食品生产企业未将食品原料、食品添加剂、产品配方、标签等向食品药品监督管理部门备案。

（10）特殊食品生产企业未按规定建立生产质量管理体系并有效运行，或者未定期提交自查报告。

（11）食品生产经营者未定期对食品安全状况进行检查评价，或者生产经营条件发生变化，未按规定处理。

（12）学校、托幼机构、养老机构、建筑工地等集中用餐单位未按规定履行食品安全管理责任。

（13）食品生产企业、餐饮服务提供者未按规定制定、实施生产经营过程控制要求。

违反《食品安全法》规定，事故单位在发生食品安全事故后未进行处置、报告的，由有关主管部门按照各自职责分工责令改正，给予警告；隐匿、伪造、毁灭有关证据的，责令停产停业，没收违法所得，处以十万元以上五十万元以下罚款；造成严重后果的，吊销许可证。有下列情形之一的，由出入境检验检疫机构依照本法相关规定给予处罚。

（1）提供虚假材料，进口不符合我国食品安全国家标准的食品、食品添加剂、食品相关产品。

（2）进口尚无食品安全国家标准的食品，未提交所执行的标准并经国务院卫生行政部门审查，或者进口利用新的食品原料生产的食品或者进口食品添加剂新品种、食品相关产品新品种，未通过安全性评估。

（3）未遵守本法的规定出口食品。

（4）进口商在有关主管部门责令其依照本法规定召回进口的食品后，仍拒不召回。

违反《食品安全法》规定，进口商未建立并遵守食品、食品添加剂进口和销售记录制度、境外出口商或者生产企业审核制度的，由出入境检验检疫机构依照本法相关规定给予处罚。集中交易市场的开办者、柜台出租者、展销会的举办者允许未依法取得许可的食品经营者进入市场销售食品，或者未履行检查、报告等义务的，由县级以上人民政府食品药品监督管理部门责令改正，没收违法所得，并处五万元以上二十万元以下罚款；造成严重后果的，责令停业，直至由原发证部门吊销许可证；使消费者的合法权益受到损害的，应当与食品经营者承担连带责任。食用农产品批发市场违反《食品安全法》相关规定的，依法承担责任。

网络食品交易第三方平台提供者未对入网食品经营者进行实名登记、审查许可证，或者未履行报告、停止提供网络交易平台服务等义务的，由县级以上人民政府食品药品监督管理部门责令改正，没收违法所得，并处五万元以上二十万元以下罚款；造成严重后果的，责令停业，直至由原发证部门吊销许可证；使消费者的合法权益受到损害的，应当与食品经营者承担连带责任。

消费者通过网络食品交易第三方平台购买食品，其合法权益受到损害的，可以向入网食品经营者或者食品生产者要求赔偿。网络食品交易第三方平台提供者不能提供入网食品经营者的真实名称、地址和有效联系方式的，由网络食品交易第三方平台提供者赔偿。网络食品交易第三方平台提供者赔偿后，有权向入网食品经营者或者食品生产者追偿。网络食品交易第三方平台提供者作出更有利于消费者承诺的，应当履行其承诺。

未按要求进行食品储存、运输和装卸的，由县级以上人民政府食品药品监督管理等部门按照各自职责分工责令改正，给予警告；拒不改正的，责令停产停业，并处一万元以上五万元以下罚款；情节严重的，吊销许可证。

拒绝、阻挠、干涉有关部门、机构及其工作人员依法开展食品安全监督检查、事故调查处理、风险监测和风险评估的，由有关主管部门按照各自职责分工责令其停产停业，并处二千元以上五万元以下罚款；情节严重的，可吊销其生产许可证；构成违反治安管理行为的，由公安机关依法给予治安管理处罚。

对举报人以解除、变更劳动合同或者其他方式打击报复的，应当依照有关法律的规定承担责任。

食品生产经营者在一年内累计三次因违反本法规定受到责令停产停业、吊销许可证以外处罚的，由食品药品监督管理部门责令其停产停业，直至吊销许可证。

被吊销许可证的食品生产经营者及其法定代表人、直接负责的主管人员和其他直接责任人员自处罚决定作出之日起五年内不得申请食品生产经营许可，或者从事食品生产经营管理工作、担任食品生产经营企业食品安全管理人员。

因食品安全犯罪被判处有期徒刑以上刑罚的，终身不得从事食品生产经营管理工作，也不得担任食品生产经营企业食品安全管理人员。

食品生产经营者聘用人员违反前两款规定的，由县级以上人民政府食品药品监督管理部门吊销许可证。

食品经营者履行了本法规定的进货查验等义务，有充分证据证明其不知道所采购的食品不符合食品安全标准，并能如实说明其进货来源的，可以免予处罚，但应当依法没收其不符合食品安全标准的食品；造成人身、财产或者其他损害的，应依法承担赔偿责任。

承担食品安全风险监测、风险评估工作的技术机构、技术人员提供虚假监测、评估信息的，应依法对技术机构直接负责的主管人员和技术人员给予撤职、开除处分；有执业资格的，由授予其资格的主管部门吊销其执业证书。

食品检验机构、食品检验人员出具虚假检验报告的，由授予其资质的主管部门或者机构撤销该食品检验机构的检验资质，没收所收取的检验费用，并处检验费用五倍以上十倍以下罚款，检验费用不足一万元的，处五万元以上十万元以下罚款；依法对食品检验机构直接负责的主管人员和食品检验人员给予撤职或者开除处分；导致发生重大食品安全事故的，对直接负责的主管人员和食品检验人员给予开除处分。

受到开除处分的食品检验机构人员，自处分决定作出之日起十年内不得从事食品检验工作；因食品安全违法行为受到刑事处罚或者因出具虚假检验报告导致发生重大食品安全事故受到开除处分的食品检验机构人员，终身不得从事食品检验工作。食品检验机构聘用不得从事食品检验工作的人员的，由授予其资质的主管部门或者机构撤销该食品检验机构的检验资质。

食品检验机构出具虚假检验报告，使消费者的合法权益受到损害的，应当与食品生产经营者承担连带责任。

认证机构出具虚假认证结论，由认证认可监督管理部门没收所收取的认证费用，并处认证费用五倍以上十倍以下罚款，认证费用不足一万元的，处五万元以上十万元以下罚款；情节严重的，可给予责令其停业，直至撤销认证机构批准文件，并向社会公布；对直接负责的主管人员和负有直接责任的认证人员，撤销其执业资格。认证机构出具虚假认证结论，使消费者的合法权益受到损害的，应当与食品生产经营者承担连带责任。

在广告中对食品作虚假宣传，欺骗消费者，或者发布未取得批准文件、广告内容与批准文件不一致的保健食品广告的，依照《中华人民共和国广告法》的规定给予处罚。广告经营者、发布者设计、制作、发布虚假食品广告，使消费者的合法权益受到损害的，应当与食品生产经营者承担连带责任。社会团体或者其他组织、个人在虚假广告或者其他虚假宣传中向消费者推荐食品，使消费者的合法权益受到损害的，应当与食品生产经营者承担连带责任。

食品药品监督管理等部门、食品检验机构、食品行业协会以广告或者其他形式向消费者推荐食品，消费者组织以收取费用或以其他牟取利益的方式向消费者推荐食品的，由有关主管部门没收违法所得，依法对直接负责的主管人员和其他直接责任人员给予记大过、降级或者撤职处分；情节严重的，给予开除处分。对食品作虚假宣传且情节严重的，由省级以上人民政府食品药品监督管理部门决定暂停销售该食品，并向社会公布；仍然销售该食品的，由县级以上人民政府食品药品监督管理部门没收违法所得和违法销售的食品，并处二万元以上五万元以下罚款。

编造、散布虚假食品安全信息，构成违反治安管理行为的，由公安机关依法给予治安管理处罚。媒体编造、散布虚假食品安全信息的，由有关主管部门依法给予处罚，并对直接负责的主管人员和其他直接责任人员给予处分；使公民、法人或者其他组织的合法权益受到损害的，依法承担消除影响、恢复名誉、赔偿损失、赔礼道歉等民事责任。

县级以上地方人民政府有下列行为之一的，对直接负责的主管人员和其他直接责任人员给予记大过处分；情节较重的，给予降级或者撤职处分；情节严重的，给予开除处分；造成严重后果的，其主要负责人还应当引咎辞职。

（1）对发生在本行政区域内的食品安全事故，未及时组织协调有关部门开展有效处置，造成不良影响或者损失。

（2）对本行政区域内涉及多环节的区域性食品安全问题，未及时组织整治，造成不良影响或者损失。

（3）隐瞒、谎报、缓报食品安全事故。

（4）本行政区域内发生特别重大食品安全事故，或者连续发生重大食品安全事故。

县级以上地方人民政府有下列行为之一的，对直接负责的主管人员和其他直接责任人员给予警告、记过或者记大过处分；造成严重后果的，给予降级或者撤职处分。

（1）未确定有关部门的食品安全监督管理职责，未建立健全食品安全全程监督管理工作机制和信息共享机制，未落实食品安全监督管理责任制。

（2）未制定本行政区域的食品安全事故应急预案，或者发生食品安全事故后未按规定立即成立事故处置指挥机构、启动应急预案。

县级以上人民政府食品药品监督管理、卫生行政、质量监督、农业行政等部门有下列行为之一的，对直接负责的主管人员和其他直接责任人员给予记大过处分；情节较重的，给予降级或者撤职处分；情节严重的，给予开除处分；造成严重后果的，其主要负责人还应当引咎辞职。

（1）隐瞒、谎报、缓报食品安全事故者。

（2）未按规定查处食品安全事故，或者接到食品安全事故报告未及时处理，造成事故扩大或者蔓延者。

（3）经食品安全风险评估得出食品、食品添加剂、食品相关产品不安全结论后，未及时采取相应措施，造成食品安全事故或者不良社会影响者。

（4）对不符合条件的申请人准予许可，或者超越法定职权准予许可者。

（5）不履行食品安全监督管理职责，导致发生食品安全事故者。

县级以上人民政府食品药品监督管理、卫生行政、质量监督、农业行政等部门有下列行为之一，造成不良后果的，对直接负责的主管人员和其他直接责任人员给予警告、记过或者记大过处分；情节较重的，给予降级或者撤职处分；情节严重的，给予开除处分。

（1）在获知有关食品安全信息后，未按规定向上级主管部门和本级人民政府报告，或者未按规定相互通报者。

（2）未按规定公布食品安全信息者。

（3）不履行法定职责者，对查处食品安全违法行为不配合，或者滥用职权、玩忽职守、徇私舞弊者。

食品药品监督管理、质量监督等部门在履行食品安全监督管理职责过程中，违法实施检查、强制等执法措施，给生产经营者造成损失的，应当依法予以赔偿，对直接负责的主管人员和其他直接责任人员依法给予处分。

造成人身、财产或者其他损害的，依法承担赔偿责任。生产经营者财产不足以同时承担民事赔偿责任和缴纳罚款、罚金时，先承担民事赔偿责任。

消费者因不符合食品安全标准的食品受到损害的，可以向经营者要求赔偿损失，也可以向生产者要求赔偿损失。接到消费者赔偿要求的生产经营者，应当实行首负责任制，先行赔付，不得推诿；属于生产者责任的，经营者赔偿后有权向生产者追偿；属于经营者责任的，生产者赔偿后有权向经营者追偿。

生产不符合食品安全标准的食品或者经营明知是不符合食品安全标准的食品，消费者除要求赔偿损失外，还可以向生产者或者经营者要求支付价款十倍或者损失三倍的赔偿金；增加赔偿的金额不足一千元的，为一千元。但是，食品的标签、说明书存在不影响食品安全且不会对消费者造成误导的瑕疵的除外。

违反《食品安全法》规定，构成犯罪的，应依法追究刑事责任。

# 第三节　食品卫生标准操作程序 （SSOP）

## 一、 SSOP 概述

卫生标准操作程序（SSOP）是指企业为了保证食品加工过程符合卫生要求而制定的用于指导食品生产过程中实施清洗、消毒、卫生保持作业的指导性文件。正确制定和有效执行SSOP能够有效地控制生产过程中危害的产生，提高企业的食品生产过程卫生安全。企业根据自身需要和法规的需要建立本企业文件化的 SSOP。

SSOP 起源于 20 世纪 90 年代的美国，当时美国爆发食源性疾病，爆发的原因经调查与肉、禽产品受到感染有关。基于这种情况，美国农业部为了规范肉禽生产过程中的卫生要求，建立了一套包括生产、加工、运输、销售所有环节在内的肉禽产品生产安全措施，以保证公众的健康。1995 年 2 月颁布的《美国肉、禽产品 HACCP 法规》中第一次提出了要求建立一种书面的常规可行程序——卫生标准操作程序（SSOP），确保生产出安全、无掺杂的食品。同年 12 月，美国 FDA 颁布的《美国水产品的 HACCP 法规》中进一步明确了 SSOP 必须包括的 8 个方面及验证等相关程序，从而建立了 SSOP 的完整体系。美国 FDA 推荐的 SSOP 必须包括的 8 项内容如下所述。

（1）与食品接触或食品接触物表面接触的水（冰）的安全。

（2）与食品接触的表面（包括设备、手套、工作服）的清洁度。

（3）防止交叉感染。

（4）手的清洗与消毒，保持洗手间设施的清洁。

（5）防止食品被污染物污染。

（6）有毒化学物质的标记、储存和使用。

（7）雇员的健康与卫生控制。

（8）虫害的防治。

从此，SSOP 一直作为 GMP 和 HACCP 的基础程序加以实施，成为完成 HACCP 体系的重要前提条件。SSOP 的实施可以将 GMP 法规中有关卫生方面的要求具体化，并根据法规和企业具体条件转化为具体可操作的指导性文件。SSOP 的正确确定和有效实施能够有效地减少 HACCP 计划中的关键控制点（CCP）数量，使得食品生产中的卫生控制符合要求。一旦卫生要求符合 SSOP 和 HACCP 的 CCP 的要求，就可以将注意力集中到其他生产过程中的危害控制。

## 二、 SSOP 的主要内容

### （一）水和冰的安全

生产用水（冰）的卫生质量对食品卫生的影响非常大，所以食品厂建厂时应有充足的水源。食品加工时首先要注意保证用水的安全。在生产时应注意与食品接触或与食品接触表面接触用水（冰）应符合有关卫生标准，同时要注意非生产用水及污水处理的交叉污染问题。控制水和冰的卫生安全应注意如下内容。

（1）与食品和食品表面接触的水的安全供应。

（2）制冰用水的安全供应。

（3）生产用水与非生产用水没有交叉联系。

水源可分为自备水和公共用水。自备水是自然界中存在的水，如江河湖泊的水、海水以及井水都属于自备水源。使用自备水源时应考虑自备水源的周围环境、季节变化和周围污水排放等因素。公共水源主要指城市自来水，采用公共水源时要符合国家饮用水标准。企业的生产用水可分为生产用水和非生产用水，非生产用水不会与食品或食品表面接触，而是作为循环水、冷凝水等使用，所以在需要两种供水系统存在的企业应将两种供水系统分开，防止生产用水和非生产用水的交叉感染。

水中可能存在的危害主要有以下内容。

（1）物理性危害，如水中存在的浮尘、胶体和可见物理污染物（沙、石、泥土等）。

（2）化学性危害，如农药污染、工业污染、重金属污染等。

（3）生物危害，主要是微生物危害，如病毒、细菌、寄生虫等危害。

生产用水应该达到一定的标准，如使用公共用水时，应符合 GB 5749—2006《国家饮用水标准》，包含 35 项，在国家标准中对总菌数、大肠杆菌数有明确要求，致病菌不允许检出，为达到标准，企业会对水进行加氯、紫外杀菌或臭氧杀菌，因此国家标准中还对游离氯含量作出规定。使用海水时应符合 GB 3097—1997。在特定的食品中水的质量有特定的标准，如软饮料行业中用水的质量标准应符合 GB 1079—1989。

对用水质量必须持续监控，主要针对水中的余氯和微生物数量进行检测，对于余氯的检测采用试纸、比色法进行检测，对于微生物数量检测应根据国家标准要求进行检测。监控可分为企业自行监控和政府部门的监控，对于公共用水，企业自行监控应保持实时监测，对于余氯应该每天都进行抽样检测。在一年中所有的水龙头都应该被检测到，微生物数量检测至少每月一次，政府部门的监控主要由当地卫生部门负责，对于公共用水全项目至少每年进行一次，并完成报告正本。对于自备水源的监测频率要增加。

用水安全需要完好的供水设施，如果供水设施遭到损坏要立即进行维修，管道设计时要防止冷凝水集聚下滴污染裸露的加工食品，防止饮用水管、非饮用水管及排污水管间的交叉污染。供水设备主要包括以下几点内容

（1）具有防虹吸设备，水管离水面距离应两倍于水管直径，防止水的倒流。

（2）洗手水龙头应设置非自动开关。

（3）加工案台等应将废水直接导入下水道装置。

（4）备有高压水枪。

（5）使用的软水管要求为浅色不易发霉的材料制成。

（6）有蓄水池的工厂，水池要有完善的防尘、防虫鼠措施，并进行定期清洗消毒。在操作过程中应该注意防止用水的较差污染，如清洗、解冻时需要用流动水，清洗时防止污水溢溅，采用软水管时应吊起，不能拖到地面也不能直接将其浸入到水槽中。工厂应保持详细的供水网络图，便于日常对生产供水系统的管理和维护。

对于生产废水的排放应符合国家环保部门的规定，符合卫生防疫的要求，卫生处理地点和排放点应选择远离生产车间的位置。对于废水排放，要求地面有一定坡度以利于排水，加工用水、台案或清洗消毒池的水不能直接流到地面上，地沟（明沟、暗沟）要加箅子（易于清洗、不生锈），水流向要从清洁区到非清洁区，与外界接口要防异味、防蚊蝇。

用冰时除符合饮用水标准，其制冰设备和器具也须保持良好的清洁卫生状况，冰的存放、粉碎、运输、盛装储存都必须在标准卫生条件下进行，防止与地面接触造成污染。

### （二）食品接触表面的清洁

保持食品接触表面的清洁是为了防止污染食品。与食品接触表面一般包括：直接（加工设备、工器具和台案、加工人员的手或手套、工作服等）和间接（未经清洗消毒的冷库、卫生间的门把手、垃圾箱等）两种。

（1）食品接触表面在加工前和加工后都应彻底清洁，并在必要时消毒。加工设备和器具的清洗消毒：首先必须进行彻底清洗（除去微生物赖以生长的营养物质、确保消毒效果），再进行冲洗，然后进行消毒［82℃水（如肉类加工厂）、消毒剂（如次氯酸钠 $100 \sim 150mg/L$）、物理方法（如紫外线、臭氧等）］。加工设备和器具的清洗消毒的频率：大型设备在每班加工结束之后，工器具每 $2 \sim 4h$，加工设备、器具（包括手）被污染之后应立即进行。

（2）检验者需要判断是否达到了适度的清洁，为达到这一点，他们需要检查和监测难清洗的区域和产品残渣可能出现的地方，如加工台面下或钻在桌子表面的排水孔内等是产品残渣聚集、微生物繁殖的理想场所。

（3）设备的设计和安装应易于清洁，这对卫生极为重要。设计和安装应无粗糙焊缝、破裂和凹陷，表里如一，以防止避开清洁和消毒化合物。在不同表面接触处应具有平滑的过渡。另一个相关问题是虽然设备设计得好，但已超过它的可用期并已刮擦或坑洼不平至于它不能被充分地清洁，那么这台设备应修理或被替换掉。

设备必须用适于食品表面接触的材料制作。要耐腐蚀、光滑、易清洗、不生锈。多孔和难以清洁的木头等材料，不应被用作为食品接触表面。食品接触表面是食品可与之接触的任意表面。若食品与墙壁相接触，那么这堵墙是一个产品接触表面，需要一同设计，并满足维护和清

洁要求。

其他的产品接触表面还包括由于手接触后不再经清洁和消毒而直接接触食品的表面，例如，不能充分清洗和消毒的冷藏库、卫生间的门把手、垃圾箱和原材料包装。

（4）手套和工作服也是食品接触表面，手套比手更容易清洗和消毒，有条件的可选择一次性手套，或者是不易破损的非线手套，每一个食品加工厂应提供适当的清洁和消毒程序。工作服应集中清洗和消毒，应有专用的洗衣房，洗衣设备、洗衣能力，要与实际相适应，不同区域的工作服要分开，并每天清洗消毒（工作服是用来保护产品的，不是保护加工人员的）。不被使用时，它们必须储藏于不被污染的地方。

工器具清洗消毒的几点注意事项：选择特定区域作为消毒场所；推荐使用热水、注意蒸汽排放和冷凝水；要用流动的水；注意排水问题；注意科学程序，防止清洗剂、消毒剂的残留。

在检查过程中发现问题时，应采取适当的方法及时纠正，如再清洁、消毒时检查消毒剂浓度并进行记录，在培训员工时进行更改。记录包括检查食品接触面状况；消毒剂浓度；表面微生物检验结果等。记录的目的是提供证据，证实工厂消毒计划充分并已执行，发现问题能及时纠正。

### （三）交叉污染的防止

交叉污染是通过生的食品、食品加工者或食品加工环境把生物或化学的污染物转移到食品中的过程。此方面涉及预防污染的人员要求，原材料和熟食产品的隔离和工厂预防污染的设计。

#### 1. 人员要求

工作时先清洗和消毒能防止污染。手清洗的目的是去除有机物质和暂存细菌，所以消毒能有效地减少和消除细菌。但如果工作人员戴着珠宝或涂抹手脂，佩戴管形、线形饰物或缠绷带，手的清洗和消毒将不可能有效。有机物藏于皮肤和珠宝或线带之间是导致微生物迅速生长的理想部位，当然这也是污染源。因此，工作人员不应佩戴首饰和涂抹化妆品等。个人物品也能导致污染，所以也需要远离生产区存放，因为这些物品能从加工厂外引入污物和细菌，所以工作人员进入厂区就应该将其放在特定位置，存放设施不必是精心制作的小室，它甚至可以是一些远离厂区的小柜子。

在加工区内吃、喝或抽烟等行为不应发生，这是基本的食品卫生要求。在一般情况下，手经常会靠近鼻子，约50%的人鼻孔内有金黄色葡萄球菌。皮肤污染也是一个相关点。未经消毒的肘、胳膊或其他裸露皮肤表面不应与食品或食品接触表面相接触。

#### 2. 隔离

防止交叉污染的一种方式是工厂的合理选址和车间的合理设计布局。一般在建造以前应本着减小问题的原则反复查看加工厂草图，提前与有关部门取得联系。这个问题一般是在生产线增加产量和新设备安装时发生。

食品原材料和成品必须在生产和储藏中分离，以防止交叉污染。可能发生交叉污染的例子是生熟品相接触，或用储藏原料的冷库同样储存了即食食品。原料和成品必须分开，原料冷库和熟食品冷库分开是解决这种交叉污染的最好办法。产品储存区域应每日检查。另外，注意人流、物流、水流和气流的走向，要从高清洁区到低清洁区，要求人走门、物经传递口。

#### 3. 人员操作

人员操作也能导致产品污染。当人员处理非食品的表面后，未清洗和消毒就直接处理食物产品时，易发生污染。

食品加工的表面必须维持清洁和卫生。这包括保证食品接触表面不受一些行为的污染，如把接触过地面的货箱或原材料包装袋放置到干净的台面上，或因来自地面或其他加工区域的水、油溅到食品加工的表面而污染。

若发生交叉污染要及时采取措施防止再发生；必要时应停产改进；如有必要，要评估产品的安全性；记录采取的纠正措施。一般包括：每日卫生监控记录、消毒控制记录、纠正措施记录。

### （四）手清洁、消毒和卫生间设施的维护

食品加工过程有时需要大量的手工操作处理人员。员工在整理即食食品、食品包装材料及即食食品的食品接触面时，进行手部清洗和消毒是必须的。如果手在处理食品前没经过清洗、消毒，那么它们很有可能成为致病微生物的主要来源或者对成品造成化学污染。食品加工厂必须建立一套行之有效的手部清洗程序。为防止工厂里污物和致病微生物的传播，卫生间设施的维护是手部清洗程序的必要部分。

1. 洗手消毒设施及方法

（1）洗手消毒设施

①洗手消毒设施位置要合适。一般将洗手设施设置在更衣间和生产车间之间的过道内。必要时使用流动消毒车，但它们与产品不能离得太近，不应构成产品污染的风险。

②合适、满足需要的洗手消毒设施。以每10～15人设一个水龙头为宜。

③非手动开关的水龙头。

④有温水供应，冬季洗手消毒效果好。

⑤配备宅液朋毒液，干手设备或一次性毛巾、纸巾。

（2）洗手消毒方法　进入车间时良好的洗手程序如下所示

更换工作服→换鞋→清水洗手→用皂液或无菌皂洗手→清水冲净皂液→50mg/L次氯酸钠溶液浸泡30s→清水冲洗→干手（干手器或一次性纸巾）→75%食用酒精喷手。

良好的如厕程序如下所示。

更换工作服→换鞋→如厕→冲厕→皂液洗手→清水洗手→消毒→清水洗手→干手→消毒→换工作服→换鞋→洗手消毒→进入车间。

（3）洗手消毒的频率

①每次进入车间开始工作前（打电话、吃东西、喝水、便后）。

②在以下行为之后：上卫生间，手接触了嘴、鼻子及头皮（发），抽烟，倒垃圾，清洁污物，打电话，系鞋带，接触地面污物或其他污染过的区域。

③加工期间根据不同产品规定，一般每1～2h进行1次消毒。

2. 卫生间设施及要求

包括所有的厂区、车间和办公楼的卫生间。

（1）卫生间设施　与车间相连接的卫生间，门不得直接朝向车间，卫生间须配有更衣换鞋设备，数量要与加工人员相适应，以每15～20人设一个为宜；有手纸和纸篓，并保持清洁卫生；设有洗手设施和消毒设施，有防蚊蝇设施。

（2）要求　卫生间应通风良好，地面干燥，保持清洁卫生；进入卫生间前要脱下工作服并换鞋；卫生间应设有洗手消毒设施、非手动开关的水龙头，以便如厕之后进行洗手和消毒。

应每天至少检查 1 次洗手设施和卫生间设施的清洁与完好，卫生监控人员巡回监督，化验室定期做表面样品微生物检验，并检查消毒液的浓度。纠偏检查发现不符合时应立即纠正。可能的纠正措施包括：修理或补充卫生间和洗手处的洗手用品；若手部消毒液浓度不适宜，则将其倒掉并配置新的消毒液；修理不能正常使用的卫生间；当发现有令人不满意的条件出现时，记录所进行的纠正措施。

### （五）防止食品被外来污染物污染

食品加工企业经常要使用一些化学物质，如润滑剂、燃料、杀虫剂、清洁剂、消毒剂等，除此之外，食品所有接触表面的微生物、化学品及物理的物质污染，这些被统称为外部污染物。如何避免食品被外部污染物污染是一项十分重要的工作。

1. 污染物的来源

（1）物理性污染物　包括无保护装置的照明设备的碎片、天花板和墙壁的脱落物，工器具上脱落的漆片、铁锈，竹木器具上脱落的硬质纤维，头发等。

（2）化学性污染物　润滑剂、清洁剂、杀虫剂、燃料、消毒剂等。

（3）微生物污染物　被污染的水滴和冷凝水、空气中的灰尘、颗粒、外来物质、地面污物、不卫生的包装材料、唾液、喷嚏等。

2. 防止与控制

（1）包装材料的控制　包装材料库应干燥洁净、通风、防霉、防鼠；内外包装材料分开存放，上有盖布下有垫板。每批内包装材料进场后要进行微生物检验，细菌数 $< 100$ 个$/cm^2$，致病菌不得检出。

（2）水滴和冷凝水的控制　水滴和冷凝水较常见，且难以控制，易形成霉变。一般的控制措施有：保持车间的通风，进风量要大于排风量，防止管道形成冷凝水；车间顶棚呈圆弧形，使水滴顺壁流下，防止滴落；控制温度稳定或提前降温，减少冷凝水的形成；有蒸汽产生的车间安装排气装置，防止形成水滴；将空调风道与操作台错开，防止冷凝水滴落到产品上。

（3）物理性外来杂质的控制　天花板、墙壁使用耐腐蚀、易清洗、不易脱落的材料；生产线上方的灯具应装有防护罩；加工器具、设备、操作台使用耐腐蚀、易清洗、不易脱落的材料；禁用竹木器具；工人禁戴耳环、戒指，不使用化妆品，头发不得外露。

（4）化学性外来杂质的控制　加工设备上使用的润滑油必须是食用级润滑油，非食品级润滑油被认为是污染物，因为它们可能含有毒物质；燃料污染可能导致产品污染；只能用被允许的杀虫剂和灭鼠剂来控制工厂内的害虫，并应该按照标签说明使用；不恰当地使用化学品、清洗剂和消毒剂可能会导致食品外部污染，如直接的喷洒或间接的烟雾作用。当食品、食品接触面、包装材料暴露于上述污染物时，应将其移开、盖住或彻底地清洗；员工们应该警惕来自非食品区域或邻近的加工区域的有毒烟雾。

（5）食品的储存库保持卫生　不同产品、原料、成品应分别存放，并设有防虫鼠设施。在开始生产时及工作时间，应每 4h 检查 1 次任何可能污染食品或食品接触面的掺杂物，并记录每日卫生控制情况。

### （六）有毒化合物的处理、储存和使用

食品加工需要特定的有毒物质，这些有害有毒化合物主要包括洗涤剂、消毒剂（如次氯酸钠）、杀虫剂（如 1605）、润滑剂、试验室用药品（如氰化钾）、食品添加剂（如硝酸钠）等。

没有它们工厂的设施无法运转，但使用时必须小心谨慎，按照产品说明书使用，做到正确标记、储存安全，否则会存在企业加工的食品被污染的风险。

所有这些物品需要适宜的标记并远离加工区域，应有主管部门批准生产、销售、使用的证明；应标明主要成分、毒性、使用剂量和注意事项；带锁的柜子；要有清楚的标识、有效期；严格的使用登记记录；单独的储藏区域，如有可能，清洗剂和其他毒素及腐蚀性成分应储藏于密储存区内；要由经过培训的人员进行管理。

### （七）雇员的健康状况

食品加工者（包括检验人员）是直接接触食品的人，其身体健康及卫生状况直接影响食品卫生质量。管理好患病或有外伤或其他身体不适的员工，他们可能成为食品的微生物污染源。对员工的健康要求一般包括以下内容。

不得患有碍食品卫生的传染病（如肝炎、结核等）；不能有外伤；不能化妆、佩戴首饰和带入个人物品；必须具备工作服、帽、口罩、鞋等，并及时洗手消毒。应持有效的健康证，有体检计划并设有体检档案。所有和加工有关的人员及管理人员，都应具备良好的个人卫生习惯和卫生操作习惯。

有疾病、创伤性外伤或其他可能成为污染源的人员要及时隔离。食品生产企业应制订卫生培训计划，定期对加工人员进行培训，并记录存档。

### （八）害虫的灭除和控制

害虫主要包括啮齿类动物、鸟和昆虫等携带某种人类疾病源菌的动物。通过害虫传播的食源性疾病数量巨大，因此，虫害的防治对食品加工厂是至关重要的。害虫的灭除和控制包括加工厂（主要是生产区）全范围，甚至包括加工厂周围，重点是厕所、下脚料出口、垃圾箱周围、食堂、储藏室等地区。食品和食品加工区域内保持卫生对控制害虫至关重要。

去除任何产生昆虫、害虫的滋生地，如废物、垃圾堆积场地、不用的设备、产品废物和未除尽的植物等，是减少吸引害虫的有效办法。安全有效的害虫控制必须由厂外开始。厂房的窗、门和其他开口，如开的天窗、排污洞和水泵管道周围的裂缝等能进入加工设施区。采取的主要措施包括：清除滋生地并设置风幕、纱窗、门帘，及适宜的挡鼠板、翻水弯等；还包括厂区用的杀虫剂、车间入口用的灭蝇灯和粘鼠胶、捕鼠笼等。但不能使用灭鼠药。

家养的动物，如用于防鼠的猫和用于护卫的狗，宠物不允许养在食品生产和储存区域。由这些动物引起的食品污染类似于动物害虫引起的食品污染。

在建立 SSOP 之后，企业还必须设定监控程序，实施检查、记录和纠正措施。企业要在设定监控程序时描述如何对 SSOP 的卫生操作实施监控。它们必须指定何人、何时及何种方法完成监控。对监控结果要检查，对检查结果不合格的必须要采取措施加以纠正。对以上所有的监控行动、检查结果和纠正措施都要记录，通过这些记录说明企业不仅制定并实行了 SSOP，而且行之有效。

食品加工企业日常的卫生监控记录是工厂重要的质量记录和管理资料，应使用统一的表格，并归档保存。

卫生监控记录表格基本要素为：被监控的某项具体卫生状况或操作，以预先确定的监控频率来记录监控状况，记录必要的纠正措施。

监控程序应包括：实行了什么程序和规范，及如何实行的；由哪个部门对实施卫生程序负责；实施卫生操作的频率和地点；建立卫生计划的监控记录。

卫生计划中的监控和纠正措施的记录，说明卫生计划在正常运转。另外，记录也可以帮助指出存在的问题和发展的趋势，还可以显示出卫生计划中需要改进的地方。

总之，遵守 SSOP 是非常必要的，SSOP 能极大地提高 HACCP 计划的效力。

# 第四节　食品危害分析与关键控制点 （HACCP）

## 一、 HACCP 的概念和特点

### （一）概念

危害分析与关键控制点（Hazard Analysis Critical Control Point，HACCP），是一个以预防食品安全为基础的食品安全生产、质量控制的保证体系。食品法典委员会（CAC）对 HACCP 的定义是：一个确定、评估和控制那些重要的食品安全危害的系统。它由食品的危害分析（Hazard Analysis，HA）和关键控制点（Critical Control Points，CCPs）两部分组成，首先运用食品工艺学、食品微生物学、质量管理和危险性评价等有关原理和方法，对食品原料、加工直至最终食用产品等过程实际存在的和潜在的危害进行分析判定，找出对最终产品质量有影响的关键控制环节，然后针对每一关键控制点采取相应预防、控制以及纠正措施，使产品的危害性减少到最低限度，达到使最终产品有较高安全性的目的。

HACCP 体系是一种建立在良好操作规范（GMP）和卫生标准操作规程（SSOP）基础之上的控制危害的预防性体系，它比 GMP 更先进，包括了从原材料到餐桌整个过程的危害控制。另外，与其他的质量管理体系相比，HACCP 可以将主要精力放在影响食品安全的关键加工点上，而不是在每一个环节都放很多精力，这样在实施过程中更为有效。目前，HACCP 被国际权威机构认可为控制食源性疾病、确保食品安全最有效的方法，被世界上越来越多的国家所采用。

### （二）特点

HACCP 是一个逻辑性控制和评价系统，与其他质量体系相比，具有简便易行、合理高效的特点。

1. 具有全面性

HACCP 是一种系统化方法，涉及食品安全的所有方面（从原材料要求到最终产品的使用），能够鉴别出目前能够预见到的危害。

2. 以预防为重点

使用 HACCP 防止危害进入食品，变追溯性最终产品检验方法为预防性质量保证方法。

3. 提高产品质量

HACCP 体系能有效控制食品质量，并使产品更具竞争性。

4. 使企业产生良好的经济效益

通过预防措施减少损失，降低成本，减轻一线工人的劳动强度，提高劳动效率。

5. 提高政府监督管理工作效率

食品监管职能部门和机构可将精力集中到最容易发生危害的环节上，通过检查 HACCP 系统监控记录和纠偏记录了解工厂的所有情况。

## 二、 HACCP 系统的由来和发展

### （一）HACCP 系统的由来

HACCP 系统是由美国太空总署（NASA）、陆军 Natick 实验室和美国皮尔斯柏利（Pills-bury）公司共同发展而成。20 世纪 60 年代，Pillsbury 公司为给美国太空项目提供 100% 安全的太空食品，研发了一个预防性体系，这个体系可以尽可能早地对环境、原料、加工过程、储存和流通等环节进行控制。实践证明，该体系的实施可有效防止生产过程中危害的发生，这就是 HACCP 系统的雏形。1971 年，皮尔斯柏利公司在美国食品保护会议上首次提出 HACCP 系统，几年后美国食品与药物管理局（FDA）采纳并作为酸性与低酸性罐头食品法规的制定基础。之后，美国加利福尼亚州的一个家禽综合加工企业 Poster 农场于 1972 年建立了自己的 HACCP 系统，对禽蛋的孵化、饲料的配制、饲养的安全管理、零售肉的温度测试、禽肉加工制品等都严格控制了各种危害因素。1974 年以后，HACCP 系统概念已大量出现在科技文献中。

### （二）HACCP 系统在国内外的发展

HACCP 系统在发达国家发展较快。美国是最早应用 HACCP 系统原理的国家，并在食品加工制造中强制性实施 HACCP 系统的监督与立法工作。加拿大、英国、新西兰等国家已在食品生产与加工业中全面应用 HACCP 系统。欧盟肉和水产品中实施 HACCP 系统认证制度。日本、澳大利亚、泰国等国家都相继发布其实施 HACCP 原理的法规和办法。

为规范世界各国对 HACCP 系统的应用，FAO/WHO 食品法典委员会（CAC）1993 年发布了《HACCP 体系应用准则》，1997 年 6 月做了修改，形成新版的法典指南，即《HACCP 体系及其应用准则》，使 HACCP 系统成为国际性的食品生产管理体系和标准，对促进 HACCP 系统的普遍应用和更好解决食品生产存在的安全问题起了重要作用。根据 WHO 的协议，FAO/WHO 食品法典委员会所制定的法典规范或准则，被视为衡量各国食品是否符合卫生与安全要求的尺度。现在，HACCP 系统已成为世界公认的有效保证食品安全卫生的质量保证系统，成为国际自由贸易的"绿色通行证"。

HACCP 系统于 20 世纪 80 年代传入中国。为了提高出口食品质量，适应国际贸易要求，有利于中国对外贸易的进行，从 1990 年起，国家进出口商品检验局科学技术委员会食品专业技术委员会开始对肉类、禽类、蜂产品、对虾、烤鳗、柑橘、芦笋罐头、花生、速冻食品等 9 种食品的加工如何应用 HACCP 体系进行研究，制定了《在出口食品生产中建立"危害分析与关键控制点"质量管理体系的导则》，出台了 9 种食品 HACCP 系统管理的具体实施方案，同时在 40 多家出口企业中试行，取得了突出的效果和经济效益。1994 年 11 月，原国家商检局发布了经修订的《出口食品厂、库卫生要求》，明确规定出口食品厂、库应当建立保证食品卫生的质量体系、并制定质量手册，其中很多内容是按 HACCP 原理来制定的。2002 年卫生部下发了《食品企业 HACCP 实施指南》，国家认监委发布了《食品生产企业危害分析与关键控制点（HACCP）管理体系认证管理规定》，在所有食品企业中推行 HACCP 系统。2005 年 7 月 1 日颁布施行的《保健食品注册管理办法（试行）》中，首次将保健食品 GMP 认证制度纳入强制性规定，HACCP 认证纳入推荐性认证范围。

## 三、 HACCP 的基本原理

HACCP 系统是鉴别特定的危害并规定控制危害措施的体系，对质量的控制不是在最终检

验，而是在生产过程各环节中。从 HACCP 名称可以明确看出，它主要包括 HA（危害分析）和 CCP（关键控制点）。HACCP 系统经过实际应用与完善，已被 FAO/WHO 食品法典委员会（CAC）所确认，由以下 7 个基本原理组成。

**1. 危害分析**

危害是指引起食品不安全的各种因素。显著危害是指发生对消费者产生不可接受的健康风险的因素。危害分析是确定与食品生产各阶段（从原料生产到消费）有关的潜在危害性及其程度，并制定具体有效的控制措施。危害分析是建立 HACCP 系统的基础。

**2. 确定关键控制点**

关键控制点（Critical Control Point，CCP）是指能对一个或多个危害因素实施控制措施的点、步骤或工序，它们可能是食品生产加工过程中的某一操作方法或流程，也可能是食品生产加工的某一场所或设备。例如，原料生产收获、选择、加工、产品配方、设备清洗、储运、雇员与环境卫生等都可能是 CCP。通过危害分析确定的每一个危害，必然有一个或多个关键控制点来控制，使潜在的食品危害被预防、消除或减少到可以接受的水平。

**3. 建立关键限值**

（1）关键限值　关键限值（Critical Limit，CL）是与一个 CCP 相联系的每个预防措施所必须满足的标准，是确保食品安全的界限。安全水平有数量的内涵，包括温度、时间、物理尺寸、湿度、水活度、pH、有效氯、细菌总数等。每个 CCP 必须有一个或多个 CL 值用于显著危害，一旦操作中偏离了 CL 值，就可能导致产品的不安全，因此必须采取相应的纠正措施使之达到极限要求。

（2）操作限值　操作限值（Operational Limit，OL）是操作人员用以降低偏离风险的标准，是比 CL 更严格的限值。

**4. 关键控制点的监控**

监控是指实施一系列有计划的测量或观察措施，用以评估 CCP 是否处于控制之下，并为将来验证程序时的应用做好精确记录。监控计划包括监控对象、监控方法、监控频率、监控记录和负责人等内容。

**5. 建立纠偏措施**

当控制过程发现某一特定 CCP 正超出控制范围时应采取纠偏措施。在制定 HACCP 计划时，就要有预见性地制定纠偏措施，便于现场纠正偏离，以确保 CCP 处于控制之下。

**6. 记录保持程序**

建立有效的记录程序对 HACCP 系统加以记录。

**7. 验证程序**

验证是除监控方法外用来确定 HACCP 系统是否按计划运作或计划是否需要修改所使用的方法、程序或检测。验证程序的正确制定和执行是 HACCP 系统计划成功实施的基础，验证的目的是提高置信水平。

## 四、 实施 HACCP 系统的必备条件

**1. 必备程序**

实施 HACCP 系统的目的是预防和控制所有与食品相关的危害，它不是一个独立的程序，而是全面质量管理体系的一部分，它要求食品企业应首先具备在卫生环境下对食品进行加工的

生产条件以及为符合国家现有法律法规规定而建立的食品质量管理基础，包括良好操作规范（GMP）、良好卫生操作（GHP）或卫生标准操作程序（SSOP）以及完善的设备维护保养计划、员工教育培训计划等。其中，GMP 和 SSOP 是 HACCP 系统的必备程序，是实施 HACCP 系统的基础，离开了 GMP 和 SSOP 的 HACCP 将起不到预防和控制食品安全的作用。

2. 人员的素质要求

人员是 HACCP 系统成功实施的重要条件。HACCP 系统对人员的要求主要体现在以下几点。

①HACCP 计划的制定需要各类人员的通力合作。负责制定 HACCP 计划以及实施和验证 HACCP 系统的 HACCP 小组，其人员构成应包括企业具体管理 HACCP 计划实施的领导、生产技术人员、工程技术人员、质量管理人员以及其他必要人员。

②人员应具备所需的相关专业知识和经验，必须经过 HACCP 原理、食品生产原理与技术、GMP、SSOP 等相关知识的全面培训，以胜任各自的工作。

③所有人员应具有较强的责任心和认真的、实事求是的工作态度，在操作中严格执行 HACCP 计划中的操作程序，如实记录工作中的差错。

3. 产品的标志和可追溯性

产品必须有标志，不仅能使消费者知道有关产品的信息，还能减少错误或不正确发运和使用产品的可能性。

可追溯性是保障食品安全的关键要求之一。在可能发生某种危险时，风险管理人员应当能够认定有关食品、迅速准确地禁售禁用危险产品、通知消费者或负责监测食品的单位和个人、必要时沿整个食物链追溯问题的起源，并加以纠正。就此而言，通过可追溯性研究，风险管理人员可以明确认定有危险的产品，以此限制风险对消费者的影响范围，从而限制有关措施的经济影响。

产品的可追溯性包括以下两个基本要素。

①能够确定生产过程的输入（原料、包装、设备等）以及这些输入的来源。

②能够确定产品已发往的位置。

4. 建立产品回收程序

建立产品回收程序的目的是为了保证产品在任何时候都能在市场上进行回收，能有效、快速和完全地进入调查程序。因此，企业建立产品回收程序后，还要定期对回收程序的有效性进行验证。

## 五、 HACCP 计划的制定和实施

1. 组建 HAOCP 工作小组

HACCP 工作小组应包括产品质量控制、生产管理、卫生管理、检验、产品研制、采购、仓储和设备维修等各方面的专业人员。

HACCP 工作小组的成员应具备该产品相关专业知识和技能，必须经过 GMP、SSOP、HAC-CP 原则、制定 HACCP 计划工作步骤、危害分析及预防措施、相关企业 HACCP 计划等内容的培训，并考核合格。

HACCP 工作小组的主要职责有制定、修改、确认、监督实施及验证 HACCP 计划；对企业员工进行 HACCP 培训；编制 HACCP 管理体系的各种文件等。

2. 确定 HACCP 体系的目的与范围

HACCP 是控制食品安全质量的管理体系，在建立该体系之前应首先确定实施的目的和范围。例如，整个体系中要控制所有危害，还是某方面的危害；是针对企业的所有产品还是某一类产品；是针对生产过程还是包括流通、消费环节等。只有明确 HACCP 的重点部分，在编制计划时才能正确识别危害，确定关键控制点。

3. 产品描述

HACCP 计划编制工作的首要任务是对实施 HACCP 系统管理的产品进行描述。描述的内容包括：产品名称（说明生产过程类型）；原辅材料的商品名称、学名和特点；成分（如蛋白质、氨基酸等）；理化性质（包括水分活度、pH、硬度、流变性等）；加工方式（如产品加热及冷冻、干燥、盐渍、杀菌到什么程度等）；包装系统（密封、真空、气调等）；储运（冻藏、冷藏、常温储藏等）；销售条件（如干湿与温度要求等）、销售方式和销售区域；所要求的储存期限（保质期、保存期、货架期等）；有关食品安全的流行病学资料；产品的预期用途、消费人群和食用方式等。

4. 绘制和验证产品工艺流程图

产品工艺流程图可对加工过程进行全面和简明的说明，对危害分析和关键控制点的确定有很大帮助。产品工艺流程图应在全面了解加工全过程的基础上绘制，应详细反映产品加工过程的每一步骤。流程图应包括的主要内容有：原料和辅料和包装材料的详细资料；加工、运输、储存等环节所有影响食品安全的工序与食品安全有关的信息（如设备、温度、pH 等）；工厂人流物流图；流通、消费者意见等。

流程图的准确性对危害分析的影响很大，如果某一生产步骤被疏忽，就可能使显著的安全问题不被记录。因此应将绘制的工艺流程图与实际操作过程进行认真比对（现场验证），以确保与实际加工过程一致。

5. 危害分析

危害分析是 HACCP 系统最重要的一环，HACCP 小组对照工艺流程图以自由讨论的方式对加工过程中的每一个步骤进行危害识别，对每一种危害的危险性（危害可能发生的概率或可能性）进行分析评价，确定危害的种类和严重性，找出危害的来源，并提出预防和控制危害的措施。

食品对人体健康产生危害的因素有生物（致病性或产毒的微生物、寄生虫、有毒动植物等）、化学（杀虫剂、杀菌剂、清洁剂、抗生素、重金属、添加剂等）或物理（各类固体杂质）污染物。

危害的严重性指危害因素存在的多少或所致后果程度。危害程度可分为高、中、低和忽略不计。例如，一般引起疾病的危害可分为：威胁生命（严重食物中毒、恶性传染病等）、不良预后或慢性病（一般食物中毒或慢性中毒）、中等或轻微疾病（病程短、病症轻微）。

危害识别的方法有对既往资料进行分析、现场实地观测、实验采样检测等。

6. 确定关键控制点（CCP）

（1）CCP 的特征　食品加工过程中有许多可能引起危害的环节，但并不是每一个都需要 CCP，只有这些点作为显著的危害而且能够被控制时才认为是关键控制点。对危害的控制有以下几种情况。

①危害能被预防。例如通过控制原料接收步骤（要求供应商提供产地证明、检验报告等）预防原料中的农药残留量超标。

②危害能被消除。例如杀菌步骤能杀灭病原菌；金属探测装置能将所有金属碎片检出、分离。

③危害能被降低到可接受的水平。例如通过对贝类暂养或净化使某些微生物危害降低到可接受水平。原则上关键控制点所确定的危害是在后面的步骤不能消除或控制的危害。

（2）CCP 的确定方法　确定 CCP 的方法很多，例如用"CCP 判断树表"来确定或用危害发生的可能性和严重性来确定。

CCP 判断树（图 11-1）是能有效确定关键控制点的分析程序，其方法是依次回答针对每一个危害的一系列逻辑问题，最后就能确定某一步骤是否是 CCP。关键控制点应根据不同产品的特点、配方、加工工艺、设备、GMP 和 SSOP 等条件具体确定。一个危害可由一个或多个关键控制点控制到可接受水平；同样，一个关键控制点可以控制一个或多个危害。一个 HACCP 系统的关键控制点数量一般应在 6 个以内。

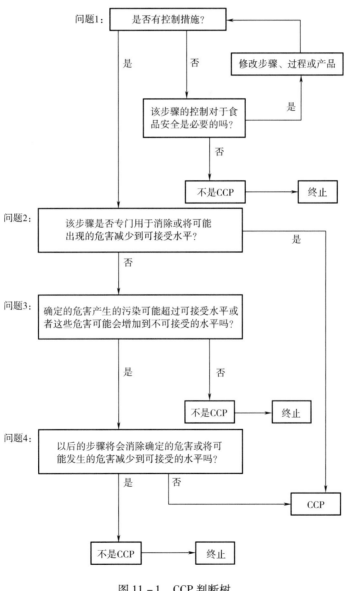

图 11-1　CCP 判断树

7. 建立关键限值（CL）

在掌握了每一个 CCP 潜在危害的详细知识，搞清楚与 CCP 相关的所有因素，充分了解各项预防措施的影响因素后，就可以确定每一个因素中安全与不安全的标准，即设定 CCP 的关键限值。通常用物理参数和可以快速测定的化学参数表示关键限值，其指标包括：温度、时间、相对湿度、pH、水分活度、含盐量、含糖量、物理参数、可滴定酸度、有效氯、添加剂含量以及感官指标，如外观和气味等。

关键限值的确定应具有科学性，可来源于科学刊物、法规性指南、专家建议、试验研究等。关键限值应能确实表明 CCP 是可控制的，并满足相应国家标准的要求。确定关键限值的依据和参考资料应作为 HACCP 方案支持文件的一部分，必须以文件的形式保存以便于确认。这些文件应包括相关的法律、法规要求，国家或国际标准、实验数据、专家意见、参考文献等。

建立 CL 应做到合理、适宜、适用和可操作性强，如果过严，会造成即使没有发生影响到食品安全危害，也采取纠正措施。如果过松，又会产生不安全产品。好的 CL 应是直观、易于监测、只出现少量不合格产品就可通过纠正措施予以控制，并且不是 GMP 或 SSOP 程序中的措施。

在实际生产中，为对 CCP 进行有效控制，可以在关键限值内设定操作限值（OL）和操作标准。操作限值可作为辅助措施用以指示加工过程的偏差，这样在 CCP 超过关键限值以前就可进行调节以维持控制。确定 OL 时，应考虑正常的误差，例如油炸锅温度最小偏差为 2℃，OL 确定比 CL 相差至少大于 2℃，否则无法操作。

8. 建立监控程序

对每一个关键控制点进行分析后建立监控程序，以确保达到关键限值的要求，是 HACCP 的重点之一，是保证质量安全的关键措施。监控程序包括以下内容。

①监控内容（对象），是针对 CCP 而确定的加工过程或可以测量的特性，如温度、时间、水分活度等。

②监控方法。有在线检测和终端检测两类方法。要求使用快速检测方法，因为关键限值的偏差必须要快速判定，确保及时采取纠偏行动以降低损失。一般采用视觉观察、仪表测量等方法。例如：

时间 ——观察法；

温度——温度计法；

水分活度——水分活度仪法；

pH——pH 计法。

③监控设备，如温湿度计、钟表、天平、pH 计、水分活度计、化学分析设备等。

④监控频率，如每批、每小时、连续等。如有可能，应采取连续监控。连续监控对许多物理或化学参数都是可行的。如果监测不是连续进行的，那么监测的数量或频率应确保关键控制点处于控制之中。

⑤监控人员，是授权的检查人员，如流水线上的人员、设备操作者、监督员、维修人员、质量保证人员等。负责监控 CCP 的人员必须接受有关 CCP 监控技术的培训，完全理解 CCP 监控的重要性，能及时进行监控活动，准确报告每次监控工作，随时报告违反关键限值的情况以便及时采取纠偏活动。

　　监控程序必须能及时发现关键控制点可能偏离关键限值的趋势，并及时提供信息，以防止事故恶化。提倡在发现有偏差趋势时就及时采取纠偏措施的做法，以防止事故发生。监测数据应有专业人员评价以保证执行正确的纠偏措施。所有监测记录必须有监测人员和审核人员的签字。

　　9. 建立纠偏措施

　　食品生产过程中，HACCP 计划的每一个 CCP 都可能发生偏离其关键限值的情况，这时候就要立即采取纠正措施，迅速调整以维持控制。因此，对每一个关键控制点都应预先建立相应的纠偏措施，以便在生产出现偏离时实施纠偏。

　　纠偏措施包括两方面的内容。

　　①制定使工艺重新处于控制之中的措施。

　　②拟定 CCP 失控时期生产食品的处理办法，包括将失控的产品进行隔离、扣留、评估其安全性、退回原料、原辅材料及半成品等移做他用、重新加工（杀菌）和销毁产品等措施。纠偏措施要经有关权威部门认可。

　　当出现偏差时，操作者应及时停止生产，保留所有不合格产品并通知工厂质量控制人员。当 CCP 失去控制时，立即使用经批准的可替代原工艺的备用工艺。在执行纠偏措施时，对不合格产品要及时处理。纠偏措施实施后，CCP 一旦恢复控制，要对这一系统进行审核，防止再次出现偏差。

　　整个纠偏行动过程应做详细的记录，内容如下所述。

　　①产品描述、隔离或扣留产品数量。

　　②偏离描述。

　　③所采取的纠偏行动（包括失控产品的处理）。

　　④纠偏行动的负责人姓名。

　　⑤必要时提供评估的结果。

　　10. 建立验证程序

　　验证的目的是通过一定的方法确认制定的 HACCP 计划是否有效、是否被正确执行。验证程序包括对 CCP 的验证和对 HACCP 系统的验证。

　　（1）CCP 的验证　必须对 CCP 制定相应的验证程序，以保证其控制措施的有效性和 HACCP 实施与计划的一致性。CCP 验证包括对 CCP 的校准、监控和纠正记录的监督复查，以及针对性的取样和检测。

　　对监控设备进行校准是保证监控测量准确度的基础。对监控设备的校准要有详细记录，并定期对校准记录进行复查，复查内容包括校准日期、校准方法和校准结果。

　　确定专人对每一个 CCP 的记录（包括监控记录和纠正记录）进行定期复查，以验证 HACCP 计划是否被有效实施。

　　对原料、半成品和产品要进行针对性的抽样检测，例如，对原料的检测是对原料供应商提供原料的质量进行验证。

　　（2）HACCP 系统的验证　HACCP 系统的验证就是检查 HACCP 计划是否有效以及所规定的各种措施是否被有效实施。验证活动分为两类，一类是内部验证，由企业自己组织进行；另一类是外部验证，由被认可的认证机构进行验证，即认证。

　　验证的频率应足以确认 HACCP 系统是否在有效运行，每年至少进行一次，或在系统发生故障时、产品原材料或加工过程发生显著改变时或发现了新的危害时进行。

体系的验证活动内容：检查产品说明和生产流程图的准确性；检查 CCP 是否按 HACCP 的要求被监控；监控活动是否在 HACCP 计划中规定的场所执行；监控活动是否按照 HACCP 计划中规定的频率执行；当监控表明发生了偏离关键限制的情况时，是否执行了纠偏行动；设备是否按照 HACCP 计划中规定的频率进行了校准；工艺过程是否在既定的关键限值内操作：检查记录是否准确和是否按照要求的时间来完成等。

11. 建立 HACCP 文件和记录管理系统

必须建立有效的文件和记录管理系统，以证明 HACCP 系统有效运行、产品安全及符合现行法律法规的要求。制定 HACCP 计划和执行过程应有文件记录。需保存的记录包括以下内容。

①危害分析小结。包括书面的危害分析工作单、用于进行危害分析、建立关键限值的任何信息的记录。支持文件包括：制定抑制细菌性病原体生长的方法时所使用的充足的资料，建立产品安全货架寿命所使用的资料，以及在确定杀死细菌性病原体的加热强度时所使用的资料。除了数据以外，支持文件也可以包含向有关顾问和专家进行咨询的信件。

②HACCP 计划。包括 HACCP 工作小组名单及相关的责任、产品描述、经确认的生产工艺流程和 HACCP 小结。HACCP 小结应包括产品名称、CCP 所处的步骤和危害的名称、关键限值、监控措施、纠偏措施、验证程序和保持记录的程序。

③HACCP 计划实施过程中发生的所有记录，包括关键控制点监控记录、纠偏措施记录、验证记录等。

④其他支持性文件如验证记录，包括 HACCP 计划的修订记录等。

HACCP 计划和实施记录必须含有特定的信息，要求记录完整，必须包括监控过程中获得的实际数据和记录结果。在现场观察到的加工和其他信息必须及时记录，写明记录时间，有操作者和审核者的签名。记录应由专人保管，保存到规定的时限，随时供审核。

🔍 思考题

1. 试述我国《食品安全法》的主要内容。
2. SSOP 主要包括哪些内容？
3. 叙述 HACCP 系统的 7 个基本原理。
4. 如何在食品企业中实施 HACCP？

# 附录

## 附录一　中国居民膳食营养素参考摄入量 （DRIs）

《中国居民膳食营养素参考摄入量（DRIs)》查询见二维码（图1）。

图 1　中国居民膳食营养素参考摄入量（DRIs）二维码

## 附录二　常见食物成分表

《常见食物成分表》查询见二维码（图2）。

图 2　常见食物成分表二维码

# 参 考 文 献

[1] 孙长灏. 营养与食品卫生学: 第8版 [M]. 北京: 人民卫生出版社, 2017.

[2] 朱圣庚, 徐长法. 生物化学 [M]. 北京: 高等教育出版社, 2017.

[3] 邓泽元. 功能食品学 [M]. 北京: 科学出版社, 2017.

[4] 中国标准化委员会. GB 13432—2013 食品安全国家标准 预包装特殊膳食用食品标签 [S]. 北京: 中国标准出版社, 2014.

[5] 中国营养学会. 中国居民膳食指南 (2016) [M]. 北京: 人民卫生出版社, 2016.

[6] 中国营养学会. 中国居民膳食营养素参考摄入量 (2013 版) [M]. 北京: 科学出版社, 2014.

[7] 孙雪萍. 营养配餐与设计 [M]. 北京: 人民卫生出版社, 2016.

[8] 郝志阔, 李超. 营养配餐设计与评价 [M]. 北京: 中国质检出版社, 2013.

[9] 国家食品安全风险评估中心, 食品安全国家标准审评委员会编. 食品安全国家标准汇编 - 通用标准 (GB 28050—2011 预包装食品营养标签通则) [S]. 北京: 中国人口出版社, 2016.

[10] 国家卫生计生委疾病预防控制局. 中国居民营养与慢性病状况报告 (2015) [M]. 北京: 人民卫生出版社, 2015.

[11] 石瑞. 食品营养学 [M]. 北京: 化学工业出版社, 2012.

[12] 李京东, 倪雪朋. 食品营养与卫生: 第2版 [M]. 北京: 中国轻工业出版社, 2018.

[13] 付苗苗, 黄社章. 痛风患者的膳食营养防治 [J]. 中国食物与营养, 2014, 20 (9): 87 - 89.

[14] 夏道宗, 钟怡平. 痛风的营养与饮食疗法研究进展 [J]. 浙江中医药大学学报, 2012, 36 (11): 1249 - 1252.

[15] 中国营养学会. 营养学学科发展报告 (2014 - 2015) [M]. 北京: 科学技术出版社, 2016.

[16] 蒋玉刚, 高志贤. 营养基因组学 [M]. 北京: 科学出版社, 2012.

[17] Artemis P. Simopoulos. Nutrigenetics/Nutrigenomics: Annual Review of Public Health [J]. Annual Review, 2010, 31: 53 - 68.

[18] 张雁明, 邢国芳, 刘美桃, 等. 全基因组关联分析: 基因组学研究的机遇与挑战 [J]. 生物技术通报, 2013 (6): 1 - 6.

[19] 潘学峰. 基因疾病的分子生物学 [M]. 北京: 化学工业出版社, 2014.

[20] 张双庆, 黄振武. 营养组学 [M]. 北京: 中国协和医科大学出版社, 2015.

[21] 张红, 刘洋, 翟成凯. 血脂异常人群 PPARγ2 基因多态性对复配式粗杂粮膳食干预效果影响 [J]. 中国公共卫生, 2014, 30 (12): 1511 - 1515.

[22] 中国标准化委员会. GB 14880—2012 食品安全国家标准 食品营养强化剂使用标准 [S]. 北京: 商务印刷馆, 2012.

[23] 李凤林, 王英臣. 食品营养与卫生学: 第2版 [M]. 北京: 化学工业出版

社，2014.

[24] 杨霞，李磊. 食品营养与安全［M］. 北京：中国轻工业出版社，2014.

[25] 曹雁平，肖俊松，王蓓. 食品添加剂安全应用技术［M］. 北京：化学工业出版社，2013.

[26] 杨君. 食品营养［M］. 北京：中国轻工业出版社，2017.

[27] 王莉. 食品营养学：第2版［M］. 北京：化学工业出版社，2010.

[28] 丁利君，成晓玲. 食品营养与健康［M］. 北京：化学工业出版社，2016.

[29] 顾景范. 中国居民营养与慢性病状况报告（2015）解读［J］. 营养学报，2016，38（6）：525－529.

[30] 王丽琼. 食品营养与卫生［M］. 北京：化学工业出版社，2013.

[31] 冯翠萍. 食品卫生学［M］. 北京：中国轻工业出版社，2014.

[32] 张小莺，殷文政. 食品安全学［M］. 北京：科学出版社，2017.

[33] 张妍，赵欣. 食品安全认证［M］. 北京：化学工业出版社，2017.

[34] 孙远明. 食品营养学［M］. 北京：科学出版社，2006.

[35] 王宇鸿，张海. 食品营养与保健［M］. 北京：化学工业出版社，2008.

[36] 温继勇. 食品营养与卫生［M］. 大连：东北财经大学出版社，2000.

[37] 曾翔云. 食品营养与卫生［M］. 武汉：华中师范大学出版社，2006.

[38] 凌强. 食品营养与卫生安全［M］. 北京：旅游教育出版社，2006.

[39] 吴定，高云. 食品营养与卫生保健［M］. 北京：中国计量出版社，2008.

[40] 李洁. 医学基础［M］. 北京：中国医药科技出版社，2008.

[41] 王镜岩，朱圣庚，徐长法. 生物化学［M］. 北京：高等教育出版社，2002.

[42] 孔繁之. 生理学［M］. 北京：中国科学技术出版社，2002.

[43] 向继洲. 药理学［M］. 北京：科学出版社，2002.

[44] 李世敏. 应用营养学与食品卫生管理［M］. 北京：中国农业出版社，2002.

[45] 蔡美琴. 医学营养学［M］. 上海：上海科学技术文献出版社，2001.

[46] 郭红卫. 医学营养学［M］. 上海：复旦大学出版社，2002.

[47] 王维群. 营养学［M］. 北京：高等教育出版社，2001.

[48] 程双奇，陈兆平. 营养学［M］. 广州：华南理工大学出版社，1999.

[49] 万力生. 儿童微量元素缺乏防治［M］. 北京：金盾出版社，2004.

[50] 吴坤. 社区营养学［M］. 北京：北京大学医学出版社，2006.

[51] 杨月欣. 中国食物成分表2004［M］. 北京：北京大学医学出版社，2005.

[52] B. A. 鲍曼，R. M. 拉塞尔. 现代营养学：第8版［M］. 北京：化学工业出版社，2004.

[53] 王尔茂. 食品营养与卫生：第2版［M］. 北京：中国轻工业出版社，1998.

[54] 刘志皋. 食品营养学：第2版［M］. 北京：中国轻工业出版社，2007.

[55] 何志谦. 人类营养学：第3版［M］. 北京：人民卫生出版社，2008.

[56] F. S. Sizer, E. N. Whitney. 营养学——概念与争论：第8版［M］. 王希成主译. 北京：清华大学出版社，2004.

[57] 邓泽元，乐国伟主编. 食品营养学［M］. 南京：东南大学出版社，2007.

［58］郭红卫．营养与食品安全［M］．上海：复旦大学出版社，2005．

［59］金宗濂．功能食品教程［M］．北京：中国轻工业出版社，2007．

［60］钟耀广．功能性食品［M］．北京：化学工业出版社，2004．